Nienhaus (Hrsg.)

**Gefährdungsprofile – Unfälle und arbeitsbedingte Erkrankungen in Gesundheitsdienst und Wohlfahrtspflege**

2., erweiterte und aktualisierte Auflage



Mit freundlicher Empfehlung überreicht durch

bGw

Berufsgenossenschaft
für Gesundheitsdienst
und Wohlfahrtspflege

Nienhaus (Hrsg.)

# Gefährdungsprofile

## Unfälle und arbeitsbedingte Erkrankungen in Gesundheitsdienst und Wohlfahrtspflege

2., erweiterte und aktualisierte Auflage

ecomed
MEDIZIN

Bibliografische Informationen der Deutschen Nationalbibliothek

Die Deutsche Nationalbibliothek verzeichnet diese Publikation in der deutschen Nationalbibliografie; detaillierte bibliografische Daten sind im Internet über <http://dnb.d-nb.de> abrufbar.

Bei der Herstellung des Werkes haben wir uns zukunftsbewusst für umweltverträgliche und wiederverwertbare Materialien entschieden.

Der Inhalt ist auf elementar chlorfreiem Papier gedruckt.

ISBN 978-3-609-16433-5

Redaktion: Susanne Stamer, Hamburg
Fotos: Isabell Fincke-Junod, Regensburg

Albert Nienhaus (Hrsg.)
Gefährdungsprofile – Unfälle und arbeitsbedingte Erkrankungen
in Gesundheitsdienst und Wohlfahrtspflege
2., erweiterte und aktualisierte Auflage

Justus-von-Liebig-Straße 1, 86899 Landsberg/Lech
Telefon 08191/125-0, Telefax 08191/125-292

www.ecomed-medizin.de



Satz: Fotosatz Buck, 84036 Kumhausen/Hachelstuhl
Druck: Fuldaer Verlagsanstalt & Co KG, 36037 Fulda

# Inhaltsverzeichnis

Vorwort ........ 7

1 Einführung – Praxisorientierte berufsgenossenschaftliche Forschung ........ 9
ALBERT NIENHAUS

2 Unfälle und Berufskrankheiten im Jahr 2008 bei der Berufsgenossenschaft für Gesundheitsdienst und Wohlfahrtspflege ........ 13
DANA WENDELER, MADELEINE DULON, ALBERT NIENHAUS

3 Unfälle und Berufskrankheiten bei Tierarzthelferinnen ........ 31
ALBERT NIENHAUS, DANA WENDELER

4 Psychosoziale Belastungen, Demoralisierung und der Konsum von Tabak, Alkohol und Medikamenten bei Tierärzten ........ 45
MELANIE HARLING, PETRA STREHMEL, ALBERT NIENHAUS

5 Unfälle und Berufskrankheiten bei Hebammen ........ 63
ALBERT NIENHAUS

6 Evaluation der Einführung sicherer Produkte in Hamburger Krankenhäusern 74
SILKE GERDES, FRANK HAAMANN, ANDREAS DITTMANN, ULRIKE SWIDA, ALBERT NIENHAUS

7 Implementationsstudie zum Hautschutz bei Beschäftigten in der Altenpflege ........ 85
MADELEINE DULON, BJÖRN KÄHLER, CHRISTOPH SKUDLIK, ALBERT NIENHAUS

8 Entwicklung der professionellen Pflege vor dem Hintergrund des demografischen Wandels ........ 96
TOBIAS HACKMANN

9 Psychosoziale Arbeitsbelastungen in der Pflege – Vergleich verschiedener Pflegegruppen mit anderen Berufsgruppen ........ 113
SABINE GREGERSEN, MADELEINE DULON, ALBERT NIENHAUS, MATTHIAS NÜBLING

10 Burnout bei Altenpflegekräften – Prävalenz, Ursachen und Interventionsansätze ........ 129
SASKIA KUHNERT, ALBERT NIENHAUS

11 Messtechnische Analyse von belastenden Körperhaltungen bei Pflegekräften – Vergleich zwischen einer geriatrischen Station und anderen Krankenhausstationen ........ 160
SONJA FREITAG, ISABELL FINCKE-JUNOD, ALBERT NIENHAUS

12 Gesundheitsindikatoren und Präventionsverhalten bei älteren Beschäftigten in der Altenpflege ........ 180
KATHRIN KROMARK, MADELEINE DULON, ALBERT NIENHAUS

13 Stress in Kliniken: Analyse der ärztlichen Arbeitsbedingungen .............. 197
MONIKA KELLER

14 Echtzeitanalysen der ärztlichen Tätigkeit am Beispiel der Gynäkologie ...... 214
STEFANIE MACHE, DAVID GRONEBERG

15 Berufsbedingte Latexallergie – Beschwerden, Latexmeidung, Lebensqualität und Arbeitsfähigkeit ........................................ 231
KATHRIN KROMARK, ROLF MERGET, VERA VAN KAMPEN, MONIKA RAULF-HEIMSOTH, ALBERT NIENHAUS

16 Aggression und Gewalt gegenüber Beschäftigten im Gesundheitswesen ... 243
SIMONE FRANZ, ANNETT ZEH

17 Harnblasenkrebs bei Friseuren: eine Meta-Analyse ......................... 258
MELANIE HARLING, ANJA SCHABLON, GRITA SCHEDLBAUER, MADELEINE DULON, ALBERT NIENHAUS

18 Fertilitätsstörungen und Schwangerschaftskomplikationen bei Friseurinnen 280
CLAUDIA PETERS, MELANIE HARLING, MADELEINE DULON, ALBERT NIENHAUS

19 Psychische Belastung und Beanspruchung von Beschäftigten in Dialyse-Einrichtungen – ein systematisches Review ...................... 302
MAREN BÖHMERT, SASKIA KUHNERT, ALBERT NIENHAUS

20 MRSA als Berufskrankheit.................................................... 326
FRANK HAAMANN, MADELEINE DULON, ALBERT NIENHAUS

21 Sind Helicobacter-pylori-Infektionen bei Gastroenterologen und ihren Assistenten beruflich erworben?............................................ 338
ALBERT NIENHAUS, CLAUDIA PETERS

22 Prävalenz latenter Tuberkuloseinfektionen bei Beschäftigten einer Lungenfachklinik.................................................................. 356
ANJA SCHABLON, GUDRUN BECKMANN, MELANIE HARLING, ROLAND DIEL, ALBERT NIENHAUS

23 Tuberkulose-Screening bei portugiesischen Beschäftigten im Gesundheitswesen unter Anwendung des Tuberkulin-Hauttests und des Interferon-γ Release Assays .................................................... 366
JOSÉ TORRES COSTA, ALBERT NIENHAUS

24 Führungsverhalten und Gesundheit: Status Quo der Forschung............. 378
SABINE GREGERSEN, SASKIA KUHNERT, ANDREAS ZIMBER, ALBERT NIENHAUS

**Autorenverzeichnis** ...................................................... 402

**Abkürzungsverzeichnis**.................................................. 405

**Stichwortverzeichnis** .................................................... 408

# Vorwort

Wo ist die Evidenz? Was ist die Rationalität, die Begründung? Dieser Frage müssen sich nicht nur Ärzte bei der Therapie ihrer Patienten stellen. Auch die Unfallversicherungen müssen evidenzbasierte Empfehlungen zur Prävention entwickeln und qualitätsgesicherte Maßnahmen zur Rehabilitation durchführen.

Die hier vorgelegte Aufsatzsammlung soll dazu beitragen, die Grundlagen für evidenzbasierte und qualitätsgesicherte Arbeitswelt bezogene Gesundheitsförderung, Prävention und Rehabilitation im Gesundheitswesen und in der Wohlfahrtspflege zu schaffen. Die Aufsätze sind Ergebnisse verschiedener Forschungsprojekte, die der Fachbereich Gesundheitsschutz bei der Berufsgenossenschaft für Gesundheitsdienst und Wohlfahrtspflege (BGW) in Kooperation mit dem Competenzzentrum für Epidemiologie und Versorgungsforschung für Pflegeberufe (CVcare) am Universitätsklinikum Eppendorf sowie weiteren externen Kooperationspartnern durchgeführt hat.

Die vorliegende Zusammenstellung der Arbeiten ist ein Zwischenbericht über eine fortlaufende Tätigkeit. Die gewonnenen Erkenntnisse sollen einer breiteren Öffentlichkeit von im Gesundheitsschutz auf den verschiedenen Ebenen tätigen Akteuren – Betriebsärzten, Sicherheitsfachkräften, Führungskräften, Betriebs- und Personalräten sowie anderen betrieblichen Interessenvertretern – zugänglich gemacht werden. Ich wünsche der Veröffentlichung kritische Anmerkungen und Diskussionen, die Impulse geben für die weitere Arbeit.

Die vorliegende Arbeit konnte nur dank der Kooperation und der Unterstützung zahlreicher Kolleginnen und Kollegen erstellt werden. Ihnen allen gilt mein Dank. Allen namentlich zu danken, ergäbe eine zu lange Liste und birgt die Gefahr, dass ich jemanden vergesse. Hervorheben möchte ich aber Frau Stamer und Frau Wendeler von der BGW sowie Frau Czech vom ecomed Verlag, die die redaktionelle Gestaltung des Buches übernommen haben und sicher gestellt haben, dass trotz der vielen beteiligten Personen der Zeitplan gut eingehalten wurde und ich stets viel Freude an der Zusammenstellung der Arbeiten hatte.

Im November 2010 — Prof. Dr. med. Albert Nienhaus

# 1 Einführung – Praxisorientierte berufsgenossenschaftliche Forschung

Albert Nienhaus

Für die gewerblichen Berufsgenossenschaften ist die Arbeitsschutzforschung seit Langem ein wichtiges und notwendiges Instrument für die Prävention. Zwar lässt sich der Beginn berufsgenossenschaftlicher Forschung nicht genau datieren, doch die Erforschung des ursächlichen Zusammenhangs zwischen Arbeit und Gesundheit durch die Unfallversicherungsträger hat eine über hundert Jahre anhaltende Tradition [2].

Mit der Überführung der Reichsversicherungsordnung in das Sozialgesetzbuch im Jahr 1996 wurde die Forschung erstmals explizit als besondere Aufgabe der Unfallversicherungen herausgestellt. Der § 9 Absatz 8 verpflichtet die Unfallversicherungsträger, bei der Weiterentwicklung des Berufskrankheitenrechts durch eigene Forschung oder Beteiligung an Forschungsvorhaben mitzuwirken: „Die Unfallversicherungsträger wirken bei der Gewinnung neuer medizinisch-wissenschaftlicher Erkenntnisse, insbesondere zur Fortentwicklung des Berufskrankheitenrechts mit; sie sollen durch eigene Forschung oder durch Beteiligung an fremden Forschungsvorhaben dazu beitragen, den Ursachenzusammenhang zwischen Erkrankungshäufigkeiten in einer bestimmten Personengruppe und gesundheitsschädlichen Einwirkungen im Zusammenhang mit der versicherten Tätigkeit aufzuklären."

Der § 14 des SGB VII verpflichtet die Unfallversicherungsträger zur Prävention von Arbeitsunfällen, Berufskrankheiten und arbeitsbedingten Gesundheitsgefahren; außerdem sollen sie die Ursachen von arbeitsbedingten Gefahren für Leben und Gesundheit erforschen. Diese Aufgaben sollen in Kooperation mit den Krankenkassen umgesetzt werden. § 14 Absatz 1 schreibt vor: „Die Unfallversicherungsträger haben mit allen geeigneten Mitteln für die Verhütung von Arbeitsunfällen, Berufskrankheiten und arbeitsbedingten Gesundheitsgefahren und für die Erste Hilfe zu sorgen. Sie sollen dabei auch den Ursachen von arbeitsbedingten Gefahren für Leben und Gesundheit nachgehen." In § 15 Absatz 2 heißt es: „Bei der Verhütung arbeitsbedingter Gesundheitsgefahren arbeiten die Unfallversicherungsträger mit den Krankenkassen zusammen."

Mit dem Aufbau der Abteilung Grundlagen der Prävention und Rehabilitation (GPR) hat die Berufsgenossenschaft für Gesundheitsdienst und Wohlfahrtspflege (BGW) die personellen und qualifikatorischen Voraussetzungen geschaffen, um dem gesetzlichen Auftrag zur „Ursachen- und Arbeitsschutz-Forschung" nachzukommen. Durch die Erweiterung der Abteilung um den Bereich Epidemiologie seit Oktober 2000 wurde der Bedeutung dieser Disziplin für die Untersuchung von Ursachenzusammenhängen bei Unfällen und Erkrankungen sowie bei der Evaluation von Präventions- und Rehabilitationsmaßnahmen Rechnung getragen. Um die berufsgenossenschaftliche Forschung bei der BGW weiter zu stärken, wurde die Abteilung GPR im Jahr 2006 in vier Fachbereiche umstrukturiert. Die Epidemiologie wurde in den Fachbereich Gesundheitsschutz integriert. Dieser Fachbereich ist eine interdisziplinäre Arbeitsgruppe, bestehend aus Arbeitsmedizinern, Psychologen, Epidemiologen, Technikern und Gesundheitswissenschaftlern. Die Ergebnisse der wissenschaftlichen Auseinandersetzung dieses Fachbereichs mit arbeitsweltbezogener Gesundheitsförderung, Prävention und Rehabilitation werden in diesem Buch vorgestellt.

Arbeitsschutzforschung soll „praxisorientiert und verwertbar" sein. Als wichtiger Ausgangspunkt dienen ihr die Erkenntnisse aus der Analyse von Arbeits- und Wegeunfällen sowie Berufskrankheiten [1]. Das heißt, die standardisierten Daten aus der Unfall- und Berufskrankheiten-Datenbank der gewerblichen Unfallversicherungsträger werden systematisch ausgewertet, um Belastungsschwerpunkte zu ermitteln und weiteren Forschungsbedarf zu bestimmen. In der vorliegenden Arbeit werden die Unfall- und Berufskrankheiten-Daten der BGW für die Versicherten insgesamt (Kapitel 2) und für ausgewählte Branchen (Kapitel 3 und 5) ausgewertet. Die Ergebnisse werden im Kontext der bereits in der internationalen Fachliteratur beschriebenen Erkenntnisse zu Gesundheitsrisiken in diesen Branchen und Tätigkeiten diskutiert. Berücksichtigt werden insbesondere Branchen, die bei der BGW in hohe Gefahrenklassen eingeordnet sind. Der Beitrag zur Unfallversicherung ergibt sich für den Unternehmer aus einem Sockelbetrag sowie einem risikobezogenen Anteil. Je größer die Aufwendungen der BGW für Unfälle und Berufskrankheiten in einer Branche sind, desto höher ist der Gefahrtarif. In der obersten Gefahrenklasse sind die Tierarztpraxen eingeordnet. Die Arbeitsunfälle und Berufskrankheiten dieser Branche werden in Kapitel 3 analysiert. Eine bisher in der arbeitsmedizinischen Literatur kaum beachtete Beschäftigtengruppe sind die Hebammen. Der bisherige Kenntnisstand zu arbeitsbedingten Gesundheitsrisiken von Hebammen wird in Kapitel 5 zusammengefasst.

Berufsgenossenschaften sind aufgefordert, beruflich verursachte Erkrankungen zu verhüten, bzw. ihre Verschlimmerung zu verhindern und die Wirksamkeit ihrer Präventions- und Rehabilitationsmaßnahmen zu überprüfen. Die Kapitel 6, 7 und 15 beschäftigen sich mit diesem Themenkomplex. Die Erfahrungen bei der Umstellung auf sichere Produkte zur Vermeidung von Nadelstichverletzungen wurden in Hamburger Krankenhäusern untersucht (Kapitel 6). Die Effektivität eines innerbetrieblichen Hautschutzseminars zur Vermeidung von Hauterkrankungen in der Altenpflege wurde evaluiert (Kapitel 7). Ferner wurde die Lebensqualität von Beschäftigten mit beruflich bedingter Latexallergie erfasst, um zu prüfen, ob die Latexallergie hinreichend behandelt wird und die berufliche und private Latexkarenz gelingt (Kapitel 15).

Psychosoziale Faktoren haben einen wichtigen Einfluss auf die Arbeitszufriedenheit und die Gesundheit der Beschäftigten. In acht Kapiteln werden psychosoziale Faktoren verschiedener Tätigkeiten erhoben oder Ansätze zur positiven Beeinflussbarkeit dieser Faktoren erörtert. Es wird der Frage nachgegangen, wie psychische Belastungen und Ressourcen in der Altenpflege im Vergleich zu anderen Branchen verteilt sind (Kapitel 9). Die Prävalenz, Ursachen und Interventionsansätze zu Burnout in der Altenpflege werden anhand eines systematischen Literaturreviews beschrieben (Kapitel 10). Die Häufigkeit von Übergriffen gegenüber Beschäftigten und die Nutzung von Präventionsmaßnahmen wurden in einem Survey erfasst (Kapitel 16). Der Zusammenhang zwischen Führungsstil und Gesundheit der Mitarbeiter wird ebenfalls anhand eines systematischen Literaturreviews beleuchtet (Kapitel 24). Dabei zeigt sich, dass es zu diesem Thema noch weiterer konzeptioneller Theoriearbeit bedarf, um überzeugende Beratungskonzepte für die Unternehmen anbieten zu können. Instrumente zur Tätigkeitsanalyse von Ärzten unter Berücksichtigung psychosozialer Aspekte werden in den Kapiteln 13 und 14 dargestellt. Psychische Belastungen von Tierärzten werden in Kapitel 4 beschrieben. Ein Literaturreview fasst die bisherigen Erkenntnisse zu psychosozialen Belastungen in der Dialyse zusammen (Kapitel 19).

Der Altenpflege sind sieben Kapitel dieses Buches gewidmet (7–12, 16). Obwohl diese Arbeiten in ihren Ansätzen sehr unterschiedlich sind, verfolgen sie alle eine Grundthese. Wenn es gelingt, die Arbeitsbedingungen in der Altenpflege zu verbessern, wird die Verweildauer der Beschäftigten in der Altenpflege steigen. Das führt dazu, dass ein Teil des zukünftig stark steigenden Bedarfs an Beschäftigten in der Altenpflege gedeckt werden kann. Der theoretische Unterbau für diese These sowie die Analyse des zukünftigen Bedarfs wird in Kapitel 8 „Demografischer Wandel, zukünftiger Bedarf an professioneller Pflege und die Verweildauer im Pflegeberuf" gelegt. Die Arbeit „Ungünstige Körperhaltungen in der Pflege und Ansätze zur Prävention" versucht, neue Wege bei der Prävention von Rückenbeschwerden in der Altenpflege zu entwickeln und in ihrer Wirksamkeit zu überprüfen (Kapitel 11).

Den Friseuren sind zwei systematische Literaturreviews gewidmet. In Kapitel 17 wird das Harnblasenkrebsrisiko untersucht und in Kapitel 18 wird der Frage nachgegangen, ob Friseurinnen ein erhöhtes beruflich bedingtes Risiko für Fertilitätsstörungen und Schwangerschaftskomplikationen haben.

Die Zusammenhangsbegutachtung im Berufskrankheitenverfahren soll evidenzbasiert nach den neuesten wissenschaftlichen Erkenntnissen erfolgen. Auch hier haben die Berufsgenossenschaften im Rahmen der Weiterentwicklung des Berufskrankheitenrechts die Aufgabe sicherzustellen, dass ihre Entscheidungen im Berufskrankheitenverfahren evidenzbasiert sind. Durch die in Kapitel 17 wiedergegebene Meta-Analyse zum Harnblasenkrebsrisiko bei Friseuren wird den Gutachtern nunmehr die Erstellung wissenschaftlich begründeter Zusammenhangsgutachten im Rahmen von Berufskrankheitenverfahren zum Harnblasenkrebs bei Friseuren erleichtert.

Den beruflichen Infektionsrisiken sind die letzten vier Kapitel gewidmet. Die Berufsgenossenschaften haben die gesetzliche Aufgabe, zur Weiterentwicklung des Berufskrankheitenrechts beizutragen (§ 9 Absatz 8 SGB VII). Dazu gehört auch, innerhalb einer bestehenden Berufskrankheitenziffer (hier BK-Nr. 3101) zu überprüfen, welche Berufsgruppen gegenüber welchen Erregern gefährdet sind. In einer Fallserie werden MRSA-bedingte Erkrankungen bei Beschäftigten im Gesundheitswesen beschrieben und die Gründe für eine wahrscheinlich beruflich bedingte Infektion analysiert (Kapitel 20). In einem systematischen Literaturreview wird das berufliche Infektionsrisiko für Helicobacter-pylori-Infektionen bei Gastroenterologen und ihren Assistenten untersucht (Kapitel 21). Die Prävalenz der latenten Tuberkuloseinfektion bei Beschäftigten einer pneumologischen Schwerpunktklinik beschreibt Kapitel 22. Die präsentierten Daten helfen, Vorsorgeuntersuchungen auf Tuberkulose zielgenau anzubieten. Die

Ergebnisse der ersten systematischen Tuberkulosevorsorgeuntersuchungen in einem Krankenhaus in Portugal beschreibt Kapitel 23. Dieses Kapitel belegt eindrucksvoll, wie effektiv und sinnvoll Tuberkulosevorsorge bei Beschäftigten im Gesundheitswesen in Ländern mit mittlerer Tuberkulose-Inzidenz ist.

Die Zusammenstellung dieser Arbeiten erhebt nicht den Anspruch, die Gesundheitsrisiken aller verschiedenen Tätigkeiten im Gesundheitswesen zu beschreiben. Das wäre eine Aufgabe, die von einer Arbeitsgruppe allein nicht zu bewältigen wäre. Die Zusammenstellung dieser Arbeiten möchte aber anregen, die evidenzbasierte Beschäftigung mit arbeitsweltbezogener Gesundheitsförderung, Prävention und Rehabilitation in Gesundheitswesen und Wohlfahrtspflege voranzutreiben.

## Literatur

[1] Deutsche Gesetzliche Unfallversicherung: Leitlinien für die berufsgenossenschaftliche Forschung Prävention – Berufskrankheiten – Rehabilitation: Ziele – Strategien – Schwerpunkte. http://www dguv de/inhalt/forschung/leitl/documents/leitlinien pdf 2005

[2] Meffert K, Blome H, Mattenklott M, Pflaumbaum W, Paszkiewicz P, Kolk A, Schneider G, Siekmann H, Christ E, Kloß G, Schaefer M, Ellegast R, Brüning T, Käfferlein H, Raulf-Heimsoth M, Pesch B, Johnen G, Merget R, Weiß T, Haufs M, Pfeiffer B, Windemuth D, Ulitzka N, Ulmer W, Müller KM: Ein Jahrhundert BG-Forschung – Rückblick und Perspektiven. Die BG 2005; 05: 220–236

# 2 Unfälle und Berufskrankheiten im Jahr 2008 bei der Berufsgenossenschaft für Gesundheitsdienst und Wohlfahrtspflege

DANA WENDELER, MADELEINE DULON, ALBERT NIENHAUS

**Zusammenfassung**

Bei der BGW waren im Jahr 2008 rund 6.615.000 Personen aus rund 565.094 Betrieben versichert. Von diesen Versicherten wurden insgesamt 253.998 Versicherungsfälle gemeldet: 190.836 Arbeitsunfälle, 49.874 Wegeunfälle und 13.288 Berufskrankheiten. Die standardisiert erfassten Versicherungsfälle werden in diesem Kapitel ausgewertet. Von den gemeldeten Versicherungsfällen waren knapp 35 % meldepflichtig. Die Rate der meldepflichtigen Versicherungsfälle pro 1.000 Vollarbeiter beträgt bei der BGW 23,4. Innerhalb der von der BGW versicherten Betriebe gibt es jedoch größere Unterschiede bei dieser Rate. Die meisten Meldungen von meldepflichtigen Versicherungsfällen stammen von Beschäftigten in Altenpflege- und Altenkrankenheimen. Bezogen auf die Anzahl der meldepflichtigen Arbeitsunfälle pro 1.000 Vollarbeiter kamen die häufigsten Anzeigen aus Werkstätten für Gefährdetenhilfe. Die höchsten Raten für gemeldete Berufskrankheiten, bezogen auf die Beschäftigtenzahl, kommen aus Friseurbetrieben und Altenwohnheimen.

## Einleitung

Die BGW ist die Unfallversicherung für Träger der freien Wohlfahrtspflege, für private Krankenhäuser und Altenpflegeeinrichtungen sowie für Betriebe der privat organisierten ambulanten Versorgung: Arztpraxen, Zahnarztpraxen, Praxen für Krankengymnastik und physikalische Therapie, sowie für Praxen für Fußpflege. Aufgrund des Bezugs zur körperlichen Pflege gehören traditionell auch Friseure zu den bei der BGW versicherten Betrieben. Sowohl die Zahl der Betriebe als auch die Zahl der Versicherten ist in den letzten Jahren deutlich gestiegen. Von 1990 bis 2008 verdoppelte sich die Anzahl der versicherten Unternehmen [2]. Bei der BGW waren im Jahr 2008 rund 6.615.000 Personen aus 565.094 Betrieben versichert [7]. Von diesen Versicherten wurden insgesamt 253.998 neue meldepflichtige und nicht meldepflichtige Versicherungsfälle gemeldet *(Tab. 1)*. Die Ursachen dieser Unfälle und Berufskrankheiten werden in diesem Kapitel analysiert. Für ausgewählte Branchen erfolgt in den Kapiteln 3 und 5 eine detaillierte Analyse der Unfälle und Berufskrankheiten.

**Tabelle 1:** Meldepflicht bei Versicherungsfällen aus dem Jahr 2008

| | **meldepflichtig** | | **nicht meldepflichtig** | | **Total** | |
|---|---|---|---|---|---|---|
| | **abs.** | % | **abs.** | % | **abs.** | %[1] |
| Arbeitsunfall | 55.311 | 29,0 | 135.525 | 71,0 | 190.836 | 75,1 |
| Wegeunfall | 24.526 | 49,2 | 25.348 | 50,8 | 49.874 | 19,6 |
| Berufskrankheit | 8.741 | 65,8 | 4.547 | 34,2 | 13.288 | 5,2 |
| **Gesamt** | **88.578** | **34,9** | **165.420** | **65,1** | **253.998** | **100,0** |

[1] Spaltenprozent

In der ersten Ausgabe dieses Buches wurden die bei der BGW gemeldeten Unfälle und Berufskrankheiten für das Jahr 2002 analysiert [6]. An verschiedenen Stellen wird in diesem Kapitel ein Bezug zu früheren Zahlen aus dieser Veröffentlichung hergestellt. Bei einigen Merkmalen zum Unfallhergang hat sich die Gruppierung geändert, da die Kodierliste im Jahr 2004 angepasst wurde. Ein direkter Vergleich mit den Zahlen von 2002 ist somit nur bedingt möglich.

## Methode

Angezeigte Unfälle und Berufskrankheiten werden von den Berufsgenossenschaften in standardisierter Form erfasst und jährlich für den Unfallbericht für die Bundesregierung ausgewertet [1, 3]. Die Dokumentation der Unfälle umfasst Angaben zur verunfallten Person, zum Betrieb, zum Unfallzeitpunkt, zu den Verletzungen und zu den Verletzungsfolgen. Unterschieden wird zwischen meldepflichtigen und nicht meldepflichtigen Unfällen. Ein Unfall ist meldepflichtig, wenn der Betroffene wegen des Unfalls mehr als drei aufeinander folgende Kalendertage arbeitsunfähig ist. In einer 7 %-Stichprobe der meldepflichtigen Unfälle werden auch Angaben zum Unfallhergang erfasst: die Begleitumstände unmittelbar vor dem Unfall (Arbeitsplatz, Arbeitsumgebung und spezifische Tätigkeit), das letzte „vom normalen Ablauf abweichende Ereignis", das zum Unfall führte und der Kontakt, der tatsächlich als Folge des abweichenden Ereignisses zur Verletzung geführt hat. Die Auswahl für die 7 %-Stichprobe erfolgt entsprechend den Geburtstagen der Versicherten. Dabei werden nur die Meldungen von Versicherten mit den Geburtstagen 10 oder 11 des jeweiligen Monats erfasst. Die Angaben des Unfallhergangs werden auch bei den Unfällen mit Todesfolge zu 100 % erfasst.

Die Dokumentation der Berufskrankheiten-Anzeigen umfasst unter anderem Angaben zur Person, zum Betrieb, zur Erkrankung, zu gefährdenden Tätigkeiten, zu den auslösenden Substanzen sowie zur Entscheidung im Berufskrankheiten-Verfahren und den Maßnahmen der BGW [1].

Die standardisiert erfassten Unfälle und Berufskrankheiten, die im Jahr 2008 bei der BGW gemeldet wurden, werden in diesem Kapitel analysiert und in Form von Tabellen beschrieben. Die Anzahl der Meldungen wird auf die Anzahl der Vollarbeiter in den einzelnen Branchen, der sogenannte Strukturschlüssel bezogen. Berechnet wird die Anzahl der Fälle pro 1.000 Vollarbeiter. Dadurch ergibt sich eine bessere Vergleichbarkeit der Unfall- und Erkrankungsschwerpunkte zwischen den einzelnen Branchen und den verschiedenen gewerblichen Berufsgenossenschaften. Zwei Halbtagskräfte ergeben einen Vollarbeiter. Ein Versicherter, der seine tarifliche Arbeitszeit um 25 % reduziert hat, zählt als 0,75-Vollarbeiter in dieser Statistik. Da Unfallursachen nur in der 7 %-Statistik erfasst sind, werden die Unfallursachen „hochgerechnet", d. h. mit dem Faktor 7 multipliziert, um die Häufigkeit der Unfallursachen für die gesamte Stichprobe zu beschreiben.

Die Daten zu den Betrieben, den Versicherten und die Daten aus der standardisierten Unfall- und Berufskrankheiten-Dokumentation wurden von der Abteilung Reha-Koordination zur Verfügung gestellt. Die Auswertung der Daten erfolgte mit dem Statistikprogramm SPSS Version 16.0.

## Ergebnisse

Im Jahr 2008 waren 34,9 % der gemeldeten Versicherungsfälle meldepflichtig *(Tab. 1)*. Die Rate der meldepflichtigen Versicherungsfälle lag bei der BGW in diesem Jahr bei 23,4 pro 1.000 Vollarbeiter *(Tab. 2)*. Im Vergleich zu anderen gewerblichen Berufsgenossenschaften ist die Melderate bei der BGW geringer. Bei allen gewerblichen Berufsgenossenschaften (13 Berufsgenossenschaften im Jahr 2008) betrug die Rate der meldepflichtigen Versicherungsfälle 34,3 pro 1.000 Vollarbeiter [2]. Insbesondere die Rate meldepflichtige Arbeitsunfälle (AU) sind bei der BGW seltener als bei allen übrigen gewerblichen Berufsgenossenschaften, allerdings ist die Rate bei den Berufskrankheiten etwas höher *(Tab. 2)*. Aber auch innerhalb der bei der BGW versicherten Betriebe gibt es Unterschiede bei der Rate der gemeldeten Versicherungsfälle. Die meisten Meldungen stammen von Beschäftigten in Altenpflege- und Altenkrankenheime *(Tab. 3)*. Die Branche Altenpflege- und Altenkrankenheime gehörte bereits im Jahr 2002 zu den Branchen mit einer hohen Anzahl an Meldungen zu Versicherungsfällen. Für die

**Tabelle 2**: Raten pro 1.000 Vollarbeiter bei meldepflichtigen Versicherungsfällen aus dem Jahr 2008 im Vergleich zu anderen Berufsgenossenschaften

| Meldepflichtige Versicherungsfälle/ 1.000 Vollarbeiter | BGW | Gewerbliche Berufsgenossenschaften [2] |
|---|---|---|
| Arbeitsunfälle | 14,6 | 27,8 |
| Wegeunfälle | 6,5 | 4,8 |
| Berufskrankheiten | 2,3 | 1,8 |
| Versicherungsfälle | 23,4 | 34,3 |

**Tabelle 3:** Meldepflichtige Versicherungsfälle aus dem Jahr 2008, sortiert nach der Anzahl der Versicherungsfälle (dargestellt werden die Branchen mit mehr als 500 Versicherungsfällen)

| Branche | V-Fälle | AU | AU pro 1.000 Vollarbeiter | BK | BK pro 1.000 Vollarbeiter |
|---|---|---|---|---|---|
| Altenpflege-, Altenkrankenheime | 12.611 | 7.884 | 20,0 | 1.547 | 3,9 |
| Werkstätten für Behindertenhilfe | 8.789 | 6.691 | 31,6 | 180 | 0,9 |
| Allgemeine Krankenhäuser | 8.390 | 4.615 | 14,3 | 1.316 | 4,1 |
| Ambulante sozialpflegerische Dienste | 6.562 | 4.063 | 20,0 | 605 | 3,0 |
| Kindergärten, -tagesstätten, Krippen | 5.049 | 3.355 | 13,2 | 167 | 0,7 |
| Friseurbetriebe | 4.414 | 1.817 | 7,9 | 1.487 | 6,5 |
| Wohnheime für Behinderte | 4.249 | 3.097 | 18,7 | 198 | 1,2 |
| Geschäfts- und Verwaltungsstellen | 3.295 | 2.118 | 11,1 | 177 | 0,9 |
| Beratungs- und Betreuungsstellen | 3.154 | 2.168 | 20,7 | 97 | 0,9 |
| Werkstätten für Gefährdetenhilfe | 2.992 | 2.361 | 82,9 | 45 | 1,6 |
| Heime der Jugendhilfe | 2.286 | 1.832 | 22,6 | 55 | 0,7 |
| Zahnarztpraxen | 2.255 | 703 | 3,4 | 576 | 2,8 |
| Rehabilitation | 1.870 | 1.128 | 14,8 | 160 | 2,1 |
| Fachkrankenhäuser mit OP | 1.812 | 921 | 11,0 | 320 | 3,8 |
| Sonstige Berufliche Bildungseinrichtungen | 1.786 | 1.433 | 64,8 | 20 | 0,9 |
| Physiotherapeuten, Krankengymnasten | 1.473 | 746 | 6,2 | 205 | 1,7 |
| Apotheken | 1.367 | 690 | 4,8 | 48 | 0,3 |
| Altenwohnheime | 1.189 | 728 | 19,2 | 177 | 4,7 |
| Arztpraxen Praktischer Arzt | 1.011 | 395 | 3,1 | 128 | 1,0 |
| Psychiatrie | 638 | 405 | 13,6 | 49 | 1,7 |
| Kurkliniken | 611 | 394 | 16,5 | 41 | 1,7 |
| Kleintierpraxen | 561 | 446 | 39,8 | 36 | 3,2 |
| Arztpraxis Innere Medizin | 537 | 208 | 3,3 | 78 | 1,2 |
| Sonderschulen | 517 | 390 | 24,8 | 9 | 0,6 |

Branche Werkstätten für Behindertenhilfe wurden im Jahr 2008 deutlich mehr Versicherungsfälle gemeldet, als im Jahr 2002, so dass diese an die erste Stelle gerutscht ist.

Hinsichtlich der AU-Rate stehen die Werkstätten für Gefährdetenhilfe auch im Jahr 2008 wieder an oberster Stelle. Ebenfalls hohe AU-Raten gibt es in Saunabetrieben und überwiegend bei Großtierpraxen. Diese hohen AU-Raten sind bedingt durch eine vergleichsweise geringe Anzahl an Vollarbeitern in diesen Branchen *(Tab. 4)*. Weshalb hier rein zufällige Schwankungen möglich sind.

Die fünf Branchen mit den höchsten Raten für Verdachtsanzeigen auf das Vorliegen einer Berufskrankheit sind Friseurbetriebe, medizinische Bademeister und Masseure, Altenwohnheime, allgemeine Krankenhäuser sowie Fachkrankenhäuser mit OP *(Tab. 5)*.

**Tabelle 4:** Meldepflichtige Versicherungsfälle aus dem Jahr 2008, sortiert nach Anzahl der Arbeitsunfälle pro 1.000 Vollarbeiter (dargestellt werden die Branchen mit mindestens 100 AU-Fällen und einer AU-Rate größer 10,0)

| Branche | V-Fälle | AU | AU pro 1.000 Vollarbeiter | BK | BK pro 1.000 Vollarbeiter |
|---|---|---|---|---|---|
| Werkstätten für Gefährdetenhilfe | 2.992 | 2.361 | 82,9 | 45 | 1,6 |
| Saunabetriebe | 260 | 213 | 66,6 | 2 | 0,6 |
| Sonstige berufliche Bildungseinrichtungen | 1.786 | 1.433 | 64,8 | 20 | 0,9 |
| Überwiegend Großtierpraxen | 131 | 114 | 51,8 | 7 | 3,2 |
| Mahlzeitendienste | 227 | 173 | 44,4 | 5 | 1,3 |
| Groß- und Kleintierpraxen | 446 | 388 | 43,3 | 24 | 2,7 |
| Ausbildungsstätten für soziale Berufe | 237 | 155 | 41,3 | 8 | 2,1 |
| Überwiegend Kleintierpraxen | 561 | 446 | 39,8 | 36 | 3,2 |
| Hygiene- und Desinfektionsunternehmen, Schädlingsbekämpfer | 134 | 116 | 33,2 | 6 | 1,7 |
| Werkstätten für Behindertenhilfe | 8.789 | 6.691 | 31,6 | 180 | 0,9 |
| Berufsbildungswerke | 412 | 325 | 31,1 | 11 | 1,1 |
| Tagesstätten, Heime, Pflegeheime für alte Menschen | 170 | 105 | 29,7 | 13 | 3,7 |
| Heime für Personen in besonderen sozialen Situationen | 472 | 358 | 29,6 | 12 | 1,0 |
| Selbsthilfegruppen | 211 | 158 | 28,5 | 6 | 1,1 |

**Tabelle 4:** Meldepflichtige Versicherungsfälle aus dem Jahr 2008, sortiert nach Anzahl der Arbeitsunfälle pro 1.000 Vollarbeiter (dargestellt werden die Branchen mit mindestens 100 AU-Fällen und einer AU-Rate größer 10,0) *(Forts.)*

| Branche | V-Fälle | AU | AU pro 1.000 Vollarbeiter | BK | BK pro 1.000 Vollarbeiter |
|---|---|---|---|---|---|
| Sonderschulen | 517 | 390 | 24,8 | 9 | 0,6 |
| Heime der Jugendhilfe | 2.286 | 1.832 | 22,7 | 55 | 0,7 |
| Tagesfreizeitstätten für Jugendliche | 223 | 168 | 22,5 | 3 | 0,4 |
| Tagesstätten für Behinderte | 413 | 298 | 21,1 | 17 | 1,2 |
| Beratungs- und Betreuungsstellen | 3.154 | 2.168 | 20,7 | 97 | 0,9 |
| Ambulante sozialpflegerische Dienste | 6.562 | 4.063 | 20,0 | 605 | 3,0 |
| Altenpflege-, Altenkrankenheime | 12.611 | 7.884 | 20,0 | 1.547 | 3,9 |
| Gebäudereinigung, -management | 176 | 121 | 19,7 | 13 | 2,1 |
| Altenwohnheime | 1.189 | 728 | 19,2 | 177 | 4,7 |
| Aus-/Fort- und Weiterbildungsstätten für Fachberufe | 469 | 244 | 19,1 | 22 | 1,7 |
| Wohnheime für Behinderte | 4.249 | 3.097 | 18,7 | 198 | 1,2 |
| Rehabilitationseinrichtungen | 342 | 210 | 16,6 | 22 | 1,7 |
| Kurkliniken | 611 | 394 | 16,5 | 41 | 1,7 |
| Rehabilitation | 1.870 | 1.128 | 14,8 | 160 | 2,1 |
| Allgemeine Krankenhäuser | 8.390 | 4.615 | 14,3 | 1.316 | 4,1 |
| Psychiatrie | 638 | 405 | 13,6 | 49 | 1,7 |
| Kindergärten, -tagesstätten, Krippen | 5.049 | 3.355 | 13,2 | 167 | 0,7 |
| Heime der Familienhilfe | 192 | 125 | 11,3 | 14 | 1,3 |
| Geschäfts- und Verwaltungsstellen | 3.295 | 2.118 | 11,1 | 177 | 0,9 |
| Fachkrankenhäuser mit OP | 1.812 | 921 | 11,0 | 320 | 3,8 |

V-Fälle = Versicherungsfälle, AU = Arbeitsunfälle, BK = Berufskrankheiten

**Tabelle 5:** Meldepflichtige Versicherungsfälle aus dem Jahr 2008, sortiert nach der Anzahl der Verdachtsmeldungen auf eine Berufskrankheit pro 1.000 Vollarbeiter (dargestellt werden die Branchen mit mindestens 50 BK-Meldungen und mit einer BK-Rate größer 1,0)

| Branche | V-Fälle | AU | AU pro 1.000 Vollarbeiter | BK | BK pro 1.000 Vollarbeiter |
|---|---|---|---|---|---|
| Friseurbetriebe | 4.414 | 1.817 | 7,9 | 1.487 | 6,5 |
| Masseure, medizinische Bademeister | 200 | 86 | 7,6 | 68 | 6,0 |
| Altenwohnheime | 1.189 | 728 | 19,2 | 177 | 4,7 |
| Allgemeine Krankenhäuser | 8.390 | 4.615 | 14,3 | 1.316 | 4,1 |
| Fachkrankenhäuser mit OP | 1.812 | 921 | 11,0 | 320 | 3,8 |
| Altenpflege-, Altenkranken-heime | 12.611 | 7.884 | 20,0 | 1.547 | 3,3 |
| Kosmetikbetriebe | 293 | 137 | 5,1 | 78 | 2,9 |
| Zahnarztpraxen | 2.255 | 703 | 3,4 | 576 | 2,8 |
| Ambulante sozialpflegerische Dienste | 6.562 | 4.063 | 20,0 | 605 | 2,3 |
| Rehabilitation | 1.870 | 1.128 | 14,8 | 160 | 2,1 |
| Physiotherapeuten, Krankengymnasten | 1.473 | 746 | 6,2 | 205 | 1,7 |
| Arztpraxis Innere Medizin | 537 | 208 | 3,3 | 78 | 1,2 |
| Wohnheime für Behinderte | 4.249 | 3.097 | 18,7 | 198 | 1,2 |

V-Fälle = Versicherungsfälle, AU = Arbeitsunfälle, BK = Berufskrankheiten

In der 7 %-Stichprobe befinden sich 3.551 Personen, die in 2008 einen Arbeitsunfall bei der Berufsgenossenschaft für Gesundheitsdienst und Wohlfahrtspflege gemeldet haben. Für diesen Personenkreis wird in den Tabellen sechs bis acht der Unfallhergang genauer beschrieben. Im Jahr 2004 fand eine Überarbeitung der BK-Dok statt. Unter anderen wurden Arbeitsunfälle, die durch Menschen verursacht werden, differenzierter dargestellt.

Unter den unfallauslösenden Ereignissen stehen Ausgleiten, Stolpern und Stürzen an erster Stelle bei den meldepflichtigen Arbeitsunfällen *(Tab. 6)*. Genauso häufig wurden Arbeitsunfälle gemeldet, bei denen die Beschäftigten durch eine unangebrachte Bewegung sich selbst verletzt oder sich gestoßen haben. Auch die Unfälle, die durch Heben, Tragen oder umknicken ausgelöst werden, sind mit 18,3 % relativ häufig. Etwa 6 % der meldepflichtigen Arbeitsunfälle werden durch Bedrohung, Angriffe oder Gewalt durch Dritte verursacht.

**Tabelle 6**: Unfallauslösende Ereignisse bei meldepflichtigen Arbeitsunfällen entsprechend der 7 %-Stichprobe im Jahr 2008

| Unfallauslösendes Ereignis | abs. | % |
|---|---|---|
| Materialproblem (elektrische Störung, Feuer), überlaufen, umkippen (von festen, flüssigen, gas- oder staubförmigen Stoffen), Reißen, Brechen, Abrutschen oder Zusammenstürzen von Gegenständen | 312 | 8,8 |
| Verlust der Kontrolle über Gegenstände (Maschinen, Handwerkzeug) | 548 | 16,4 |
| Ausgleiten, Stolpern mit Sturz | 894 | 25,2 |
| Unangebrachte Bewegung, sich selbst verletzen, sich stoßen | 888 | 25 |
| Bewegung des Körpers unter oder mit körperlicher Belastung (Heben, Tragen, Schieben, Ziehen, Umknicken ohne Sturz) | 651 | 18,3 |
| Bedrohung, Angriff, Gewalt durch Dritte | 222 | 6,3 |
| Sonstiges (< 0,5 % der Nennungen), keine Angabe | 13 | 0,4 |
| **Gesamt** | **3.551** | **100,0** |

Entsprechend der häufigsten unfallauslösenden Ereignisse wie stolpern und stürzen stehen Fußböden an erster Stelle unter den unfallauslösenden Gegenständen *(Tab. 7)*. An zweiter Stelle folgen ganz unterschiedliche Gruppen. Zunächst sind es Gegenstände, wie Treppen und Leitern, die vermutlich ebenfalls zu sturzähnlichen Arbeitsunfällen geführt haben. Genau so häufig werden Unfälle durch handgeführte Gegenstände wie Bestecke oder Spritzen und auch Unfälle durch Büroeinrichtungen gemeldet. Fast 11 % der Arbeitsunfälle werden durch Menschen verursacht.

Die meisten Unfälle, in denen Menschen einen Unfall verursacht haben, werden aus Wohnheimen für Behinderte und aus Altenpflegeheimen gemeldet *(Tab. 8)*.

Die Berufskrankheiten mit den meisten Verdachtsanzeigen waren im Jahr 2008 Infektionskrankheiten (BK 3101), Hautkrankheiten (BK 5101) und bandscheibenbedingte Erkrankungen der Lendenwirbelsäule (BK 2108) *(Tab. 9)*. Nach der Berufskrankheitenverordnung sind die Erkrankungen wie folgt definiert [5]:

- BK 3101: „Infektionskrankheiten, wenn der Versicherte im Gesundheitsdienst, in der Wohlfahrtspflege oder in einem Laboratorium tätig oder durch eine andere Tätigkeit der Infektionsgefahr in ähnlichem Maße besonders ausgesetzt ist",
- BK 5101 „Schwere oder wiederholt rückfällige Hauterkrankungen, die zur Unterlassung aller Tätigkeiten gezwungen haben, die für die Entstehung, die Verschlimmerung oder das Wiederaufleben der Krankheit ursächlich waren oder sein können" und
- BK 2108 „Bandscheibenbedingte Erkrankungen der Lendenwirbelsäule durch langjähriges Heben oder Tragen schwerer Lasten oder durch langjährige Tätigkeiten in extremer Rumpfbeugehaltung, die zur Unterlassung aller Tätigkeiten gezwungen

**Tabelle 7**: Unfallauslösender Gegenstand bei meldepflichtigen Arbeitsunfällen entsprechend der 7 %-Stichprobe im Jahr 2008

| Unfallauslösender Gegenstand | Häufigkeit | Prozent |
|---|---|---|
| Flächen, Anlagen zu ebener Erde (Tür, Fußboden) | 1.107 | 31,1 |
| Flächen, Anlagen in der Höhe und Tiefe (Treppe, Leiter, Gerüst, Dach, Gruben, Schacht) | 390 | 11,0 |
| Handgeführte, nicht kraftbetriebene Werkzeuge (Schere, Spritzen, Besteck) | 401 | 11,3 |
| Gehaltene oder handgeführte kraftbetriebene Werkzeuge (Schere, Schleifmaschine, Küchenmaschine) | 62 | 1,7 |
| Ortsfeste Maschinen (Packmaschine) | 51 | 1,4 |
| Förder-, Transport und Lagereinrichtungen (Rolltreppe, Lastenaufzug, Wäschekorb, Servierwagen) | 109 | 3,1 |
| Transportfahrzeuge, Personentransport, Rollstuhl, Betten | 189 | 5,3 |
| Bestandteile von Maschinen, chemische, biologisch und explosionsgefährliche Stoffe und deren Abfälle | 217 | 6,1 |
| Büroeinrichtungen, Haushaltsgeräte (Stühle) | 415 | 11,7 |
| Menschen | 376 | 10,6 |
| Tiere, Mikroorganismen | 137 | 3,5 |
| Sonstiges (< 0,5 % der Nennungen)/keine Angabe | 122 | 3,2 |
| **Gesamt** | **3.551** | **100,0** |

**Tabelle 8**: Meldepflichtige Arbeitsunfälle mit Menschen als Unfallursache der am häufigsten betroffenen Branchen entsprechend der 7 %-Stichprobe von 2008, sortiert nach der absoluten Häufigkeit, mit der diese Unfälle auftreten

| Unfallursache Mensch | | | | |
|---|---|---|---|---|
| **Branche** | **abs.** | **Prozent** | **cum %** | **pro 1.000 VA[1]** |
| Wohnheime für Behinderte | 34 | 20,5 | 20,5 | 1,4 |
| Altenpflege-, Altenkrankenheime | 30 | 18,1 | 38,6 | 0,5 |
| Werkstätten für Behindertenhilfe | 17 | 10,2 | 48,8 | 0,6 |
| Allgemeine Krankenhäuser | 14 | 8,4 | 57,2 | 0,3 |
| Heime der Jugendhilfe | 11 | 6,6 | 63,8 | 1,0 |
| Kindergärten, -tagesstätten, Krippen u.ä. | 9 | 5,4 | 69,2 | 0,2 |
| Ambulante sozialpflegerische Dienste | 9 | 5,4 | 74,6 | 0,3 |

[1] VA = Vollarbeiter

**Tabelle 9**: Gemeldete Berufskrankheiten im Jahr 2008, getrennt nach Meldepflicht

| Berufskrankheit (BK-Nr.) | Meldepflicht | | | | Gesamt | |
|---|---|---|---|---|---|---|
| | ja | | nein | | abs. | % |
| | abs. | % | abs. | % | | |
| 1201 Kohlenmonoxid | 15 | 83,3 | 3 | 16,7 | 18 | 0,1 |
| 1301 Aromatische Amine | 66 | 98,5 | 1 | 1,5 | 67 | 0,5 |
| 1302 Halogenkohlenwasserstoffe | 6 | 50,0 | 6 | 50,0 | 12 | 0,1 |
| 1317 Organische Lösungsmittel | 23 | 95,8 | 1 | 4,2 | 24 | 0,2 |
| 2101 Sehnenscheiden | 124 | 100,0 | 0 | 0,0 | 124 | 0,9 |
| 2102 Meniskusschäden | 31 | 100,0 | 0 | 0,0 | 31 | 0,2 |
| 2108 Lendenwirbelsäule durch Heben und Tragen | 1.528 | 99,5 | 7 | 0,5 | 1.535 | 11,6 |
| 2109 Halswirbelsäule | 304 | 100,0 | 0 | 0,0 | 304 | 2,3 |
| 2301 Lärmschwerhörigkeit | 73 | 86,9 | 11 | 13,1 | 84 | 0,6 |
| 2402 Ionisierende Strahlen | 13 | 86,7 | 2 | 13,3 | 15 | 0,1 |
| 3101 Infektionskrankheiten | 811 | 15,5 | 4.419 | 84,5 | 5.230 | 39,4 |
| 3102 vom Tier übertragbare Krankheiten | 69 | 76,7 | 21 | 23,3 | 90 | 0,7 |
| 3104 Tropenkrankheiten | 8 | 57,1 | 6 | 42,9 | 14 | 0,1 |
| 4103 Asbestose | 19 | 90,5 | 2 | 9,5 | 21 | 0,2 |
| 4104 Lungenkrebs oder Kehlkopfkrebs | 11 | 91,7 | 1 | 8,3 | 12 | 0,1 |
| 4105 Mesotheliom | 14 | 87,5 | 2 | 12,5 | 16 | 0,1 |
| 4301 Atemwegserkrankung durch allergisierende Stoffe | 323 | 99,4 | 2 | 0,6 | 325 | 2,4 |
| 4302 chemisch-irritativ oder toxisch wirkende Stoffe | 109 | 100,0 | 0 | 0,0 | 109 | 0,8 |
| 5101 Hauterkrankungen | 4.783 | 99,9 | 4 | 0,1 | 4.787 | 36,0 |
| 9900 Fälle nach § 9 Abs. 2 SGB VII (Öffnungsklausel) | 166 | 87,8 | 23 | 12,2 | 189 | 1,4 |
| 9901 Sonstige Anzeigen (UVT-intern) | 180 | 85,3 | 31 | 14,7 | 211 | 1,6 |
| Sonstige (unter 10 Anzeigen pro BK-Ziffer) | 65 | 92,9 | 5 | 7,1 | 70 | 0,5 |
| **Gesamt** | **8.741** | **65,8** | **4.547** | **34,2** | **13.288** | **100,0** |

haben, die für die Entstehung, die Verschlimmerung oder das Wiederaufleben der Krankheit ursächlich waren oder sein können".

Entsprechend der Versichertengruppe (Beschäftigte im Gesundheitsdienst) ist die BGW die Berufsgenossenschaft mit den am häufigsten gemeldeten Infektionskrankheiten. Die Mehrzahl der Meldungen stammt von Beschäftigten in allgemeinen Krankenhäusern *(Tab. 10)*.

Die häufigsten Meldungen unter den Infektionskrankheiten erfolgen bei Skabiesfällen. Hierbei handelt es sich nicht in allen Fällen um infizierte Beschäftigte. Aus infektionsprophylaktischen Gründen werden nicht infizierte Beschäftigte aus dem unmittelbaren Umfeld ebenfalls gemeldet, da diese mitbehandelt werden müssen. Die Skabies hat allerdings erst seit 2006 eine eigene BK-Nummer. Bis zum Jahr 2006 wurden die Skabiesfälle noch unter den parasitären Erkrankungen kodiert. Ein Vergleich mit den Meldungen aus dem Jahr 2002 ist daher nicht möglich.

Unter den Infektionskrankheiten machen die blutübertragbaren Viruserkrankungen einen Anteil von 7,6 % aus. Werden auch Meldungen von Kontakten zu infektiösem Material (Hepatitis-Prophylaxe/Kontaktfall) dazu gerechnet, erhöht sich der Anteil der gemeldeten blutübertragbaren Infektionskrankheiten auf 62,1 %. Blutübertragbare Viruserkrankungen werden typischerweise durch Nadelstichverletzungen übertragen. Es können jedoch auch Kontakte zu Blut ohne Stichverletzungen zu Infektionen führen. Diese Kontakte werden bei der BGW als Hepatitis-Prophylaxe/Kontaktfall erfasst. Das bedeutet, dass in diesen Fällen eine Meldung erfolgte nachdem beispielsweise Blut über die unverletzte Hand gelaufen war. Kontaktmeldungen sind nicht meldepflichtig, werden jedoch gemeldet, weil sich potenziell eine virusbedingte Infektion daraus entwickeln kann.

**Tabelle 10**: Gemeldete Infektionskrankheiten (BK 3101) der fünf am häufigsten betroffenen Branchen (% bezogen auf die Anzahl gemeldeter BK 3101) im Jahr 2008

| Gemeldete BK 3101 | | | | |
|---|---|---|---|---|
| **Branche** | **abs.** | **Prozent** | **cum %** | **pro 1.000 VA[1]** |
| Allgemeine Krankenhäuser | 2.279 | 43,6 | 43,6 | 7,1 |
| Altenpflege-, Altenkrankenheime | 947 | 18,1 | 61,7 | 2,4 |
| Fachkrankenhäuser mit OP | 290 | 5,5 | 67,2 | 3,4 |
| Arztpraxis Praktischer Arzt | 232 | 4,4 | 71,6 | 1,8 |
| Ambulante sozialpflegerische Dienste | 185 | 3,5 | 75,1 | 0,9 |

[1] VA = Vollarbeiter

Tuberkulose und MRSA/ORSA befinden sich ebenfalls unter den drei häufigsten Meldungen. Die Tuberkulinkonversion wird erst seit 2006 als eigenständige BK-Nummer erfasst. Gemeldet wird die Änderung (Konversion) der Tuberkulinreaktion (als Haut- oder Bluttest), wobei diese eine frische Tuberkuloseinfektion signalisiert, aus der sich später eine manifeste Tuberkuloseerkrankung entwickeln kann. Nicht meldepflichtig ist der Kontakt zu Tuberkulose-Patienten oder infektiösem Material ohne dass durch den Tuberkulinhauttest oder den Interferon-gamma Release Assay (IGRA) eine Infektion bestätigt wurde.

Seit dem Jahre 2008 werden MRSA und ORSA unter einer gemeinsamen Ziffer als eigene BK-Nr. erfasst. Bei diesen Meldungen wird zwischen Kolonisation (oberflächliche Besiedelung der Haut) und Infektion (Eindringen in die Blutbahn mit Infektionssymptomatik) unterschieden. Die Kolonisation wird bei der BGW nicht als BK anerkannt, weil hier die BK-rechtlichen Voraussetzungen (regelwidriger Körperzustand) für die Anerkennung als Berufskrankheit nicht erfüllt werden.

**Tabelle 11**: Gemeldete Infektionskrankheiten (BK 3101) im Jahr 2008, sortiert nach der BK-Nummer, getrennt nach Meldepflicht

| Infektionen | Meldepflicht | | | | Gesamt | |
|---|---|---|---|---|---|---|
| | ja | | nein | | abs. | % |
| | abs. | % | abs. | % | | |
| Scharlach | 2 | 50,0 | 2 | 50,0 | 4 | 0,1 |
| Diphtherie | 0 | 0,0 | 2 | 100,0 | 2 | 0,0 |
| Morbus Boeck | 0 | 0,0 | 3 | 100,0 | 3 | 0,1 |
| Tuberkulose | 143 | 50,0 | 143 | 50,0 | 286 | 5,5 |
| Tuberkulinkonversion | 58 | 58,6 | 41 | 41,4 | 99 | 1,9 |
| Typhus | 1 | 100,0 | 0 | 0,0 | 1 | 0,0 |
| Salmonellose, Para-Typhus | 2 | 100,0 | 0 | 0,0 | 2 | 0,0 |
| Ruhr | 0 | 0,0 | 3 | 100,0 | 3 | 0,1 |
| Geschlechtskrankheiten | 0 | 0,0 | 3 | 100,0 | 3 | 0,1 |
| Angina, Keuchhusten | 2 | 50,0 | 2 | 50,0 | 4 | 0,1 |
| Zytomegalie | 2 | 50,0 | 2 | 50,0 | 4 | 0,1 |
| Keratokonjunktivitis | 10 | 90,9 | 1 | 9,1 | 11 | 0,2 |
| Pfeiffersches Drüsenfieber | 5 | 83,3 | 1 | 16,7 | 6 | 0,1 |
| nicht aufgeführte Viruserkrankung | 34 | 64,2 | 19 | 35,8 | 53 | 1,0 |
| Masern, Röteln, Mumps | 4 | 44,4 | 5 | 55,6 | 9 | 0,2 |

**Tabelle 11**: Gemeldete Infektionskrankheiten (BK 3101) im Jahr 2008, sortiert nach der BK-Nummer, getrennt nach Meldepflicht *(Forts.)*

| Infektionen | Meldepflicht | | | | Gesamt | |
|---|---|---|---|---|---|---|
| | ja | | nein | | abs. | % |
| | abs. | % | abs. | % | | |
| Windpocken | 1 | 25,0 | 3 | 75,0 | 4 | 0,1 |
| Grippe | 1 | 50,0 | 1 | 50,0 | 2 | 0,2 |
| Skabies | 123 | 11,8 | 917 | 88,2 | 1.040 | 19,9 |
| Parasitäre Erkrankungen | 21 | 47,7 | 23 | 52,3 | 44 | 0,8 |
| Pilzerkrankungen allgemein | 3 | 100,0 | 0 | 0,0 | 3 | 0,1 |
| Dermatomykose | 1 | 100,0 | 0 | 0,0 | 1 | 0,0 |
| Pneumomykose | 1 | 100,0 | 0 | 0,0 | 1 | 0,0 |
| Hepatitis A | 5 | 50,0 | 5 | 50,0 | 10 | 0,2 |
| Hepatitis B | 104 | 74,3 | 36 | 25,7 | 140 | 2,7 |
| Hepatitis C | 135 | 68,9 | 61 | 31,1 | 196 | 3,7 |
| Hepatitis E | 0 | 0,0 | 1 | 100,0 | 1 | 0,0 |
| AIDS | 9 | 28,1 | 23 | 71,9 | 32 | 0,6 |
| Hepatitis-Prophylaxe/ Kontaktfall/HIV-Kontaktfall | 0 | 0,0 | 2.848 | 100,0 | 2.848 | 54,5 |
| MRSA / ORSA | 93 | 42,5 | 126 | 57,5 | 219 | 4,2 |
| Bakterielle Erkrankung | 44 | 23,5 | 143 | 76,5 | 187 | 3,6 |
| Unbestimmte Infektionen / Erkältungskrankheiten | 7 | 58,3 | 5 | 41,7 | 12 | 0,2 |
| **Gesamt** | **811** | **15,5** | **4.419** | **84,5** | **5.230** | **100,0** |

Aus der Branche allgemeine Krankenhäuser werden die meisten Anzeigen auf eine meldepflichtige blutübertragbare Viruserkrankung gestellt *(Tab. 12)*. An zweiter Stelle stehen die Altenpflege- und Altenkrankenheime. Die fünf am häufigsten betroffenen Branchen machen einen Anteil von 66 % der Meldungen aus. Auch unter den nicht meldepflichtigen blutübertragbaren Viruserkrankungen stehen allgemeine Krankenhäuser an erster Stelle *(Tab. 13)*. Die Meldungen aus dieser Branche machen bereits einen Anteil von ca. 60 % aller nicht meldepflichtigen blutübertragbaren Viruserkrankungen aus.

Im Jahr 2008 wurden bei der BGW 4.787 Verdachtsanzeigen auf Hauterkrankungen registriert *(Tab. 9)*. Damit entfielen von allen berufsbedingten Hauterkrankungen, die bei den gewerblichen Berufsgenossenschaften gemeldet wurden, 25,6 % auf die BGW [2]. Mit 6,0 Meldungen pro 1.000 Vollarbeiter sind Friseure, wie auch in den letzten Jah-

**Tabelle 12:** Meldepflichtige blutübertragbare Viruserkrankungen[1] der fünf am häufigsten betroffenen Branchen im Jahr 2008

| Meldepflichtige blutübertragbare Viruserkrankungen | | | | |
|---|---|---|---|---|
| Branche | abs. | % | cum % | pro 1.000 VA[2] |
| Allgemeine Krankenhäuser | 72 | 29,0 | 29,0 | 0,2 |
| Altenpflege-, Altenkrankenheime | 43 | 17,3 | 46,3 | 0,1 |
| Arztpraxis Praktischer Arzt | 19 | 7,7 | 54,0 | 0,1 |
| Fachkrankenhäuser mit OP | 15 | 6,0 | 60,0 | 0,2 |
| Zahnarztpraxen | 15 | 6,0 | 66,0 | 0,1 |

[1] Hepatitis B-Virus, Hepatitis C-Virus, HIV
[2] VA = Vollarbeiter

**Tabelle 13:** Nicht meldepflichtige blutübertragbare Viruserkrankungen[1] einschließlich Kontakten zu infektiösen Körperflüssigkeiten der fünf am häufigsten betroffenen Branchen im Jahr 2008

| Nicht meldepflichtige blutübertragbare Viruserkrankungen | | | | |
|---|---|---|---|---|
| Branche | abs. | % | cum % | pro 1.000 VA[2] |
| Allgemeine Krankenhäuser | 1.739 | 58,6 | 58,6 | 5,4 |
| Fachkrankenhäuser mit OP | 236 | 7,9 | 66,5 | 2,8 |
| Zahnarztpraxen | 134 | 4,5 | 71,0 | 0,7 |
| Arztpraxis Praktischer Arzt | 110 | 3,7 | 74,7 | 0,9 |
| Arztpraxis Innere Medizin | 73 | 2,5 | 77,2 | 1,1 |

[1] Hepatitis B-Virus, Hepatitis C-Virus, Hepatitis E-Virus, HIV und Hepatitis-Prophylaxe/Kontaktfall/HIV-Kontaktfall (Kontakt mit Körperflüssigkeit, keine offene Wunde, kein Stich)
[2] VA = Vollarbeiter

ren die Berufsgruppe, mit dem höchsten Risiko für arbeitsbedingte Hauterkrankungen *(Tab. 14)*. Die meisten Meldungen stammen von Friseuren (n = 1.015). Überwiegend sind junge Frauen betroffen. Die betroffenen Männer sind im Durchschnitt acht Jahre älter als die Frauen *(Abb. 1)*. Allerdings ist das Risiko für Hauterkrankungen in den letzten Jahren zurückgegangen. Im Jahr 2002 lag die Rate noch bei 7,2 Meldungen pro 1.000 Vollarbeiter. An zweiter Stelle folgen Altenpflegekräfte. In einer Querschnittsstudie wurde die Prävalenz von Handekzemen bei Altenpflegekräften untersucht. Von diesen Altenpflegekräften wurde in 18 % der Fälle ein Handekzem festgestellt [4, 8]. Latex spielt zahlenmäßig bei den gemeldeten Fällen keine Rolle mehr. Im Jahr 2008 wurden nur 40 Fälle mit Verdacht auf Latex bedingter Hauterkrankung gemeldet (< 1 % aller Meldungen).

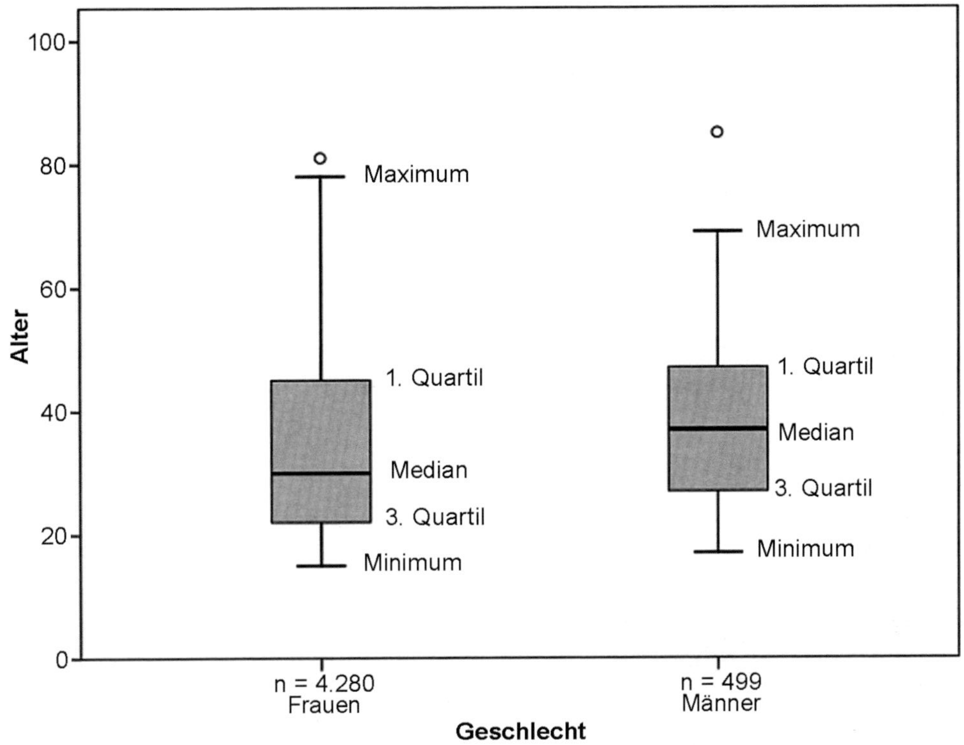


**Abbildung 1:** Box-Plot für Alter, getrennt nach Geschlecht bei den 4.787 im Jahr 2008 gemeldeten Hauterkrankungen (acht fehlende Angaben beim Geschlecht)

**Tabelle 14:** Gemeldete Hauterkrankungen (BK 5101) der fünf am häufigsten betroffenen Branchen (% bezogen auf die Anzahl gemeldeter BK 5101) im Jahr 2008

| Gemeldete BK 5101 | | | | |
|---|---|---|---|---|
| **Branche** | **abs.** | **%** | **cum %** | **pro 1.000 VA[1]** |
| Friseurbetriebe | 1.015 | 21,2 | 21,2 | 4,4 |
| Altenpflege-, Altenkrankenheime | 738 | 15,4 | 36,6 | 1,9 |
| Allgemeine Krankenhäuser | 600 | 12,5 | 49,1 | 1,9 |
| Zahnarztpraxen | 443 | 9,3 | 58,4 | 2,2 |
| Ambulante sozialpflegerische Dienste | 252 | 5,3 | 63,7 | 1,2 |

[1] VA = Vollarbeiter

**Tabelle 15:** Gemeldete bandscheibenbedingte Erkrankungen der Lendenwirbelsäule durch schweres Heben und Tragen (BK 2108) der fünf am häufigsten betroffenen Branchen (% bezogen auf die Anzahl gemeldeter BK 2108) im Jahr 2008

| Gemeldete BK 2108 | | | | |
|---|---|---|---|---|
| **Branche** | **abs.** | **%** | **cum %** | **pro 1.000 VA[1]** |
| Altenpflege-, Altenkrankenheime | 436 | 28,4 | 28,4 | 1,1 |
| Allgemeine Krankenhäuser | 344 | 22,4 | 50,8 | 1,1 |
| Ambulante sozialpflegerische Dienste | 240 | 15,6 | 66,4 | 1,2 |
| Fachkrankenhäuser mit OP | 128 | 8,3 | 74,7 | 1,5 |
| Altenwohnheime | 41 | 2,7 | 77,4 | 1,1 |

[1] VA = Vollarbeiter

**Tabelle 16:** Gemeldete allergische Atemwegserkrankungen (BK 4301) der fünf am häufigsten betroffenen Branchen (% bezogen auf die Anzahl gemeldeter BK 4301) im Jahr 2008

| Gemeldete BK 4301 | | | | |
|---|---|---|---|---|
| **Branche** | **abs.** | **%** | **cum %** | **pro 1.000 VA[1]** |
| Friseurbetriebe | 153 | 47,1 | 47,1 | 0,7 |
| Zahnarztpraxen | 24 | 7,4 | 54,5 | 0,1 |
| Allgemeine Krankenhäuser | 23 | 7,1 | 61,6 | 0,1 |
| Altenpflege-, Altenkrankenheime | 15 | 4,6 | 66,2 | < 0,1 |
| Überwiegend Kleintierpraxen | 11 | 3,4 | 69,6 | 1,0 |

[1] VA = Vollarbeiter

Die Bandscheibenbedingten Erkrankungen der Lendenwirbelsäule durch schweres Heben und Tragen sind die dritthäufigste angezeigte Berufskrankheit *(Tab. 9)*.

Die meisten Verdachtsmeldungen auf bandscheibenbedingte Erkrankungen der Lendenwirbelsäule stammen aus Altenpflege- und Altenkrankenheimen *(Tab. 15)*. An zweiter und dritter Stelle folgen die allgemeinen Krankenhäuser und ambulante sozialpflegerische Dienste.

Allergische Atemwegserkrankungen sind die vierthäufigste angezeigte Berufskrankheit *(Tab. 9)*. 47 % der Meldungen auf eine allergische Atemwegserkrankung stammen aus Friseurbetrieben *(Tab. 16)*. An zweiter Stelle folgen mit einem deutlich geringeren Anteil die Zahnarztpraxen und die allgemeinen Krankenhäuser. Latex bedingte allergische Atemwegserkrankungen spielen mit 24 Meldungen (8 % aller gemeldeten allergischen Atemwegserkrankungen) nur noch eine untergeordnete Rolle.

## Diskussion

Arbeitsunfälle werden bei der BGW weniger häufig gemeldet als bei anderen gewerblichen Unfallversicherungsträgern. Allerdings gibt es auch Branchen bei der BGW mit (auf die Anzahl der Vollarbeiter bezogen) deutlich höheren Melderaten. Das sind Werkstätten für Gefährdetenhilfe sowie Tierarztpraxen. Typisch für den Durchschnitt der bei der BGW versicherten Betriebe ist der hohe Anteil an Stolper- und Stürzunfällen (25 %). Dies spricht nicht für eine hohe Gefahr im Gesundheitswesen zu stolpern oder zu stürzen sondern für geringe Häufigkeiten anderer Unfallmechanismen. „Bedrohung, Angriffe oder Gewalt durch Dritte" verursachen 6 % aller meldepflichtigen Arbeitsunfälle. In Wohnheimen für Behinderte und in der stationären Altenpflege werden 20,5 bzw. 18,1 % der Arbeitsunfälle durch Gewalt oder Aggression ausgelöst. Insofern ist das ein Unfallhergang, der in Zukunft stärker beachtet werden sollte.

Lediglich 5 % der bei der BGW gemeldeten Versicherungsfälle betreffen Verdachtsanzeigen auf Vorliegen einer Berufskrankheit. Allerdings werden bezogen auf die versicherten Vollarbeiter Berufskrankheit bei der BGW häufiger gemeldet als beim Durchschnitt der gewerblichen Unfallversicherungsträger (2,3 versus 1,8 pro 1.000 Vollarbeiter). Drei Berufskrankheiten bestimmen bei der BGW das Geschehen: Hauterkrankungen, Infektionserkrankungen und Bandscheibenbedingte Erkrankungen der Lendenwirbelsäule. Jede 2. meldepflichtige Berufskrankheit betrifft die Haut. Inwiefern bei Friseuren und in den Gesundheitsberufen trotz intensiver Präventionsbemühungen weiterhin ein erhöhtes Erkrankungsrisiko besteht oder ob die Aufforderung, Hautveränderungen an den Händen frühzeitig zu melden, einen erheblichen Teil dieser hohen Meldezahlen erklärt, kann anhand dieser Daten nicht entschieden werden. Nach den Hauterkrankungen sind die nicht meldepflichtigen Infektionskrankheiten die größte Gruppe bei den gemeldeten Berufskrankheiten. Meldungen von Kontakt zu Skabies (n = 917) und von Kontakt zu Blut (n = 2.848) sind die häufigsten nicht meldepflichtigen Infektionskrankheiten. Gemeldet werden diese Fälle, damit die BGW die Kosten für die Postexpositionsprophylaxe übernimmt. Insofern wird hier ein Beitrag zur Verhütung der Gefahr der Entstehung einer Berufskrankheit geleistet.

Latex als Auslöser einer Berufskrankheit spielt bei den Hauterkrankungen keine Rolle mehr (< 1 %). Bei den allergischen Atemwegserkrankungen hat Latex mit 8 % aller Meldungen eine untergeordnete Bedeutung. Auch wenn insgesamt nur 24 Fälle gemeldet wurden, scheint hier eine genauere Analyse der Situation sinnvoll.

# Literatur


[1] Deutsche Gesetzliche Unfallversicherung: Dokumentation des Berufskrankheitengeschehens (BK-DOK) – Anleitung für die DGUV 2010, Sankt Augustin, 2009

[2] Deutsche Gesetzliche Unfallversicherung: Geschäfts- und Rechnungsergebnisse der gewerblichen Berufsgenossenschaften und Unfallversicherungsträger der öffentlichen Hand 2008, Bonifatius GmbH, Paderborn, 2009

[3] Deutsche Gesetzliche Unfallversicherung: Schlüsselhandbuch zur Unfallanzeige Gewerbliche Berufsgenossenschaften und Unfallversicherungsträger der öffentlichen Hand (ohne Schüler-Unfallversicherung) 2010, Sankt Augustin, 2009

[4] Dulon M, Kromark K, Skudlik C, Nienhaus A: Prevalence of skin and back diseases in geriatric care nurses. Int Arch Occup Environ Health 2008; 81: 983–992

[5] Mehrtens G, Brandenburg S: Die Berufskrankheitenverordnung, Erich Schmidt Verlag 2005

[6] Nienhaus A: Unfälle bei Berufskrankheiten im Jahr 2002. In: Nienhaus A (Hrsg.): Gefährdungsprofile – Unfälle und arbeitsbedingte Erkrankungen in Gesundheitsdienst und Wohlfahrtspflege. ecomed Medizin, 2005: 14–34

[7] Berufsgenossenschaft für Gesundheitsdienst und Wohlfahrtspflege Abteilung Reha-Koordination, UB: Die wichtigsten Zahlen auf einen Blick. http://bgws090052/intranet/generator/Navi-Intranet/NavigationLinks/Unsere__BGW/Zahlen__Daten__Fakten/Navi html 2010;

[8] Skudlik C, Dulon M, Wendeler D, John SM, Nienhaus A:. Hand Eczema in Geriatric Nurses in Germany – Prevalence and Risk Factors. Contact Derm 2009; 60: 136–143

# 3 Unfälle und Berufskrankheiten bei Tierarzthelferinnen

Albert Nienhaus, Dana Wendeler


## Zusammenfassung

Das Risiko arbeitsbedingter Verletzungen bei Veterinären ist hoch. Die Gesundheitsrisiken der Tierarzthelferinnen sind bislang allerdings wenig beachtet worden. In dieser Arbeit werden die Meldungen von Tierarzthelferinnen über Arbeitsunfälle und Berufskrankheiten anhand von Versicherungsdaten untersucht. Pro Jahr werden bei der Berufsgenossenschaft für Gesundheitsdienst und Wohlfahrtspflege (BGW) von Tierarzthelferinnen rund 1.600 Meldungen über Arbeitsunfälle und Berufskrankheiten erstattet. Diese Meldungen werden in standardisierter Form erfasst. In dieser Arbeit werden die Meldungen der Vier-Jahresperiode von 2005 bis 2008 untersucht. Im Vergleich zu Allgemeinarzt-Helferinnen beläuft sich das Relative Risiko für einen Arbeitsunfall auf 2,7 (95 % CI 2,4–2,9). Die meisten Unfälle werden von Tieren verursacht (86 %). Hunde und Katzen sind mit 73 % die häufigsten Verursacher tierbedingter Verletzungen. Die meisten Berufskrankheiten sind auf tierbedingte Allergien zurückzuführen (45 %). Berücksichtigt man lediglich bestätigte Berufskrankheiten, so liegen Hautkrankheiten (72 %) und Atemwegserkrankungen (24 %) an erster beziehungsweise zweiter Stelle. Rund 5 % aller bestätigten Berufskrankheiten bei Tierarzthelferinnen sind Zoonosen. Präventionsmaßnahmen für Tierarzthelferinnen sollten sich auf Unfälle konzentrieren, die von Tieren verursacht werden. Die Prävention von Berufskrankheiten sollte sich auf Hautkrankheiten, Atemwegserkrankungen und Infektionen fokussieren.


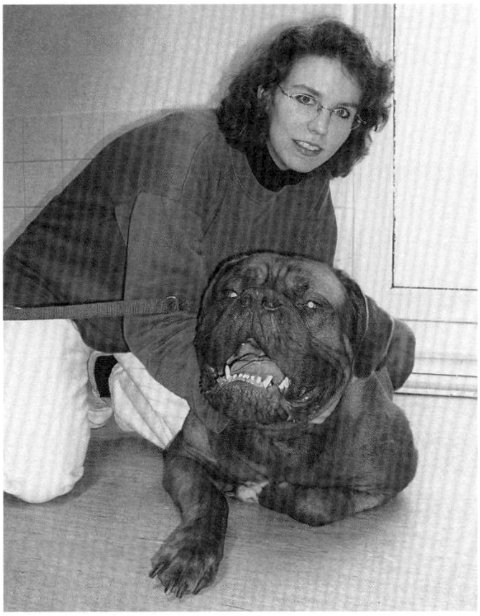

# Behandlung großer Tiere in einer Kleintierpraxis

## Einleitung

Tierärzte sind vielfältigen berufsbedingten Gesundheitsrisiken ausgesetzt [19, 29]. In der Fachliteratur wird die Inzidenzrate für Arbeitsunfälle auf jährlich zehn bis 23 pro 100 Tierärzte geschätzt [10, 24, 25, 29, 34, 35]. Die meisten Unfälle werden von Tieren verursacht [17, 29, 41, 48]. Außerdem sind allergische Reaktionen auf Tiere [8, 9, 17, 21, 23, 32, 33, 40, 44] und Zoonosen [1, 7, 12, 14, 16, 17, 25, 30, 31, 38, 42] relevante Gesundheitsprobleme bei Tierärzten. In welchem Ausmaß diese Gesundheitsrisiken auch für Tierarzthelferinnen gelten, ist bislang nicht bekannt. Die einzige Untersuchung, die auch Tierarzthelferinnen einbezog, fand ein erhöhtes Risiko für spontane Aborte aufgrund der Röntgenstrahlen-Belastung [20].

Um die Gesundheitsrisiken von Tierarzthelferinnen festzustellen, wird der Datensatz der Berufsgenossenschaft für Gesundheitsdienst und Wohlfahrtspflege (BGW), bei der die Tierarztpraxen in Deutschland gegen Unfälle pflichtversichert sind, untersucht. Diese Auswertung wird vorgenommen, um die Erforschung und die Prävention von Gesundheitsrisiken bei Tierarzthelferinnen anzuregen.

## Methode

Mehr als 11.000 (11.384 Stand 31.12.2008) Tierarztpraxen mit insgesamt 33.263 Arbeitnehmern sind bei der Berufsgenossenschaft für Gesundheitsdienst und Wohlfahrtspflege (BGW) versichert. Die Tierarzthelferinnen, die in Veterinärpraxen beschäftigt sind, sind bei der BGW pflichtversichert. Jährlich werden rund 1.600 Meldungen über Unfälle und Berufskrankheiten von Tierarzthelferinnen erstattet. In dieser Arbeit werden die Meldungen der Vier-Jahresperiode von 2005 bis 2008 untersucht. Der zugrunde liegende Datensatz umfasst standardisierte Informationen, die routinemäßig erfasst werden und die die Tätigkeit des Betroffenen, die genaue Beschreibung des Unfalls und der daraus resultierenden Verletzung, die Art der Berufskrankheit sowie die bestätigte Krankheitsursache beinhalten. Unterschieden wird ferner zwischen Unfällen, die am Arbeitsplatz oder während der Arbeitszeit stattfinden, und Unfällen, die sich auf dem Weg zwischen Wohn- und Arbeitsstätte ereignen. Eine weitere Unterscheidung betrifft meldepflichtige Unfälle, die zu einer mehr als 3-tägigen Arbeitsunfähigkeit führen, und nicht meldepflichtige Unfälle, bei denen die Arbeitsunfähigkeit drei Tage oder weniger beträgt.

Von den meldepflichtigen Unfällen wird eine 7 %-Stichprobe gezogen. Diese Unfälle werden in dem standardisierten Datensatz der Berufsgenossenschaft detaillierter erfasst. Die zusätzlichen Informationen beinhalten den Unfallverursacher und dessen Bewegung, die Bewegung der verletzten Person und den Unfallort. Für die Vier-Jahresperiode von 2005 bis 2008 stehen 126 Meldungen oder 6,3 % aller in der untersuchten Periode meldepflichtigen Arbeitsunfälle für diese detaillierte Auswertung zur Verfügung.

Um das Relative Risiko zu berechnen, sind wir mangels Informationen über die Zahl der bei der BGW versicherten Tierarzthelferinnen von der Vermutung ausgegangen, dass Wegeunfälle bei diesen mit derselben Wahrscheinlichkeit wie bei Allgemeinarzt-Helferinnen vorkommen. Das bedeutet, dass die Anzahl der versicherten Arzt-Helferinnen proportional zu der Anzahl der Wegeunfälle ist. Daher kann die Anzahl der Helferinnen jeweils aus der Anzahl der Wegeunfälle multipliziert mit einer Konstanten berechnet werden. Die Konstante ist nicht bekannt, kann aber vernachlässigt werden, da sie bei der Berechnung des Relativen Risikos herausgekürzt wird. Die Untersuchung wurde mit dem Statistikpaket SPSS, Version 16.0, durchgeführt.

## Ergebnisse

Von 2005 bis 2008 wurden insgesamt 6.379 Meldungen von Tierarzthelferinnen erstattet *(Tab. 1)*. Das sind durchschnittlich 1.595 Meldungen pro Jahr. Die Mehrzahl dieser Meldungen betrifft Arbeitsunfälle (68,9 %). Auf Berufskrankheiten entfallen 3,4 % der Meldungen, auf Wegeunfälle 9,7 %. Von den Meldungen bezogen sich 96,4 % auf Frauen.

**Tabelle 1**: Verteilung der gemeldeten Unfälle und Berufskrankheiten getrennt für Tierarzthelferinnen und Arzthelferinnen für die Jahre 2005 bis 2008

| | **Arbeitsunfall** | | **Wegeunfall** | | **Berufskrankheit** | | **Total** | |
|---|---|---|---|---|---|---|---|---|
| | **abs.** | **%** | **abs.** | **%** | **abs.** | **%** | **abs.** | **%** |
| **Tierarzthelferinnen** | | | | | | | | |
| Geschlecht | | | | | | | | |
| Männer | 204 | 3,7 | 23 | 3,7 | 4 | 1,8 | 231 | 3,6 |
| Frauen | 5.341 | 96,3 | 594 | 96,3 | 213 | 98,2 | 6.148 | 96,4 |
| Meldepflicht | | | | | | | | |
| Ja | 2.016 | 36,4 | 291 | 47,2 | 185 | 85,3 | 2.492 | 39,1 |
| Nein | 3.529 | 63,6 | 326 | 52,8 | 32 | 14,7 | 3.887 | 60,9 |
| Gesamt | 5.545 | 68,9 | 617 | 9,7 | 217 | 3,4 | 6.379 | 100,0 |
| **Arzthelferinnen** | | | | | | | | |
| Geschlecht | | | | | | | | |
| Männer | 91 | 0,6 | 27 | 0,6 | 6 | 0,7 | 124 | 0,6 |
| Frauen | 14.129 | 99,4 | 4.264 | 99,4 | 815 | 99,3 | 192.088 | 99,4 |
| Meldepflicht | | | | | | | | |
| Ja | 713 | 5,0 | 1.426 | 33,2 | 337 | 41,0 | 2.476 | 12,8 |
| Nein | 13.507 | 95,0 | 2.865 | 66,8 | 484 | 59,0 | 16.856 | 87,2 |
| Gesamt | 14.220 | 73,6 | 4.219 | 22,2 | 821 | 4,2 | 19.332 | 100,0 |

Im Vergleich zu Allgemeinarzt-Helferinnen ist das Arbeitsunfallrisiko für Tierarzthelferinnen 2,7-mal (95 % CI 2,4–2,9) höher *(Tab. 2)*. Die Risikorate steigt auf 13,9 (95 % CI 11,9–16,1), wenn lediglich meldepflichtige Arbeitsunfälle berücksichtigt werden. Das Risiko für eine Berufskrankheiten-Meldung ist 1,8-mal höher (95 % CI 1,5–2,1). Betrachtet man nur die meldepflichtigen Berufskrankheiten, so steigt die Risikorate auf 2,7 (95 % CI 2,2–3,3) bei den Tierarzthelferinnen.

Die meisten Arbeitsunfälle führen zu Zerreißungen (78,8 %), während die meisten Wegeunfälle eine Distorsion oder ein Schleudertrauma (61,4 %, *Tab. 3*) zur Folge haben. Bei den Arbeitsunfällen ist die Hand mit 61,8 % der Meldungen am häufigsten betroffen. An zweiter Stelle steht der Arm (16,1 %), während bei den Wegeunfällen am häufigsten Verletzungen im Bereich Hals, Wirbelsäule und Arm- und Beinnervengeflecht (55,1 %) vorkommen. Verletzungen am Knöchel oder am Fuß machen insgesamt 4,7 % der gemeldeten Fälle aus.

**Tabelle 2**: Für Geschlecht adjustiertes Relatives Risiko für Arbeitsunfälle und Berufskrankheiten von Tierarzthelferinnen

| | Relatives Risiko | 95 % CI |
|---|---|---|
| Wegeunfälle | 1 | – |
| alle Arbeitsunfälle (AU) | 2,7 | 2,4–2,9 |
| meldepflichtige AU | 13,9 | 11,9–16,1 |
| alle BK[1]-Verdachtsanzeigen | 1,8 | 1,5–2,1 |
| meldepflichtige BK[1] | 2,7 | 2,2–3,3 |

[1] BK = Berufskrankheiten

**Tabelle 3**: Art der Verletzung und Ort der Verletzung bei den gemeldeten Arbeits- und Wegeunfällen

| | Arbeitsunfälle | | Wegeunfälle | | Gesamt | |
|---|---|---|---|---|---|---|
| | abs. | % | abs. | % | abs. | % |
| **Art der Verletzung** | | | | | | |
| Geschlossene, voll rückbildungsfähige Verletzung (Prellungen) | 521 | 9,4 | 159 | 25,8 | 680 | 11,0 |
| Geschlossene, blutige Verletzung mit bleibender Substanzschädigung (Quetschungen) | 108 | 1,9 | 12 | 1,9 | 120 | 1,9 |
| (Dis-)Torsion, Schleuderung | 291 | 5,2 | 379 | 61,4 | 670 | 10,9 |
| Luxation | 5 | 0,1 | 0 | 0,0 | 5 | 0,1 |

**Tabelle 3**: Art der Verletzung und Ort der Verletzung bei den gemeldeten Arbeits- und Wegeunfällen *(Forts.)*

| | Arbeitsunfälle | | Wegeunfälle | | Gesamt | |
|---|---|---|---|---|---|---|
| | abs. | % | abs. | % | abs. | % |
| Zerreißung (Biss-, Schnitt-, Stichverletzung) | 4.369 | 78,8 | 28 | 4,5 | 4.397 | 71,4 |
| Fraktur | 131 | 0,4 | 31 | 5,0 | 162 | 2,6 |
| Verbrennung, Verbrühung, Verätzung u.ä. | 60 | 1,1 | 0 | 0,0 | 60 | 1,0 |
| Verletzungsart unbekannt, bzw. nicht zuzuordnen | 60 | 1,1 | 8 | 1,3 | 68 | 1,1 |
| **Ort der Verletzung** | | | | | | |
| Gesamter Mensch, Kopf | 446 | 8,0 | 53 | 8,6 | 499 | 8,1 |
| Hals, Wirbelsäule, Arm- und Beinnervengeflecht | 104 | 1,9 | 340 | 55,1 | 444 | 7,2 |
| Oberkörper | 100 | 2,8 | 27 | 4,4 | 127 | 2,1 |
| Arm | 1.007 | 18,1 | 60 | 9,7 | 1.967 | 17,3 |
| Hand | 3.427 | 61,8 | 22 | 3,6 | 3.449 | 56,0 |
| Bein | 218 | 4,0 | 69 | 11,2 | 287 | 4,7 |
| Knöchel, Fuß | 243 | 4,4 | 6 | 7,5 | 289 | 4,7 |
| **Gesamt** | **5.545** | **100,0** | **617** | **100,0** | **6.162** | **100,0** |

### 7 %-Stichprobe für Arbeitsunfälle

Für eine detaillierte Analyse von Arbeitsunfällen stehen Daten über 126 Arbeitsunfällen zur Verfügung. Das entspricht einer Zufallsstichprobe von 6,3 % aller meldepflichtigen Arbeitsunfälle. Die häufigsten Arbeitsunfälle wurden von Tieren verursacht (85,7 %, *Tab. 4*). An zweiter Stelle folgen Stich- und Schnittverletzungen mit Skalpellen, Messern u. ä. mit 4,8 %. Stolpern und Stürzen auf Böden oder Treppen machen 4 % der meldepflichtigen Arbeitsunfälle aus. In der Praxis ereignen sich deutlich mehr Unfälle als in Stallungen bzw. auf Feldern (98 % vs. 14 %). Die Mehrzahl der Unfälle, die von Tieren verursacht werden, wird durch Hunde oder Katzen verursacht. Dieser Anteil liegt bei 73,1 %. Überwiegend handelt es sich dabei um Bissverletzungen (90,7 %). In 65,7 % der Fälle wurde in die Hand und zu 22,2 % in den Arm gebissen (keine Tabelle).

**Tabelle 4**: Ursachen für Arbeitsunfälle entsprechend der 7 %-Stichprobe aller meldepflichtigen Arbeitsunfälle der Jahre 2005 bis 2008

| Arbeitsunfälle | abs. | % |
|---|---|---|
| **Unfallursache** | | |
| Fußböden, Treppen, Felder | 5 | 4,0 |
| Skalpell, Messer | 6 | 4,8 |
| Tiere | 108 | 85,7 |
| Motorfahrzeuge | 5 | 4,0 |
| Diverses | 2 | 1,6 |
| **Tiere als Unfallursache** | | |
| Rinder | 1 | 0,9 |
| Pferde | 11 | 10,2 |
| Hunde/Katzen | 79 | 73,1 |
| andere Tiere | 17 | 15,7 |
| Alle Tiere | 108 | 100,0 |
| **Unfallort** | | |
| Stallungen, Felder | 14 | 11,1 |
| Praxis | 98 | 77,8 |
| Andere | 14 | 11,1 |
| **Gesamt** | **126** | **100,0** |

## Berufskrankheiten

Auf Berufskrankheiten entfallen lediglich 3,4 % aller gemeldeten Verdachtsanzeigen. Von den 217 Meldungen liegt in 183 Fällen eine Entscheidung vor. Von den bisher entschiedenen Fällen wird der BK-Verdacht in 102 Fällen (47 %) bestätigt *(Tab. 5)*. Die Zahl der Fälle, die zu einer Rentenzahlung aufgrund einer mindestens 20-prozentigen Minderung der Erwerbsfähigkeit führten, ist ausgesprochen gering (n = 2). In beiden Fällen litten die Betroffenen an einer allergischen Atemwegserkrankung, verursacht durch Haare, Borsten, Federn oder Horn von Tieren. Erkrankungen der Haut (71,6 %) und Atemwegserkrankungen (23,5 %) machen den wichtigsten Teil der beruflich verursachten Krankheiten aus. Der Anteil der Infektionskrankheiten, die vom Tier auf den Menschen übertragbar sind, betrug 4,9 %.

Aufgrund von berufsbedingtem Asthma mussten 13 Tierarzthelferinnen ihren Beruf aufgeben (22 % aller Meldungen, die allergische Atemwegserkrankungen betrafen, *Tab. 5*). Bei 10 weiteren Meldungen (17 %) wurde die berufliche Verursachung der Symptome bestätigt, allerdings mussten die Betroffenen weder ihren Arbeitsplatz wechseln noch ihren Beruf aufgeben. Aufgrund von Hautkrankheiten mussten zwei Betroffene ihren Beruf als Tierarzthelferin aufgeben. Bei 71 weiteren Meldungen (74 %) wurde die berufliche Verursachung der Erkrankung bestätigt, der Beruf konnte allerdings weiter ausgeübt werden *(Tab. 5)*.

**Tabelle 5**: Gemeldete Berufskrankheiten aus den Jahren 2005 bis 2008, getrennt nach Art der Entscheidung (n = 183)

| | anerkannt mit Rente | | anerkannt ohne Rente | | arbeitsbedingt[3] | | abgelehnt | | Total | |
|---|---|---|---|---|---|---|---|---|---|---|
| | abs. | %[1] | abs. | %[1] | abs. | %[1] | abs. | %[1] | abs. | %[2] |
| **Physikalische Exposition** | | | | | | | | | | |
| Polyneuropathie/ Enzephalopathie | | | | | | | 1 | 100,0 | 1 | 0,5 |
| Meniskusschäden die Kniegelenke belastend | | | | | | | 1 | 100,0 | 1 | 0,5 |
| Bandscheibenbedingte Erkrankung der LWS | | | | | | | 5 | 100,0 | 5 | 2,8 |
| **Infektionen** | | | | | | | | | | |
| Von Tier auf Mensch übertragbare Krankheiten | | | 5 | 31,3 | | | 11 | 68,7 | 16 | 8,7 |
| **Obstruktive Atemwegserkrankung** | | | | | | | | | | |
| durch allergisierende Stoffe verursacht | 2 | 3,4 | 11 | 18,6 | 10 | 17,0 | 36 | 61,1 | 59 | 32,2 |
| durch chemisch-irritativ oder toxische Stoffe verursacht | | | | | 1 | 25,0 | 3 | 75,0 | 4 | 2,3 |
| Hautkrankheiten | | | 2 | 2,1 | 71 | 74,0 | 23 | 23,9 | 96 | 52,5 |
| Sonstige Anzeigen | | | | | | | 1 | 100,0 | 1 | 0,5 |
| Alle | 2 | 1,1 | 18 | 9,8 | 82 | 44,3 | 81 | 44,8 | 183 | 100,0 |

[1] Zeilenprozente
[2] Spaltenprozente
[3] Anerkennung dem Grunde nach, da kein Aufgabezwang

Die meisten anerkannten Berufskrankheiten (71,6 %) betreffen die Haut *(Tab. 6).* Tierbedingte Allergien auf Tierhaare, Borsten, Federn und Horn waren die Ursache für 13,7 % der als Berufskrankheit anerkannten Hautkrankheit (n = 10). Desinfektions-

**Tabelle 6**: Ursachen der 102 anerkannten Berufskrankheiten

| Ursache | abs. | %[1] | %[2] |
|---|---|---|---|
| **Infektionen** | | | |
| Coxiella burnettii-Bakterien (Q-Fieber) | 2 | 40,0 | |
| Brucella-Bakterien | 1 | 20,0 | |
| Erysipelothrix rusiopatiae-Bakterien (Rotlauf) | 1 | 20,0 | |
| Hautpilze (Kälberflechte) | 1 | 20,0 | |
| Alle | 5 | 100,0 | 4,9 |
| **Atemwegserkrankungen** | | | |
| Haare, Borsten, Federn, Horn vom Tier | 19 | 79,1 | |
| Desinfektions- / Konservierungsmittel | 2 | 8,3 | |
| Latex | 1 | 4,2 | |
| Riechstoff, Duftstoff | 1 | 4,2 | |
| Nicht spezifiziert | 1 | 4,2 | |
| Alle | 24 | 100,0 | 23,5 |
| Haut | | | |
| **Primär irritativ toxisches Kontaktekzem** | | | |
| Desinfektions- / Konservierungsmittel | 25 | 34,2 | |
| Feuchtarbeit | 16 | 21,9 | |
| Sonstige | 18 | 24,7 | |
| Alle | 59 | 80,8 | |
| **Allergisches Kontaktekzem** | | | |
| Haare, Borsten, Federn, Horn vom Tier | 10 | 13,7 | |
| Latex | 3 | 4,1 | |
| Arzneimittel | 1 | 1,4 | |
| Alle Allergene | 14 | 19,2 | |
| Alle Formen von Hauterkrankungen | 73 | 100,0 | 71,6 |
| Alle bestätigten Berufskrankheiten | 102 | 100,0 | 100,0 |

[1] von Ursache
[2] von Berufskrankheit

bzw. Konservierungsmittel (n = 25, 34,2 %) und Feuchtarbeit (n = 16, 21,9 %) sind die wichtigsten Ursachen für berufsbedingte Hauterkrankungen bei Tierarzthelferinnen.

## Diskussion

Das Risiko von Arbeitsunfällen ist bei Tierarzthelferinnen höher als bei Allgemeinarzthelferinnen. Dies betrifft besonders auf schwere meldepflichtige Arbeitsunfälle zu; hier beträgt das Relative Risiko für Tierarzthelferinnen 13,9 % (95 % CI 11,9–16,1). In der Literatur gibt es keinen vergleichbaren Risikoschätzer. Angesichts der fehlenden Informationen über die Anzahl der versicherten Tierarzt- und Allgemeinarzthelferinnen wurde für die Berechnung des Relativen Risikos für einen Arbeitsunfall die jeweilige Anzahl der Wegeunfälle als Surrogat verwendet. Der berechnete Effektschätzer ist deshalb nur valide, wenn Tier- und Allgemeinarzthelferinnen ein vergleichbares Risiko für Wegeunfälle haben. Es besteht kein Anlass, diese Annahme zu bezweifeln.

Die meisten von Tierarzthelferinnen gemeldeten Arbeitsunfälle werden durch Tiere verursacht (85,7 %). Dieser Anteil ist höher als bei den Veterinären. In der Literatur belaufen sich die Schätzungen der tierbedingten Unfälle auf einen Anteil von 42 % bis 59 % aller Unfälle [18, 34, 41, 48]. Während ihres Berufslebens erleiden 13 % bis 68 % der Tierärzte eine größere tierbedingte Verletzung [15, 17, 18, 24, 25]. Die Diskrepanz könnte teilweise durch eine unterschiedliche Definition größerer Verletzungen erklärt werden. Vergleichbare Risikoschätzer für Tierarzthelferinnen gibt es nicht.

Die meisten tierbedingten Unfälle werden von Hunden und Katzen verursacht (73,1 %). Daher legen unsere Daten nahe, dass zusätzliche Vorsichtsmaßnahmen beim Umgang mit diesen Tieren erforderlich sind. Allerdings kann wegen fehlender Informationen über die Zahl der verschiedenen behandelten Tiere kein gesonderter Risikoschätzer für die einzelnen Tierarten berechnet werden.

Verletzungen durch Skalpelle oder Messer spielen in unserem Datensatz eine untergeordnete Rolle (4,8 % aller schweren Unfälle). Sie werden wahrscheinlich unterschätzt, da sie meistens nicht zu einer Arbeitsunfähigkeit von mehr als drei Tagen führen und somit nicht meldepflichtig sind. Bei einer Befragung von Veterinären gaben 66 % bis 87 % Stichverletzungen an [15, 17, 51, 54]. Ob das Risiko einer Stichverletzung bei Tierarzthelferinnen wesentlich geringer als bei Tierärzten ist, muss in einer weiteren Untersuchung geklärt werden. Im Fall von Tierärzten ist bekannt, dass die Wahrscheinlichkeit einer Verletzung steigt, wenn keine Kanülenabwurfbehälter benutzt werden [10]. Die Verwendung von Kanülenabwurfbehältern würde die Häufigkeit von Stichverletzungen ebenso reduzieren wie die Verwendung von Sicherheitskanülen.

Berufskrankheiten werden 26-mal weniger häufig gemeldet als Arbeitsunfälle *(Tab. 1)*. Allergische Reaktionen (der Atemwege oder der Haut) auf Haare, Borsten und Federn von Tieren verursachen etwa ein Drittel (n = 29) der bestätigten Berufskrankheiten-Meldungen aus. Daher bestätigen unsere Daten, dass allergische Reaktionen auf Tiere ein signifikantes berufliches Gesundheitsproblem für Tierarzthelferinnen darstellen.

Studien über die Verbreitung von Allergien bei Menschen, die beruflich mit Tieren umgehen, stellten allergische Reaktionen auf Tiere bei 11 % bis 44 % der untersuchten Population fest [40]. Die Spannbreite ist teilweise auf unpräzise Krankheitsdefinitionen zurückzuführen. Laut dem finnischen Register für Berufskrankheiten werden 60 % aller arbeitsbedingten Asthmaerkrankungen durch Tierepithelien, Haare und Sekrete oder durch Mehl-, Korn- und Futterstaub verursacht. Tierärzte hatten, abgesehen von Bäckern und Malern, die höchste Inzidenzrate [23]. Diese Untersuchungen betonen, ebenso wie unsere Daten, die Notwendigkeit, Maßnahmen zur Reduzierung von Allergenexpositionen am Arbeitsplatz zu ergreifen.

Latex ist das zweitwichtigste Allergen bei Tierarzthelferinnen (drei bestätigte Fälle, 3 % aller bestätigten Berufskrankheiten, *Tab. 6*). Rein zahlenmäßig ist die Bedeutung von Latex allerdings gering. Die Bedeutung von Latexallergien wurde auch in anderen Untersuchungen über Tierärzte bestätigt: 5 % bis 12 % der befragten Veterinäre gaben eine Hautreaktion auf Latexhandschuhe an [15, 17, 25]. Allerdings konnte auch nachgewiesen werden, dass der Gebrauch von puderfreien Latexhandschuhen die Häufigkeit von Latexallergien bei Beschäftigten im Gesundheitswesen reduziert [2]. Die Verbreitung von Latex als Allergen in Tierarztpraxen sollte daher durch den Ersatz gepuderter durch puderfreie Handschuhe verringert werden.

In unserem Datensatz gab es einen durch Arzneimittel verursachten Fall eines allergischen Kontaktekzems. In einer belgischen Studie über berufsbedingte allergische Kontaktekzeme bei Beschäftigten im Gesundheitswesen erwiesen sich Antibiotika als die häufigsten Allergene [11]. In dieser Studie waren auch vier Tierärzte mit allergischen Kontaktekzemen auf Arzneimittel vertreten.

Allergische Hauterkrankungen, die häufig eine IgE-vermittelte Kontakturtikaria darstellen, sind daher ein erhebliches Gesundheitsproblem in Tierarztpraxen [22]. Von 102 bestätigten Berufskrankheiten waren 14 (13,7 %) allergische Hauterkrankungen und 59 (57,8 %) toxisch irritative Ekzeme. Hauterkrankungen sind also die am häufigsten vorkommende Berufskrankheit bei Tierarzthelferinnen. Ob die Häufigkeit mit derjenigen vergleichbar ist, die für Tierärzte angegeben wird (10 % bis 28 %) [26, 45, 47], muss noch weiter untersucht werden.

Zoonosen sind ein erhebliches Gesundheitsproblem in Tierarztpraxen [19, 50, 52, 53]. In jüngster Zeit wurden mehrere Fallberichte veröffentlicht [5, 13, 28, 36, 46]. In Studien liegt der Prozentsatz der Veterinäre, die eine Zoonose angaben, zwischen 23 % und 60 % – je nach der Untersuchungstechnik und je nach der Definition einer Zoonose [12, 17, 25, 30, 31, 38].

Die Bedeutung von Tier auf Mensch übertragbare Infektionserkrankungen als berufliches Gesundheitsrisiko für Tierarzthelferinnen wird durch diese Untersuchung bestätigt. Von 102 bestätigten Berufskrankheiten waren 5 (4,9 %) Zoonosen *(Tab. 6)*. Sehr wahrscheinlich wird die Anzahl in unserem Datensatz unterschätzt, da einige Infektionen unbemerkt bleiben oder falsch diagnostiziert [31] bzw. erfolgreich behandelt werden [24], ohne dass sie der Unfallversicherung gemeldet werden. Dennoch bestätigen unsere Daten die Notwendigkeit einer verbesserten Infektionsprophylaxe in Tierarztpraxen. Das Infektionsrisiko für Zoonosen kann durch frühzeitiges Erkennen infizierter Tiere, durch eine entsprechende Behandlung dieser Tiere und durch angemessene Hygienemaßnahmen verringert werden [6, 52, 53].

Arzthelfer ist in Deutschland ein typisch weiblicher Beruf (99 %, [3]). In unserem Datensatz stammen 99,4 % aller Meldungen von Frauen *(Tab. 1)*. Angesichts der Anzahl von Frauen, die in Tierarztpraxen beschäftigt sind, kommt der Frage nach möglichen negativen Auswirkungen auf die Schwangerschaft eine zunehmende Bedeutung zu. In Tierarztpraxen gibt es viele verschiedene Agenzien mit bekannter oder vermuteter Teratogenität oder Fetotoxizität [4, 43]. Das Risiko von Schwangerschaftskomplikationen oder von spontanen Aborten wurde in mehreren Studien untersucht [20, 27, 37, 49, 55]. Die Ergebnisse sind aber nicht eindeutig. Die einzige Untersuchung, die Tierarzthelferinnen als gesonderte Berufsgruppe einschließt, fand eine erhöhte Risikorate von 2,45 (95 % CI 1,1–5,46) für spontane Aborte bei Tierarzthelferinnen, die mit Röntgenapparaten arbeiten [20]. In unserem Datensatz gab es keinen Fall einer Schwangerschaftskomplikation. Obwohl auch der Fetus in die Versicherung eingeschlossen ist, erlauben unsere Daten keine Aussage zu diesem Thema. Eine Untersuchung zur Strahlenexposition des Haltepersonals bei radiographischen Standardverfahren an Hund und Katze macht deutlich, wie wichtig die peinlich genaue Einhaltung von Schutzmaßnahmen zur Reduzierung der Strahlenbelastung für die beteiligten Personen ist [39].

Die Analyse von Arbeitsunfällen und Berufskrankheiten unter Verwendung der Versicherungsdaten der BGW haben das erhöhte Risiko für Tierarzthelferinnen im Vergleich zu anderen Arzthelferinnen bestätigt. Präventionsmaßnahmen zur Vermeidung von Unfällen sollten sich auf tierbedingte Verletzungen fokussieren; Maßnahmen zur Vermeidung von Berufskrankheiten sollten sich auf Haut- und Atemwegserkrankungen konzentrieren, speziell auf tierbedingte Allergien.

Bei der Einschätzung der Häufigkeit und der Ursachen von Arbeitsunfällen sind Versicherungsdaten verlässlich, da jede Verletzung, die medizinische Betreuung erfordert, gemeldet wird, um die Ausgaben erstattet zu bekommen. Für die Untersuchung von Gesundheitsrisiken der Beschäftigten sind die Meldungen über Berufskrankheiten allerdings nur eingeschränkt geeignet. Meldungen über Berufskrankheiten zeigen eher die Wahrnehmung des Risikos als das Risiko selbst. Daher sind weitere Untersuchungen erforderlich, um das Gesundheitsrisiko von Tierarzthelferinnen aufzuklären.

## Literatur


[1] Agasthya AS, Isloor S, Prabhudas K: Brucellosis in high risk group individuals. Indian J Med Microbiol 2007; 25: 28–31

[2] Allmers H, Schmengler J, Skudlik C: Primary prevention of natural rubber latex allergy in the German health care system through education and intervention. J Allergy Clin Immunol 2002; 110: 318–323

[3] Bundesagentur für Arbeit: Berufe im Spiegel der Statistik des Instituts für Arbeitsmarkt- und Berufsforschung der Bundesagentur für Arbeit. http://bisds infosys iab de/bisds/data/seite_856_BO_a htm, 2003

[4] Crimmins WF: Practices should take precautions to protect pregnant workers. J Am Vet Med Assoc 2001; 218: 1251–1252

[5] Davis M: Mycobacterium tuberculosis risk for elephant handlers and veterinarians. Appl Occup Environ Hyg 2001; 16: 350–353

[6] Deutz A, Fuchs K, Nowotny N, Schuller W: Serologische Untersuchung von Tierärzten auf Zoonosen. 3. Mitteilung: Seroprävalenz gegenüber viralen Zoonosen und prophylaktische Maßnahmen. Wien Tierarztl Monatsschr 1997; 211–219

[7] Deutz A, Fuchs K, Auer H, Kerbl U, Aspock H, Kofer J: Toxocara-infestations in Austria: a study on the risk of infection of farmers, slaughterhouse staff, hunters and veterinarians. Parasitol Res 2005; 97: 390–394

[8] Elliott L, Heederik D, Marshall S, Peden D, Loomis D: Incidence of allergy and allergy symptoms among workers exposed to laboratory animals. Occup Environ Med 2005; 62: 766–771

[9] Folletti I, Forcina A, Marabini A, Bussetti A, Siracusa A: Have the prevalence and incidence of occupational asthma and rhinitis because of laboratory animals declined in the last 25 years? Allergy 2008; 63: 834–841

[10] Gabel CL, Gerberich SG: Risk factors for injury among veterinarians. Epidemiology 2002; 13: 80–86

[11] Gielen K, Goossens A: Occupational allergic contact dermatitis from drugs in healthcare workers. Contact Dermatitis 2001; 45: 273–279

[12] Giesecke P, Barton M: The AVA/Curtin serological survey of veterinarians in Australia for core zoonotic infections, In: Australian Verterinarians in Public Health & Australian Veterinarians in Industry Gold Cost Scientific Program, Australian Veterinary Association 102–105, Queensland, 1993 (zitiert nach [19])

[13] Gosbell IB, Ross AD, Turner IB: Chlamydia psittaci infection and reinfection in a veterinarian. Aust Vet J 1999; 77: 511–513

[14] Gray GC, McCarthy T, Capuano AW, Setterquist SF, Olsen CW, Alavanja MC: Swine workers and swine influenza virus infections. Emerg Infect Dis 2007; 13: 1871–1878

[15] Hafer AL, Langley RL, Morrow M, Tulis J: Occupational hazards reported by swine veterinarians in the United States. Swine Health Prod 1996; 4: 128–141

[16] Harkinezhad T, Verminnen K, van DC, Vanrompay D: Chlamydophila psittaci genotype E/B transmission from African grey parrots to humans. J Med Microbiol 2007; 56: 1097–1100

[17] Hill DJ, Langley RL, Morrow WM: Occupational injuries and illnesses reported by zoo veterinarians in the United States. J Zoo Wildl Med 1998; 29: 371–385

[18] Jeyaratnam J, Jones H, Phillips M: Disease and injury among veterinarians. Aust Vet J 2000; 78: 625–629

[19] Jeyaretnam J, Jones H: Physical, chemical and biological hazards in veterinary practice. Aust Vet J 2000; 78: 751–758

[20] Johnson JA, Buchan RM, Reif JS: Effect of waste anesthetic gas and vapor exposure on reproductive outcome in veterinary personnel. Am Ind Hyg Assoc J 1987; 48: 62–66

[21] Jones MG: Exposure-response in occupational allergy. Curr Opin Allergy Clin Immunol 2008; 8: 110–114

[22] Kanerva L, Toikkanen J, Jolanki R, Estlander T: Statistical data on occupational contact urticaria. Contact Dermatitis 1996; 35: 229–233
[23] Karjalainen A, Kurppa K, Virtanen S, Keskinen H, Nordman H: Incidence of occupational asthma by occupation and industry in Finland. Am J Ind Med 2000; 37: 451–458
[24] Landercasper J, Cogbill TH, Strutt PJ, Landercasper BO: Trauma and the veterinarian. J Trauma 1988; 28: 1255–1259
[25] Langley RL, Pryor WH, O'Brien KF: Health Hazards Among Veterinarians: A Survey and Review of the Literature. J Agromedicine 1995; 2: 23–52
[26] Leggat PA, Smith DR, Speare R: Hand dermatitis among veterinarians from Queensland, Australia. Contact Derm 2009; 60: 336–338
[27] Lindbohm ML, Taskinen H: Spontaneous abortions among veterinarians. Scand J Work Environ Health 2000; 26: 501–506
[28] Nation PN, Fanning EA, Hopf HB, Church TL: Observations on animal and human health during the outbreak of Mycobacterium bovis in game farm wapiti in Alberta. Can Vet J 1999; 40: 113–117
[29] Nienhaus A, Skudlik C, Seidler A: Work-related accidents and occupational diseases in veterinarians and their staff. Int Arch Occup Environ Health 2005; 78: 230–238
[30] Noah DL, Kramer CM, Verbsky MP, Rooney JA, Smith KA, Childs JE: Survey of veterinary professionals and other veterinary conference attendees for antibodies to Bartonella henselae and B quintana. J Am Vet Med Assoc 1997; 210: 342–344
[31] Nowotny N, Deutz A, Fuchs K, Schuller W, Hinterdorfer F, Auer H, Aspock H: Prevalence of swine influenza and other viral, bacterial, and parasitic zoonoses in veterinarians. J Infect Dis 1997; 176: 1414–1415
[32] Pacheco KA: New insights into laboratory animal exposures and allergic responses. Curr Opin Allergy Clin Immunol 2007; 7: 156–161
[33] Pacheco KA, McCammon C, Thorne PS, O'Neill ME, Liu AH, Martyny JW, Vandyke M, Newman LS, Rose CS: Characterization of endotoxin and mouse allergen exposures in mouse facilities and research laboratories. Ann Occup Hyg 2006; 50: 563–572
[34] Poole AG, Shane SM, Kearney MT, McConnell DA: Survey of occupational hazards in large animal practices. J Am Vet Med Assoc 1999; 215: 1433–1435
[35] Poole AG, Shane SM, Kearney MT, Rehn W: Survey of occupational hazards in companion animal practices. J Am Vet Med Assoc 1998; 212: 1386–1388
[36] Pospischil A, Thoma R, Hilbe M, Grest P, Zimmermann D, Gebbers JO: Abortion in humans caused by Chlamydophila abortus (Chlamydia psittaci serovar 1). Schweiz Arch Tierheilkd 2002; 144: 463–466
[37] Schenker MB, Samuels SJ, Green RS, Wiggins P: Adverse reproductive outcomes among female veterinarians. Am J Epidemiol 1990; 132: 96–106
[38] Schnurrenberger P, Martin R: Mortality in Illionois veterinarians. J Am Vet Med Assoc 1977; 170: 1071–1075
[39] Seifert H, Lupke M, Niehaus H, Meyer-Lindenberg A: Radiation exposure of the staff during standardised radiography of dogs and cats. Berl Munch Tierarztl Wochenschr 2008; 121: 228–238
[40] Seward JP: Occupational allergy to animals. Occup Med 1999; 14: 285–304
[41] Smith R, Stilts P: Controlling workers' compensation losses. J Am Vet Med Assoc 1996; 209: 526
[42] Spataro P, Scoglio ME, Di PA, Chirico C, Visalli G, Macri B, Cannavo G, Picerno I: Seroprevalence study on the diffusion of the West Nile virus among blood donors, healthcare workers, jockeys, grooms and fowlers, veterinary surgeons and hunters in Messina (Italy). J Prev Med Hyg 2008; 49: 22–25
[43] Steele LL, Wilkins JR, III: Occupational Exposures and Risks of Spontaneous Abortion among Female Veterinarians. Int J Occup Environ Health 1996; 2: 26–36
[44] Suarthana E, Meijer E, Heederik D, Ghezzo H, Malo JL, Gautrin D: The Dutch diagnostic model for laboratory animal

allergen sensitization was generalizable in Canadian apprentices. J Clin Epidemiol 2009; 62: 542–549

[45] Susitaival P, Kirk J, Schenker MB: Self-reported hand dermatitis in California veterinarians. Am J Contact Dermat 2001; 12: 103–108

[46] Tarello W: Chronic fatigue syndrome (CFS) associated with Staphylococcus spp. bacteremia, responsive to potassium arsenite 0,5 % in a veterinary surgeon and his coworking wife, handling with CFS animal cases. Comp Immunol Microbiol Infect Dis 2001; 24: 233–246

[47] Tauscher AE, Belsito DV: Frequency and etiology of hand and forearm dermatoses among veterinarians. Am J Contact Dermat 2002; 13: 116–124

[48] Thigpen CK, Dorn CR: Nonfatal accidents involving insured veterinarians in the United States, 1967–1969. J Am Vet Med Assoc 1973; 163: 369–374

[49] Vaughan TL, Daling JR, Starzyk PM: Fetal death and maternal occupation. An analysis of birth records in the State of Washington. J Occup Med 1984; 26: 676–678

[50] Weber DJ, Rutala WA: Zoonotic infections. Occup Med 1999; 14: 247–284

[51] Weese JS, Faires M: A survey of needle handling practices and needlestick injuries in veterinary technicians. Can Vet J 2009; 50: 1278–1282

[52] Weese JS, Peregrine AS, Armstrong J: Occupational health and safety in small animal veterinary practice: Part I – non-parasitic zoonotic diseases. Can Vet J 2002; 43: 631–636

[53] Weese JS, Peregrine AS, Armstrong J: Occupational health and safety in small animal veterinary practice: Part II – Parasitic zoonotic diseases. Can Vet J 2002; 43: 799–802

[54] Wilkins JR, III, Bowman ME: Needlestick injuries among female veterinarians: frequency, syringe contents and side-effects. Occup Med (Lond) 1997; 47: 451–457

[55] Wilkins JR, III, Steele LL: Occupational factors and reproductive outcomes among a cohort of female veterinarians. J Am Vet Med Assoc 1998; 213: 61–67

# 4 Psychosoziale Belastungen, Demoralisierung und der Konsum von Tabak, Alkohol und Medikamenten bei Tierärzten

Melanie Harling, Petra Strehmel, Albert Nienhaus

**Zusammenfassung**

In der vorliegenden Querschnittsstudie wird der Zusammenhang zwischen psychosozialen Belastungen, der psychischen Befindlichkeit und dem Konsum psychotroper Substanzen bei Tierärzten untersucht. 2.012 Tierärzten wurde ein Fragebogen zugesendet. Vollständige Angaben liegen für 1.060 Personen (Response 52,7 %) vor. In multivariaten Analysen wurden Risikofaktoren für starke psychosoziale Belastungen, für hohe Demoralisierungswerte, für den Tabakkonsum ≥ 10 Stück pro Tag, den riskanten Alkoholkonsum (Männer > 20 g Reinalkohol/Tag, Frauen > 10 g Reinalkohol/Tag), den Rauschkonsum von Alkohol (mindestens 1 × wöchentlich), ein auffälliges Trinkmuster nach CAGE (> 2 Punkte) und für eine regelmäßige Medikamenteneinnahme (mindestens 1 × wöchentlich) ermittelt.

## Ergebnisse

Starke psychosoziale Belastungen geben 8,3 % der Tierärzte an. Als starke Belastung wurden am häufigsten Zeitdruck bei der Arbeit (26,7 %), Schwierigkeiten bei der Trennung von Berufs- und Privatleben (24,1 %) und der Umgang mit schwierigen Kunden (22,5 %) empfunden. Ein Risikofaktor für starke psychosoziale Belastungen ist eine Arbeitszeit von > 60 Std. pro Woche (OR 16,4). Hohe Werte in der Demoralisierungsskala gaben 5,8 % an. Bei einer starken psychosozialen Belastung (OR 24,8) steigt die Wahrscheinlichkeit für hohe Demoralisierungswerte deutlich an. Starke psychosoziale Belastungen sind ein Risikofaktor für den Rauschkonsum (OR 2,2) und für den regelmäßigen Medikamentengebrauch (OR 1,9). Hohe Demoralisierungswerte haben Einfluss auf den Tabakkonsum (OR 2,8), auf ein auffälliges Trinkmuster nach CAGE (OR 3,4) und auf die Medikamenteneinnahme (OR 2,9). Praktizierende Tierärzte sind häufiger von psychosozialen Belastungen betroffen, konsumieren häufiger Alkohol und nehmen häufiger regelmäßig Medikamente ein als Tierärzte, die in einem nicht klinischen Berufsfeld beschäftigt sind. Psychosoziale Belastungen bei Tierärzten entstehen vor allem durch Überstunden, durch Zeitdruck und durch den Umgang mit schwierigen Kunden. Starke psychosoziale Belastungen sind ein Risikofaktor für Demoralisierung und für den Konsum psychotroper Substanzen. Daher lässt sich vermuten, dass gesundheitsförderliche Programme für Tierärzte zur Vermeidung von psychosozialen Belastungen sinnvoll wären.

## Einleitung

Tierärzte sind durch ihre berufliche Tätigkeit vielfältigen Gesundheitsrisiken ausgesetzt. Hierbei spielen Verletzungen durch die behandelten Tiere, Verkehrs- und Wegeunfälle sowie Erkrankungen der Haut und Atemwege eine Rolle [14, 16, 22, 28, 34]. Außerdem sind Tierärzte erheblichen Stressbelastungen ausgesetzt [9, 12, 35]. Aus der Literatur ergeben sich Hinweise, dass Stress und Belastungen am Arbeitsplatz Risikofaktoren für den Konsum von psychotropen Substanzen darstellen können. So zeigten sich signifikante Zusammenhänge zwischen psychosozialen Belastungen am Arbeitsplatz und dem Konsum von Tabakprodukten in einer deutschen Studie [17]. In einer prospektiven Studie aus Großbritannien sowie in einer Querschnittstudie aus Osteuropa wurden Zusammenhänge zwischen psychosozialen Belastungen am Arbeitsplatz und dem problematischen Alkoholkonsum ermittelt [4, 11]. Des Weiteren zeigt sich in der Literatur, dass psychosoziale Belastungen am Arbeitsplatz ein Risikofaktor für eine psychische Befindlichkeitsstörung darstellen können [26, 27]. Die Ergebnisse der GAZELKohortenstudie weisen daraufhin, dass bei psychosozialen Belastungen am Arbeitsplatz die Wahrscheinlichkeit für depressive Verstimmungen und Symptome ansteigt [25–27, 29].

Diese Zusammenhänge wurden hinsichtlich der Tiermediziner bisher nicht untersucht.

In der vorliegenden Studie werden die psychosoziale Belastung, die psychische Befindlichkeit und der Konsum von Tabak, Alkohol und Medikamenten bei Tierärzten untersucht. Es soll geprüft werden, welche Faktoren zur Entstehung von psychosozialen Belastungen beitragen und ob zwischen den Belastungen, den psychischen Befindlichkeitsstörungen und dem Substanzkonsum Zusammenhänge bestehen.

## Material und Methoden

### Studienpopulation

Im Jahr 2006 wurde 2.012 Tiermedizinern aus Hamburg, Bremen, Schleswig-Holstein und Mecklenburg-Vorpommern ein Fragebogen zugesendet. Es beteiligten sich 1.136 Tierärzte, vollständige Angaben liegen für 1.060 Personen (Response 52,7 %) vor.

Die Meldedaten der Bundestierärztekammer [30] ermöglichen einen Vergleich, ob sich die teilnehmenden Tierärzte bzgl. der Geschlechterverteilung und der Altersstruktur von der Gesamtpopulation der tierärztlich Tätigen unterscheiden. In der vorliegenden Untersuchung ist die Verteilung zugunsten der Frauen um 5,6 % verschoben. Hinsichtlich der Altersstruktur wurden geringe Abweichungen < 3,2 % festgestellt. Die

Stichprobe unterscheidet sich also nur unwesentlich von der Gesamtpopulation und es ist daher von einer guten Repräsentativität auszugehen.

### Das Erhebungsinstrument

Das Erhebungsinstrument war ein anonymisierter selbstauszufüllender Fragebogen, der Angaben zur Person, zur beruflichen Tätigkeit, zur wöchentlichen Arbeitszeit und zur Anzahl der Berufsjahre enthielt.

In der Literatur stehen verschiedene reliable und valide Instrumente für die Erhebung von Stress zur Verfügung, z. B. das Modell beruflicher Gratifikationskrisen von Siegrist [32], jedoch wurden diese Instrumente entwickelt, um Stress und psychosoziale Belastungen bei Arbeitnehmern zu erheben. Sie sind daher nicht für die Zielgruppe Tierärzte geeignet, da viele Tierärzte beruflich selbstständig sind. Daher wurden psychosoziale Belastungen während der letzten 30 Tage vor der Untersuchung anhand einer Skala ermittelt, die im Rahmen der Studie entwickelt wurde. Anhand einer Literaturrecherche wurden Themenbereiche ermittelt, die im Berufsalltag von Tierärzten eine Rolle spielen [9, 12, 14, 16, 22, 28, 34, 35]. Vor diesem Hintergrund wurden 15 Items entwickelt. Drei Items wurden der deutschen Version des Fragebogens zum Modell beruflicher Gratifikationskrisen von Siegrist [32] entnommen und zwei Items wurden in leicht abgewandelter Form aus dem Fragebogen einer anderen Studie bei Tierärzten entnommen [35]. Die restlichen 10 Items wurden auf Grundlage der Ergebnisse aus einem Seminar zur Reduzierung von Stress und zur Vermeidung von Arbeitsunfällen im Verkehr entwickelt, welches von der Berufsgenossenschaft für Gesundheitsdienst und Wohlfahrtspflege angeboten wurde [18]. Die Skala zur Erhebung von psychosozialen Belastungen basiert auf dem Belastungs- und Beanspruchungsmodell von Rohmert and Rutenfranz [36]. In diesem Modell werden Belastungen als externe Faktoren definiert, die von außen auf den Menschen einwirken. Beanspruchungen werden als die individuellen Auswirkungen und Konsequenzen dieser externen Belastungen beschrieben. Daher werden die Items der Skala in zwei Schritten beantwortet. Zunächst geben die befragten Personen an, ob das Item eine Situation beschreibt, die auf sie und ihre berufliche Situation zutrifft. Personen, die angeben, dieser Situation ausgesetzt zu sein, geben dann anschließend an, in welchem Ausmaß sie sich beansprucht fühlen. Das heißt, jedes Item wird auf einer Skala von 0 = „nein, trifft nicht zu" bis 4 = „ja, belastet mich sehr stark" beantwortet. Es wurden leitfadengestützte Experten-Interviews mit drei Vertretern des Berufsstandes der Veterinärmedizin durchgeführt, um die Skala zu validieren. Mit einem Cronbach's Alpha von 0,86 erwies sich die Skala als zuverlässig. Des Weiteren wurde ein Pretest durchführt, um den Fragebogen zu testen.

Um psychische Befindlichkeitsstörungen zu messen, kam eine Kurzform der Demoralisierungsskala zum Einsatz [33]. Eine Demoralisierung beschreibt einen unspezifischen Indikator für psychische Befindlichkeitsstörungen und geht mit Gefühlen wie Niedergeschlagenheit, Entmutigung und einer negativen Selbsteinschätzung einher [33]. Die 7 Items der Skala erfassen das Auftreten der Symptome einer Demoralisierung während der letzten 30 Tage, indem die Antworten von 0 = „fast nie" bis 4 = „fast immer“ angegeben werden können. Bei zwei Items war es notwendig die Richtung der Verbalisierung umzupolen (0 = „fast immer“, 4 = „fast nie“). Die Skala erwies sich mit 0,81 nach Cronbach's Alpha als zuverlässig.

Für beide Skalen wird der Summenscore durch Addition der Punktwerte der Antworten berechnet. Umso höher der Summenscore, desto stärker sind die Tierärzte von Belastungen bzw. Demoralisierung betroffen. Auf der Belastungsskala wurden maximal 53 Punkte und auf der Demoralisierungsskala maximal 24 Punkte gemessen. Auf der Grundlage dieser Maximalwerte wurde definiert, dass Punktwerte im oberen Drittel der Summenscores einer starken psychosozialen Belastung (> 36 von 53 Punkte) bzw. hohen Demoralisierungswerten (> 16 von 24 Punkte) entsprechen.

Entsprechend der Definition der World Health Organization werden Personen, die in ihrem Leben bisher < 100 Stück Tabakwaren konsumiert haben, als Nichtraucher definiert [6]. Ehemalige Raucher sind Personen, die bisher > 100 Stück Tabakwaren konsumiert haben, in den letzten 30 Tagen jedoch abstinent waren. Raucher haben auch während der letzten 30 Tage Tabak konsumiert. Die Häufigkeit und Menge des Tabakkonsums von Rauchern wurde mit einem Frequenz-Menge-Index erhoben, wodurch sich die Anzahl der durchschnittlich gerauchten Tabakwaren pro Tag berechnen lässt. Ein ähnlicher Index wurde bereits in anderen Studien verwendet und erwies sich als valide [6].

Die durchschnittlich konsumierte Menge an Reinalkohol in g pro Tag während der letzten 30 Tage wurde mittels eines getränkespezifischen (Bier, Wein/Sekt, Spirituosen) Frequenz-Menge-Index erfasst [1, 10, 19]. Anhand der Schwellenwerte für eine gesundheitlich verträgliche Alkoholzufuhrmenge der Deutschen Gesellschaft für Ernährung wurde ein Konsum von > 20 g Reinalkohol pro Tag für Männer und ein Konsum von > 10 g Reinalkohol pro Tag für Frauen als ein riskanter Alkoholkonsum klassifiziert [5].

Eine Frage zum Rauschtrinken erfasste die Häufigkeit des Konsums von fünf oder mehr Gläsern Alkohol an einem Trinkanlass während der letzten 30 Tage [1, 10, 19]. Ein regelmäßiger Rauschkonsum wird als ein Rauschkonsum von mindestens einmal pro Woche definiert.

Der problematische und auffällige Alkoholkonsum wurde durch die folgenden vier Fragen des CAGE-Tests nach Ewing [8] erhoben: (1) „Have you ever felt you should cut down on your drinking?“ (2) „Have people annoyed you by criticizing your drinking?“ (3) „Have you ever felt bad or guilty about your drinking?“ (4) „Have you ever had a drink first thing in the morning to steady your nerves or to get rid of a hangover?“ Zwei oder mehr mit „ja“ beantwortete Fragen definieren ein auffälliges Trinkmuster bzw. eine drohende Alkoholabhängigkeit. Der CAGE-Test ist wegen seiner Kurzform und einfachen Handhabung für eine schriftliche Befragung sehr geeignet und wurde in anderen Studien als ein valides Instrument beschrieben [3, 24].

Die Einnahme von Medikamenten wurde getrennt für Beruhigungs- oder Schlafmittel, Appetitzügler oder Anregungsmittel, Schmerzmittel, Antidepressiva und Neuroleptika während der letzten 30 Tage erhoben. Diese Medikamentengruppen werden im Zusammenhang mit Missbrauch bzw. Abhängigkeit sowie Fehlanwendung häufig genannt [2]. Zusätzlich wurde erfragt, ob die Einnahme aufgrund einer chronischen

Erkrankung medizinisch notwendig und ärztlich verordnet ist. Eine regelmäßige Einnahme wird als ein Medikamentengebrauch von mindestens einmal pro Woche definiert.

Für den Pretest wurden 20 Tierärzte ausgewählt, die in der späteren Datenerhebung nicht mehr berücksichtigt wurden. Da ein Tierarzt nicht ausfindig gemacht werden konnte, reduzierte sich die Stichprobe auf 19. Es beteiligten sich 10 Personen (52,6 %) an dem Pretest, wobei sich der Fragebogen als geeignet erwies.

## Statistische Analyse

Die Auswertung erfolgte mit dem Statistikpaket SPSS-Version 11.5.1. Die Daten wurden anhand univariater und deskriptiver Analysemethoden untersucht und beschrieben. In der multivariaten Analyse wurden mithilfe der logistischen Regression Einflussfaktoren für die folgenden zentralen Untersuchungsvariablen berechnet:

- Starke psychosoziale Belastungen
- Hohe Demoralisierungswerte
- Tabakkonsum ≥ 10 Stück pro Tag
- Riskanter Alkoholkonsum
- Regelmäßiger Rauschkonsum
- Auffälliges Trinkmuster nach CAGE
- Regelmäßiger Medikamentengebrauch

Die Modellbildung erfolgte schrittweise. Variablen mit einem $p > 0,1$ wurden ausgeschlossen, wenn sie die Odds Ratios (OR) der anderen Variablen nicht veränderten [15]. Das Signifikanzniveau wurde auf $p < 0,05$ festgelegt. Es wird das 95 % Konfidenzintervall (95 % CI) angegeben. Bei der Mehrzahl der Variablen im Modell ergibt sich die Wahl der Referenzgruppe aus dem inhaltlichen Zusammenhang (z. B. wenig psychosoziale Belastung). Hinsichtlich der beruflichen Tätigkeit wurde die Ausprägung „Anderes Tätigkeitsfeld" gewählt, um einen Vergleich zwischen Praxis-Tierärzten und anderen herstellen zu können. Für die variable Arbeitszeit wurde die Kategorie „21–40 Std. pro Woche" als Referenz bestimmt, da die durchschnittliche Arbeitszeit von Vollzeitbeschäftigten in Deutschland 39,9 Wochenstunden beträgt [7, 23].

## Ergebnisse

Die Studienpopulation ist in *Tabelle 1* beschrieben. Die Mehrheit der Befragten (39,6 %) war 35 bis 44 Jahre alt. Etwa die Hälfte (49,9 %) der Studienteilnehmer waren niedergelassene Tierärzte. Die durchschnittliche Arbeitszeit beträgt 47,9 Stunden pro Woche und 14,5 % arbeiten mehr als 60 Stunden pro Woche.

**Tabelle 1**: Zentrale Untersuchungsvariablen (in %, n = 1.060)

| | | N | % |
|---|---|---|---|
| **Geschlecht** | Männer | 499 | 47,1 |
| | Frauen | 561 | 52,9 |
| **Alter** | ≤ 34 Jahre | 175 | 16,5 |
| | 35–44 Jahre | 420 | 39,6 |
| | 45–54 Jahre | 259 | 24,4 |
| | ≥ 55 Jahre | 206 | 19,4 |
| **Berufliche Tätigkeit** | Praxisinhaber | 529 | 49,9 |
| | Angestellt in einer Praxis | 239 | 22,5 |
| | Anderes Tätigkeitsfeld | 292 | 27,5 |
| **Arbeitszeit** | ≤ 20 Std. pro Woche | 72 | 6,8 |
| | 21–40 Std. pro Woche | 261 | 24,6 |
| | 41–60 Std. pro Woche | 573 | 54,1 |
| | ≥ 60 Std. pro Woche | 154 | 14,5 |
| **Psychosoziale Belastungen** | Wenig Belastung | 499 | 47,1 |
| | Mäßige Belastung | 473 | 44,6 |
| | Starke Belastung | 88 | 8,3 |
| **Demoralisierung** | Niedrige Werte | 611 | 57,6 |
| | Mittlere Werte | 388 | 36,6 |
| | Hohe Werte | 61 | 5,8 |
| **Tabakkonsum** | Kein Tabakkonsum | 857 | 80,8 |
| | 1–9 Stück Tabakware pro Tag | 110 | 10,4 |
| | ≥ 10 Stück Tabakware pro Tag | 93 | 8,8 |
| **Alkoholkonsum** | Kein Alkoholkonsum | 135 | 12,7 |
| | Risikoarmer Konsum | 587 | 55,4 |
| | Riskanter Alkoholkonsum | 338 | 31,9 |
| **Rauschtrinken** | An keinem Tag | 828 | 78,1 |
| | 1- bis 3-mal im letzten Monat | 459 | 15,0 |
| | Regelmäßiger Rauschkonsum | 73 | 6,9 |
| **CAGE-Test** | Unauffällig | 922 | 87,0 |
| | Auffälliges Trinkmuster | 138 | 13,0 |

**Tabelle 1**: Zentrale Untersuchungsvariablen (in %, n = 1.060) *(Forts.)*

| | | N | % |
|---|---|---|---|
| **Medikamentengebrauch** | Keine Einnahme | 452 | 42,6 |
| | 1- bis 3-mal im letzten Monat | 398 | 37,5 |
| | Regelmäßige Einnahme | 210 | 19,8 |
| | Einnahme mit ärztlicher Verordnung | 53 | 5,0 |

## Psychosoziale Belastung und Demoralisierung

Starke psychosoziale Belastungen geben 8,3 % an *(Tab. 1)*. Starke oder sehr starke Belastungen wurden am häufigsten durch Zeitdruck bei der Arbeit (26,7 %), Schwierigkeiten bei der Trennung von Berufs- und Privatleben (24,1 %), den Umgang mit schwierigen Kunden (22,5 %) und zu wenig Freizeitausgleich (22,4 %) empfunden (keine Tabelle). Tierärzte, die den mittleren Altersgruppen angehören, geben häufiger starke psychosoziale Belastungen an als ihre über 54 Jahre alten Kollegen (35 bis 44 Jahre: OR 2,3, 95 % CI 1,0–5,0; 45 bis 54 Jahre: OR 3,2, 95 % CI 1,4–7,2). Praxisinhaber (OR 5,8, 95 % CI 2,4–22,9) und in Praxen angestellte Veterinäre (OR 7,4, 95 % CI 2,0–16,7) sind im Vergleich zu Tierärzten in einem anderen Tätigkeitsfeld deutlich häufiger betroffen. Mit der Anzahl an Arbeitsstunden nimmt die Wahrscheinlichkeit für starke psychosoziale Belastungen zu (41–60 Std.: OR 5,2, 95 % CI 1,8–14,6; > 60 Std.: OR 16,4, 95 % CI 5,7–47,8) *(Tab. 2)*.

Hohe Werte auf der Demoralisierungsskala erreichen 5,8 % *(Tab. 1)*. Insgesamt 17,1 % geben an, fast immer/häufig unzufrieden mit sich selbst zu sein, 16,7 % geben an, fast nie/selten optimistisch und zuversichtlich zu sein und 15,6 % haben fast nie/selten ein Gefühl des Stolzes (keine Tabelle).

Tierärzte, die weniger als 21 Std. pro Woche arbeiten, sind mit 11,1 % etwa doppelt so häufig von Demoralisierung betroffen wie andere. Dieser Unterschied ist jedoch nicht statistisch signifikant. Eine Arbeitszeit von > 60 Std. pro Woche wirkt sich hinsichtlich der Demoralisierung protektiv aus (OR 0,3, 95 % CI 0,1–0,7). Die Wahrscheinlichkeit für hohe Werte auf der Demoralisierungsskala steigt mit der Zunahme von psychosozialen Belastungen deutlich an *(Tab. 2)*.

**Tabelle 2**: Odds-Ratios für starke psychosoziale Belastungen und für hohe Demoralisierungswerte

| Starke psychosoziale Belastung | | | | |
|---|---|---|---|---|
| **Variablen im Modell** | | **%** | **OR (95 % CI)** | **OR adjustiert[1] (95 % CI)** |
| Alter | ≤ 34 Jahre | 8,6 | 2,1 (0,8–4,8) | 1,7 (0,6–4,8) |
| | 35–44 Jahre | 8,6 | 2,1 (0,9–4,3) | **2,3 (1,0–5,0)** |
| | 45–54 Jahre | 10,8 | **2,7 (1,2–5,8)** | **3,2 (1,4–7,2)** |
| | ≥ 55 Jahre | 4,4 | 1 | 1 |
| Berufliche Tätigkeit | Praxisinhaber | 11,2 | **9,0 (3,2–25,1)** | **5,8 (2,0–16,7)** |
| | Angestellt in einer Praxis | 10,5 | **8,4 (2,9–24,5)** | **7,4 (2,4–22,9)** |
| | Anderes Tätigkeitsfeld | 1,4 | 1 | 1 |
| Arbeitszeit | ≤ 20 Std. pro Woche | 4,2 | 2,8 (0,6–12,8) | 2,4 (0,5–10,9) |
| | 21–40 Std. pro Woche | 1,5 | 1 | 1 |
| | 41–60 Std. pro Woche | 7,5 | **5,2 (1,9–14,7)** | **5,2 (1,8–14,6)** |
| | ≥ 60 Std. pro Woche | 24,7 | **21,0 (7,3–60,3)** | **16,4 (5,7–47,8)** |
| **Hohe Demoralisierungswerte** | | | | |
| **Variablen im Modell** | | **%** | **OR (95 % CI)** | **OR adjustiert[2] (95 % CI)** |
| Arbeitszeit | ≤ 20 Std. pro Woche | 11,1 | 2,2 (0,8–5,5) | 1,8 (0,7–4,7) |
| | 21–40 Std. pro Woche | 5,4 | 1 | 1 |
| | 41–60 Std. pro Woche | 5,2 | 1,0 (0,5–1,9) | 0,5 (0,2–1,0) |
| | ≥ 60 Std. pro Woche | 5,8 | **1,1 (0,5–2,6)** | **0,3 (0,1–0,7)** |
| Psychosoziale Belastungen | Wenig Belastung | 2,4 | 1 | 1 |
| | Mäßige Belastung | 5,7 | **2,5 (1,2–4,9)** | **3,3 (1,6–6,8)** |
| | Starke Belastung | 25,0 | **13,5 (6,4–28,6)** | **24,8 (10,5–58,4)** |

[1] Adjustiert für Geschlecht und Berufsjahre
[2] Adjustiert für Geschlecht, Alter, berufliche Tätigkeit, Berufsjahre

## Der Tabakwarenkonsum

Mehr als die Hälfte der Tierärzte (55,3 %) sind Nichtraucher, 25,5 % sind ehemalige Raucher und 19,2 % sind Raucher.

Mehr als 10 Stück Tabakware pro Tag konsumieren 8,8 % *(Tab. 1)*. Männer praktizieren etwa doppelt so häufig einen solchen Konsum wie Frauen, das Risiko ist um den Faktor 2,1 (95 % CI 1,4–3,3) erhöht. Personen, die hohe Demoralisierungswerte erreichen, konsumieren häufiger ≥ 10 Stück Tabakware pro Tag (OR 2,8, 95 % CI 1,3–6,0). Keinen Einfluss auf den Tabakkonsum hatten das Alter, die berufliche Tätigkeit, die Arbeitszeit und die psychosoziale Belastung (keine Tabelle).

## Der Konsum von alkoholischen Getränken

Mindestens ein Jahr abstinent waren 4,1 % der Tierärzte, 8,6 % haben während der letzten 30 Tage keine alkoholischen Getränke zu sich genommen und 87,3 % konsumierten während dieses Zeitraums Alkohol. Zu diesen Konsumenten zählen 90,8 % der Männer und 84,1 % der Frauen.

Die meisten der befragten Tierärzte nahmen verschiedene Sorten alkoholischer Getränke (Bier, Wein oder Spirituosen) zu sich. Männer nehmen im Mittel 15,9 g (± 17,1 g) Reinalkohol pro Tag zu sich und Frauen 9,2 g (± 12,3 g) pro Tag (keine Tabelle).

### Der riskante Alkoholkonsum

Insgesamt praktizieren 31,9 % einen riskanten Alkoholkonsum *(Tab. 1)*.

Bei Frauen ist häufiger ein riskanter Konsum festzustellen als bei Männern (OR 1,3, 95 % CI 1,0–1,8). Ein riskanter Alkoholkonsum wird bei niedergelassenen Tierärzten häufiger festgestellt als bei angestellten Tierärzten in Praxen oder Tierärzten in einem anderen Tätigkeitsfeld (OR 1,4, 95 % CI 1,2–2,1) *(Tab. 3)*.

### Der Rauschkonsum

In den letzten 30 Tagen vor der Befragung haben 21,9 % der Tierärzte mindestens einmal bis zum Rausch getrunken. Einen regelmäßigen Rauschkonsum, also mindestens einmal pro Woche, gaben 6,9 % an *(Tab. 1)*.

Männer praktizieren häufiger einen regelmäßigen Rauschkonsum als Frauen (OR 5,1, 95 % CI 2,8–9,3). Stark psychosozial belastete Tierärzte praktizieren im Vergleich zu ihren Kollegen etwa doppelt so häufig einen Rauschkonsum (OR 2,2, 95 % CI 1,1–4,5) *(Tab. 3)*.

### Der Alkoholscreening-Test CAGE

Nach dem Test gelten 13,0 % hinsichtlich ihres Alkoholkonsums als auffällig *(Tab. 1)*. Bei den Männern wurden 15,2 % und bei den Frauen 11,1 % als auffällig identifiziert. Dieser Unterschied ist jedoch nicht statistisch signifikant. Nach dem CAGE-Test auffällige Männer konsumieren im Mittel 33,6 g (± 13,0 g) Reinalkohol pro Tag und CAGE-auffällige Frauen im Mittel 24,6 g (± 19,0 g) (keine Tabelle).

Niedergelassene Tierärzte (OR 1,7, 95 % CI 1,1–2,5) sind im Vergleich zu Tierärzten in einem anderen Tätigkeitsfeld häufiger betroffen, angestellte Veterinärmediziner in einer Praxis hingegen werden seltener als auffällig identifiziert (OR 0,5, 95 % CI 0,3–0,9). Bei Tierärzten, die mittlere Werte auf der Demoralisierungsskala erreichen, beträgt das

OR 1,6 (95 % CI 1,1–2,4). Bei hohen Demoralisierungswerten steigt das OR auf 3,4 an (95 % CI 1,8–6,5) *(Tab. 3).*

**Tabelle 3:** Odds-Ratios für die zentralen Untersuchungsvariablen zum Konsum von alkoholischen Getränken

| **Riskanter Alkoholkonsum** | | | | |
|---|---|---|---|---|
| **Variablen im Modell** | | **%** | **OR (95 % CI)** | **OR adjustiert[1] (95 % CI)** |
| Geschlecht | Männlich | 30,3 | 1 | 1 |
| | Weiblich | **33,3** | **1,2 (0,9–1,5)** | **1,3 (1,0–1,7)** |
| Berufliche Tätigkeit | Praxisinhaber | **36,5** | **1,4 (1,0–1,9)** | **1,4 (1,1–2,0)** |
| | Angestellt in einer Praxis | 25,1 | 0,8 (0,6–1,2) | 0,8 (0,5–1,1) |
| | Anderes Tätigkeitsfeld | 29,1 | 1 | 1 |
| **Regelmäßiger Rauschkonsum** | | | | |
| **Variablen im Modell** | | **%** | **Crude OR (95 % CI)** | **OR adjustiert[2] (95 % CI)** |
| Geschlecht | Männlich | **11,8** | **5,2 (2,9–9,5)** | **5,1 (2,8–9,3)** |
| | Weiblich | 2,5 | 1 | 1 |
| Psychosoziale Belastungen | Wenig Belastung | 6,0 | 1 | 1 |
| | Mäßige Belastung | 6,6 | 1,1 (0,7–1,8) | 1,0 (0,6–1,8) |
| | Starke Belastung | **13,6** | **2,5 (1,2–5,0)** | **2,2 (1,1–4,5)** |
| **Auffälliges Trinkmuster nach CAGE** | | | | |
| **Variablen im Modell** | | **%** | **Crude OR (95 % CI)** | **OR adjustiert[3] (95% CI)** |
| Berufliche Tätigkeit | Praxisinhaber | **17,0** | **1,6 (1,1–2,5)** | **1,7 (1,1–2,5)** |
| | Angestellt in einer Praxis | **6,3** | **0,5 (0,3–1,0)** | **0,5 (0,3–0,9)** |
| | Anderes Tätigkeitsfeld | 11,3 | 1 | 1 |
| Demoralisierung | Niedrig | 10,5 | 1 | 1 |
| | mittel | **14,9** | **1,5 (1,0–2,2)** | **1,6 (1,1–2,4)** |
| | hoch | **26,2** | **3,0 (1,6–5,7)** | **3,4 (1,8–6,5)** |

[1] Adjustiert für Alter, Arbeitszeit, psychosoziale Belastung, Demoralisierung
[2] Adjustiert für Alter, die berufliche Tätigkeit, Arbeitszeit, Berufsjahre, Demoralisierung
[3] Adjustiert für Geschlecht, Alter, Arbeitszeit, Berufsjahre, psychosoziale Belastung

## Der Medikamentengebrauch

Während der letzten 30 Tage haben 57,4 % der Tierärzte ein Medikament aus den betreffenden Arzneimittelgruppen eingenommen.

Etwa jeder Fünfte (19,8 %) hat solche Präparate regelmäßig, also mindestens einmal pro Woche verwendet. Eine ärztliche Verordnung liegt für 5,0 % der eingenommenen Medikamente vor *(Tab. 1)*.

- Schmerzmittel gebrauchen 18,3 % regelmäßig und für 4,2 % liegt eine ärztliche Verordnung vor.
- Beruhigungs- und Schlafmittel werden von 1,3 % regelmäßig eingenommen. Bei einer Person wurden diese Medikamente ärztlich verordnet.
- Antidepressiva nehmen 1,6 % regelmäßig ein. 0,7 % dieser Medikamente wurden ärztlich verordnet.
- Appetitzügler oder Anregungsmittel werden von 0,4 % (n = 4) ohne ärztliche Anordnung eingenommen. Drei dieser vier Personen sind Frauen. Allerdings werden solche Präparate nicht regelmäßig konsumiert.
- Neuroleptika wurden von zwei Personen (0,2 %) eingenommen. Einer tat dies aufgrund einer ärztlichen Anordnung regelmäßig (keine Tabelle).

In *Tabelle 4* sind die Ergebnisse zur regelmäßigen Medikamenteneinnahme dargestellt. Frauen (OR 1,4, 95 % CI 1,0–2,0) und angestellte Tierärzte in Praxen (OR 1,6, 95 % CI 1,0–2,6) praktizieren häufiger eine solche Einnahme. Starke psychosoziale Belastungen

**Tabelle 4**: Adjustierte Odds-Ratios für den regelmäßigen Medikamentengebrauch

| **Regelmäßiger Gebrauch** | | | | |
|---|---|---|---|---|
| **Variablen im Modell** | | **%** | **Crude OR (95 % CI)** | **OR adjustiert[1] (95 % CI)** |
| Geschlecht | Männlich | 16,0 | 1 | 1 |
| | Weiblich | **23,2** | **1,6 (1,2–2,2)** | **1,4 (1,0–2,0)** |
| Berufliche Tätigkeit | Praxisinhaber | 18,5 | 1,2 (0,8–1,8) | 1,2 (0,8–1,7) |
| | Angestellt in einer Praxis | **28,0** | **2,1 (1,4–3,3)** | **1,6 (1,0–2,6)** |
| | Anderes Tätigkeitsfeld | 15,4 | 1 | 1 |
| Psychosoziale Belastung | Wenig Belastung | 14,4 | 1 | 1 |
| | Mäßige Belastung | 22,8 | 1,8 (1,3–2,4) | 1,4 (0,9–2,0) |
| | Starke Belastung | **34,1** | **3,1 (1,8–5,1)** | **1,9 (1,1–3,4)** |
| Demoralisierung | Niedrig | 13,4 | 1 | 1 |
| | Mittel | **27,1** | **2,4 (1,7–3,3)** | **2,0 (1,4–2,8)** |
| | Hoch | **37,7** | **3,9 (2,2–6,9)** | **2,9 (1,6–5,3)** |

[1] Adjustiert für Alter, Arbeitszeit, Berufsjahre

(OR 1,9, 95 % CI 1,1–2,8) sowie mittlere (OR 2,0, 95 % CI 1,4–2,8) und hohe Demoralisierungswerte (OR 2,9, 95 % CI 1,6–5,3) sind ein Risiko für den regelmäßigen Gebrauch.

### Diskussion

Unserer Kenntnis nach ist die vorliegende Studie die erste Untersuchung zum Zusammenhang von psychosozialen Belastungen, Demoralisierung und dem Konsum von psychotropen Substanzen bei Tierärzten. Insgesamt wurde eine Responserate von ca. 53 % erreicht und wir fanden keine Unterschiede zwischen den Personen, die sich an der Studie beteiligten und den Non-Respondern. Da der zeitliche Aspekt bei einer Querschnittsstudie nicht berücksichtigt werden kann, können anhand der Odds Ratios Hinweise auf Einflussfaktoren berechnet werden, hinsichtlich der Kausalität dieser Zusammenhänge sind jedoch nur eingeschränkt Aussagen möglich. Es wäre deshalb wünschenswert, die vorliegenden Ergebnisse durch weitere Forschung zu bestätigen. Über Selbstangaben gewonnene Daten zum Konsum psychotroper Substanzen können Verzerrungen des Antwortverhaltens im Sinne der sozialen Erwünschtheit enthalten. Daher wurden Fragen und Instrumente eingesetzt, die sich bereits in anderen Studien zum Substanzgebrauch bewährt haben. Des Weiteren wurde im Rahmen einer Studie eine Skala zur Erhebung von psychosozialen Belastungen erhoben, die nicht formell validiert wurde, daher sind die Ergebnisse nur eingeschränkt auf andere Populationen übertragbar.

## Psychosoziale Belastung und Demoralisierung

Der Zeitdruck bei der Arbeit, Schwierigkeiten bei der Trennung von Berufs- und Privatleben, der Umgang mit schwierigen Kunden und zu wenig Freizeitausgleich werden als starke oder sehr starke psychosoziale Belastungen empfunden. Tierärzte, die in Praxen tätig sind, weisen ein erhöhtes Risiko auf und mit der Anzahl an Wochenarbeitsstunden steigt die Wahrscheinlichkeit für psychosoziale Belastungen an. Tierärzte arbeiten im Mittel 47,9 Stunden pro Woche und damit deutlich mehr als die durchschnittlichen 39,9 Wochenarbeitsstunden von Vollzeitbeschäftigten in Deutschland [7, 23].

Andere Studien kommen zu ähnlichen Ergebnissen. Trimpop et al. führten eine Studie zu Stress und zum Unfallgeschehen in deutschen Tierarztpraxen durch, wobei 778 Tierärzte Angaben machten. Es wurde festgestellt, dass Tierärzte im Mittel 51,5 Wochenarbeitsstunden ableisten und dass zwischen einer hohen Anzahl an Arbeitsstunden und Stress ein Zusammenhang besteht [35]. Gardner und Hini [9] führten in Neuseeland eine Untersuchung zu arbeitsbedingtem Stress bei Veterinärmedizinern durch, an der sich 927 Tierärzte (Response 48,6 ) beteiligten. Demzufolge erleben Tiermediziner vor allem durch die geleisteten Arbeitsstunden, durch die Erwartungshaltung der Klienten und durch unerwartete Ereignisse Stress. Tierärzte in Kleintier- oder Gemischtpraxen berichten über mehr Stress als Veterinäre in Großtierpraxen oder in einem nicht klinischem Arbeitsfeld. In einer australischen Längsschnittstudie nach Heath [12] wurden

124 Tierärzte nach 10-jähriger Berufserfahrung nach Abschluss des Studiums nach ihrer Einstellung zu ihrem Beruf befragt. Mehr als zwei Drittel gaben an, dass sie durch ihre berufliche Tätigkeit ein beträchtliches Maß an Stress erleben und dass sie Schwierigkeiten haben, Privat- und Berufsleben miteinander zu vereinbaren.

Etwa 6 % der Tierärzte erreichen hohe Werte in der Demoralisierungsskala, d. h. sie leiden häufig unter den Symptomen einer Demoralisierung. Demoralisierte Tierärzte geben an, häufig unzufrieden mit sich selbst zu sein. Bei Gardner und Hini [9] war die Erwartungshaltung an sich selbst ein Faktor für Stress.

Risikofaktoren für eine Demoralisierung sind mäßige und vor allem starke psychosoziale Belastungen. Dies entspricht der Hypothese, dass psychosoziale Belastungen psychische Befindlichkeitsstörungen auslösen können. Demoralisierte Tierärzte arbeiten häufiger ≤ 20 Std. pro Woche und eine Arbeitszeit von > 60 Std. pro Woche wirkt sich im logistischen Modell unter der Berücksichtigung der psychosozialen Belastung hinsichtlich der Demoralisierung protektiv aus. Daher lässt sich vermuten, dass zwischen der Arbeitszeit und der Demoralisierung komplexe Zusammenhänge bestehen, die aufgrund des Querschnittdesigns nicht klar abgebildet werden. Eine Demoralisierung kann z.B. durch Unterforderung ausgelöst werden, wenn eine schlechte Auftragslage eine geringere Arbeitszeit zur Folge hat. Andere Studien untersuchten bisher nicht den Zusammenhang zwischen Belastungen und der Demoralisierung.

## Der Tabakwarenkonsum

19,4 % der Tierärzte sind Raucher. Im telefonischen Gesundheitssurvey von 2003, der auf einer zufallsgenerierten Stichprobe von 8.318 Personen der deutschsprachigen Wohnbevölkerung (Responserate 59,2 %) basiert, ist die Raucherprävalenz mit 32,5 % deutlich höher [21].

Veterinäre gehören der sozialen Oberschicht an und im Bundes-Gesundheitssurvey 1998 zeigt sich, dass in der sozialen Oberschicht (27,6 %) weniger Raucher anzutreffen sind als in der Unter- (36,8 %) oder Mittelschicht (32,9 %). Der Bundes-Gesundheitssurvey 1998 wurde anhand einer schriftlichen Befragung und einer medizinischen Untersuchung von 7.124 Personen durchgeführt, wobei die Schichtzugehörigkeit nach dem mehrdimensionalen Index nach Winkler und Stolzenberg erfasst wurde [31].

Im Mikrozensus 1995 zeigen sich die niedrigsten Raucherprävalenzen in Berufsgruppen (Lehrer und Ärzte), die hinsichtlich ihres Bildungsstands mit der der Tierärzte vergleichbar sind. Der Mikrozensus ist eine amtliche Repräsentativstatistik und 1995 wurden 0,5 % der Wohnbevölkerung (95.359 Personen) u. a. nach ihren Rauchgewohnheiten befragt [13].

Männer und demoralisierte Personen weisen ein erhöhtes Risiko auf, ≥ 10 Stück Tabakwaren pro Tag zu konsumieren. Andere Studien kommen ebenfalls zu dem Ergebnis, dass Männer häufiger zur Gruppe der Raucher gehören und dass sie mehr Zigaretten pro Tag konsumieren als Frauen [13, 20, 21, 31].

## Der Alkoholkonsum

Während der letzten 30 Tage konsumierten 90,5 % der Männer und 84,5 % der Frauen Alkohol. Nach dem Epidemiologischen Suchtsurvey 2003, in dem 8.061 Personen (Response 55 %) der deutschen Wohnbevölkerung zum Konsum von illegalen Drogen, Alkohol, Tabak und Medikamenten befragt wurden, tranken 86,8 % der Männer und 79,1 % der Frauen während dieses Zeitraums Alkohol [1]. Tierärzte haben demzufolge häufiger Alkohol konsumiert als andere Teile der Bevölkerung.

## Der riskante Alkoholkonsum, der regelmäßige Rauschkonsum und der CAGE-Test

Im Gegensatz zu anderen Studien fällt auf, dass Tierärztinnen (33,3 % ) häufiger einen riskanten Alkoholkonsum angeben als Tierärzte (30,3 %). Im Bundes-Gesundheitssurvey 1998 zeigt sich allerdings, dass Frauen mit hohem sozioökonomischem Status (30 %) häufiger einen riskanten Alkoholkonsum praktizieren als Frauen aus der mittleren (14 %) und unteren Statusgruppe (9 %). Bei den männlichen Konsumenten scheint die Einflussnahme des sozioökonomischen Status nicht so ausgeprägt zu sein (hoher Status: 35 %, mittlerer Status: 29 %, niedriger Status: 32 %) [5].

Nach Lademann und Kolip zählt ein starker Alkoholkonsum zwar traditionell eher zur männlichen Rolle, möglicherweise deutet sich aber bei den Frauen aus sozioökonomisch höheren Schichten inzwischen an, dass ein solcher Alkoholkonsum auch mit der weiblichen Geschlechterrolle als vereinbar gilt [20].

Einen regelmäßigen Rauschkonsum betreiben 6,9 % der Tierärzte. Männer zählen häufiger zu diesen Konsumenten. Das Risiko für einen regelmäßigen Rauschkonsum ist bei Tierärzten mit einer starken psychosozialen Belastung deutlich erhöht.

Im epidemiologischen Suchtsurvey haben etwa doppelt so viele Personen (12,9 %) einen regelmäßigem Rauschkonsum praktiziert, wobei Männer häufiger betroffen waren [1].

Eine Querschnittsstudie anhand der Daten der Pilot HAPIEE Study (Health, Alcohol and Psychosocial factors In Eastern Europe) untersuchte den Zusammenhang zwischen psychosozialen Faktoren am Arbeitsplatz und einem problematischen Alkoholkonsum bei Männern. Es wurden Daten von 694 Männern aus Russland, Polen und Tschechien analysiert. Es zeigt sich, dass zwischen beruflichen Gratifikationskrisen und einem erhöhtem Alkoholkonsum ein Zusammenhang besteht [27].

Nach dem CAGE-Test betreiben 13,0 % der Tierärzte einen problematischen Alkoholkonsum. Die im Test auffälligen Personen, Frauen ebenso wie Männer, weisen im Durchschnitt eine Alkoholzufuhrmenge auf, die den Schwellenwert für einen riskanten Alkoholkonsum deutlich übersteigt. Darüber hinaus ist eine Demoralisierung ein Risikofaktor für den problematischen Konsum nach CAGE.

In einer bundesweiten Studie wurden 7.501 Personen der deutschen Wohnbevölkerung anhand von Telefoninterviews zwischen 1994–1996 zum Alkoholkonsum befragt, wobei der CAGE-Test zum Einsatz kam. Nach dem Test sind 8,1 % der Befragten „auffällig" [19].

In einer Studie zum Gebrauch psychotroper Substanzen bei Ärzten im Praktikum, in der 431 Personen (Responserate 51 %) Angaben machten, sind 13 % nach dem CAGE-Test auffällig. Außerdem gibt diese Gruppe häufiger schlechtes bis mäßiges psychisches Befinden an [6].

In einer britischen, prospektiven Studie wurde untersucht, ob psychosoziale Faktoren am Arbeitsplatz Einfluss auf den problematischen Alkoholkonsum nehmen. An allen drei Erhebungszeitpunkten nahmen 7.372 Beamte (Response 72 %) teil. Bei Männern wurde ein Zusammenhang zwischen dem problematischem Alkoholkonsum nach CAGE und beruflichen Gratifikationskrisen festgestellt. Bei den Frauen wurde eine ähnliche Tendenz festgestellt, diese war jedoch nicht signifikant [4].

## Der regelmäßige Medikamentengebrauch

Etwa jeder fünfte Tierarzt gibt einen regelmäßigen Medikamentengebrauch an, wobei Schmerzmittel mit Abstand die größte Gruppe bilden. Frauen nehmen häufiger Medikamente regelmäßig ein. Veterinäre in Praxen sind im Vergleich zur ihren Kollegen in einem nicht klinischen Tätigkeitsfeld häufiger betroffen. Die Mehrzahl der Medikamente werden ohne ärztliche Anordnung eingenommen. Psychosozial belastete und demoralisierte Personen haben ein erhöhtes Risiko für einen regelmäßigen Medikamentenkonsum.

Andere Studien kommen zu ähnlichen Ergebnissen. In einer Studie über Ärzte im Praktikum gaben 19,0 % einen regelmäßigen Gebrauch an. Die Mehrzahl davon entfällt auf die Frauen. Schmerzmittel wurden am häufigsten eingenommen, wobei 93 % der Schmerzmittel als Selbstmedikation eingenommen wurden [6].

Im epidemiologischen Suchtsurvey betrug der Anteil der Personen, die regelmäßig Medikamente konsumierten, 16,8 %. Frauen berichten häufiger über eine regelmäßige Einnahme. Schmerzmittel werden häufiger eingenommen als andere Medikamente. Im Suchtsurvey wurden vier Fragen eingesetzt, die eine medikamentenorientierte Lebensweise widerspiegeln. 6,8 % der Befragten gaben an, ohne Medikamente nur ein halber Mensch zu sein, 9,6 % sehen sich nicht in der Lage, den Tag ohne Medikamente zu überstehen und 7,3 % können in manchen Situationen nicht auf Beruhigungs- und Schlafmittel verzichten [2].

## Schlussfolgerung

Aufgrund des Querschnittdesigns sind zwar nur eingeschränkte Aussagen möglich, aber es wurden komplexe Zusammenhänge zur psychosozialen Belastung, zur Demoralisierung und zum Substanzkonsum nachgewiesen. Aufgrund dieser Zusammenhänge lässt sich vermuten, dass psychosoziale Belastungen bei Tierärzten zum Konsum von psychotropen Substanzen führen und psychische Befindlichkeitsstörungen im Sinne der Demoralisierung auslösen können. Eine Demoralisierung wiederum erhöht das Risiko für den Tabakwarenkonsum, für ein auffälliges Trinkmuster nach CAGE und den Medikamentenkonsum. Auslösende Faktoren für psychosoziale Belastungen waren vor allem arbeitsorganisatorische Faktoren (z. B. Zeitdruck, lange Arbeitszeiten, zu wenig Freizeitausgleich) und der Umgang mit schwierigen Kunden. Weiterhin zeigten sich Unterschiede hinsichtlich der beruflichen Tätigkeit. Tierärzte in einem klinischen Arbeitsfeld sind häufiger von Belastungen betroffen und haben ein erhöhtes Risiko für den Substanzkonsum. Um die hier dargestellten Ergebnisse zu bestätigen, wäre es wünschenswert, weitere Forschung in Form einer Längsschnittuntersuchung durchzuführen.

### Danksagung

Für die Unterstützung bei der Versendung der Fragebögen sowie für die Vorankündigung der Studie danken wir der Bundestierärztekammer (BTK) sowie den Landestierärztekammern Hamburg, Bremen, Mecklenburg-Vorpommern und Schleswig-Holstein.

## Literatur

[1] Augustin R, Kraus L: Alcohol use, alcoholrelated problems and trends. Results of the 2003 Epidemiological Survey of Substance Abuse. Sucht 2005; 51: 29–39

[2] Augustin R, Semmler C, Rösner S, Kraus L: Use and misuse of prescription medications. Results of the 2003 Epidemiological Survey of Substance Abuse. Sucht 2005; 51: 49–58

[3] Beresford TP, Blow FC, Hill E, Singer K, Lucey MR: Comparison of CAGE questionnaire and computer-assisted laboratory profiles in screening for covert alcoholism. Lancet 1990; 336: 482–485

[4] Bobak M, Pikhart H, Kubinova R, Malyutina S, Pajak A, Sebakova H, Topor-Madry R, Nikitin Y, Caan W, Marmot M: The association between psychosocial characteristics at work and problem drinking: a cross-sectional study of men in three Eastern European urban populations. Occup Environ Med 2005; 62: 546–550

[5] Burger M, Mensink GB: Bundes-Gesundheitssurvey: Alkohol. Beiträge zur Gesundheitsberichterstattung des Bundes, Robert Koch-Institut, Berlin, 2003

[6] Dunkelberg S, Beelmann B, Stracke R, Quellmann C, Schwoon D, van den Bussche H: Substanzgebrauch bei jungen Ärzten und Ärztinnen. Hamb Arztebl 2005; 512–515

[7] European Commission: Employment in Europe 2003 – Recent Trends and Prospects, Office for Official Publications of the European Communities, Luxembourg, 2003

[8] Ewing JA. Detecting alcoholism: The CAGE questionnaire. JAMA 1984; 252: 1905–1907

[9] Gardner DH, Hini D: Work-related stress in the veterinary profession in New Zealand. N Z Vet J 2006; 54: 119–124

[10] Gmel G, Rehm J, Room R, Greenfield TK: Dimensions of alcohol-related social and health consequences in survey research. J Subst Abuse 2000; 12: 113–138

[11] Head J, Stansfeld SA, Siegrist J: The psychosocial work environment and alcohol dependence: a prospective study. Occup Environ Med 2004; 61: 219–224

[12] Heath TJ. Longitudinal study of veterinarians from entry to the veterinary course

to 10 years after graduation: attitudes to work, career and profession. Aust Vet J 2002; 80: 474–478
[13] Helmert U, Borgers D: Rauchen und Beruf – Eine Analyse von 100.000 Befragten des Mikrozensus 1995. Bundesgesundheitsblatt Gesundheitsforschung Gesundheitsschutz 1998; 102–107
[14] Hill DJ, Langley RL, Morrow WM: Occupational injuries and illnesses reported by zoo veterinarians in the United States. J Zoo Wildl Med 1998; 29: 371–385
[15] Hosmer D, Lemeshow S: Applied logistic regression, 2. Wiley u. Sons, New York, 2000
[16] Jeyaratnam J, Jones H, Phillips M: Disease and injury among veterinarians. Aust Vet J 2000; 78: 625–629
[17] John U, Riedel J, Rumpf HJ, Hapke U, Meyer C: Associations of perceived work strain with nicotine dependence in a community sample. Occup Environ Med 2006; 63: 207–211
[18] Kirkcaldy BD, Trimpop RM: Organisatorische und induviduelle Faktoren im Verkehrs- und Arbeitsunfallgeschehen in Tierarztpraxen 1997
[19] Kraus L, Bloomfield K, Augustin R, Reese A: Prevalence of alcohol use and the association between onset of use and alcohol-related problems in a general population sample in Germany. Addiction 2000; 95: 1389–1401
[20] Lademann J, Kolip P: Schwerpunktbericht der Gesundheitsberichterstattung des Bundes. Gesundheit von Frauen und Männern im mittleren Lebensalter. Robert Koch-Insitut, Berlin, 2005
[21] Lampert T, Burger M: Distribution and patterns of tobacco consumption in Germany. Bundesgesungheitsbl Gesundheitsforsch Gesundheitsschutz 2005; 48: 1231–1241
[22] Landercasper J, Cogbill TH, Strutt PJ, Landercasper BO: Trauma and the veterinarian. J Trauma 1988; 28: 1255–1259
[23] Lehndorff S: Wirksamkeit und Krise der tarifvertraglichen Arbeitszeitregulierung in Deutschland. ISWT/SITT, 26.2.2004
[24] Mayfield D, McLeod G, Hall P: The CAGE questionnaire: validation of a new alcoholism screening instrument. Am J Psychiatry 1974; 131: 1121–1123
[25] Melchior M, Berkman LF, Niedhammer I, Zins M, Goldberg M: The mental health effects of multiple work and family demands. A prospective study of psychiatric sickness absence in the French GAZEL study. Soc Psychiatry Psychiatr Epidemiol 2007; 42: 573–582
[26] Niedhammer I, Goldberg M, Leclerc A, Bugel I, David S: Psychosocial factors at work and subsequent depressive symptoms in the Gazel cohort. Scand J Work Environ Health 1998; 24: 197–205
[27] Niedhammer I, Goldberg M, Leclerc A, David S, Bugel I, Landre MF: Psychosocial work environment and cardiovascular risk factors in an occupational cohort in France. J Epidemiol Community Health 1998; 52: 93–100
[28] Nienhaus A, Skudlik C, Seidler A: Work-related accidents and occupational diseases in veterinarians and their staff. Int Arch Occup Environ Health 2005; 78: 230–238
[29] Paterniti S, Niedhammer I, Lang T, Consoli SM: Psychosocial factors at work, personality traits and depressive symptoms. Longitudinal results from the GAZEL Study. Br J Psychiatry 2002; 181: 111–117
[30] Schöne R, Jöhrens C: Statistische Untersuchungen über die Tierärzteschaft in der Bundesrepublik Deutschlad (Stand: 31.12.2004). Dtsch Tierärzteblatt 2005; 643–650
[31] Schulze A, Lampert T: Bundes-Gesundheitssurvey: Soziale Unterschiede im Rauchverhalten und in der Passivrauchbelastung in Deutschland, Mercedes-Druck, Berlin, 2006
[32] Siegrist J, Starke D, Chandola T, Godin I, Marmot M, Niedhammer I, Peter R: The measurement of effort-reward imbalance at work: European comparisons. Soc Sci Med 2004; 58: 1483–1499
[33] Strehmel P: Karriereplanung mit Familie – Eine Studie über Wissenschaftlerinnen mit Kindern, 1. Kleine Verlag, Bielefeld, 1999
[34] Thigpen CK, Dorn CR: Nonfatal accidents involving insured veterinarians in the

United States, 1967–1969. J Am Vet Med Assoc 1973; 163: 369–374

[35] Trimpop R, Kirkcaldy B, Athanasou J, Cooper C: Individual differences in working hours, work perception and accident rates in veterinary surgeries. Work Stress 2000; 14: 181–188

[36] Ulich E: Arbeitspsychologie, 5. Schäffer-Poeschel, Stuttgart, 2001

# 5 Unfälle und Berufskrankheiten bei Hebammen

ALBERT NIENHAUS

**Zusammenfassung**

Die Arbeitsunfälle und Berufskrankheiten der Hebammen/Geburtspfleger werden mittels der Routinedaten der Berufsgenossenschaft für Gesundheitsdienst und Wohlfahrtspflege (BGW) analysiert. Im Jahr 2008 wurden Arbeitsunfälle (ohne Dienstwegeunfälle) von Hebammen/Geburtspfleger deutlich seltener gemeldet als von Beschäftigten in Krankenhäusern (16,5 vs. 112,9 Meldungen pro 1.000 Vollarbeiter). Hingegen ist die Melderate bei den Wegeunfällen (einschließlich Dienstwegeunfälle) im Vergleich zwischen den Branchen „Allgemeine Krankenhäuser" und „Hebammen/Geburtspflege" gleich (18,6 vs. 18,6 Meldungen pro 1.000 Vollarbeiter). Bei den gemeldeten Berufskrankheiten stehen Meldungen zur Postexpositionsprophylaxe nach Kontakten zu Blut im Vordergrund.

Hebammen sind darüber hinaus aufgrund ihrer spezifischen Arbeitsbedingungen und Umgebung besonderen Belastungen ausgesetzt. Die beruflich bedingte enge Beziehung zu den Klienten kann unter Umständen Einfluss auf das eigene Wohlbefinden der Hebammen nehmen. Belastungen durch unregelmäßige Arbeitszeiten und traumatisierende Erlebnisse bei Geburtszwischenfällen wurden in der Literatur beschrieben.

## Einleitung

Kindern auf die Welt zu helfen, gilt als schöne Aufgabe. Sie ist für den Geburtshelfer allerdings mit Belastungen und Risiken verbunden. Es ist heute weithin anerkannt, dass Pflege die eigene emotionale Einbindung bedingt. Die Qualität einer Geburtskultur misst sich daran, wie respektvoll eine Gesellschaft die eigenen Nachkommen in die bestehenden Sozialsysteme integriert. Seit den 1990er Jahren ist die partnerschaftliche Begleitung der Schwangeren wesentlicher Bestandteil des Arbeitsverständnisses von Hebammen [6]. Hebammen gehen auf die psychologischen, physischen, emotionalen und spirituellen Bedürfnisse der Frauen, die ihre Unterstützung suchen, ein, wie auch immer die Umstände sein mögen. Sie sind, was die Förderung der Gesundheit betrifft, Vorbilder für Frauen während ihres ganzen Lebenszyklus [3]. Hebammen sind für ihre Entscheidungen, ihr Handeln sowie für die Konsequenzen, die daraus bei der Betreuung der Frauen entstehen können, verantwortlich. Diese damit beruflich bedingte enge Beziehung zu den Klienten kann unter Umständen Einfluss auf das eigene Wohlbefinden der Hebammen nehmen. Im folgenden Beitrag werden Belastungen anhand der Meldungen zu Unfällen und Berufskrankheiten, die bei der Berufsgenossenschaft für

Gesundheitsdienst und Wohlfahrtspflege (BGW) eingehen, beschrieben. Die Darstellung kann aufgrund der verwendeten Daten keinen Anspruch erheben, die beruflichen Gefährdungen von Hebammen vollständig zu beschreiben. Dennoch ergeben sich Einsichten in Belastungsschwerpunkte bei Hebammen. Darüber hinaus wurde eine aktuelle Literaturrecherche zu Gesundheitsrisiken bei Hebammen durchgeführt.

## Methode

Bei der Berufsgenossenschaft für Gesundheitsdienst und Wohlfahrtspflege (BGW) waren im Jahr 2008 rund 12.000 Hebammen/Geburtspfleger versichert *(Tab. 1)*. Die Anzahl der in Krankenhäusern tätigen Hebammen ist leider nicht bekannt, da diese nicht getrennt von den übrigen Krankenhausmitarbeitern erfasst werden. Meldungen von Hebammen/Geburtspflegern werden zusammen mit denen von Krankenschwestern und -pflegern erhoben und können daher nicht getrennt ausgewertet werden.

Dargestellt wird die Häufigkeit der einzelnen Unfallarten aus dem Jahr 2008. Es werden sowohl meldepflichtige als auch nicht meldepflichtige Unfälle dokumentiert. Führt ein Unfall zu einer Verletzung, die eine Arbeitsunfähigkeit von mindestens drei aufeinanderfolgenden Tagen mit sich bringt, so ist dieser meldepflichtig.

Ebenfalls unterschieden werden Meldungen zwischen Arbeits-, Wege-, Dienstwegeunfällen und Berufskrankheiten. Diese Meldungen werden bezogen auf 1.000 Vollarbeiter. Zur Berechnung der Vollarbeiter wird eine jährliche Arbeitszeit von 1.640 Stunden unterstellt. Versicherte mit einer geringeren jährlichen Stundenzahl werden entsprechend des Anteils ihrer Stundenzahl an der Jahresstundenzahl eines Vollarbeiters berücksichtigt. Wegeunfälle ereignen sich auf dem Weg von der eigenen Wohnung zur Arbeitsstätte, sie finden also außerhalb der Arbeitszeit statt. Dienstwegeunfälle ereignen sich während der Arbeitszeit, z. B. auf dem Weg der Hebamme von der Wohnung einer Frau auf dem Weg zu einer anderen.

**Tabelle 1:** Anzahl der Versicherten und Betriebe sowie Meldungen von Unfällen und Berufskrankheiten (nicht nach Meldepflicht unterschieden) bei Hebammen und Beschäftigten allgemeiner Krankenhäuser im Jahr 2008

| Branche | Anzahl Betriebe[1] | Anzahl Versicherte[1] | Anzahl Vollarbeiter | Versicherungsfälle | Versicherungsfälle/1.000 VA[2] |
|---|---|---|---|---|---|
| Hebammen / Geburtspflege | 11.967 | 12.004 | 5.869,5 | 231 | 39,4 |
| Allgemeine Krankenhäuser | 1.361 | 426.472 | 320.846,7 | 45.597 | 142,1 |
| BGW Gesamt | 565.094 | 6.615.348 | 3.774.832[1] | 253.998 | 67,3 |

[1] Zahlen Abteilung Unternehmerbetreuung
[2] VA = Vollarbeiter

**Tabelle 2**: Angezeigte Versicherungsfälle bei Hebammen und Beschäftigten allgemeiner Krankenhäuser, getrennt nach Art des Unfalls im Jahr 2008

| Branche | Arbeitsunfälle | | Dienstwegeunfälle | | Wegeunfälle | | BK-Meldungen | |
|---|---|---|---|---|---|---|---|---|
| | abs. | /1.000 | abs. | /1.000 | abs. | /1.000 | abs. | /1.000 |
| Hebammen / Geburtspflege | 97 | 16,5 | 61 | 10,4 | 48 | 8,2 | 25 | 4,3 |
| Allgemeine Krankenhäuser | 36.208 | 112,9 | 175 | 0,5 | 5.802 | 18,1 | 3.412 | 10,6 |

/1.000 = pro 1.000 Vollarbeiter

Die relative Häufigkeit der einzelnen Meldungsarten wird verglichen mit der Anzahl der Meldungen für Beschäftigte in Krankenhäusern und mit dem Durchschnitt aller Versicherten bei der Berufsgenossenschaft für Gesundheitsdienst und Wohlfahrtspflege.

In einer 7 %-Stichprobe der meldepflichtigen Arbeitsunfälle wird routinemäßig der Unfallhergang erfasst. Für die Analyse dieser Unfälle werden ebenso wie für die Analyse der Berufskrankheiten die Daten von 2005 bis 2008 berücksichtigt, um zufällige Schwankungen bei der geringen Anzahl von jährlich erfassten Unfällen und angezeigten Berufskrankheiten auszugleichen.

Für die Literaturrecherche wurde in Medline ‚midwives' wahlweise mit ‚accidents', ‚infections' und ‚stress' verknüpft. Eingeschlossen wurden relevante Artikel, die in englischer oder deutscher Sprache publiziert wurden. In den verwendeten Artikeln wurden außerdem die relevanten Literaturangaben verfolgt.

## Ergebnisse

Von der Branche Hebammen/Geburtspflege wurden im Jahr 2008 insgesamt 231 Versicherungsfälle gemeldet *(Tab. 1)*, d. h. es wird keine Unterscheidung zwischen der Meldepflicht vorgenommen. Das macht eine Meldequote von 39,4 pro 1.000 Vollarbeiter. Im Vergleich zu der Branche der allgemeinen Krankenhäuser ist die Meldequote pro 1.000 Vollarbeiter eher gering (39,4 vs. 142,1 Meldungen pro 1.000 Vollarbeiter).

Im Vergleich zwischen Hebammen/Geburtspflegern und Beschäftigten allgemeiner Krankenhäuser besteht ein großer Unterschied bei der Meldequote von Arbeits- und Dienstwegeunfällen *(Tab. 2)*. Bei den Hebammen/Geburtspflegern ist die Meldequote bei den Arbeitsunfällen wesentlich geringer als bei der Branche allgemeine Krankenhäuser (16,5 vs. 112,9 Meldungen pro 1.000 Vollarbeiter). Hingegen ist die Meldequote bei den Dienstwegeunfällen deutlich höher (10,4 vs. 0,5 Meldungen pro 1.000 Vollarbeiter). Werden jedoch Wege- und Dienstwegeunfälle zusammengefasst, ergeben sich bei beiden Branchen etwa gleiche Meldequoten (18,6 Meldungen pro 1.000 Vollarbeiter). Anzeigen auf Vorliegen einer Berufskrankheit werden von Mitarbeitern in allgemeinen Krankenhäusern mehr als doppelt so häufig gemeldet wie von Hebammen/Geburtspflegern (10,6 vs. 4,3 Meldungen pro 1.000 Vollarbeiter).

Die Anteile meldepflichtiger Arbeitsunfälle sind in der Branche allgemeine Krankenhäuser (12,6 %) und in der Branche Hebammen/Geburtspflege (12,4 %) etwa gleich häufig *(Tab. 3)*. Dienstwegeunfälle führen häufiger zu Verletzungen (50 %), die eine Arbeitsunfähigkeit von mindestens drei Tagen zur Folge haben.

Die häufigste Ursache für Arbeitsunfälle ist Stolpern und Stürzen (50 %), bei Dienstwegeunfällen ist es der Verlust über die Kontrolle des Fahrzeugs (50 %, *Tab. 4*).

**Tabelle 3**: Meldepflicht bei Arbeits- und Dienstwegeunfällen, getrennt nach Branche für das Jahr 2008

| Unfallart | Hebammen / Geburtspflege | | Allgemeine Krankenhäuser | |
|---|---|---|---|---|
| | abs. | % | abs. | % |
| Arbeitsunfall | | | | |
| Ja | 12 | 12,4 | 4.550 | 12,6 |
| Nein | 85 | 87,6 | 31.658 | 87,4 |
| Dienstwegeunfall | | | | |
| Ja | 30 | 49,2 | 65 | 37,1 |
| Nein | 31 | 50,8 | 110 | 62,9 |
| Gesamt | | | | |
| Ja | 42 | 26,6 | 4.615 | 12,7 |
| Nein | 116 | 73,4 | 31.768 | 87,3 |
| Alle | 158 | 100,0 | 36.383 | 100,0 |

**Tabelle 4**: Unfallauslösendes Ereignis bei meldepflichtigen Arbeits- und Dienstwegeunfällen für die Jahre 2005 bis 2008 bei Hebammen/Geburtspflegern

| Unfallauslösendes Ereignis | Arbeitsunfall | | Dienstwegeunfall | |
|---|---|---|---|---|
| | Abs. | % | abs. | % |
| Vollständiger oder partieller Verlust der Kontrolle über Transport-/Fördermittel | 0 | 0,0 | 2 | 50,0 |
| Unkoordinierte, unangebrachte, unpassende Bewegung | 1 | 25,0 | 0 | 0,0 |
| Beim ungeschickten Gehen Umknicken, Ausgleiten ohne Sturz | 2 | 50,0 | 1 | 25,0 |
| Überraschung, Schreck | 0 | 0,0 | 1 | 25,0 |
| Angriff, gestoßen werden von Tieren | 1 | 25,0 | 0 | 0,0 |
| Gesamt | 4 | 100,0 | 4 | 100,0 |

Zwischen den Jahren 2005 bis 2008 wurden insgesamt 78 Berufskrankheiten von Hebammen/Geburtspflegern angezeigt *(Tab. 5)*. Die häufigste Anzeige auf Vorliegen einer Berufskrankheit betrifft Infektionskrankheiten (67 %).

Allerdings bezieht sich der größte Teil dieser Meldungen (87 %) auf Kontakte mit infektiösen Körperflüssigkeiten *(Tab. 6)*. Weitere angezeigte Infektionskrankheiten waren Hepatitis C (n = 3) und Hepatitis B (n = 2). Bei dem im Zeitraum von 2005 bis 2008 anerkannten Fall einer Infektionskrankheit handelt es sich um eine Hepatitis B-Infektion *(Tab. 7)*.

Hautkrankheiten sind mit neun Meldungen in vier Jahren die zweithäufigste angezeigte Berufskrankheit *(Tab. 5)*. Drei Viertel dieser Erkrankungen sind nachweislich durch die berufliche Tätigkeit verursacht oder verschlimmert (78 %; *Tab. 7*), wobei keine der Hebammen ihren Beruf aufgeben musste. Die häufigsten Ursachen dabei waren der Kontakt mit Desinfektionsmitteln (n = 3) und die Feuchtarbeit (n = 2). Hauterkrankungen durch Latex haben in diesem Zeitraum keine Bedeutung mehr, hingegen waren diese im Jahr 2002 mit 4 Fällen die zweithäufigste Ursache [14].

**Tabelle 5**: Gemeldete Berufskrankheiten bei Hebammen von 2005 bis 2008

| BK-Nr. | Häufigkeit | Prozent |
|---|---|---|
| BK 2108 Lendenwirbelsäule, Heben und Tragen | 7 | 9,0 |
| BK 2109 Halswirbelsäule | 2 | 2,6 |
| BK 3101 Infektionskrankheiten | 52 | 66,6 |
| BK 4301 allergische Atemwegserkrankung | 2 | 2,6 |
| BK 5101 Hautkrankheiten | 9 | 11,5 |
| Sonstige | 6 | 7,7 |
| Gesamt | 78 | 100,0 |

**Tabelle 6**: Gemeldete Infektionskrankheiten bei Hebammen aus den Jahren 2005 bis 2008

| Infektionskrankheit | Häufigkeit | Prozent |
|---|---|---|
| Nicht besonders aufgeführte Viruserkrankungen | 1 | 1,9 |
| Masern, Röteln, Mumps (virusbedingte Kinderkrankheiten) | 1 | 1,9 |
| Hepatitis B | 2 | 3,8 |
| Hepatitis C | 3 | 5,8 |
| Hepatitis-Prophylaxe/Kontaktfall/HIV-Kontaktfall | 45 | 86,5 |
| Gesamt | 52 | 100,0 |

Eher gering waren die Meldungen von Erkrankungen der Halswirbelsäule (BK 2109, n = 2) und allergischen Atemwegserkrankungen (BK 4301, n = 2; *Tab. 5*). Im Vergleich mit den Vorjahren hat sich das Meldeverhalten bei diesen Erkrankungen nicht verändert [14].

Ebenfalls häufig gemeldet wurden bandscheibenbedingte Erkrankungen der Lendenwirbelsäule (BK 2108 n = 7, *Tab. 5*). In einem Fall wurde die berufliche Verursachung festgestellt, die Hebamme konnte aber weiterhin ihren Beruf ausüben *(Tab. 7)*.

**Tabelle 7**: Gemeldete und anerkannte Berufskrankheiten bei Hebammen zwischen 2005 und 2008. (Es liegen in 25 Fällen [32 %] Entscheidungen vor)

| BK-Nummer | Anerkennung dem Grunde nach | | Beruflich verursacht | | Ablehnung | | Gesamt | |
|---|---|---|---|---|---|---|---|---|
| | abs. | % | abs. | % | abs. | % | abs. | %[1] |
| 2108 Lendenwirbelsäule, Heben und Tragen | | | 1 | 16,7 | 5 | 83,3 | 6 | 24,0 |
| 2109 Halswirbelsäule | | | | | 2 | 100,0 | 2 | 8,0 |
| 3101 Infektionskrankheiten | 1 | 50,0 | | | 1 | 50,0 | 2 | 8,0 |
| 4301 allergische Atemwegserkrankungen | | | | | 1 | 100,0 | 1 | 4,0 |
| 5101 Hauterkrankungen | | | 7 | 77,8 | 2 | 22,2 | 9 | 36,0 |
| Sonstige | | | | | 5 | 100,0 | 5 | 20,0 |
| Total | 1 | 4,0 | 8 | 32,0 | 16 | 64,0 | 25 | 100,0 |

[1] Spaltenprozent

**Tabelle 8**: Ursachen beruflich bedingter Hauterkrankungen bei den sieben beruflich verursachten Fällen aus den Jahren 2005 bis 2008

| BK-Auslösender Gegenstand | Häufigkeit | Prozent |
|---|---|---|
| Desinfektionsmittel | 3 | 42,9 |
| Riechstoff, Duftstoff, Parfüm | 1 | 14,3 |
| Feuchtarbeit | 2 | 28,6 |
| Nickel und seine Verbindungen | 1 | 14,3 |
| Gesamt | 7 | 100,0 |

## Diskussion

Aus der Analyse der Unfall- und Berufskrankheiten-Meldungen ergeben sich eine relativ geringe Anzahl von Arbeitsunfällen und eine gewisse Häufung von Dienstwegeunfällen bei den ambulant tätigen Hebammen. Dienstwege- und Wegeunfälle zusammen übersteigen aber nicht das Risiko von Wegeunfällen bei Beschäftigten in Krankenhäusern. Berufskrankheiten werden von den Hebammen etwa halb so häufig angezeigt wie von Beschäftigten in Krankenhäusern. Die Anerkennungsrate für die berufliche Verursachung der gemeldeten Erkrankung beträgt 36 % *(Tab. 7)*. Eine berufliche Verursachung wurde bei drei Vierteln der gemeldeten Hauterkrankungen und in jeweils einem Fall bei den Infektions- und Lendenwirbelsäulenerkrankungen als wahrscheinlich eingestuft. Infektionskrankheiten sind zwar der häufigste Grund für BK-Meldungen (67 % der Meldungen insgesamt), die meisten Meldungen betreffen hier aber Kontakte zu Blut und anderen Körperflüssigkeiten, die nicht zu einer Infektion führten (87 % der gemeldeten Infektionskrankheiten *[Tab. 6]* oder 58 % aller Meldungen).

Bandscheibenbedingte Erkrankungen der Lenden- sowie der Halswirbelsäule betreffen 11 % aller Berufskrankheiten-Meldungen. In einem Fall wurde die berufliche Verursachung festgestellt, die Hebamme konnte aber in ihrem Beruf verbleiben. Die geringe Anerkennungsrate ergibt sich, weil bei den Hebammen die Belastungen durch schweres Heben und Tragen unterhalb der im Merkblatt zu den Berufskrankheiten BK 2108 und 2109 beschriebenen Belastungen liegen.

Eine systematische Analyse der Arbeitsbedingungen und arbeitsbezogenen Erkrankungen von Hebammen konnte über Literaturrecherchen nicht identifiziert werden. Zu einigen Belastungsaspekten gibt es allerdings einzelne Arbeiten.

Die Häufigkeit von Kontakten mit Blut und anderen Körperflüssigkeiten sowie Nadelstichverletzungen bei Hebammen untersuchten vier Studien. Bei einer Online-Befragung von medizinischem Personal des britischen Gesundheitswesens (NHS) von Adams et al. [1] zeigte sich, dass Hebammen nicht von Nadelstichverletzungen betroffen waren. Insgesamt konnten 136 von 255 Fragebögen ausgewertet werden. Dabei hatte ungefähr jeder vierte der Befragten innerhalb der letzten zwölf Monate eine Nadelstichverletzung angegeben, darunter allerdings keine der 39 teilnehmenden Hebammen. In einer dänischen Studie wurden die Beschäftigten eines Krankenhauses retrospektiv zur Häufigkeit von Nadelstichverletzungen und Expositionen gegenüber Blut und anderen Körperflüssigkeiten von Patienten befragt [16]. Bei den Hebammen ergab sich mit 0,11 Kontakten pro Hebamme und Jahr die größte Häufigkeit. Bei Ärzten lag die Kontaktrate bei 0,093 und bei Krankenschwestern bei 0,068 pro Beschäftigten und Jahr. Eine spanische Studie berichtet über 2,6 perkutane Verletzungen pro 10.000 Geburten bei Hebammen. Damit lag die Verletzungsrate etwa um das Zehnfache niedriger als bei Chirurgen [2]. Über einen wesentlich häufigeren Kontakt zu Blut und anderen Körperflüssigkeiten bei der Geburtshilfe berichtet eine japanische Studie [11]. Die Hebammen im Bezirk Nara wurden schriftlich zu Blutkontakten befragt. Über 90 % gaben an, bei einer ihrer letzten zehn Geburtshilfen Hautkontakt mit Blut und anderen Körperflüssigkeiten gehabt zu haben. Blutkontakt an den Händen gaben 85 %, im Gesicht 20 % und in den Augen 1 % der Hebammen an. Als Ursache für die hohe Kontaktrate, die in der japanischen Studie ermittelt wurde, wurde das seltene Tragen von Handschuhen seitens der Hebammen genannt. Insofern sind die Ergebnisse aus Dänemark und Spanien vermutlich eher auf die Verhältnisse in der BRD übertragbar. Sie unterstützen den aufgrund der BK-Meldungen gewonnenen Eindruck, dass Kontakte mit Blut und anderen Körperflüssigkeiten in der Geburtshilfe häufiger vorkommen, und deshalb eine Gefährdung der Hebammen durch blutübertragbare Viruserkrankungen gegeben ist. Bei etwa einem Prozent der Geburten ist mit einem positiven HBs-Antigen-Status der Gebärenden zu rechnen. Bei einem Drittel der Geburten ist der HBsAg-Status der werdenden Mutter vorher nicht bekannt [15]. Hebammen sollten deshalb gegen Hepatitis B geimpft werden. Durch Tragen geeigneter Schutzhandschuhe mit langem Schaft und – bei Spritzgefahr während der Entbindung – durch Tragen einer Schutzbrille sollten Kontakte zu Blut und anderen Körperflüssigkeiten vermieden werden.

Immer mehr Kliniken bieten Wassergeburten an. Deshalb stellt sich die Frage, ob Wassergeburten ein besonderes Infektionsrisiko für Hebammen darstellen. In einer italienischen Studie wurde zwischen 2001 und 2003 bei 300 Wassergeburten der Keiminhalt des Wassers nach der Geburt bestimmt [17]. Bei 86 % der Proben lag eine Belastung mit coliformen Keimen – ein Beleg für Stuhlabgang während der Geburt – vor. Vereinzelt traten auch Staphylococcus aureus, Pseudomonas aeruginosa und Hefe auf. Eine erhöhte Infektionsgefährdung für Kind und Mutter im Vergleich zur herkömmlichen Geburt wurde nicht festgestellt. Deshalb sollte auch das Infektionsrisiko für Hebammen gering sein. Neben dem Eintrag von Stuhl gelangt auch Blut in das Wasser [7]. Die mittlere Blutmenge, die in das Wasser gelangt, betrug in einer Schweizer Studie 300 ml, die sich in etwa 600 Liter Wasser mischten [7]. Aufgrund des Verdünnungseffekts dürfte das Risiko für die blutübertragbaren Viruserkrankungen HIV und HCV gering sein. Für HBV ist eine Übertragung insbesondere auf vorgeschädigter Haut trotz des Verdünnungseffekts denkbar [7]. Das Tragen von Handschuhen mit langen Stulpen sowie die Hepatitis-B-Impfung werden als Präventionsmaßnahmen empfohlen [7]. Durch die Verwendung von puderfreien Latexhandschuhen gab es in dem Zeitraum von 2005 bis 2008 keine Meldungen mehr, die sich auf latexbedingte Haut- und Atemwegserkrankungen beziehen. Nicht vermeidbar sind Feuchtarbeit und der Kontakt zu Desinfektionsmitteln, die beiden häufigsten Gründe für Hauterkrankungen. In diesen Fällen muss durch Hautschutz- und Hautpflegemaßnahmen gegengesteuert werden.

Der hohe Anteil an Meldungen zu Erkrankungen der Wirbelsäule lässt auf häufige Beschwerden des Bewegungsapparates bei Hebammen schließen. Arbeiten in Zwangshaltung und statische Haltearbeit bei der Geburt tragen vermutlich dazu bei, diese Beschwerden auszulösen. In der Literatur findet sich allerdings keine Studie zu muskuloskelettalen Erkrankungen bei Hebammen. Entsprechende Ausgleichsgymnastik scheint bei den oft nicht zu vermeidenden Belastungen des Muskelskelettsystems ratsam. Für eine Anerkennung als Berufskrankheit werden nur in Ausnahmefällen die arbeitstechnischen Voraussetzungen erfüllt.

Als weitere Belastungsschwerpunkte, die sich in den Unfall- und Berufskrankheiten-Meldungen nicht widerspiegeln, werden in der Literatur unregelmäßige Arbeitszeiten, insbesondere Nachtarbeit, und lange Arbeitszeiten beschrieben. In einer schwedischen Studie [4] wurde eine erhöhte Spontanabortrate nach der 12. Schwangerschaftswoche bei Hebammen mit Nachtschichtarbeit beobachtet (OR 3,3; 95 % CI 1,1–9,9). In der Schweiz zeigte eine Befragung eine relativ hohe Zufriedenheit der Hebammen mit ihrer Tätigkeit [9]. Als negative Attribute wurden allerdings die unregelmäßigen Arbeitszeiten und -belastungen genannt. Aus der Bundesrepublik sind entsprechende Studien nicht bekannt.

Die australische Studie von Mollart et al. [13] untersuchte die emotionalen Auswirkungen eines pränatal durchgeführten Programms zur Unterstützung von sozial benachteiligten Familien auf Hebammen. Im Rahmen dieses Programms führen Hebammen ein strukturiertes Interview für ein pränatales psychosoziales Assessment durch. Dieses beinhaltet unter anderem Informationen zu häuslicher und sexueller Gewalt, Drogen- und Medikamentenmissbrauch und weiteren Stressoren. Die Hebammen wurden mittels Gruppeninterviews zur emotionalen Belastung und deren Auswirkungen und Kompensation befragt. Es zeigte sich, dass wiederholte Expositionen gegenüber den Traumata der betreuten Frauen zu erheblichem emotionalen Stress, Frustration, dem Gefühl von Hilflosigkeit, Schlafstörungen und teilweise ungesunden Coping-Strategien der Hebammen führen können. All diese Faktoren begünstigen das Entstehen von Helfer- oder Burnout-Syndrom.

Borritz et al. [5] berichten in ihrer Baseline-Untersuchung einer in Dänemark durchgeführten prospektiven Kohortenstudie, dass Hebammen mit die höchsten Angaben bei spezifischen Fragen zu Burnout machten. Dies betraf sowohl die spezifische Arbeit mit den betreuten Frauen wie auch das arbeitsbedingte Burnout. Die Studienpopulation umfasste Berufsgruppen aus verschiedenen sozialen Sektoren.

Mehr als drei Viertel der befragten Hebammen in einer kroatischen Querschnittsuntersuchung zu arbeitsbedingten Belastungen von Knezevic et al. [10] gaben an, dass unzureichende Arbeitsressourcen den meisten Stress verursachen. Weiterhin wurden folgende Faktoren von mehr als der Hälfte der Hebammen als belastend empfunden: eine unzureichende Anzahl von Arbeitskolleginnen, das Auftreten von unerwarteten Situationen, das niedrige Einkommen sowie unheilbare Patienten. Insbesondere Hebammen, die in ihrem Berufsalltag auch Entbindungen durchführen, erleben immer wieder traumatische Geburtserlebnisse. Diese können zu sekundären posttraumatischen Belastungsstörungen führen. Der Literaturreview von Leinweber et al. [12] liefert einen Überblick über sekundären traumatischen Stress bei Hebammen. Eine posttraumatische Belastungsstörung („posttraumatic stress disorder"/PTSD) kann sich nach der Belastung mit einem „Trauma" entwickeln, das heißt, wenn ein Mensch mit Ereignissen oder mit Situationen konfrontiert wird, die sein Verarbeitungsvermögen übersteigen. Dabei hängt die Frage, ob ein Ereignis „traumatisierend" wirkt von beiden Faktoren ab, von der Art und Stärke des Ereignisses/der Situation und von der Person, die dem Ereignis/der Situation ausgesetzt ist. Sekundärer posttraumatischer Stress beschreibt das Entstehen von posttraumatischen Belastungsstörungen als das Ergebnis einer Exposition gegenüber Menschen, die ein Trauma erleben. Der traumatische Stress bei Hebammen beschränkt sich in der Regel nicht auf ein singuläres Ereignis. Creedy et al.

[8] schätzen, dass Hebammen mit durchschnittlich 200 Entbindungen im Jahr ungefähr zwölf traumatisch verlaufende Geburten miterleben. Ob und wie häufig dieses „Trauma-Erleben" bei den Hebammen zu einer posttraumatischen Belastungsstörung führt, wurde bisher nicht untersucht.

Zusammenfassend bestehen bei Hebammen die für das Gesundheitswesen typischen Gesundheitsrisiken: Blutübertragbare Virusinfektionen und Hauterkrankungen. Das Unfallgeschehen ist eher gering und gekennzeichnet durch Stolpern und Stürzen. In der Literatur finden sich wenige Studien, die sich mit den Arbeitsbedingungen und -belastungen von Hebammen beschäftigen. Insbesondere findet sich keine deutsche Studie zu psycho-sozialen Belastungen und Arbeitszufriedenheit bei Hebammen.

## Literatur


[1] Adams S, Stojkovic SG, Leveson SH: Needlestick injuries during surgical procedures: a multidisciplinary online study. Occup Med (Lond) 2010; 60: 139–144

[2] Arribas Llorente JL, Hernandez Navarrete MJ, Campins MM, Martin Sanchez JI, Solano B: V. Risk injuries at operating and delivery rooms. EPINETAC Project 1996–2000. Med Clin (Barc) 2004; 122: 773–778

[3] Australian Nursing and Midwifery Council. Code of Ethics for Midwives, 2008

[4] Axelsson G, Ahlborg G, Jr., Bodin L: Shift work, nitrous oxide exposure, and spontaneous abortion among Swedish midwives. Occup Environ Med 1996; 53: 374–378

[5] Borritz M, Rugulies R, Bjorner JB, Villadsen E, Mikkelsen OA, Kristensen TS: Burnout among employees in human service work: design and baseline findings of the PUMA study. Scand J Public Health 2006; 34: 49–58

[6] Carolan M, Hodnett E: ‚With woman' philosophy: examining the evidence, answering the questions. Nurs Inq 2007; 14: 140–152

[7] Colombo C, Pei P, Jost J: Water births and the exposure to HIV. Pflege 2000; 13: 152–159

[8] Creedy DK, Shochet IM, Horsfall J: Childbirth and the development of acute trauma symptoms: incidence and contributing factors. Birth 2000; 27: 104–111

[9] Drack G, Guntert BJ, Patzen M, Frigg-Butzberger A: Midwives in Switzerland: a study of the work and recruitment status. Gynakol Geburtshilfliche Rundsch 1994; 34: 91–97

[10] Knezevic B, Milosevic M, Golubic R, Belosevic L, Russo A, Mustajbegovic J: Work-related stress and work ability among Croatian university hospital midwives. Midwifery 2009; S0266-6138(09)00052-7 [pii];10.1016/j.midw.2009.04.002 [doi]

[11] Kurumatani N, Matsukura K, Boku C, Kitauchi S, Sakaguchi R, Kamiya K, Kataoka M, Motoyama M, Miyata H, Yoshioka N: Exposure to blood during midwifery operations – a questionnaire study. Nippon Koshu Eisei Zasshi 1995; 42: 542–552

[12] Leinweber J, Rowe HJ: The costs of ‚being with the woman': secondary traumatic stress in midwifery. Midwifery 2010; 26: 76–87

[13] Mollart L, Newing C, Foureur M: Midwives' emotional wellbeing: impact of conducting a structured antenatal psychosocial assessment (SAPSA). Women Birth 2009; 22: 82–88

[14] Nienhaus A: Unfälle und Berufskrankheiten bei Hebammen. In: Nienhaus A (Hrsg.): Gefährdungsprofile – Unfälle und arbeitsbedingte Erkrankungen in Gesundheitsdienst und Wohlfahrtspflege. ecomed Medizin, 2005: 51–62

[15] Parasher K, Bartsch M, Gstettenbauer M, Entezami M, Versmold H, Stück B:

Generelles Hepatitis-B-Screening in der Schwangerschaft : Noch immer ein ungelöstes Problem in der Geburtshilfe. Dtsch Arztebl 2001; 98: A 329–331
[16] Pedersen EB: Potentially hazardous exposure to blood among hospital personnel. A retrospective study of systematically registered exposure during the period 1990–1994. Ugeskr Laeger 1996; 158: 1807–1811
[17] Thöni A, Zech N, Mussner K, Ploner F, Moroder L: Water Contamination and Infection Rates in Water Births. Hyg Med 2005; 30: 57–61

# 6 Evaluation der Einführung sicherer Produkte in Hamburger Krankenhäusern

Silke Gerdes, Frank Haamann, Andreas Dittmann, Ulrike Swida, Albert Nienhaus

**Zusammenfassung**

Ziel dieser Untersuchung war es, die Nachhaltigkeit des zwischen 2006 und 2007 durchgeführten Projektes der ArbeitsschutzPartnerschaft „Nadelstichverletzungen: Etablierung sicherer Systeme im Gesundheitswesen" zu evaluieren.

Mithilfe eines selbstauszufüllenden, halb-standardisierten Fragebogens wurden Daten zur Einführung von und zum Umgang mit sicheren Instrumenten sowie dem Auftreten von Verletzungen erhoben. Der Bogen wurde 2008 an alle 39 Hamburger Krankenhäuser geschickt, 33 Bögen wurden ausgefüllt zurückgeschickt (Responserate 85 %).

Alle teilnehmenden Häuser haben inzwischen ganz oder teilweise auf sichere Instrumente umgestellt. Bei der Mehrzahl der Einrichtungen wurden die Mitarbeiter in Form von Pilotprojekten oder Testungen in den Auswahlprozess der sicheren Produkte eingebunden. Trotz des Einsatzes von sicheren Produkten kam es zu Verletzungen, wenngleich sich insgesamt die Anzahl von Nadelstichverletzungen verringerte. Die Datenbasis war zu schwach, um generell zwischen Unfällen mit sicheren und herkömmlichen Instrumenten unterscheiden zu können. Einige der sicheren Produkte wurden bereits ausgetauscht, da sie sich als ungeeignet erwiesen.

Diskussion: Die Umstellung auf sichere Produkte ist ein Prozess, der die Beteiligung der Akteure und der Beschäftigten erfordert. Auf manchen Gebieten (insbesondere der Pädiatrie) wird die Umstellung aufgrund noch nicht ausgereifter oder verfügbarer Instrumente erschwert. Die bessere Surveillance von Nadelstichverletzungen ist notwendig, um mögliche Schwachstellen sicherer Instrumente frühzeitig zu erkennen, ihre Entwicklung voranzutreiben und die Effektivität der Umstellung auf sichere Instrumente belegen zu können.

## Einleitung/Hintergrund

Verletzungen durch benutzte, stechende und schneidende Instrumente gehören aufgrund der damit verbundenen Infektionsrisiken zu den grundlegenden Gefährdungen für Beschäftigte im Gesundheitswesen. Als Nadelstichverletzung (NSV) bezeichnet man hierbei jede Form von Stich-, Schnitt- oder Kratzverletzung mit scharfen oder spitzen Gegenständen wie beispielsweise Skalpellen oder Kanülen, die durch Patientenblut oder andere Körperflüssigkeiten verunreinigt waren. Zwar ist das Ausmaß der Gewebeschäden, den sich in Gesundheitsberufen Beschäftigte durch Verletzungen bei der Benutzung scharfer und spitzer medizinischer Geräte – besonders beim Gebrauch von Nadeln und intravenöser (IV) Ausrüstung – zuziehen können, eher gering; ein ernsthaftes Problem – und das ist der Impuls für Nadelstichverletzungs-Präventionsprogramme – stellt aber das Infektionsrisiko durch blutübertragbare Krankheitserreger dar. Die gefährlichsten durch Nadelstichverletzungen übertragbaren Erreger sind Hepatitis B-Viren (HBV), Hepatitis C-Viren (HCV) und das menschliche Immundefizienzvirus HIV. Dabei ist es nicht relevant, ob die Wunde geblutet hat oder nicht.

Das Risiko einer Infektion resultiert bei infektiösen Quellpatienten aus der Virulenz des Erregers. Zu einer Übertragung infolge einer Nadelstichverletzung kommt es dabei nach Sarrazin et al. [9]:

- bei HBV in 300 von 1.000 Fällen (30 % Übertragungswahrscheinlichkeit)
- bei HCV in 30 von 1.000 Fällen (3 % Übertragungswahrscheinlichkeit)
- bei HIV in 3 von 1.000 Fällen (0,3 % Übertragungswahrscheinlichkeit)

Aufgrund einer hohen Dunkelziffer, die für Deutschland auf bis zu 90 % geschätzt wird, und der Zuständigkeit verschiedener Versicherungsträger gibt es keine verlässlichen Zahlen zur Epidemiologie von Nadelstichverletzungen. Nach einer Studie von Wicker et al. [13] lag die Rate des Underreporting bei circa 75 %. In den Vereinigten Staaten sind schätzungsweise 384.000 Nadelstichverletzungen jährlich bei Krankenhausbeschäftigten und mehr als 800.000 bei allen Beschäftigten in Gesundheitsberufen (Krankenhaus und sonstige Einrichtungen) zu verzeichnen [1, 4, 8]. Basierend auf den Daten mehrerer Institutionen kalkulierten Trim und Elliot [11] die Rate der Nadelstichverletzungen in den Vereinigten Staaten mit 1–6 % pro Jahr (von 113/10.000 bis 623/10.000 Mitarbeitern im Gesundheitswesen), mit einem Mittelwert von vier Prozent. Ähnlich schätzte Hofmann et al. [2], basierend auf einer Umfrage in zwei Krankenhäusern, den nationalen Durchschnitt von Nadelstichverletzungen in Deutschland auf 500.000 pro Jahr. Weltweit wird die Zahl der Stiche mit infiziertem Material auf über 3,5 Millionen pro Jahr geschätzt [3]. Diese haben etwa 66.000 Infektionen mit HBV, 16.000 mit HCV und 1.000 mit HIV zur Folge [7]. Studien aus den USA gehen davon aus, dass jährlich pro einer Million Mitarbeiter des Gesundheitswesens circa 9–42 Beschäftigte an berufsbedingten Infektionen sterben [10]. Würde man diese Zahlen auf das deutsche Gesundheitswesen übertragen, käme es nach Wicker et al. [14] bei den dort 4,3 Millionen Beschäftigten zu schätzungsweise 39–180 arbeitsbedingten tödlichen Infektionen.

Als Folge der Entdeckung des HI-Virus wurden in den USA sichere Instrumente entwickelt [6], die ein ungewolltes Stechen oder Schneiden nach dem eigentlichen Gebrauch verhindern und damit vor Verletzungen schützen sollen. Man unterscheidet generell zwei Gruppen von sicheren Instrumenten abhängig davon, ob der Sicherheitsmechanismus automatisch während des Gebrauchs aktiviert wird oder vom Benutzer bewusst aktiviert werden muss. Auf dem Markt sind Schildmechanismen, Entschärfungsmechanismen und retraktive Systeme, bei denen die Nadel nach Gebrauch in das Innere des Gehäuses gezogen wird.

Seit 2000 ist die Verwendung sicherer Produkte durch den National Needlestick Safety and Prevention Act in den USA vorgeschrieben. In Deutschland wurde die Technische Regel für Biologische Arbeitsstoffe TRBA 250 „Biologische Arbeitsstoffe im Gesundheitswesen und in der Wohlfahrtspflege" mehrfach überarbeitet, die letzte Version trat Anfang 2008 in Kraft. Seitdem sind die Unternehmen nicht nur aufgefordert, sondern verpflichtet, soweit technisch möglich, herkömmliche Instrumente durch Systeme mit Sicherheitsmechanismen zur Verhinderung von Verletzungen zu ersetzen. Einen vollständigen Schutz bieten jedoch auch sichere Instrumente nicht. Nach Wittmann [15] ereignen sich bis zu 5 % der Nadelstichverletzungen durch Produkte mit Sicherheitsmechanismen.

Die Umstellung auf sichere Instrumente ist eine organisatorische Herausforderung für Krankenhäuser. Die richtigen Produkte müssen aus einer mittlerweile großen Auswahl an Systemen ausgewählt und die Akzeptanz der Beschäftigten für die korrekte Benutzung der sicheren Instrumente muss entwickelt werden. Um die Krankenhäuser dabei zu unterstützen, wurde zwischen 2006 und 2007 ein Projekt der ArbeitsschutzPartnerschaft „Nadelstichverletzungen: Etablierung sicherer Systeme im Gesundheitswesen" durchgeführt. Bei der ArbeitsschutzPartnerschaft handelt es sich um ein Hamburger Bündnis, das eine gesunde und sichere Arbeitswelt fördert. Zu den Partnern gehören Wirtschaftsverbände, Handwerks- und Handelskammern, Gewerkschaften, Berufsgenossenschaften und das Amt für Arbeitsschutz. Projektziel war es, sichere Instrumente an Hamburger Krankenhäusern durch Information, Beratung und Initiierung von Pilotprojekten zu etablieren. An zwölf Hamburger Krankenhäusern wurden derartige Pilotprojekte durchgeführt, die jeweils in Umsetzungskonzepten für die gesamte Einrichtung mündeten. Die dabei gemachten Ergebnisse und Erfahrungen wurden allen Hamburger Krankenhäusern auf einer Tagung vorgestellt. Ein Jahr nach Projektende wurde an allen Krankenhäusern Hamburgs eine Befragung zu den Erfahrungen bei der Umstellung auf sichere Instrumente durchgeführt. Über diese Befragungsergebnisse wird hier berichtet.

## Methoden

Hamburg hat insgesamt 39 Krankenhäuser, das staatliche Universitätskrankenhaus Eppendorf (UKE) und 38 privat betriebene. An alle 39 Krankenhäuser wurden 2008 Fragebögen mit jeweils dreizehn Items gesendet. Der Inhalt des halb-standardisierten, selbstauszufüllenden Fragebogens bestand aus den folgenden sieben Bereichen:

- Einsatz sicherer Produkte
- Auswahl sicherer Produkte
- Arbeitsmöglichkeiten für Schwangere
- Schulung
- Art der sicheren Produkte
- Verletzungen
- Austausch sicherer Produkte

Die erhobenen Daten wurden in eine Excel-Datenbank eingegeben und deskriptiv ausgewertet.

## Ergebnisse

Von den 39 befragten Krankenhäusern beantworteten 33 Einrichtungen den Fragebogen. Der Rücklauf betrug damit 85 %. Sämtliche Einrichtungen (n = 33), die den Fragebogen beantworteten, verwenden inzwischen sichere Produkte. Gut drei Viertel der Einrichtungen (n = 25) haben eine flächendeckende Umstellung mit den ausgewählten sicheren Produkten durchgeführt. Dabei wurde es als flächendeckende Umstellung gewertet, wenn alle Bereiche bis auf Kinderstationen umgestellt wurden, da für die Stationen mit Frühgeburten, Säuglingen und Kleinkindern noch keine adäquaten sicheren Instrumente zur Verfügung stehen. 24 % der Einrichtungen (n = 8) haben eine selektive Umstellung angegeben. Die Selektion kann sich sowohl auf einige der ausgewählten Produkte als auch auf die verschiedenen Funktionsbereiche beziehen.

Fast die Hälfte der Einrichtungen (n = 15) gab an, dass es in ihrem Haus keine Bereiche gibt, in denen nicht auf sichere Produkte umgestellt wurde. Bei gut 20 % (n = 7) wurde selektiv für einige Systeme nicht umgestellt. Auf Kinderstationen wurde bei fünf Einrichtungen (15 %) nicht umgestellt. Diese wurden (wenn es sich ausschließlich um Kinderstationen handelte) trotzdem als flächendeckend gewertet. Weitere vier Einrichtungen (12 %) haben im OP nicht umgestellt, während jeweils ein Haus nicht auf der Onkologiestation respektive auf der Zahnstation umgestellt hat. Diese beiden Stationen wurden unter der Rubrik „Sonstige Stationen" zusammengefasst *(Tab. 1).*

**Tabelle 1:** Umstellung auf sichere Instrumente

| Keine Umstellung auf sichere Produkte | | | | | |
|---|---|---|---|---|---|
| | **nicht zutreffend** | **Kinderstation** | **OP** | **sonstige Stationen** | **für einige Systeme keine Umstellung** |
| Anzahl Einrichtungen | 15 | 5 | 4 | 2 | 7 |
| Prozent | 45 % | 15 % | 12 % | 6 % | 21 % |
| **Aus welchen Gründen erfolgte keine Umstellung?** | | | | | |
| | **nicht zutreffend** | **ungeeignete Instrumente** | **große Restbestände** | | **keine Angabe** |
| Anzahl Einrichtungen | 17 | 7 | 1 | | 8 |
| Prozent | 52 % | 21 % | 3 % | | 24 % |

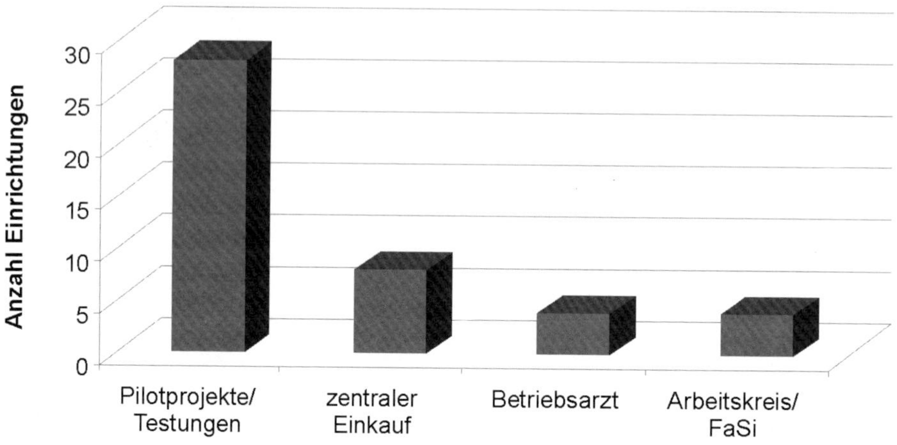


**Abbildung 1:** Beteiligte an der Produktauswahl

Für mehr als die Hälfte der Einrichtungen (n = 17) war die Frage, aus welchen Gründen eine Umstellung nicht erfolgte nicht zutreffend, da nun in allen Bereichen sichere Instrumente eingesetzt werden. Knapp ein Viertel der Einrichtungen (n = 8) machte diesbezüglich keine Angaben. Ungeeignete Instrumente waren in sieben Fällen (21 %) die Gründe, warum keine Umstellung erfolgte. Bei einem Haus (3 %) sind noch große Restmengen an herkömmlichen Instrumenten vorhanden, sodass noch keine Umstellung erfolgte.

Bei der Frage zur Produktauswahl gab es Mehrfachantworten. So wurden in 28 Einrichtungen Pilotprojekte und Testungen zur Produktauswahl eingesetzt. Der Bereich zentraler Einkauf wurde in acht, der Betriebsarzt in vier und ein Arbeitskreis ebenfalls in jeweils vier Häusern eingebunden. Bei einer Einrichtung erfolgt die Belieferung durch ein großes Krankenhaus, welches auch die Produktauswahl entschieden hat *(Abb. 1).*

Auf die Frage, ob aufgrund der sicheren Instrumente Voraussetzungen geschaffen wurden, dass Schwangere dort weiterarbeiten können, antwortete mehr als die Hälfte der Einrichtungen (n = 17) mit „nein" und zwei weitere Häuser (6 %) machten diesbezüglich keine Angaben. Nicht festgelegt haben sich vier Einrichtungen, bei denen es sich beim Arbeitseinsatz von Schwangeren grundsätzlich um Einzelfallbewertungen handelt. Bei knapp einem Drittel der Häuser (n = 10 Einrichtungen) wurden Arbeitsbereiche festgelegt, in denen sichere Produkte verwendet werden, damit Schwangere weiterarbeiten können *(Tab. 2).*

Auf die Frage, wie neue Mitarbeiter/innen im Gebrauch sicherer Produkte geschult werden, gab es Mehrfachantworten. In der Regel werden neue Mitarbeiter/innen entweder durch Vorgesetzte (n = 11 Einrichtungen), Mentoren bzw. erfahrene Kollegen (n = 6 Einrichtungen) oder Kollegen (n = 8 Einrichtungen) eingewiesen. Knapp ein Fünftel (n = 7) der Einrichtungen machte keine detaillierten Angaben zur Schulungsform. Lediglich eine Einrichtung gab an, dass es keine Schulungen gibt. Keine Angaben

**Tabelle 2**: Festlegung von Arbeitsbereichen für Schwangere und Schulung neuer Mitarbeiter/Innen in der Anwendung sicherer Produkte

| **Arbeitsbereiche für Schwangere** | | | | |
|---|---|---|---|---|
| | **ja** | **nein** | **nicht festgelegt/individuelle GB** | **keine Angabe** |
| Anzahl Einrichtungen | 10 | 17 | 4 | 2 |
| Prozent | 30 % | 52 % | 12 % | 6 % |

| **Wie werden neue Mitarbeiter/Innen geschult?**[1] | | | | | | |
|---|---|---|---|---|---|---|
| | **Vorgesetzte** | **Mentoren (erfahrene Kollegen)** | **Kollegen** | **Einweisung (o.n.A.)** | **keine Schulung** | **keine Angabe** |
| Anzahl Einrichtungen | 11 | 6 | 8 | 7 | 1 | 4 |
| Prozent | 33 % | 18 % | 24 % | 21 % | 3 % | 12 % |

[1] Mehrfachnennungen möglich

machten vier Einrichtungen (11 %). Eine regelmäßige Schulung der Mitarbeiter/innen findet bei zwölf Einrichtungen (36 %) statt. Ein Teil der Häuser (n = 11 Einrichtungen) gab hier die Ersteinweisung durch die Hersteller an. Diese wurden nicht als regelmäßige Schulung gewertet. Damit führen insgesamt 21 Häuser (64 %) keine regelmäßigen Schulungen durch.

Fast alle Gruppen von sicheren Produkten werden von den befragten Häusern durchgängig genutzt. Sämtliche Einrichtungen (n = 33) verwenden sichere Venenverweilkanülen. Über 80 % der Einrichtungen setzen sichere Lanzetten (n = 29 Einrichtungen), Butterflies (n = 28 Einrichtungen) und Kanülen (n = 27) ein. Lediglich sichere Skalpelle werden nur von zwei Einrichtungen (6 %) benutzt *(Abb. 2)*.

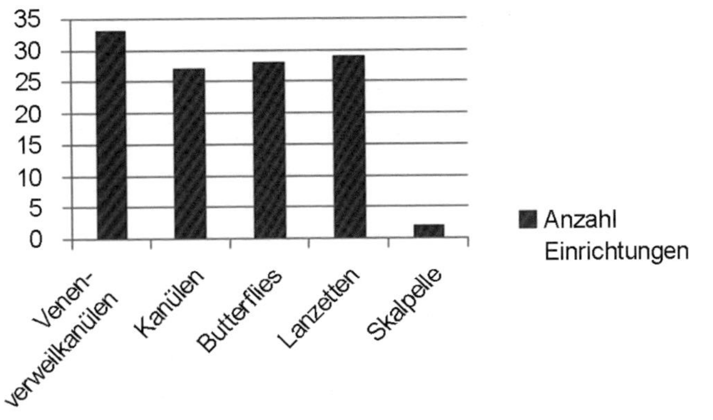


**Abbildung 2:** Anzahl der Einrichtungen, die unterschiedliche sichere Produkte verwenden

Zum Aufziehen von Medikamenten verwendet mit 17 Häusern (52 %) mehr als die Hälfte der Einrichtungen herkömmliche Instrumente. Sichere Instrumente werden von elf Einrichtungen (33 %) eingesetzt. Sowohl sichere wie auch herkömmliche Instrumente finden in zwei Häusern (6 %) Anwendung. Keine Angabe zum Aufziehen von Medikamenten machten drei Einrichtungen (9 %) *(Tab. 3)*.

Alle Einrichtungen (n = 33) verwenden sichere Abwurfbehälter. Sichere Abwurfbehälter für Insulinpens werden in 22 Einrichtungen (67 %) verwendet. In einem Haus werden keine Insulinpens eingesetzt, während in einer weiteren Einrichtung die Ver- und Entsorgung der Kanülen von Insulinpens durch die Patienten selbst geleistet werden muss. Keine Angaben zu den Abwurfsystemen für Insulinpens machten neun Einrichtungen (27 %).

Knapp die Hälfte der Einrichtungen (n = 16) registrieren einen Rückgang von Stichverletzungen. Zehn weitere Häuser (30 %) gaben an, dass z. B. aufgrund fehlender Daten oder fehlender Auswertung hierzu noch keine Angaben gemacht werden können. Keinen merklichen Rückgang von Stichverletzungen meldeten sieben Einrichtungen, die damit 21 % ausmachen *(Tab. 4)*.

**Tabelle 3**: Gebrauch von Abwurfsysteme

| **Welche Kanülen werden zum Aufziehen von Medikamenten eingesetzt?** | | | | |
|---|---|---|---|---|
| | **herkömmliche Instrumente** | **sichere Instrumente** | **beide Arten** | **keine Angabe** |
| Anzahl Einrichtungen | 17 | 11 | 2 | 3 |
| Prozent | 52 % | 33 % | 6 % | 9 % |
| **Welche Abwurfbehälter werden für Insulinpens verwendet?** | | | | |
| | **sichere Abwurfbehälter** | | **kein Einsatz** | **keine Angabe** |
| Anzahl Einrichtungen | 22 | | 2 | 9 |
| Prozent | 67 % | | 6 % | 27 % |

**Tabelle 4**: Anzahl der Nadelstichverletzungen

| **Konnte ein Rückgang an Nadelstichverletzungen festgestellt werden?** | | | | |
|---|---|---|---|---|
| | **ja** | **nein** | **keine Angabe möglich** | |
| Anzahl Einrichtungen | 16 | 7 | 10 | |
| Prozent | 48 % | 21 % | 30 % | |
| **Gab es Stichverletzungen mit sicheren Produkten?** | | | | |
| | **ja** | **nein** | **nicht bekannt** | **keine Angabe** |
| Anzahl Einrichtungen | 14 | 11 | 5 | 3 |
| Prozent | 42 % | 33 % | 15 % | 9 % |

Auf die Frage, ob es bereits Stichverletzungen mit sicheren Produkten gab, antworten 33 % (n = 11 Einrichtungen) mit „nein", während 9 % (n = 3 Einrichtungen) keine Angaben machten. 15 % der Einrichtungen (n = 5) gaben an, keine Aussage treffen zu können. In zwei Einrichtungen war bei den dokumentierten Unfallhergängen keine Differenzierung in sichere und herkömmliche Instrumente vorhanden. Die anderen drei Häuser machten keine näheren Angaben, warum keine Aussage zu den Stichverletzungen möglich ist. Trotz sicherer Instrumente traten in 14 Einrichtungen (43 %) Verletzungen auf. Von diesen 14 Häusern gaben sechs Einrichtungen an, dass der Unfallhergang auf falsche Handhabung des Instrumentes zurückzuführen war. Ein schadhaftes Sicherheitssystem war die Begründung von drei Einrichtungen. Durch mangelnde Compliance bzw. Bewegung des Patienten kam es in zwei Häusern zu Stichverletzungen. Drei Einrichtungen gaben keinen Hergang zur Unfallursache an *(Tab. 4)*.

Mehr als drei Viertel der Einrichtungen (n = 25) gaben an, dass bislang noch keine sicheren Instrumente ausgetauscht wurden. Eine Einrichtung machte hierzu keine Angaben und sieben Häuser (21 %) haben bereits sichere Instrumente ausgetauscht. Die Gründe waren in drei Fällen die ungünstige Handhabbarkeit der Instrumente. Außerdem wurden in einem Fall Kostengründe angegeben und in einem weiteren Fall wurde eine häufige Koagelbildung auf der pädiatrischen Station mit Venenverweilkanülen beobachtet, die zu einem Austausch der sicheren Instrumente führten. In zwei Fällen wurden keine Details zu den Austauschgründen dokumentiert.

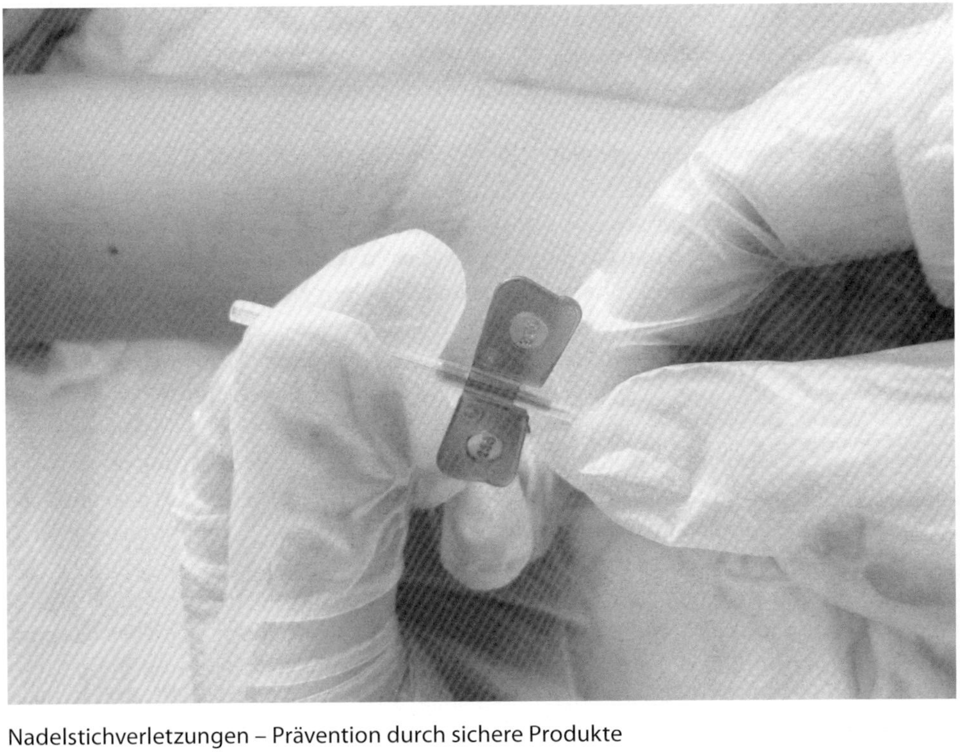

Nadelstichverletzungen – Prävention durch sichere Produkte

## Diskussion

Systematische Auswertungen zur Umstellung auf sichere Produkte zur Vermeidung von Nadelstichverletzungen liegen unseres Wissens bisher für Deutschland nicht vor. Trotz der kleinen Stichprobe von 33 Häusern ergeben sich daher aus der hier vorgestellten Befragung wichtige Informationen. Insgesamt war die Rücklaufquote der befragten Krankenhäuser mit 85 % gut. Alle Einrichtungen, die antworteten, haben inzwischen sichere Instrumente implementiert. Dabei werden fast alle Gruppen von sicheren Produkten durchgängig eingesetzt. Lediglich die Skalpelle finden nur in zwei Betrieben Einsatz. Nach den Ergebnissen der von Wicker et al. [13] durchgeführten Studie kann damit zukünftig ein erheblicher Anteil von Nadelstichverletzungen vermieden werden. Laut der Untersuchung wurden viele Verletzungen durch unsichere Handlungsabläufe, schwierige Arbeitsbedingungen und unsichere Arbeitsgeräte verursacht. Die Autoren schätzten, dass etwa 50,3 % (n = 492/978) der eingetretenen Nadelstichverletzungen durch die Verwendung von so genannten sicheren Instrumenten hätten vermieden werden können, wohingegen lediglich 15,2 % der Nadelstichverletzungen durch organisatorische Maßnahmen vermeidbar gewesen wären. In der aktuellen Befragung registrierte knapp die Hälfte der Einrichtungen einen Rückgang von Nadelstichverletzungen. Mit der hier durchgeführten Evaluation konnten jedoch zum Teil aufgrund fehlender Daten oder Auswertungen in den Krankenhäusern keine Zahlen bezüglich der Anzahl der aufgetretenen Verletzungen bestimmt werden. Um dies zukünftig zu verbessern, sollte der Pflege eines kontinuierlichen und systematischen Meldewesens besondere Aufmerksamkeit geschenkt werden.

Innerhalb der verschiedenen Fachdisziplinen gibt es erhebliche Unterschiede in der Prävalenz von Nadelstichverletzungen. In der Studie von Wicker et al. [12] zeigte sich die höchste Rate in der Chirurgie mit 46,9 %, während die niedrigste Rate in der Pädiatrie zu finden war (18,7 %). Ärzte haben dabei das höchste Verletzungsrisiko unter den medizinischen Berufsgruppen. Eine Studie von Makary et al. [5] unter amerikanischen Chirurgen ergab, dass sich nahezu jeder der Befragten während seiner Ausbildungszeit mindestens einmal gestochen hatte. Dabei war in jedem zweiten Fall ein Hochrisikopatient als Quellpatient involviert.

Die berufliche Exposition gegenüber Blut bleibt ein häufiges Problem der Mitarbeiter im Gesundheitswesen. Bislang wird von einer hohen Dunkelziffer an Schnitt- und Stichverletzungen ausgegangen. Durch spezifisches Aufgreifen der Thematik in Unterweisungen und Schulungen sollten die Beschäftigten besser informiert und hinsichtlich der Gefährdungen durch Stich- und Schnittverletzungen sensibilisiert werden. Die Wahrnehmung der nach Stichverletzungen ggf. notwendigen Maßnahmen wie Postexpositionsprophylaxe sollte optimiert werden.

Neue Mitarbeiter/innen werden fast durchweg in den Einsatz und die Handhabung von sicheren Instrumenten eingewiesen. Es stellte sich jedoch heraus, dass lediglich in zwölf Einrichtungen regelmäßige Schulungen der Mitarbeiter/innen durchgeführt werden. Ein sicherer Umgang mit den neuen Instrumenten ist ein wichtiger Bestandteil bei der Reduktion von Nadelstichverletzungen. Das gilt sowohl in der Handhabung der Instrumente selbst wie auch in der Entsorgung. Auch wenn nur wenige Berichte vorlagen, kam es in einzelnen Fällen trotz des Einsatzes sicherer Instrumente zu Nadelstichverletzungen. Hier sollte zukünftig ein weiterer Schwerpunkt der Verletzungsprävention liegen.

Der Einsatz sicherer Instrumente kann zu einer Erweiterung der Beschäftigungsmöglichkeiten werdender Mütter führen. Es stellte sich nach der Befragung heraus, dass bei knapp einem Drittel der Krankenhäuser durch die Einführung der sicheren Instrumente solche Arbeitsbedingungen geschaffen wurden, dass Schwangere dort weiterarbeiten können. Diese Entscheidung muss auf der Grundlage der Gefährdungsbeurteilung getroffen werden. Beispielsweise sollten Tätigkeiten wie Blutabnahmen auch bei Einsatz sicherer Instrumente prinzipiell nicht stattfinden, wenn Verdacht auf eine gefährdende Infektionskrankheit beim Patienten besteht.

Nicht in allen Bereichen ist der Ersatz herkömmlicher Instrumente durch sichere Systeme umsetzbar, weil es hierfür keine geeigneten sicheren Produkte auf dem Markt gibt. Dies ist beispielsweise bei der Behandlung von Frühgeburten der Fall, da hier selbst herkömmliche Instrumente erst nach Manipulation verwendbar sind. In diesen Fällen sind in der Gefährdungsbeurteilung die Rahmenbedingungen zu optimieren, um das Verletzungsrisiko zu minimieren.

Es hat sich gezeigt, dass eine frühzeitige Einbindung der Einkaufsabteilungen aus verschiedenen Gründen sinnvoll ist. Sichere Instrumente müssen auf der Grundlage ihrer Eignung und Akzeptanz beschafft werden und nicht unbedingt nach rein finanziellen Gesichtspunkten bzw. ausschließlich von den ansonsten bevorzugten Herstellern. Es zeigte sich allerdings auch, dass einige sichere Instrumente in den Krankenhäusern bereits wieder umgetauscht wurden, da sie entweder ungeeignet waren oder zu Komplikationen führten. Deswegen ist die Einbindung der Beschäftigten in die Auswahl sicherer Instrumente auf der Grundlage von Produkttests sehr wichtig. Dieses macht deutlich, dass die Umstellung auf sichere Produkte in einem Krankenhaus als Prozess betrachtet werden muss.

Mit der letzten seit Anfang 2008 wirksamen Änderung der TRBA 250 ist der Einsatz herkömmlicher Instrumente in der Praxis nur noch sehr eingeschränkt möglich. Damit ist auch für die übrigen Betriebe der Einsatz sicherer Produkte weitestgehend verpflichtend. Die Gefährdungsbeurteilung spielt dabei eine wichtige Rolle: Ergibt sie die Erfordernis für die Umstellung, hat der Arbeitgeber die Umstellung auf sichere Produkte zu veranlassen.

## Schlussfolgerung

Die Umstellung auf sichere Produkte ist ein Prozess, der die Beteiligung der Akteure und der Beschäftigten erfordert. Auf wenigen Gebieten (insbesondere der Pädiatrie) wird die Umstellung aufgrund noch nicht ausgereifter oder verfügbarer Instrumente erschwert. Die weitere Entwicklung sollte durch eine Präzisierung der Surveillance verbessert werden. Bei den Krankenhäusern, die an dem Projekt der Arbeitsschutz-

Partnerschaft teilgenommen haben, konnte eine hohe Bereitschaft zur Umstellung von herkömmlichen auf sichere Produkte festgestellt werden.

## Literatur


[1] Cooley C, Gabriel J: Reducing the risks of sharps injuries in health professionals. Nurs Times 2004; 100: 28–29

[2] Hofmann F, Kralj N, Beie M: Needle stick injuries in health care – frequency, causes und preventive strategies. Gesundheitswesen 2002; 64: 259–266

[3] Hofmann F, Wittmann A, Kralj N, Neukirch B: Kosten und Nutzen der Einführung „Sicherer scharfer medizinischer Instrumente". Arbeitsmed Sozialmed Umweltmed 2005; 40: 155–156

[4] Lee JM, Botteman MF, Xanthakos N, Nicklasson L: Needlestick injuries in the United States. Epidemiologic, economic, and quality of life issues. AAOHN J 2005; 53: 117–133

[5] Makary MA, Al-Attar A, Holzmueller CG, Sexton JB, Syin D, Gilson MM, Sulkowski MS, Pronovost PJ: Needlestick injuries among surgeons in training. N Engl J Med 2007; 356: 2693–2699

[6] May D, Brewer S: Sharps injury: prevention and management. Nurs Stand 2001; 15: 45–52

[7] Prüss-Üstün A, Rapiti E, Hutin Y: Estimation of the global burden of disease attributable to contaminated sharps injuries among health-care workers. Am J Ind Med 2005; 48: 482–490

[8] Rogers B, Goodno L: Evaluation of interventions to prevent needlestick injuries in health care occupations. Am J Prev Med 2000; 18: 90–98

[9] Sarrazin U, Brodt HR, Sarrazin C, Zeuzem S: Prophylaxe gegenüber HBV, HCV und HIV nach beruflicher Exposition. Dtsch Arztebl 2005; 102: A2234–2239

[10] Sepkowitz KA, Eisenberg L: Occupational deaths among healthcare workers. Emerg Infect Dis 2005; 11: 1003–1008

[11] Trim JC, Elliott TS: A review of sharps injuries and preventative strategies. J Hosp Infect 2003; 53: 237–242

[12] Wicker S, Jung J, Allwinn R, Gottschalk R, Rabenau HF: Prevalence and prevention of needlestick injuries among health care workers in a German university hospital. Int Arch Occup Environ Health 2008; 81: 347–354

[13] Wicker S, Ludwig AM, Gottschalk R, Rabenau HF: Needlestick injuries among health care workers: occupational hazard or avoidable hazard? Wien Klin Wochenschr 2008; 120: 486–492

[14] Wicker S, Rabenau HF, Groneberg DA, Gottschalk R: Arbeitsbedingte Infektionen bei Mitarbeitern des Gesundheitswesens: Blutübertragbare Erkrankungen. Zbl Arbeitsmed 2009; 59: 138–150

[15] Wittmann A: Technischer Schutz vor Nadelstichverletzungen – Zur Änderung der TRBA 250. In: Hofmann F, Reschauer G, Stößel U (Hrsg.): Arbeitsmedizin im Gesundheitsdienst. edition FFAF 2006: 165–161

# 7 Implementationsstudie zum Hautschutz bei Beschäftigten in der Altenpflege

Madeleine Dulon, Björn Kähler, Christoph Skudlik, Albert Nienhaus

**Zusammenfassung**

Handekzeme sind die am häufigsten gemeldeten Berufskrankheiten bei der BGW. In absoluten Zahlen werden meistens Handekzeme von Beschäftigten in der Altenpflege gemeldet. In einer kontrollierten Interventionsstudie wurde deshalb überprüft, ob durch Beratung der Stations- bzw. Pflegedienstleitungen und durch ein innerbetriebliches Hautschutzseminar für die Beschäftigten die Prävalenz von Handekzemen bei Altenpflegern verringert werden kann. Die Studienpopulation bestand aus 146 Altenpflegekräften in der Interventionsgruppe und 242 in der Kontrollgruppe. Die Untersuchungen der Teilnehmer wurden von Betriebsärzten durchgeführt. Zu Beginn der Studie hatten 26 % der Altenpflegekräfte in der Interventionsgruppe und 19 % in der Kontrollgruppe Zeichen eines zumeist leichten Handekzems. In der Interventionsgruppe verbesserten sich die Hautbefunde bei 21 % der Probanden, bei 7 % verschlechterten sie sich. In der Kontrollgruppe waren Verbesserungen ähnlich häufig wie Verschlechterungen (13 % versus 12 %). Die Unterschiede zwischen den Studiengruppen waren statistisch signifikant. Die Verwendung von Hautpflegemitteln stieg in der Interventionsgruppe stärker als in der Kontrollgruppe. Zusammenfassend scheinen die Beratung der Führungskräfte und die innerbetriebliche Schulung der Altenpflegekräfte eine effektive Maßnahme zur Reduktion von Handekzemen zu sein.

## Einleitung

Hautschutz in Form von Hautschutzmitteln und Schutzhandschuhen zählt zu den Säulen der primären und sekundären Prävention von beruflich bedingten Hauterkrankungen. Dennoch nehmen Berufskrankheiten im Bereich der Haut (BK 5101) nach wie vor einen Spitzenplatz ein. So wurden im Jahr 2008 bei den gewerblichen Berufsgenossenschaften 18.670 Verdachtsanzeigen auf eine BK 5101 registriert [3]. Unter Berufsdermatologen wird davon ausgegangen, dass es sich bei den gemeldeten Hauterkrankungen vermutlich um die schweren Fälle handelt, die eine Krankschreibung erforderlich machen, und dass die Dunkelziffer insbesondere von frühen Formen von Handekzemen höher ist [4]. In den letzten Jahren wurden zahlreiche Programme initiiert, um Beschäftigte mit hautbelastenden Tätigkeiten über die Anwendung von Hautschutzmaßnahmen zu informieren. Branchenübergreifend wurde 2007/2008 von den gewerblichen Berufsgenossenschaften die Präventionskampagne Haut gestartet [1].

Die Berufsgenossenschaft für Gesundheitsdienst und Wohlfahrtspflege (BGW) ist mit über 4.800 Verdachtsanzeigen auf berufsbedingte Hauterkrankungen im Jahr 2008 besonders von dem Problem der Hauterkrankungen betroffen [3]. Im Rahmen der Präventionskampagne Haut hat die BGW ein eigenes Hautprojekt in der Branche Altenpflege gestartet. Den Betrieben wurden zahlreiche Produkte zur Verfügung gestellt und für den Präventionsdienst wurde ein Hautschutzkoffer inklusive eines Leitfadens zur „Betriebsberatung zum Hautschutz in der Altenpflege" entwickelt. Die Wirksamkeit dieser Betriebsberatung sollte im Rahmen einer Interventionsstudie untersucht werden. Die Interventionsmaßnahme bestand aus drei Bausteinen: Führungskräfteseminare, Schulungen der Pflegekräfte und Betriebsberatungen der Wohnbereichsleitung (WBL) *(Tab. 1)*.

Die Hautschutzschulung hatte das Ziel, die Pflegekräfte mit den Empfehlungen zum Hautschutz vertraut zu machen *(Tab. 2)* und orientierte sich konzeptionell an dem gesundheitsfördernden Ansatz, der die Schulungsteilnehmer als aktive Partner einbezieht und bei ihnen Eigenverantwortlichkeit und Selbstmotivation stärken will [7]. Die Betriebsberatung wendete sich an die beteiligte WBL und gab Empfehlungen für die Umsetzung der Hautschutzmaßnahmen an den Arbeitsplätzen in der Altenpflege-Einrichtung.

**Tabelle 1**: Bausteine der Betriebsberatung zum Hautschutz

| |
|---|
| *Führungskräfteseminar für Heimleitung, Pflegedienst- und Wohnbereichsleitung (WBL)* |
| 4-stündige Informationsveranstaltung |
| • Risikofaktoren für die Entstehung von Abnutzungsekzemen im Pflegealltag<br>• Hautschutzprogramm der BGW für Altenpflege-Einrichtungen<br>• Vorstellung des Studiendesigns |
| *Beratung der WBL zum Hautschutz durch Experten (zu Studienbeginn)* |
| • Bestandsaufnahme zur Ausstattung mit Hautschutzmitteln und Handschuhen (Checkliste) |
| *Schulung der Pflegekräfte* |
| 2-stündige Veranstaltung mit jeweils maximal 10 Teilnehmern, 3–5 Termine je Einrichtung |
| • Information zu beruflichen Risikofaktoren, Symptomen von Abnutzungsekzemen und über die Entwicklung eines allergischen Kontaktekzems<br>• Praktische Übungen zum Eincremen der Hände und zur richtigen Handschuhauswahl<br>• Bedeutung des Hautschutzplans<br>• Aktivierung der Pflegekräfte, einen Hautschutzplan entsprechend der Gefährdungen auf den jeweiligen Wohnbereichen zu erstellen<br>• Übergabe eines Hautschutz- und Händehygieneplans für Pflegeberufe der BGW |
| *Beratung der WBL zum Hautschutz durch Experten (3 Monate nach den Schulungen)* |
| • Bestandsaufnahme zur Ausstattung mit Hautschutzmitteln und Handschuhen (Checkliste) |

**Tabelle 2**: Empfehlungen zur Prävention von beruflich bedingten Hauterkrankungen in Pflegeberufen [13]

- Anteil der Feuchtarbeiten reduzieren
- Schutzhandschuhe mit langen Stulpen tragen bei Tätigkeiten mit Feuchtarbeit
- Schutzhandschuhe nicht länger als notwendig tragen
- Baumwollhandschuhe tragen, wenn Schutzhandschuhe für einen längeren Zeitraum getragen werden
- Bei Reinigungs- und Desinfektionsarbeiten chemikalienresistente Haushaltshandschuhe tragen
- Händewaschen reduzieren; Hände nur dann waschen, wenn die Hände sichtbar verschmutzt sind; saubere Hände ausschließlich desinfizieren
- Hautschutz-Creme benutzen, kurz bevor die Hände nass werden oder feuchtigkeitsdichte Handschuhe für längere Zeit getragen werden
- Pflegecreme zu Beginn jeder Pause und am Ende des Dienstes auftragen, dabei die Pflegecreme über die gesamte Haut verreiben, einschließlich der Fingerzwischenräume
- Schmuck vor Beginn des Dienstes ablegen
- Bei Hausarbeiten Schutzhandschuhe tragen (z. B. bei Putz- und Gartenarbeiten)

In dieser betrieblichen Interventionsstudie zum Hautschutz wurden die Effekte der Maßnahmen auf drei Ebenen unter folgenden Fragestellungen überprüft: auf der klinischen Ebene *(verringert sich der Schweregrad der Handekzeme?)*, auf der personenbezogenen Ebene *(führen die Pflegekräfte die empfohlenen Hautschutzmaßnahmen häufiger aus?)* und auf der betrieblichen Ebene *(werden die empfohlenen Handschuhe und Hautschutzmittel am Arbeitsplatz zur Verfügung gestellt?)*.

## Methoden

Aus der Datenbank der BGW wurde eine Zufallsstichprobe von stationären Altenpflege-Einrichtungen aus vier norddeutschen Regionen gezogen. Einrichtungen mit weniger als 30 Pflegekräften wurden ausgeschlossen. Insgesamt wurden 96 Einrichtungen ausgewählt und nach dem Zufallsprinzip entweder der Interventionsgruppe (IG) oder der Kontrollgruppe (KG) zugeordnet. Für Einrichtungen, die ihre Bereitschaft zur Teilnahme erklärten, wurde festgelegt, dass mindestens 70 % der Pflegekräfte an den Schulungen teilnehmen mussten. In allen Einrichtungen der IG wurde die Hautschutzmaßnahme durchgeführt und in den Einrichtungen der KG anstelle der Hautschutzmaßnahme eine Veranstaltung zum rückengerechten Arbeiten am Pflegebett, um eine möglichst hohe Teilnahmebereitschaft in der KG zu erreichen. Die Pflegekräfte aus beiden Gruppen wurden zu Beginn und am Ende der Studie medizinisch untersucht und schriftlich befragt. Die Studiendauer erstreckte sich über einen Zeitraum von einem Jahr und gliederte sich in vier Phasen:

I. Erhebung der klinischen Daten bei den Pflegekräften und Dokumentation der betrieblichen Ausstattung mit Hautschutzmitteln an den Arbeitsplätzen.

II. Durchführung der Schulungen und der Betriebsberatung.
III. Drei Monate nach Schulung und Betriebsberatung erneute Dokumentation der Ausstattung mit Hautschutzmitteln an den Arbeitsplätzen.
IV. Zwölf Monate nach Schulung und Betriebsberatung erneute Erhebung der klinischen Daten bei den Pflegekräften.

Dieses Prä-post-Design zusammen mit dem Kontrollgruppendesign ermöglicht es, die Effekte der Hautschutzmaßnahme aufgrund eines Vergleichs der Untersuchungsergebnisse zwischen zwei Zeitpunkten (vor und nach der Maßnahme) und zwischen zwei Gruppen (IG und KG) zu beurteilen. Der Fragebogen umfasste soziodemographische Angaben und Angaben zu möglicherweise haut- und rückengefährdenden Tätigkeiten. Die klinischen Untersuchungen der Beschäftigten wurden von den Betriebsärzten, die nach dem Arbeitssicherheitsgesetz die Einrichtungen routinemäßig betreuen, durchgeführt (n = 20). Die Untersuchung bestand aus einer dermatologischen Untersuchung der Hände und einer orthopädischen Untersuchung von Bewegungseinschränkungen am Muskel-Skelett-System. Für die dermatologische Befundung der Haut an den Händen wurde der Osnabrück-Handekzem-Schwere-Index (OHSI) eingesetzt. Für diesen Hautscore wurden die Gütekriterien im Vorwege geprüft mit moderaten bis guten Ergebnissen für die Untersucher-Übereinstimmung, für die Validität und für die Sensitivität des Scores über zwei Beobachtungszeitpunkte [7, 16]. Die orthopädische Untersuchung des Bewegungsapparates orientierte sich an der Mehr-Stufen-Diagnostik, die in der arbeitsmedizinischen Praxis zur systematischen Erfassung von Muskel-Skelett-Erkrankungen eingesetzt wird [9]. Für die Schulung der Pflegekräfte und die Beratung der Wohnbereichs- bzw. Stationsleiter (WBL) waren Berufshelfer der BGW verantwortlich. Die Berufshelfer verfügten über langjährige Erfahrungen im Bereich der Rehabilitation. Um eine Standardisierung der klinischen Untersuchung und der Betriebsberatung zu gewährleisten, wurden die Betriebsärzte in den Untersuchungstechniken und die Berufshelfer in den Beratungsinhalten geschult.

Im Mittelpunkt der statistischen Analysen standen bivariate Testverfahren auf Gruppenunterschiede (Chi2-Test, Mann-Whitney-U-Test, Vorzeichentest, Chi2-Test nach McNemar-Test, Wilcoxon-Rangsummen-Test). Odds Ratios (mit 95 % Konfidenzintervall) wurden zur Beschreibung des Risikos für die unterschiedlich Exponierten verwendet. Sämtliche Tests wurden zweiseitig mit der Signifikanzgrenze $p = 0{,}05$ durchgeführt.

## Ergebnis

Insgesamt 24 Altenpflege-Einrichtungen haben an allen vier Studienphasen teilgenommen, darunter 11 Einrichtungen aus der IG und 13 Einrichtungen aus der KG. Zwei Einrichtungen wurden von der Nachbeobachtung ausgeschlossen, weil weniger als 70 % der Pflegekräfte an den Schulungen teilgenommen hatten. Die Teilnahmerate der Altenpflegekräfte an allen vier Erhebungen lag in den Einrichtungen der IG bei 27 % (n = 146) und in den Einrichtungen der KG bei 40 % (n = 242). In beiden Gruppen unterschieden sich die Pflegekräfte zu Beginn der Studie nicht hinsichtlich ihrer demographischen, haut- und tätigkeitsbezogenen Merkmale *(Tab. 3)*. Lediglich beim Alter, bei der Vollzeitbeschäftigung und bei der Prävalenz von Heuschnupfen unterschieden

**Tabelle 3**: Interventions- und Kontrollgruppe im Vergleich; soziodemographische, haut- und tätigkeitsbezogene Merkmale zu Studienbeginn

| Merkmale | IG, n = 146 % | KG, n = 242 % | Unterschied IG und KG[1] |
|---|---|---|---|
| Anteil Frauen | 93 | 89 | n.s. |
| **Alter** | | | |
| unter 30 Jahre<br>31–49 Jahre<br>50 Jahre und älter | 23<br>57<br>20 | 10<br>64<br>26 | ** |
| Ausbildung<br>• Examinierte Pflegekraft (3-jährige Ausbildung)<br>• Pflegehelferin (1-jährige Ausbildung)<br>• ohne pflegerische Ausbildung | <br>62<br>25<br>12 | <br>58<br>26<br>16 | n.s. |
| Beschäftigung als Vollzeitkraft | 77 | 64 | ** |
| 10 Jahre und länger pflegerisch tätig | 50 | 61 | n.s. |
| Einschätzung der eigenen Arbeitsfähigkeit als gut bis sehr gut | 50 | 42 | |
| **Hautbezogene Merkmale** | | | |
| • Früher Hautveränderung an den Händen (anamnestische Angabe) | 17 | 13 | n.s. |
| • Heuschnupfen (anamnestische Angabe) | 9 | 18 | * |
| • Arbeitsunfähig aufgrund von Hauterkrankungen in den letzten 12 Monaten | 3 | 6 | n.s. |
| **Tätigkeitsbezogene Merkmale** | | | |
| Kontakt zu Wasser (4 und mehr Stunden pro Schicht) | 19 | 16 | n.s. |
| Tragen von Schutzhandschuhen (4 und mehr Stunden pro Schicht) | 14 | 10 | n.s. |
| Händehygiene mit Wasser und anschließender Händedesinfektion | 87 | 88 | n.s. |
| Eincremen der Hände mit einer Pflegecreme (weniger als 1-mal pro Schicht) | 31 | 22 | n.s. |
| Inhalt des Hautschutzplans ist bekannt | 64 | 57 | n.s. |

[1] Angaben zum Signifikanzniveau: *p < 0,05; **p < 0,01; n. s. = Unterschied nicht signifikant.

sich die beiden Gruppen. Zu Beginn der Studie hatten 26 % der Pflegekräfte in der IG und 19 % der Pflegekräfte in der KG ein Handekzem *(Abb. 1a)*.

Der Schweregrad der Handekzeme unterschied sich nicht zwischen IG und KG. Die meisten Handekzeme wurden in beiden Gruppen als sehr leicht eingestuft. Am Ende der Studie war die Prävalenz an Handekzemen in beiden Gruppen zurückgegangen (relativer Rückgang von 35 % in der IG und von 11 % in der KG). Die Hautbefunde hatten sich in beiden Gruppen verbessert *(Abb. 1b)*, wobei in der IG der Anteil etwas größer und das Verhältnis von verbesserten zu verschlechterten Hautbefunden dreimal so hoch wie in der KG ($p < 0{,}05$) war.

Der Anteil an hautbelastenden Situationen wie Kontakt zu Wasser, Tragen von Schutzhandschuhen oder Händewaschen, war zu Beginn der Studie in beiden Gruppen

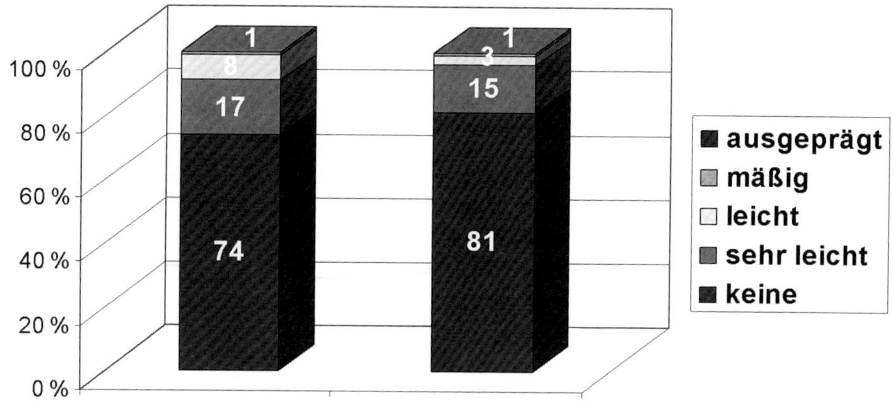


**Abbildung 1a:** Schweregrad von Handekzemen bei Pflegekräften in der Altenpflege zu Studienbeginn; Vergleich zwischen Interventionsgruppe (IG) und Kontrollgruppe (KG)

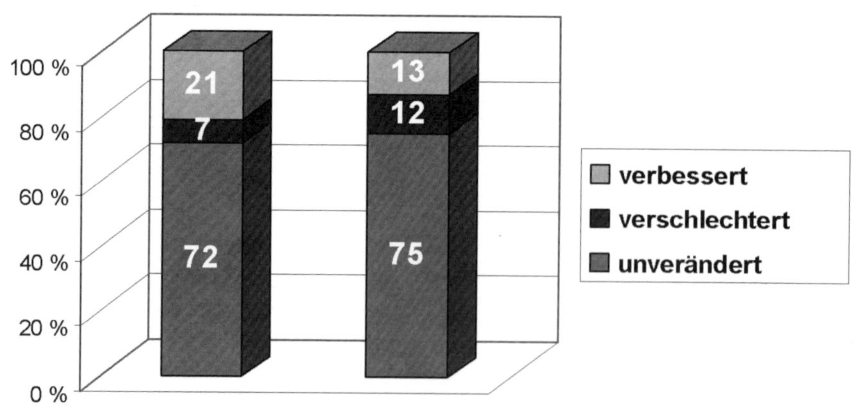


**Abbildung 1b:** Verbesserungen von Handekzemen bei Altenpflegekräften am Ende der Studie; Vergleich zwischen Interventionsgruppe (IG) und Kontrollgruppe (KG)

gleich *(Tab. 1)*. Der Anteil an Feuchtarbeit (Kontakt zu Wasser) hatte sich im Verlauf der Studie nicht verändert und auch die Tragedauer von Schutzhandschuhen blieb unverändert *(Tab. 4)*. In beiden Gruppen wurden die Hände häufiger eingecremt (mindestens einmal pro Schicht) und für die Händehygiene häufiger ein Desinfektionsmittel anstelle von Wasser verwendet, allerdings waren die Verbesserungen in der IG häufiger als in der KG.

Bei der Ausstattung mit Hautschutzprodukten gab es in den Einrichtungen der IG und der KG zu Beginn der Studie keine Unterschiede. So waren nahezu alle Altenpflegeeinrichtungen mit Einmalhandschuhen und mit Pflegecremes ausgestattet, hingegen gab es nur in etwa 1/5 der Einrichtungen Baumwollhandschuhe zum Unterziehen unter Schutzhandschuhe *(Tab. 5)*. Drei Monate nach der Interventionsmaßnahme hatte sich in der IG die Anzahl der Arbeitsplätze, an denen Baumwollhandschuhe zur Verfügung standen, mehr als verdoppelt. Hautschutzcremes standen den Pflegekräften bei nahezu doppelt so vielen Arbeitsplätzen zur Verfügung. Auch hinsichtlich der Platzierung der Hautschutzpläne waren Veränderungen vorgenommen worden, sodass diese nun für alle gut sichtbar an Wasch- und Arbeitsplätzen aushingen.

**Tabelle 4**: Verbesserung bei der Umsetzung der Empfehlungen zum Hautschutz in der Altenpflege 12 Monate nach der Interventionsmaßnahme; Vergleich zwischen Interventions- und Kontrollgruppe

| Empfehlungen zum Hautschutz bei Pflegekräften | 12 Monate nach der Interventionsmaßnahme | | |
|---|---|---|---|
| | Verbesserung | | Relative Veränderung (Δ) in IG größer als in KG |
| | IG, n = 146 | KG, n = 246 | (ΔIG > ΔKG) |
| Kontakt mit Wasser auf weniger als 4 Stunden reduzieren | Nein | Nein | Nein |
| Tragezeit von Schutzhandschuhen auf weniger als 4 Stunden reduzieren | Nein | Nein | Nein |
| Verwendung alkoholhaltiger Lösungen zur Händedesinfektion anstelle von Wasser | Ja[1] | Ja[1] | Ja[1] |
| Verwendung von Pflegecreme mindestens 1-mal pro Schicht | Ja[1] | Ja[1] | Ja[1] |
| Inhalt des Hautschutzplans kennen | Ja[1] | Ja[1] | Nein |

[1] Angabe zum Signifikanzniveau: $p < 0{,}05$.

**Tabelle 5**: Veränderung bei der Ausstattung mit Hautschutzprodukten an Arbeitsplätzen in Einrichtungen der Interventionsgruppe (IG) 3 Monate nach der Interventionsmaßnahme[1]

| Kriterien | Arbeitsplätze (Wohnbereiche) (n = 38) in der IG | | |
|---|---|---|---|
| | Vor Beginn der Studie % | 3 Monate nach der Schulung % | Relative Veränderung % |
| Einmalhandschuhe (Latex/Vinyl) | | | |
| • Mit Puder | 89 | 95 | +7 |
| • Mit langen Stulpen | 0 | 13 | +13 |
| Baumwoll-Unterziehhandschuhe | 21 | 55 | +165 |
| Haushaltshandschuhe | 36 | 53 | +47 |
| Händedesinfektionsmittel | 100 | 100 | 0 |
| Händereinigungsmittel | 97 | 97 | 0 |
| Pflegecremes | 90 | 100 | 11 |
| Hautschutzmittel | 37 | 68 | 84 |
| Hautschutzplan gut sichtbar platziert | 63 | 97 | 54 |

[1] Angaben erfasst mittels Checkliste bei Begehung des Wohnbereichs

## Diskussion

Unsere Ergebnisse deuten an, dass die Verknüpfung einer 2-stündigen Hautschutzschulung für Pflegekräfte und einer Betriebsberatung der beteiligten Führungskräfte eine erfolgreiche primäre Präventionsmaßnahme in der Altenpflege darstellt. Der Zustand von Handekzemen hatte sich in der IG häufiger verbessert als in der KG und einzelne persönliche Hautschutzmaßnahmen wurden in der IG häufiger als in der KG umgesetzt. Weil es sich bei leichten Formen von Handekzemen häufig um schubweise verlaufende Ekzemformen handelt, mag dies erklären, dass die Häufigkeit von Handekzemen sowohl in der IG als auch in der KG zurückging. In unserer Studie gab es nur eine kleine Zahl an Pflegekräften in der IG, bei denen in der Erstuntersuchung ein positiver Hautbefund vorlag. Auch wenn es aufgrund dieser kleinen Stichprobe schwierig ist, signifikante Effekte nachzuweisen, hatten – verglichen mit den Pflegekräften der KG – die Altenpflegekräfte, die an den Hautschutzschulungen teilgenommen hatten, eine zweifach erhöhte Chance, dass sich ihr Handekzem verbesserte [7]. Dieser Befund wurde auch in anderen Studien mit Beschäftigten in Feuchtberufen festgestellt [8, 10, 15]. Pflegekräfte mit extrem trockener Haut hatten ebenfalls eine erhöhte Chance, dass sich der Hautbefund verbessert. Da dieser Effekt unabhängig von der Gruppenzugehörigkeit auftrat, vermuten wir, dass die beobachteten positiven Effekte auf die Hautbefundung durch die Betriebsärzte zurückgehen, die ja in beiden Gruppen in gleicher Weise durchgeführt wurde. Es ist zu vermuten, dass Pflegekräfte mit der Tendenz zu extrem trockener Haut eine erhöhte Aufmerksamkeit gegenüber Hautveränderungen aufweisen und deshalb eher bereit sind, Empfehlungen zum Hautschutz in ihren beruflichen Alltag zu integrieren.

Eine Stärke der Studie liegt in der Befundung von Handekzemen durch Untersucher. Fragebögen zur Selbstbefundung von Handekzemen lassen zwar eine höhere Teilnahmerate erwarten, sind jedoch gleichzeitig anfällig für Verzerrungen im Verlauf einer Interventionsstudie [10]. Dagegen verspricht der Einsatz des validierten OHSI-Instruments genauere Ergebnisse [16].

Die hier vorgestellte Interventionsstudie fand unter Feldbedingungen statt und stand damit wie vergleichbare Studien im Bereich der Arbeitsepidemiologie vor dem Problem, die methodische Qualität der Studie zu gewährleisten. Vor diesem Hintergrund ist es eine Stärke dieser Studie, dass viele Qualitätskriterien erfüllt sind (prä-post-Design, Einbeziehung einer Kontrollgruppe, Randomisierung, Standardisierung der Untersuchungstechniken und der Schulungsinhalte). Ein Nachteil liegt in der geringen Teilnahmerate. Gründe können die hohe Fluktuation in der Altenpflege sein oder methodische Probleme bei der Zuordnung von Identifikationsnummern innerhalb der Kohorte.

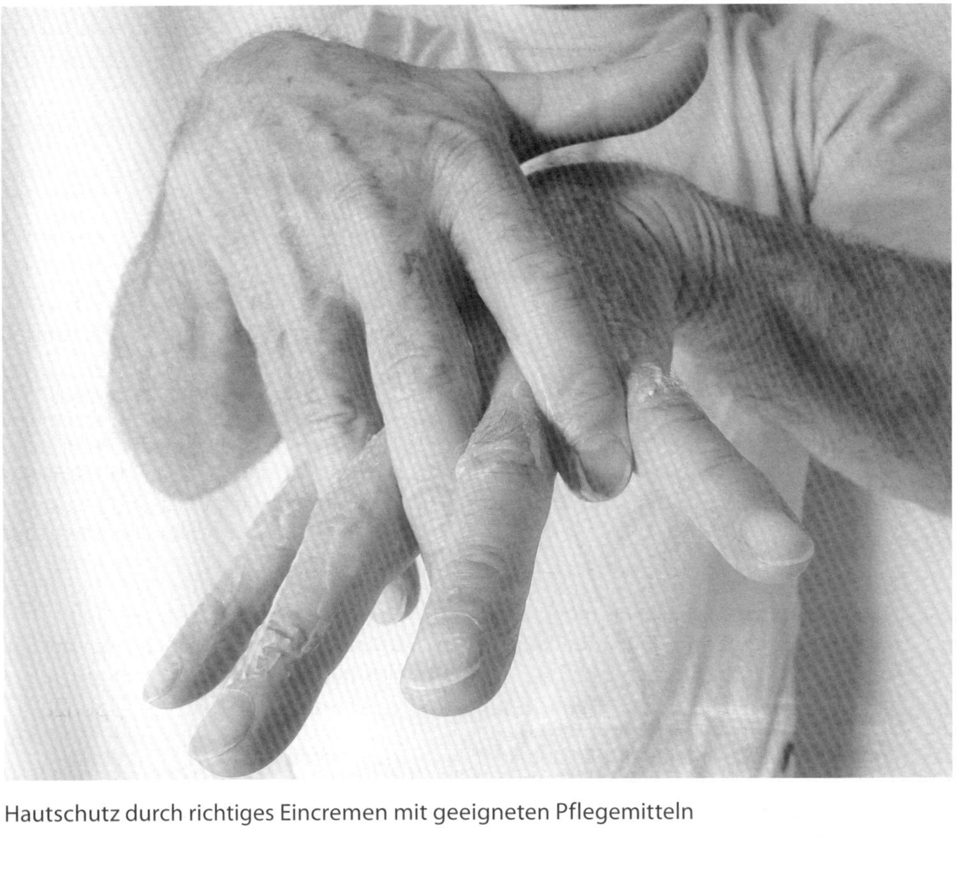

Hautschutz durch richtiges Eincremen mit geeigneten Pflegemitteln

Im Hinblick auf eine Reduzierung der Feuchtarbeit zeigte sich kein positiver Effekt durch die Hautschutzmaßnahme. Dieser fehlende Effekt lässt sich möglicherweise mit Beobachtungen in der Studie von Anveden und Kollegen erklären, wonach Altenpflegekräfte Schwierigkeiten haben, den Anteil an Feuchtarbeit (retrospektiv) zu schätzen und insgesamt eher dazu neigen, den Anteil an Feuchtarbeit zu überschätzen [2].

Erstaunlicherweise entsprach die Ausstattung mit Schutzhandschuhen und Pflegeprodukten an den Arbeitsplätzen bereits in vielen Altenpflege-Einrichtungen den Empfehlungen der Technischen Regel Gefahrstoffe (TRGS) 401. Die deutlichsten Verbesserungen gab es bei dem Angebot an Baumwoll-Unterziehhandschuhen und bei der Platzierung der Hautschutzpläne. Dieser positive Effekt auf der betrieblichen Ebene findet leider nur bedingt eine Fortsetzung in den persönlichen Schutzmaßnahmen der Pflegekräfte. Hieran wird deutlich, dass in einer Branche wie der Altenpflege mit einer sehr hohen Fluktuation und einem hohen Anteil an Mitarbeitern ohne eine pflegerische Ausbildung [6] Unterweisungen der Mitarbeiter zu Hautschutzmaßnahmen in regelmäßigen Abständen durchgeführt werden müssen.

In den letzten 10 Jahren wurde in mehreren betrieblichen Interventionsstudien untersucht, welche Effekte beim persönlichen Hautschutz durch Schulungsprogramme erreicht werden können [5, 8, 10, 11, 14, 15]. Trotz intensiver Einbindung der Beschäftigten in die Maßnahmen waren die Compliance häufig nicht zufriedenstellend und die Effekte nur moderat. Da bislang nur wenige Studien den Prozess der Umsetzung von Hautschutzmaßnahmen an Arbeitsplätzen mit viel Feuchtarbeit untersucht haben [12], sollte diesem Aspekt in zukünftigen Implementationsstudien besondere Aufmerksamkeit gewidmet werden.

## Literatur


[1] Deutsche Gesetzliche Unfallversicherung: Die Präventionskampagne Haut – Abschlussbericht, DCM, Berlin, 2009

[2] Anveden I, Meding B: Skin exposure in geriatric care – a comparison between observation and self-assessment of exposure. Contact Derm 2007; 57: 253–258

[3] Deutsche Gesetzliche Unfallversicherung: Geschäfts- und Rechnungsergebnisse der gewerblichen Berufsgenossenschaften und Unfallversicherungsträger der öffentlichen Hand 2008, Bonifatius GmbH, Paderborn, 2009

[4] Diepgen TL, Schmidt A: Are the incidence and prevalence data for occupational contact dermatitis underestimated? (Werden Inzidenz und Prävalenz berufsbedingter Hauterkrankungen unterschätzt?). Arbeitsmed Sozialmed Umweltmed 2002; 37: 477–480

[5] Diepgen TL, Schmidt A, Kresken J: Prevention of occupational hand eczema by skin-care management – results of an intervention study. Arbeitsmed Sozialmed Umweltmed 2004; 39: 307–314

[6] Dulon M, Kromark K, Skudlik C, Nienhaus A: Prevalence of skin and back diseases in geriatric care nurses. Int Arch Occup Environ Health 2008; 81: 983–992

[7] Dulon M, Skudlik C, Nubling M, John SM, Nienhaus A: Validity and responsiveness of the Osnabruck Hand Eczema Severity Index (OHSI): a methodological study. Br J Dermatol 2009; 160: 137–142

[8] Flyvholm MA, Mygind K, Sell L, Jensen A, Jepsen KF: A randomised controlled in-

tervention study on prevention of work related skin problems among gut cleaners in swine slaughterhouses. Occup Environ Med 2005; 62: 642–649
[9] Grifka J, Tingart M, Hofbauer R, Peters T: Development and trial use of multistep diagnosis of musculoskeletal disorders during a routine physical examination at the workplace. Orthopade 2002; 31: 973–980
[10] Held E, Mygind K, Wolff C, Gyntelberg F, Agner T: Prevention of work related skin problems: an intervention study in wet work employees. Occup Environ Med 2002; 59: 556–561
[11] Löffler H, Bruckner T, Diepgen TL, Effendy I: Primary prevention in health care employees: a prospective intervention study with a 3-year training period. Contact Derm 2006; 54: 202–209
[12] Mygind K, Borg V, Flyvholm MA, Sell L, Jepsen KF: A study of the implementation process of an intervention to prevent work-related skin problems in wet-work occupations. Int Arch Occup Environ Health 2006; 79: 66–74
[13] Berufsgenossenschaft für Gesundheitsdienst und Wohlfahrtspflege: Gesunde Haut durch Schutz und Pflege – Tipps und Informationen für die Beschäftigten in der Altenpflege, Rautenberg-Druck, Hamburg, 2007
[14] Schürer NY, Klippel U, Schwanitz HJ: Secondary individual prevention of hand dermatitis in geriatric nurses. Int Arch Occup Environ Health 2005; 78: 149–157
[15] Sell L, Flyvholm MA, Lindhard G, Mygind K: Implementation of an occupational skin disease prevention programme in Danish cheese dairies. Contact Derm 2005; 53: 155–161
[16] Skudlik C, Dulon M, Pohrt U, Appl KC, John SM, Nienhaus A: Osnabrueck hand eczema severity index – a study of the interobserver reliability of a scoring system assessing skin diseases of the hands. Contact Derm 2006; 55: 42–47

# 8 Entwicklung der professionellen Pflege vor dem Hintergrund des demografischen Wandels

Tobias Hackmann

**Zusammenfassung**

Die Anzahl der Pflegefälle wird wahrscheinlich von heute ca. 2,3 Mio. (im Jahr 2007) auf etwa 4,4 Mio. Fälle bis zum Jahr 2050 ansteigen. Wie hoch entsprechend der Bedarf an professioneller Pflege ausfallen wird, soll in diesem Beitrag abgeschätzt werden. Ferner soll abgeschätzt werden, ob durch eine längere Verweildauer im Pflegeberuf ein Teil des zukünftigen Bedarfs an Pflegekräften gedeckt werden kann. Anhand eines Zeitreihenmodells für den Zeitraum 1975–2004 wird mittels einer Angebots- und Nachfragefunktion gezeigt, wie sich die Anzahl der Altenpflegekräfte entwickeln wird. Die Ergebnisse des Zeitreihenmodells zeigen, dass sich die Anzahl der Altenpflegekräfte bis zum Jahr 2050 nur um etwa 30 % steigern lässt, wohingegen die Anzahl professionell zu versorgender Pflegefälle um etwa 270 % steigen wird. Unter Berücksichtigung der Altersstruktur im Pflegesektor ergibt sich eine durchschnittliche Verweilzeit von etwa 8,4 Jahren in der Altenpflege. Die im Durchschnitt deutlich besser ausgebildeten Krankenschwestern weisen hingegen eine Verweilzeit von etwa 13,7 Jahren auf. Würde es gelingen, die Verweildauer der Altenpflegekräfte bis zum Jahr 2050 auf 13,7 Jahre zu steigern, könnte die Anzahl der Altenpfleger je nach Szenario um 80.000 bzw. 260.000 Personen steigen. Der zu erwartende zusätzliche Bedarf an professionellen Pflegedienstleistungen ließe sich somit um 15 bzw. 48 % befriedigen. Der hohe Wirkungsgrad einer gestiegenen Berufsverweildauer auf die Anzahl der Altenpflegekräfte zeigt, dass in Zukunft noch genauer zu analysieren ist, durch welche Maßnahmen sich die Berufsverweildauer von Altenpflegekräften weiter steigern lässt.

## Einleitung

Gemäß der 12. Koordinierten Bevölkerungsvorausberechnung des Statistischen Bundesamtes steigt die Lebenserwartung eines Mannes (einer Frau) im Alter von 65 Jahren von heute 17,1 (20,4) bis zum Jahr 2060 auf 22,3 (25,5) Jahre an. Im Zusammenspiel mit der seit Mitte der siebziger Jahre stagnierenden Geburtenziffer hat dieser Zugewinn an Lebenserwartung zur Folge, dass in den Sozialsystemen eine immer kleiner werdende Gruppe potenzieller Beitragszahler auf eine immer größer werdende Zahl an Leistungsempfängern trifft, die zudem auch immer länger leben wird.

In der Sozialen Pflegeversicherung (SPV) besteht eine beträchtliche Unsicherheit darüber, wie sich die demografischen Veränderungen in der zukünftigen Ausgabenentwicklung der SPV niederschlagen werden. Von entscheidender Bedeutung ist dabei die Frage, wie sich der Zugewinn an Lebenserwartung auf die altersspezifische Pflegewahrscheinlichkeit auswirkt. So wurde in bisherigen Vorausberechnungen meist vereinfachend unterstellt, dass die Pflegewahrscheinlichkeit konstant auf dem heutigen Niveau verbleibt, was einen Anstieg der Pflegefälle von heute ca. 2,3 Mio. (im Jahr 2007) auf etwa 4,4 Mio. Fälle bis zum Jahr 2050 bedeuten würde.

Neben der Bestimmung der künftigen Anzahl der Pflegefälle soll im folgenden Beitrag aufgezeigt werden, welcher Anteil in Zukunft durch Angehörige versorgt und wie hoch entsprechend der Bedarf an professioneller Pflege ausfallen wird. Deshalb werden die zu erwartenden Veränderungen bei den familiären Pflegekräften durch die Veränderungen in den Haushaltsstrukturen, dem Erwerbsverhalten der potenziellen Pflegepersonen sowie der demografischen Entwicklung und deren Auswirkungen auf die zukünftige informelle Pflege dargestellt. Da die informelle Pflege durch Angehörige nicht im Gleichschritt mit der Verdopplung der Pflegefälle bis zum Jahr 2050 zunehmen wird, wird sich vor allem die Nachfrage nach professionellen Pflegekräften erhöhen. Aus diesem Grund gilt es herauszufinden, wie sich die Anzahl professioneller Pflege-

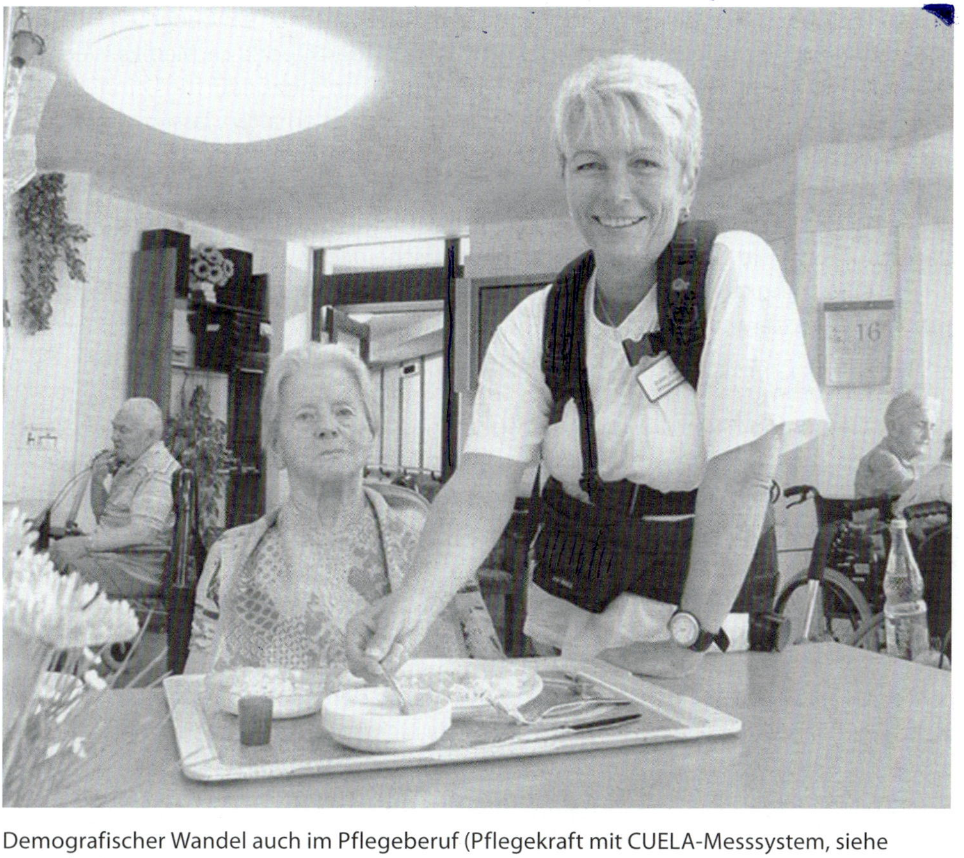

Demografischer Wandel auch im Pflegeberuf (Pflegekraft mit CUELA-Messsystem, siehe Kapitel 11)

kräfte entwickeln wird und inwieweit sich diese durch geeignete Maßnahmen steigern lässt. Anhand eines Zeitreihenmodells für den Zeitraum 1975–2004 wird mittels einer Angebots- und Nachfragefunktion gezeigt, wie sich die Anzahl der Altenpflegekräfte entwickeln wird. Die Ergebnisse des Zeitreihenmodells zeigen, dass sich die Anzahl der Altenpflegekräfte bis zum Jahr 2050 nur um etwa 30 % steigern lässt, wohingegen die Anzahl professionell zu versorgender Pflegefälle um etwa 270 % steigen wird. Diese Entwicklung deutet somit auf eine deutliche Verschlechterung des Betreuungsverhältnisses von Altenpflegern pro Pflegefall hin, was bei fehlenden Rationalisierungspotenzialen im Pflegesektor zwangsläufig zu Versorgungsengpässen führen würde. Um einen drohenden „Pflegenotstand" abzuwenden, wird in diesem Beitrag die Verweilzeit von Pflegekräften im Beruf ermittelt und gezeigt, welche Personalsteigerungen sich durch eine höhere Verweildauer im Pflegesektor erzielen ließen.

## Bestimmung der künftigen Anzahl der Pflegefälle: Kompression vs. Medikalisierung

Um Klarheit bezüglich des Diskussionsgegenstandes zu schaffen, bedarf es zunächst einer Abgrenzung der folgenden drei Thesen: Status-quo-Hypothese, Medikalisierungsthese und Kompressionsthese. Da in der SPV alle als „pflegebedürftig" eingestuften Personen Leistungen gemäß ihrer jeweiligen Pflegestufe erhalten, lassen sich die drei Thesen anhand ihrer Implikationen für die Entwicklung der Pflegefälle voneinander abgrenzen.

Die bei Breyer und Felder [3] als Status-quo-Hypothese bezeichnete Annahme geht davon aus, dass die altersbezogene Pflegewahrscheinlichkeit trotz des Zugewinns an Lebenserwartung im Zeitablauf konstant bleibt. Die Inanspruchnahme von Pflegeleistungen würde demnach gemäß dem heutigen Profil der Pflegewahrscheinlichkeiten zunehmen.

Die auf Verbrugge [27] zurückgehende Medikalisierungsthese geht hingegen von einer stärkeren relativen Leistungsinanspruchnahme von Pflegeleistungen als Folge des Zugewinns an Lebenserwartung aus. Befürworter dieser These argumentieren im Wesentlichen damit, dass ältere Patienten durch den medizinisch-technischen Fortschritt trotz ihrer Krankheiten länger leben. Der durchschnittliche Gesundheitszustand würde sich somit zunehmend verschlechtern, was einen Anstieg der altersbezogenen Pflegewahrscheinlichkeiten zur Folge hätte.

Im Gegensatz dazu unterstellt die auf Fries [12] zurückgehende Kompressionsthese, dass das altersbezogene Morbiditätsrisiko erst kurz vor dem Todeszeitpunkt sprunghaft ansteigt. Der Zugewinn an Lebenserwartung würde demnach zu sinkenden altersbezogenen Pflegewahrscheinlichkeiten führen, da nicht mehr das Alter, sondern der nun später eintretende Tod den Anstieg des Pflegerisikos determiniert.

Der Unterschied zwischen Status-quo-Hypothese, Kompressions- und Medikalisierungsthese beschränkt sich somit, durch die Ausrichtung auf die Pflegefallrate, allein auf Veränderungen des Gesundheitszustands.

### Bisherige empirische Ergebnisse

Welche der drei Thesen die Realität am besten beschreibt, ist letztlich eine empirische Frage. Hierzu wurden in der Vergangenheit zahlreiche Studien vorgelegt. So finden Werblow et al. [28] anhand von Daten eines Schweizer Krankenversicherers, dass für den Großteil medizinischer Leistungen nicht das Alter, sondern die Nähe zum Tod die Höhe der Gesundheitsausgaben determiniert. Für die Pflegeleistungen zeigen die Autoren, trotz Kontrolle für den Todeszeitpunkt, einen positiven Zusammenhang zwischen dem Alter und den Pflegeausgaben auf. Die Ergebnisse deuten somit im Gesundheitssektor auf das Vorliegen der Kompressionsthese hin, wohingegen im Pflegebereich wesentlich mehr für die Status-quo-Hypothese oder Medikalisierungsthese spricht.

Dieses Ergebnis wird auch in einer Studie von Spillman und Lubitz [25] bestätigt. Zudem belegen Goldman et al. [13] anhand von Ergebnissen des National Health Interview Surveys (NHIS) für die USA gerade bei jungen Alterskohorten einen starken Anstieg an Fettleibigkeit und Diabetes. Dies deutet auf einen sich über die Zeit stetig verschlechternden Gesundheitszustand hin, was eher für das Vorliegen der Medikalisierungs- als der Kompressionsthese spricht. Für genauere Aussagen bzgl. der Veränderung des Pflegerisikos und den daraus resultierenden Pflegeausgaben ist es allerdings erforderlich, verschiedene Alterskohorten über längere Zeiträume zu betrachten [8].

Jacobzone et al. [18] zeigen demgegenüber in einer internationalen Studie auf, dass in fast allen untersuchten OECD-Staaten die altersspezifische Pflegewahrscheinlichkeit in den letzten Jahren rückläufig war. Die Autoren greifen für die Ergebnisse in Deutschland auf eine Untersuchung von Brückner [4] zurück, der auf Basis seiner Daten die Kompressionsthese bestätigt sieht.

Die Studien von Sauvaget et al. [21], Hof [17] und Spillman [24] kommen zu keinen einheitlichen Ergebnissen. So finden Sauvaget et al. [21] für männliche amerikanische Demenzpatienten eher die Medikalisierungsthese zutreffend, während sich bei den weiblichen Probanden eher die Kompressionsthese bestätigt. Die Ergebnisse von Sauvaget et al. [21] deuten somit eher auf die Status-quo-Hypothese hin, da zunächst unklar bleibt, ob der Rückgang des Pflegerisikos bei den Frauen oder die Zunahme bei den Männern stärker ausgeprägt ist. Dies wird zudem durch die Tatsache unterstützt, dass demenzielle Erkrankungen als im Krankheitsverlauf irreversibel gelten. Da gegenwärtig bereits etwa 45 Prozent aller Pflegefälle in Deutschland unter demenziellen Erkrankungen leiden und deren Anteil aufgrund demografischer Veränderungen der nächsten Jahrzehnte weiter steigen wird, ist auf die Gruppe der Demenzkranken ein besonderes Augenmerk zu richten, da deren Entwicklung zu einem Großteil die zukünftige Anzahl an Pflegefällen determinieren wird.

Die Ergebnisse von Hof [17] zeigen, dass zwischen ambulantem und stationärem Bereich differenziert werden muss. Im ambulanten Sektor sieht Hof eher die Kompressionsthese bestätigt, wohingegen im stationären Bereich seiner Meinung nach weitaus mehr für die Medikalisierungsthese spricht. Diese Unterscheidung zwischen ambulantem und stationärem Bereich wird auch von Nocera [20] getroffen, die anhand einer Analyse von Gesundheitsausgaben für die Schweiz zu den gleichen Ergebnissen wie

Hof [17] kommt. In einer Untersuchung über den Zusammenhang zwischen Pflegewahrscheinlichkeit und Pflegeschwere findet Spillman [24] anhand von Daten des National Long-Term Care Surveys der USA für den Zeitraum von 1984 bis 1999 einen Rückgang der Prävalenz bei Personen mit weniger als drei Einschränkungen bei Aktivitäten des täglichen Lebens (ATLs), wohingegen diese bei Personen mit mehr als drei Einschränkungen ihrer ATLs über die Zeit konstant geblieben ist. Gemäß Comas-Herrera et al. [5] müssen gesetzlich Versicherte in Deutschland mindestens zwei Einschränkungen für ATLs für mehr als 90 Minuten pro Tag für einen Zeitraum von mindestens sechs Monaten aufweisen, um Leistungen aus der SPV zu erhalten. Somit lassen sich die Ergebnisse von Spillman [24] auf die Pflegefälle der SPV in Deutschland übertragen und deuten auf die Status-quo-Hypothese hin.

Schließlich sei noch die Arbeit von Ziegler und Doblhammer [29] erwähnt, welche anhand von Daten des Sozio-Ökonomischen Panels für Deutschland über den Zeitraum von 1991 bis 2003 einen leichten Rückgang der pflegespezifischen Neuerkrankungen im ambulanten Bereich feststellen, der sich besonders deutlich bei den Männern niederschlägt. Da gemäß den Autoren der Anteil der Pflegefälle in ambulanter Pflege im Berichtszeitraum zwischen 70 und 71 % konstant geblieben ist, erklären sie die rückläufigen Inzidenzraten im ambulanten Bereich keineswegs mit einer Zunahme des Anteils der stationären Pflege, sondern sehen vielmehr die Kompressionsthese bestätigt. Diese Ergebnisse sind allerdings mit Vorsicht zu bewerten. Zum einen zeigen die Daten des Bundesministeriums für Gesundheit (BMG), dass der Anteil stationär versorgter Pflegefälle im Zeitraum von 1997 bis 2005 von 28 % auf 33 % gestiegen ist. Zum anderen zeigen Hackmann und Moog [15] auf, dass aus einem Rückgang der Inzidenzrate nicht automatisch das Vorliegen der Kompressionsthese gefolgert werden kann. Ziegler und Doblhammer [29] schließen zudem nicht aus, dass der Rückgang der Inzidenzraten auch politische Gründe haben kann. Dieser Verdacht wird mit dem Rückgang der Inzidenzrate im Zusammenhang mit der Einführung der SPV im Jahre 1995 begründet.

Insgesamt ergibt sich anhand der hier aufgeführten Studien kein einheitliches Bild von der Entwicklung des Pflegerisikos. Es finden sich allerdings etwas mehr Belege für die Gültigkeit der Kompressions- als der Medikalisierungsthese. Da sich zudem Evidenz für die Status-quo-Hypothese finden lässt, ergibt sich im Durchschnitt eine „leichte" Kompression für das Pflegerisiko. Gegen eine „starke" Kompression des Pflegerisikos spricht zudem, dass im Gegensatz zu anderen Gesundheitsrisiken davon auszugehen ist, dass das Pflegerisiko deutlich stärker mit dem Alter korreliert und nicht allein der Todeszeitpunkt den Anstieg determiniert.

### Auswirkungen auf die Anzahl der Pflegefälle

Anhand der zukünftigen Entwicklung der Pflegewahrscheinlichkeit lässt sich somit der Anteil der jeweiligen Altersklasse bestimmen, der von Pflegebedürftigkeit betroffen sein wird. Entsprechend der vorangegangenen Analyse wird hierbei zwischen den Szenarien Kompressionsthese und Medikalisierungsthese unterschieden *(Abb. 1)*. Zudem wird aus Vergleichszwecken der Fall der Status-quo-Hypothese dargestellt. Da

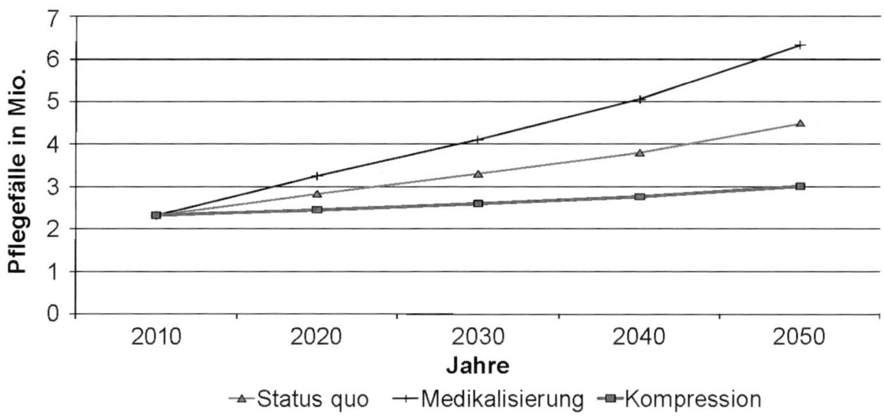


**Abbildung 1:** Entwicklung der Pflegefälle für die Jahre 2005 bis 2050

sich die betrachteten Szenarien allein hinsichtlich der zukünftigen Entwicklung der Prävalenzraten unterscheiden, sind Unterschiede in der Anzahl der Pflegefälle dadurch bedingt, dass ein stärkerer bzw. schwächerer Anstieg der Prävalenzrate im Vergleich zum Status quo mit einem höheren bzw. geringeren Anstieg der Pflegefälle in der Zukunft verbunden ist. Wie in *Abbildung 1* dargestellt, wird sich die Anzahl der Pflegefälle bei Konstanz der aktuellen Prävalenzraten gemäß der Status-quo-Hypothese von heute 2,3 Mio. Pflegefällen auf etwa 4,4 Mio. Pflegefälle (bis zum Jahr 2050) fast verdoppeln. Bestätigt sich hingegen die Kompressionsthese, so fallen die demografischen Veränderungen deutlich weniger ins Gewicht: Die Anzahl der Pflegefälle würde demnach bis zum Jahr 2050 nur um etwa 700.000 Personen auf 3,0 Mio. Fälle steigen. Umgekehrt verhielte es sich, wenn die Medikalisierungsthese zuträfe. Bei einem Anstieg der Pflegewahrscheinlichkeiten würde die Anzahl der Pflegefälle bis zum Jahr 2050 auf etwa 6,3 Mio. Personen zunehmen [15]. Durch diese Darstellung lässt sich zeigen, in welcher Bandbreite sich die Anzahl an Pflegefällen entwickeln könnte. Gleichermaßen hat die vorangegangene Analyse deutlich gemacht, dass auf Basis des heutigen Forschungsstands im Pflegesektor weiterhin von der Status-Quo-Hypothese bzw. „leichten" Kompression des Pflegerisikos auszugehen ist. Daher wird in der Folge vereinfachend die Konstanz der altersspezifischen Pflegewahrscheinlichkeit unterstellt.

## Ermittlung der informellen Pflege durch Angehörige

### Bestimmung der relevanten Einflussgrößen

Nachdem im vorangegangenen Abschnitt zunächst der künftige Pflegebedarf in Form der zu versorgenden Pflegefälle ermittelt wurde, gilt es im Folgenden zu bestimmen, welche Personen deren Pflege übernehmen werden. Gerade im Pflegesektor ist aufgrund der steigenden Lebenserwartung und der damit einhergehenden Zunahme der Pflegefälle die Personalbedarfsplanung von besonderem Interesse. Entscheidend wird dabei sein, wie sich die Pflege durch Angehörige im Verhältnis zur Pflege durch professionelle Anbieter entwickeln wird. So lässt sich seit Einführung der Sozialen Pflegeversicherung (SPV) im Jahr 1995 eine veränderte Inanspruchnahme der Art der Pflegeleistungen hin zu mehr professioneller Pflege beobachten. Dieser Trend spiegelt sich zum einen in einem Anstieg der Heimquote, der Anteil der stationär versorgten Pflegefälle gemessen an der Gesamtzahl der Pflegefälle, von etwa 28 % im Jahr 1997 auf mittlerweile 32 % wider. Zum anderen ist im gleichen Zeitraum auch der Anteil der Pflegegeldempfänger – also jener Pflegebedürftigen, die durch Angehörige informell versorgt werden – von etwa 56 % auf 47 % gesunken. Vor dem Hintergrund einer alternden Gesellschaft gilt es deshalb, die künftige Anzahl der Pflegefälle sowie die Zahl der informellen Pflegepersonen zu bestimmen, um als Differenz beider Größen den Bedarf an professioneller Pflege abzuleiten.

Für die Bestimmung der informellen Pflegepersonen konzentriert sich der vorliegende Beitrag auf die Pflegeleistungen, die von Ehegatten und Kindern der Pflegebedürftigen erbracht werden. Wie Schneekloth und Leven [22] anhand einer Befragung von ca. 25.000 Haushalten zeigen, lassen sich durch die Fokussierung auf (Ehe)Partner/in, leibliche Kinder sowie die Schwiegertöchter etwa 70 % der Hauptpflegepersonen von Pflegebedürftigen in Privathaushalten erfassen. Die hier getroffene Auswahl der Pflegepersonen bietet somit eine gute Grundlage für die Illustration zukünftiger Veränderungen der informellen Pflegeleistungen.

Um die Anzahl der informellen Pflegepersonen möglichst exakt zu bestimmen, werden deshalb folgende Determinanten berücksichtigt. Zunächst lässt sich die demografische Entwicklung der Bevölkerung als wohl größter Einflussfaktor auf das Angebot von sowie die Nachfrage nach informellen Pflegeleistungen ansehen. Diese bestimmt zum einen die Entwicklung der Pflegefälle sowie die Anzahl der Angehörigen, die für die Pflege überhaupt in Frage kommen. Zum anderen wirkt sich gerade die zunehmende Erwerbsbeteiligung der Töchter und Schwiegertöchter negativ auf deren informelles Pflegepotenzial aus. Darüber hinaus führt der zu erwartende Rückgang der Eheschließungen bei gleichzeitigem Anstieg der Scheidungen zu einem verringerten informellen Pflegepotenzial.

### Informelle Pflegepersonen im Zeitablauf

Entgegen den vorangegangenen Erläuterungen zur Veränderung der einzelnen Determinanten wird im *Status-quo-Szenario* zunächst unterstellt, dass sich die Anzahl der Pflegegeldempfänger gemäß ihrem heutigen Inanspruchnahmeverhalten entwickeln wird. Sämtliche von den hier vorgestellten Determinanten ausgehenden Effekte auf die informellen Pflegepersonen werden dabei vernachlässigt. In diesem sehr optimistischen Fall würde die Anzahl der informellen Pflegepersonen auf etwa 1,9 Mio. bis zum Jahr 2050 steigen *(Abb. 2)*. Bleibt zudem das heutige Verhältnis von Kinderpflege- zu Partnerpflegepersonen auch in Zukunft konstant, so würde die Zahl der Kinderpflege-

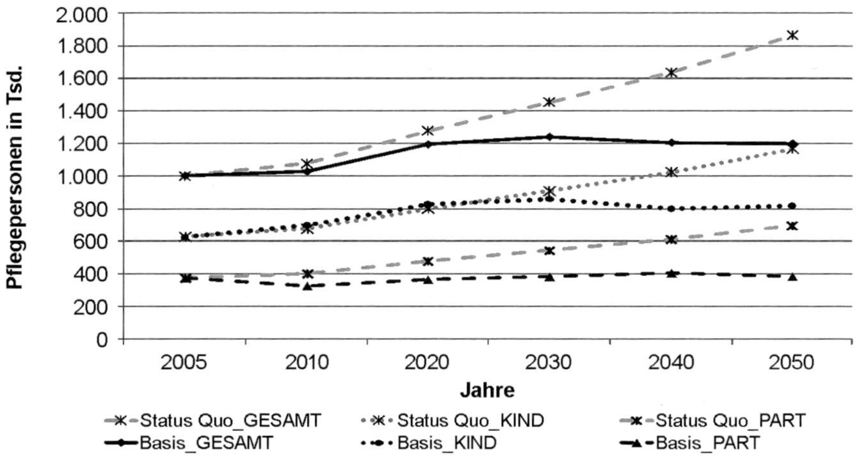


**Abbildung 2:** Entwicklung der Anzahl informeller Pflegepersonen im Zeitraum 2005 bis 2050.

personen auf etwa 1,2 Mio. steigen, wohingegen die Anzahl der Partnerpflegepersonen auf etwa 700.000 Personen bis zum Jahr 2050 zunehmen würde.

Im Gegensatz dazu zeigt die als *Basisszenario* bezeichnete Variante auf, welche Effekte sich für die informellen Pflegepersonen unter den im vorangegangenen Abschnitt beschriebenen Änderungen der Modellparameter im Zeitablauf ergeben: Demnach steigt die Anzahl der informellen Pflegepersonen von heute 1 Mio. auf etwa 1,2 Mio. bis zum Jahr 2050 an *(Abb. 2)*. Die Anzahl der pflegenden Partner liegt im Jahr 2005 bei einem Wert von etwa 370.000 Personen, was einem Anteil von 37 % der gesamten Pflegepersonen entspricht. Deren Anzahl steigt bis zum Jahr 2050 auf ca. 380.000 Personen und bleibt somit mehr oder minder konstant. Demgegenüber steigt die Anzahl der Kinderpflegepersonen von heute 630.000 auf etwa 820.000 im Jahr 2050, wodurch sich der Anteil der Kinderpflege von 63 % im Jahr 2005 auf 68 % erhöht. Das Modell macht zudem deutlich, wie sich der Anteil der weiblichen und nicht erwerbstätigen Pflegepersonen sowie die Altersstruktur der informellen Pflegekräfte unter den hier unterstellten Veränderungen entwickeln wird. Somit sinkt der Anteil weiblicher Pflegepersonen von 69 % auf 62 % und jener der nicht erwerbstätigen Pflegepersonen von 64 % auf 63 % bis zum Jahr 2050. In Zukunft werden daher zunehmend mehr erwerbstätige Männer die Pflege ihrer Eltern übernehmen (müssen). Dieses Ergebnis wird auch von Bolin et al. [2] bestätigt, die in einer europaweiten Studie anhand des SHARE-Datensatzes die Entwicklung informeller Pflegeleistungen untersuchten.

## Bestimmung der professionellen Pflege

Aufgrund der Vielzahl der im vorangegangenen Abschnitt geschilderten Effekte kommt es bis zum Jahr 2050 fast zu einer Verdreifachung der Anzahl der professionell zu versorgenden Pflegefälle [16]. Dies ist darauf zurückzuführen, dass sich rein demografiebedingt die Anzahl der Pflegefälle bis zum Jahr 2050 verdoppelt und zudem der Anteil der informellen Pflege auf etwa 28 % zurückgeht.

Die Anzahl der Altenpfleger belief sich gemäß dem Mikrozensus für das Jahr 2007 auf etwa 445.000 Personen im ambulanten und stationären Sektor [26]. Umgerechnet in Vollzeitäquivalente ergibt dies einen Wert von 316.000 Vollzeitkräften (Im Jahr 2007 betrug die Vollzeitqoute 0,71). Entwickelt sich die zukünftige Anzahl der Altenpflegekräfte gemäß der Zunahme der professionell zu versorgenden Pflegefälle und bleibt das heutige Verhältnis von stationär zu ambulant versorgten Pflegebedürftigen von 3 zu 2 bis zum Jahr 2050 konstant, so steigt die Zahl der Vollzeitpflegestellen auf etwa 850.000 Altenpflegekräfte *(Abb. 3)*. Davon entfallen 640.000 Vollzeitstellen auf den stationären und etwa 210.000 Stellen auf den ambulanten Sektor.

Mit Hilfe eines Zeitreihenmodells lässt sich das künftige Gleichgewicht aus dem Angebot an und der Nachfrage nach Pflegekräften bestimmen [14]. Der Nachfrageeffekt resultiert aus einem Anstieg der professionell zu versorgenden Pflegefälle von 1,2 Mio. im Jahr 2007 auf 3,2 Mio. im Jahr 2050 [16]. Der Koeffizient des Nachfragemodells unterstellt hierbei – unter Konstanz aller weiteren Variablen – einen Anstieg der Pflegevollzeitkräfte um etwa 100.000 Personen bis zum Jahr 2050. Neben diesem positiv wirkenden Nachfrageeffekt berücksichtigt das vorliegende Modell zudem den negativ wirkenden Angebotseffekt einer Verringerung der Zahl der weiblichen Erwerbspersonen der Altersklasse 35 bis 55 Jahre von 10,4 Mio. im Jahr 2007 auf etwa 6,0 Mio. im Jahr 2050 [7]. Durch die Gleichsetzung von Angebot und Nachfrage wären im neuen Gleichgewicht des Jahres 2050 demnach etwa 420.000 Pflegevollzeitkräfte beschäftigt *(Abb. 4)*, wobei das reale Tagesentgelt für weibliche Pflegekräfte im Betrachtungszeitraum um etwa 112 % von 33 Euro auf etwa 70 Euro steigen würde.

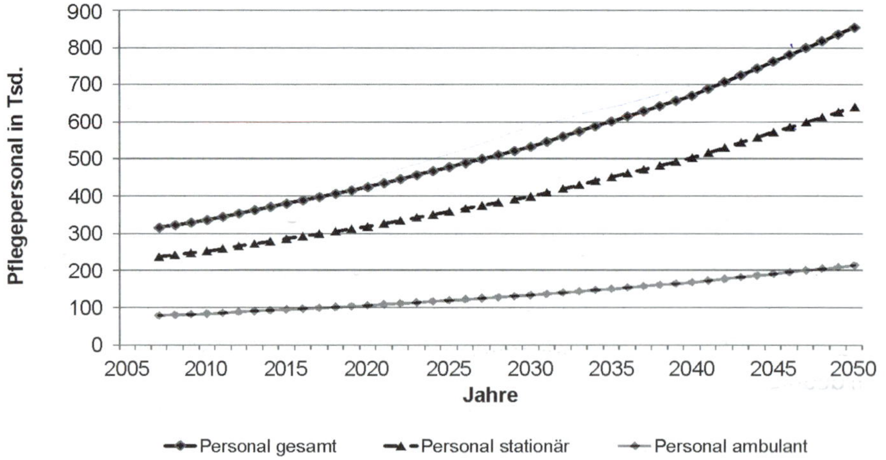


**Abbildung 3:** Personalbedarf in professioneller Pflege im Zeitraum 2007 bis 2050 in Vollzeitäquivalenten (Quelle: Hackmann und Moog [16] und Statistisches Bundesamt [26])

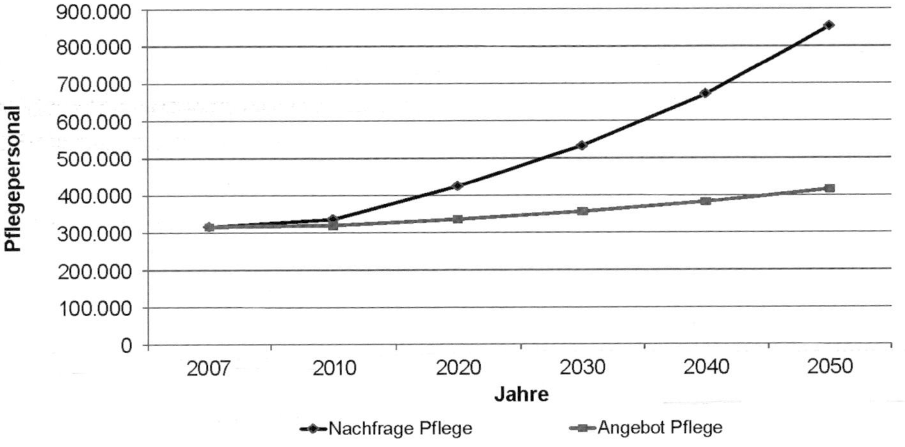


**Abbildung 4:** Angebot von und Nachfrage nach professioneller Pflege im Zeitraum 2007 bis 2050 in Vollzeitäquivalenten

Da sich die künftige Entwicklung der Pflegeintensität und der Arbeitslosenquote aus heutiger Sicht nicht bestimmen lassen, werden diese zunächst als konstant angenommen. Gleichzeitig wird für die Prognose der künftigen Altenpflegekräfte unterstellt, dass sowohl der Anteil der weiblichen Beschäftigten, als auch der Lohnabstand zwischen den Tagesentgelten von Männern und Frauen in Zukunft konstant bleibt. Halbiert sich – vor dem Hintergrund eines sich verknappenden Arbeitsangebots – hingegen die Arbeitslosenquote der weiblichen Beschäftigten bis zum Jahr 2050, so würde die Zahl der Altenpflegevollzeitkräfte im gleichen Zeitraum nur auf etwa 400.000 Personen und das reale Tagesentgelt der Pflegekräfte auf etwa 60 Euro ansteigen. Darüber hinaus würde eine zusätzliche Steigerung des Anteils ausländischer Fachkräfte zu weiteren Entlastungswirkungen führen.

Der deutliche Anstieg der Löhne der Pflegekräfte ergibt sich aus der isolierten Betrachtung einer Zunahme der Nachfrage – in Form der Pflegefälle – um 170 % bei einem zeitgleichen Rückgang des Angebots an potenziellen weiblichen Erwerbstätigen um 42 %. Da die Pflegeintensität (im Sinne der realen öffentlichen Ausgaben pro Kopf) im Zeitablauf konstant gehalten wird, muss sich bei steigenden Reallöhnen das Betreuungsverhältnis von Pflegevollzeitkräften zu Pflegefällen per definitionem verschlechtert haben. Dieses Ergebnis ist darauf zurückzuführen, dass die eingesetzten Pflegekräfte nun real etwa doppelt so teuer wie im Ausgangsjahr 2007 sind. So sinkt das Betreuungsverhältnis in dem hier gewählten Modellrahmen von 0,26 Pflegevollzeitkräften pro Pflegefall (im Jahr 2007) um ca. 50 % auf einen Wert von 0,13 (im Jahr 2050) deutlich. Die Betreuungsquote von 0,26 im Jahr 2007 ergibt sich durch die Anzahl der professionellen Altenpflegekräfte von 316.000 im Verhältnis zur Anzahl der professionell versorgten Pflegefälle von 1,2 Mio. Da die Zahl der professionell versorgten Pflegefälle bis zum Jahr 2050 auf 3,2 Mio. Fälle ansteigt und die Anzahl der professionellen Pflegekräfte auf 420.000 Personen zunimmt, halbiert sich die Betreuungsquote entsprechend auf einen Wert von 0,13.

## Stellschraube Verweildauer

Die zu erwartende Verschlechterung im Betreuungsverhältnis sowie die fehlenden Rationalisierungspotenziale bei personalintensiven Pflegetätigkeiten unterstreichen die Gefahr, dass sich das heutige Versorgungsniveau in Zukunft nicht aufrechterhalten lässt. Den jeweiligen Entscheidungsträgern stellt sich somit die Frage, inwieweit sie mit gezielten Maßnahmen dem hier beschriebenen Missverhältnis von Pflegenachfrage und Pflegeangebot entgegenwirken können. Eine wichtige Stellschraube bildet in diesem Zusammenhang die Verweildauer im Pflegeberuf. Würde es gelingen, die Verweildauer der Pflegekräfte im Beruf nachhaltig zu steigern, so ließe sich hierdurch das Arbeitsangebot entsprechend erhöhen.

### Berufsverweildauer von Altenpflegekräften

Unter Anwendung der Sterbetafelmethode bestimmt Hackmann [14] schließlich aus der zuvor ermittelten Jobabbruchswahrscheinlichkeit die Verweildauer der Gesamtgruppe von Altenpflegekräften im Beruf *(Abb. 5)*. Demzufolge steigt die Restverweildauer im Pflegeberuf von 2,8 Jahren im Alter von 19 Jahren auf 11,2 Jahre im Alter von 36 Jahren. Anschließend fällt die Verweildauer bis zum Alter von 70 Jahren erneut deutlich ab. Die Ergebnisse der Forschungsstudie zur Verweildauer in Pflegeberufen in Rheinland-Pfalz mit GEK-Daten von Behrens et al. [1] bestätigen ebenfalls hohe Jobabbruchsraten für Berufseinsteiger, wohingegen Umschüler in höheren Altersgruppen stabilere Beschäftigungszeiten aufweisen. Die hohen Abbruchraten der jüngeren Berufseinsteiger werden dadurch begründet, dass das in der Ausbildung gewonnene Bild des Altenpflegeberufs häufig nicht mit der Realität übereinstimmt. Zudem sind die Wechselkosten in einen anderen Beruf in jungen Jahren meist noch am geringsten, wohingegen Umschüler im mittleren Alterssegment häufig familiäre Verpflichtungen haben und demzufolge deutlich längere Verweilzeiten aufweisen.

Unter Berücksichtigung der Altersstruktur im Pflegesektor ergibt sich schließlich eine durchschnittliche Verweilzeit von etwa 8,4 Jahren. Die Ergebnisse unterscheiden nach examinierten Altenpflegekräften mit mindestens einem Jahr registrierter Ausbildungszeit im Altenpflegebereich sowie nicht examinierten Kräften und machen zudem deutlich, dass examinierte Altenpflegekräfte wesentlich längere Verweilzeiten im Pflegeberuf aufweisen. So liegt deren durchschnittliche Verweilzeit bei 12,7 Jahren, wohingegen Personen mit geringeren Ausbildungszeiten im Mittel nur etwa 7,9 Jahre im Beruf verweilen.

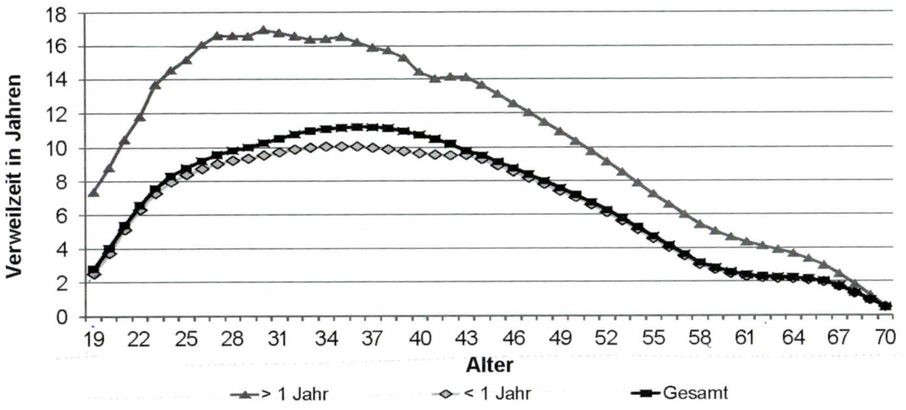


**Abbildung 5:** Verweildauer weiblicher Altenpflegekräfte nach der Ausbildungszeit (Quelle: Hackmann [14])

### Vergleich der Ergebnisse mit anderen Studien

Die Analysen von Simon et al. [23] und vieler weiterer Pflegewissenschaftler bestätigen, dass sich der Pflegeberuf durch einen vorzeitigen Berufsausstieg und daraus resultierenden geringen Verweilzeiten auszeichnet. Bisherige Studien zur Verweildauer von Pflegekräften im Beruf basieren allerdings meist auf Stichtagserhebungen und sind daher nicht in der Lage, die tatsächliche Verweilzeit im Beruf wiederzugeben [11]. So bestimmt Flieder [9] die durchschnittliche Verweildauer von Altenpflegekräften im Beruf auf 5 bis 7 Jahre. Dietrich [6] beziffert die entsprechende Verweildauer anhand von IAB-Daten auf 9,5 Jahre, wobei die Pflegekräfte etwa 60 % ihrer Arbeitszeit in ein und derselben Einrichtung verbringen. In einer Befragung von Altenpflegekräften im Auftrag des Ministeriums für Gesundheit, Soziales, Frauen und Familie des Landes Nordrhein-Westfalen ermittelte das Institut für Gerontologie [10] eine Verweildauer von 9,4 Jahren.

Eine vergleichbare Längsschnittstudie zu Berufsverläufen von Altenpflegekräften im Beruf bietet hingegen die Untersuchung des IWAK [19]. Die Autoren beziffern mit Hilfe der IAB-Beschäftigungsstichprobe 1975–2004 (IABS 1975–2004) die Verweilzeit für examinierte Altenpflegekräfte nach Ausbildungsende und Berufsbeginn in den Jahren 1976 bis 1980 auf durchschnittlich 11,7 Jahre. Das Ergebnis des IWAK [19] stimmt somit recht gut mit der hier ermittelten Verweildauer für examinierte Altenpflegekräfte von 12,7 Jahren überein, da im Unterschied zum IWAK die Ausbildungszeit von einem Jahr bei der Berechnung der Verweilzeit mitberücksichtigt wurde. Insgesamt lässt sich daher festhalten, dass die hier ermittelten Resultate für die Berufsverweildauer von Pflegekräften relativ gut mit den bisherigen empirischen Befunden der anderen Studien übereinstimmen.

### Vergleich der Verweildauer in Pflegeberufen

Um Aussagen darüber zu treffen, inwieweit sich die Verweildauer von Pflegekräften in Zukunft steigern lässt, gilt es zunächst, eine geeignete Vergleichsgruppe zu finden. Für einen solchen Vergleich mit der Berufsgruppe der Altenpflegekräfte bieten sich, wie in der Studie von Behrens et al. [1] umgesetzt, die Pflegeberufe der Krankenpflege an. So liegt – neben dem hohen Maß an Überschneidungen im Tätigkeitsbereich – der Frauenanteil der drei Jahre lang ausgebildeten Krankenpflegekräfte sowie der ein Jahr lang ausgebildeten Krankenpflegehelfer bei 85 bzw. 79 %. Diese drei Berufsgruppen zeigen jedoch deutliche Unterschiede in den Berufsverweildauern *(Abb. 6)*. Demnach liegt die durchschnittliche Verweildauer der weiblichen Krankenpflegehilfskräfte mit 7,5 Jahren unter den 8,4 Jahren für die Gesamtgruppe der weiblichen Altenpflegekräfte. Die im Durchschnitt deutlich besser ausgebildeten Krankenschwestern weisen hingegen eine Verweilzeit von etwa 13,7 Jahren auf. Die Unterschiede in der Verweilzeit werden grundsätzlich auch von Behrens et al. [1] bestätigt. Diese bestimmen, zu welchem Zeitpunkt innerhalb eines Zeitraums von 10 Jahren jeweils 50 Prozent einer Berufsgruppe aus dem Beruf ausgeschieden sind. Für die Krankenpflegehilfskräfte wird dieser Wert bereits nach 1,5 Jahren des 10-Jahreszeitraums erreicht, für Altenpflegerinnen nach etwa 3,5 Jahren. Krankenschwestern erreichen die 50-Prozent-Marke im hier gewählten Beobachtungszeitraum von 10 Jahren hingegen nicht.

An dieser Stelle soll schließlich analysiert werden, wie viele Altenpflegekräfte sich durch einen Anstieg der durchschnittlichen Berufsverweildauer zusätzlich zum bestehenden Personal hinzugewinnen lassen. Für Vergleichszwecke wird auf die deutlich höhere Verweildauer der Krankenschwestern verwiesen und in zwei verschiedenen Szenarien analysiert, welche Beschäftigungseffekte von einem Angleichen der Verweildauer der Altenpflegekräfte an die der Krankenschwestern abzuleiten sind. In Szenario (1) wird die Gesamtgruppe der Altenpflegekräfte (8,4 Jahre Verweildauer) mit der Gesamtgruppe der deutlich besser qualifizierten Krankenschwestern (13,7 Jahre Verweildauer) verglichen. Dieser Vergleich impliziert eine bei den Krankenschwestern um

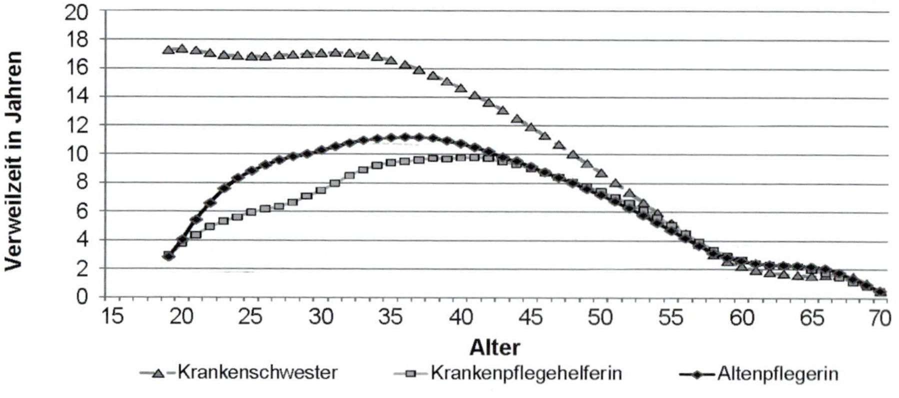


**Abbildung 6:** Vergleich der Verweildauern (Quelle: Hackmann [14])

etwa 63 % höhere Verweilzeit als bei den Altenpflegekräften. Würde es den jeweiligen Entscheidungsträgern gelingen, die Verweildauer der Altenpflegekräfte bis zum Jahr 2050 um 63 % zu steigern, so ließe sich deren Anzahl auf bis zu 680.000 Vollzeitkräfte erhöhen *(Abb. 7)*. Die heterogene Struktur der Berufsgruppe der Altenpflegekräfte erschwert allerdings den Vergleich mit der deutlich besser ausgebildeten Gruppe der Krankenschwestern. Daher spiegelt Szenario (1) die Obergrenze für künftige Steigerungen der Verweildauer wider.

Demgegenüber beschränkt sich der Vergleich der beiden Berufsgruppen in Szenario (2) auf die Verweildauer der Pflegepersonen, die mindestens ein Jahr Ausbildungszeit aufweisen. Obwohl die Gruppe der Krankenschwestern bereits per definitionem eine Ausbildung von drei Jahren aufweisen sollte, sind diese nicht immer in der IABS erfasst. Somit ergeben sich bei der Berechnung der Verweildauer mit den in den Daten der IABS erfassten Ausbildungszeiten von mindestens einem Jahr leichte Abweichungen zur durchschnittlichen Verweilzeit der Gesamtgruppe der Krankenschwestern. Die Verweilzeit der mindestens ein Jahr lang ausgebildeten Krankenschwestern weicht dabei mit 15,2 Jahren leicht von den 13,7 Jahren der Gesamtgruppe der Krankenschwestern ab.

Der Unterschied in der Verweilzeit beider Berufsgruppen im Szenario (2) fällt nun mit 12,7 Jahren (examinierte Altenpflegekräfte) bzw. 15,2 Jahren (Krankenschwestern) deutlich geringer aus, wodurch sich die Verweildauer der Altenpflegekräfte bei diesem Vergleich nur um etwa 20 % steigern ließe. Die Anzahl der Altenpflegevollzeitkräfte würde demnach auf etwa 500.000 bis zum Jahr 2050 steigen.

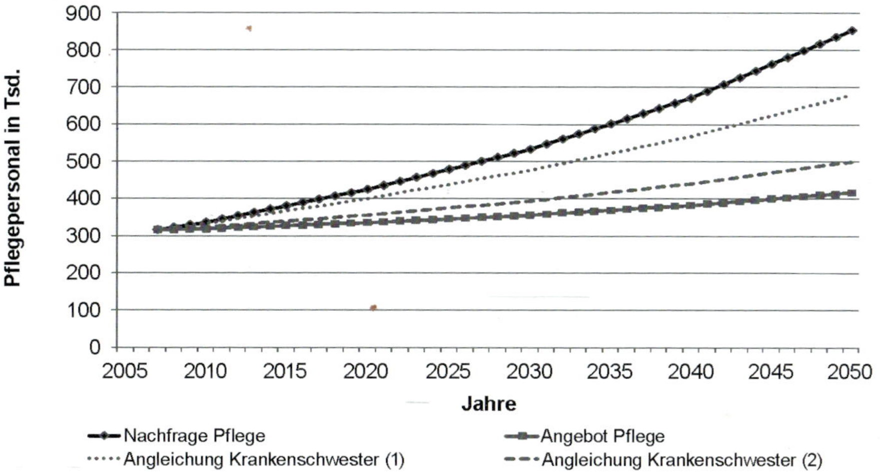


**Abbildung 7:** Personalentwicklung Pflege mit unterschiedlicher Berufsverweildauer (Quelle: IABS [1975–2004])

## Fazit

Vor dem Hintergrund der drei Thesen zur künftigen Entwicklung der Pflegewahrscheinlichkeit (Medikalisierungsthese, Kompressionsthese und Status-Quo-Hypothese) hat der vorliegende Beitrag zunächst deutlich gemacht, wie sich die zukünftige Anzahl der Pflegefälle entwickeln wird. Da sich aus wissenschaftlicher Sicht weder eindeutige Belege für die eine noch die andere These finden lassen, wurden in der Folge konstante altersspezifische Pflegewahrscheinlichkeiten unterstellt.

Im nächsten Schritt wurden ausgehend von der Entwicklung der Pflegefallzahl zunächst die informelle Pflege durch Angehörige und die professionelle ambulante und stationäre Pflegenachfrage bestimmt. Die Ergebnisse des Schätzansatzes zur Bestimmung der professionellen Pflegekräfte ermöglichten es anschließend, die zu erwartenden demografischen Veränderungen in einen Nachfrage- sowie einen Angebotsschock aufzuteilen. Schließlich lassen sich durch die Zunahme der Pflegearbeitskräfte um 100.000 Personen bis zum Jahr 2050 etwa 18 % des gestiegenen Pflegebedarfs realisieren. Der vorliegende Beitrag macht zudem deutlich, dass sich die Anzahl der Altenpflegekräfte im Beruf durch eine Steigerung der Verweildauer deutlich erhöhen lassen würde. So könnte die Anzahl der Altenpfleger durch eine Angleichung ihrer Verweildauer an die der Krankenschwestern je nach Szenario um weitere 80.000 bzw. 260.000 Personen steigen. Der Pflegebedarf nach professionellen Pflegedienstleistungen ließe sich somit um weitere 15 bzw. 48 % befriedigen.

Der hohe Wirkungsgrad einer gestiegenen Berufsverweildauer auf die Anzahl der Altenpflegekräfte zeigt, dass in Zukunft noch genauer zu analysieren ist, durch welche Maßnahmen sich die Berufsverweildauer von Altenpflegekräften weiter steigern lässt. Die bisherige Forschung macht hierbei deutlich, dass sowohl die Ausbildungsdauer als auch das Tätigkeitsfeld (Krankenhaus im Vergleich zu Altenpflegeeinrichtungen) einen erheblichen Einfluss auf die Berufsverweildauer haben. Zudem sollten die von den Entscheidungsträgern ergriffenen Maßnahmen darauf abzielen, den jungen Berufseinsteigern ein attraktiveres Berufsfeld zu bieten, da diese hohe Jobabbruchswahrscheinlichkeiten aufweisen. Darüber hinaus gilt es, neben der Verweildauer von Pflegekräften weitere Stellschrauben zur Erhöhung des Pflegeangebots zu betrachten. So ließe sich beispielsweise die Anzahl der Neueinsteiger im Pflegeberuf steigern, indem die Anzahl der Ausbildungsplätze weiter erhöht und das Berufsbild attraktiver gestaltet würde. Des Weiteren sollte der Versuch unternommen werden, vorzeitige Berufsabbrecher durch gezielte Angebote in den Pflegeberuf zurückzuholen. Eine ausführlichere Beschreibung dieser Stellschrauben würde den Rahmen dieses Beitrags allerdings bei Weitem übersteigen und sollte deshalb in der weiteren Pflegeforschung berücksichtigt werden. Es bleibt aber der hoffnungsvolle Ausblick, dass sich die Zahl der Pflegekräfte durch entsprechende Maßnahmen erheblich steigern lässt, wodurch ein Pflegenotstand letztlich abgewendet werden könnte. Allerdings bleibt es abzuwarten, inwieweit die künftige Gesellschaft bereit sein wird, die zusätzlichen finanziellen Ressourcen für die notwendigen Änderungen aufzubringen.

## Literatur


[1] Behrens J, Horbach A, Müller R: Forschungsstudie zur Verweildauer in Pflegeberufen in Rheinland-Pfalz (ViPb), Ministerium für Arbeit, Soziales, Gesundheit, Familie und Frauen Rheinland-Pfalz, Halle an der Saale, 2008

[2] Bolin K, Lindgren B, Lundborg P: Your next of kin or your own career? Caring and working among the 50+ of Europe. J Health Econ 2008; 27: 718–738

[3] Breyer F, Felder S: Life expectancy and health care expenditures: a new calculation for Germany using the costs of dying. Health Policy 2006; 75: 178–186

[4] Brückner G: Health expectancy in Germany: What do we learn from the reunification process?, NUPRI, Tokyo, 2001

[5] Comas-Herrera A, Costa-Font J, Gori C, di Maio A, Patxot C, Pickard L, Pozzi A, Rothgang H, Wittenberg R: European Study of Long-Term Care Expenditure:Investigating the sensitivity of projections of future long-term care expenditure in Germany, Spain, Italy and the United Kingdom to changes in assumptions about demography, dependency, informal care, formal care and unit costs. Discussion Paper 1840, Report to the European Commission, Employment and Social Affairs DG, London, 2003

[6] Dietrich H: Befunde zu ausgewählten erwerbsbiografischen Aspekten von Pflegekräften in der stationären Altenpflege. In: Meifort B, Becker W (Hrsg.): Berufseinmündung und Berufsverbleib von Altenpflegekräften in den ersten Berufsjahren. Kuratorium Deutsche Altershilfe, Köln, 1995

[7] Eisenmeier M, Pötzsch O, Sommer B: Bevölkerung in Deutschland bis 2050–2011. Koordinierte Bevölkerungsvorausberechnung, Wiesbaden, 2006

[8] Felder S, Zweifel P, Werblow A: Population ageing and health care expenditure: Is long-term care different. Swiss Journal of Economics and Statistics 2006; 127: 43–48

[9] Flieder M: Was hält Krankenschwestern im Beruf, Mabuse-Verlag, Frankfurt am Main, 2002

[10] Forschungsgesellschaft für Gerontologie: Personalstrukturen, Arbeitsbedingungen und Arbeitszufriedenheit in der stationären Altenpflege, Ministerium für Gesundheit, Soziales, Frauen und Familie des Landes Nordrhein-Westfalen, Dortmund, 2004

[11] Franz W: Arbeitsmarktökonomik, Springer, Berlin, 2003

[12] Fries JF: Aging, natural death, and the compression of morbidity. N Engl J Med 1980; 303: 130–135

[13] Goldman DP, Shang B, Bhattacharya J, Garber AM, Hurd M, Joyce GF, Lakdawalla DN, Panis C, Shekelle PG: Consequences of health trends and medical innovation for the future elderly. Health Aff (Millwood ) 2005; 24(2): W5R5-17

[14] Hackmann T: Arbeitsmarkt Pflege: Bestimmung der künftigen Altenpflegekräfte unter Berücksichtigung der Berufsverweildauer. Sozialer Fortschritt 2010; zum Druck akzeptiert

[15] Hackmann T, Moog S: Die Auswirkungen der steigenden Lebenserwatung auf die Prävalenz der Pflegebedürftigkeit in Deutschland. ZVersWiss 2009; 89: 73–89

[16] Hackmann T, Moog S: Pflege im Spannungsfeld von Angebot und Nachfrage. Zeitschrift für Sozialreform 2010; 56: 113–117

[17] Hof B: Auswirkungen und Konsequenzen der demographischen Entwicklung für die gesetzliche Kranken- und Pflegeversicherung, Köln, 2001

[18] Jacobzone S, Cambois E, Chaplain E, Robine JM: Is the health of older persons in OECD countries improving fast enough to compensate for population ageing, Labour Market and Social Policy Occasional Papers, 1999

[19] Joost A, Kipper J, Tewolde T: Berufsverläufe von Altenpflegerinnen und Altenpflegern, Frankfurt am Main, 2009

[20] Nocera S: Alterung und Gesundheit. In: Zweifel P, Felder S (Hrsg.): Eine ökonomische Analyse des Alterungsprozesses. Paul Haupt Verlag, Bern 1996: 61–99

[21] Sauvaget C, Tsuji I, Haan MN, Hisamichi S: Trends in dementia-free life expectancy among elderly members of a large health maintenance organization. Int J Epidemiol 1999; 28: 1110–1118

[22] Schneekloth U, Leven I: Hilfe- und Pflegebedürftige in Privathaushalten in Deutschland 2002 – Schnellbericht – Erste Ergebnisse der Repräsentativerhebung im Rahmen des Forschungsprojekts „Möglichkeiten und Grenzen einer selbständigen Lebensführung hilfe- und pflegebedürftiger Menschen in privaten Haushalten" (MuG 3), München, 2003

[23] Simon M, Tackenberg P, Hasselhorn HM, Kümmerling A, Büscher A, Müller BH: Auswertung der ersten Befragung der Next-Studie in Deutschland [Evaluation of the first Survey of the Next Study in Germany] 2005

[24] Spillman BC: Changes in elderly disability rates and the implications for health care utilization and cost. Milbank Q 2004; 82: 157–194

[25] Spillman BC, Lubitz J: The effect of longevity on spending for acute and long-term care. N Engl J Med 2000; 342: 1409–1415

[26] Statistisches Bundesamt: Statistisches Jahrbuch 2008 für die Bundesrepublik Deutschland, Wiesbaden, 2008

[27] Verbrugge LM: Longer life but worsening health? Trends in health and mortality of middle-aged and older persons. Milbank Mem Fund Q Health Soc 1984; 62: 475–519

[28] Werblow A, Felder S, Zweifel P: Population ageing and health care expenditure: a school of ‚red herrings'? Health Econ 2007; 16: 1109–1126

[29] Ziegler U, Doblhammer G: Reduction in the incidence of care need in west and east Germany between 1991 and 2003: Compression-of-morbidity or policy effect, Rostock, 2005

# 9 Psychosoziale Arbeitsbelastungen in der Pflege – Vergleich verschiedener Pflegegruppen mit anderen Berufsgruppen

Sabine Gregersen, Madeleine Dulon, Albert Nienhaus, Matthias Nübling

**Zusammenfassung**

Die psychosozialen Belastungen in der ambulanten und stationären Altenpflege wurden mit dem Copenhagen Psychosocial Questionnaire (COPSOQ) untersucht und mit denjenigen in der stationären Krankenhauspflege sowie mit denjenigen einer branchenübergreifenden Kohorte verglichen. Insgesamt wurden 412 Pflegekräfte der ambulanten Pflege und 313 der stationären Altenpflege befragt. Die Responserate betrug 33 %. Als Vergleichsgruppen standen Daten von 1.195 Pflegekräften der stationären Krankenpflege und von 11.168 Beschäftigten aus verschiedenen Branchen, die im COPSOQ-Register erfasst sind, zur Verfügung. Der COPSOQ umfasst 25 Skalen zu den Aspekten: Anforderungen, Einfluss- und Entwicklungsmöglichkeiten, soziale Beziehungen und Führung sowie Belastungsfolgen. Inhaltlich bedeutungsvolle Unterschiede in den Gruppen werden unterstellt, wenn die Mittelwerte der Skalen sich um mindestens fünf Skalenpunkte unterscheiden. Statistisch signifikante Unterschiede bestehen, wenn im T-Test der p-Wert $< 0{,}01$ ist. Die Arbeitszufriedenheit war in der ambulanten Pflege statistisch signifikant höher als in allen anderen Vergleichsgruppen. In 11 der 25 Skalen hatte die ambulante Pflege bessere und in einer schlechtere Werte bei den psychosozialen Belastungen als die stationäre Altenpflege. Gegenüber dem Durchschnitt aller Branchen hatte die ambulante Pflege 14-mal und die stationäre Altenpflege 8-mal bessere Werte. Schlechtere Werte traten im Vergleich zum Durchschnitt aller Branchen in der ambulanten Pflege einmal und in der stationären Altenpflege dreimal auf. Zusammenfassend finden wir keine Hinweise auf eine im Branchenvergleich überdurchschnittlich hohe „Quantitative Anforderung" in der Altenpflege. Im Bereich der ambulanten Pflege werden die psychosozialen Aspekte der Arbeit positiver eingeschätzt als in der stationären Altenpflege. In Zukunft bedarf es einer differenzierten Betrachtung der belastenden und entlastenden Faktoren der Tätigkeit in der Altenpflege, um gezielt die Arbeitsbedingungen und somit die Gesundheit der Pflegekräfte zu verbessern. Eine pauschale Einstufung der Altenpflege als eine überdurchschnittlich hochbelastende Tätigkeit scheint nicht angemessen zu sein.

## Einleitung

In einer alternden Gesellschaft ist die Pflege eine wichtige Zukunftsaufgabe. Der Bedarf an professionellen Kräften wird in den nächsten Jahren und Jahrzehnten stetig zunehmen. Der zunehmende Mangel an qualifizierten Pflegenden wird für stationäre Altenpflegeeinrichtungen als besondere Herausforderung gesehen [17]. In diesem Zusammenhang wird häufig die geringe Attraktivität dieser Tätigkeit diskutiert. Die Altenpflege wird in Verbindung gebracht mit unattraktiven Arbeitsbedingungen, d. h. hohe körperliche und emotionale Arbeitsbelastungen, geringe Möglichkeiten zur beruflichen Weiterentwicklung und weniger klare Tätigkeitsbeschreibungen als in den übrigen Pflegesektoren [11]. Auch für die beiden Sektoren der stationären und ambulanten Pflege wird eine hohe Arbeitsbelastung und -beanspruchung beschrieben [5, 8]. Der vorzeitige Ausstieg aus dem Beruf, überdurchschnittlich hohe krankheitsbedingte Fehlzeiten und Fluktuation werden in einen direkten Zusammenhang mit diesen unattraktiven Arbeitsbedingungen in der Pflege gebracht [10].

Entgegen den in den Medien häufig dargestellten überdurchschnittlich hohen psychosozialen Belastungen der Pflegekräfte wird die Situation der Pflegenden in der wissenschaftlichen Literatur nicht einheitlich beschrieben. So wird in einigen Studien die psychosoziale Belastung als überdurchschnittlich hoch und die gesundheitliche Situation als überdurchschnittlich negativ dargestellt [1, 13,18]. Dagegen beschreiben Glaser und Kollegen die Arbeitsbelastungen und den Gesundheitszustand der Pflegekräfte als moderat [6]. Häufig beziehen sich die Studien allerdings nur auf einen Pflegebereich oder konzentrieren sich auf einen Vergleich zwischen zwei oder drei Pflegebereichen und erlauben keinen Vergleich mit anderen Branchen.

In dieser Studie werden die psychosozialen Belastungen der Pflegekräfte in der stationären und ambulanten Altenpflege erhoben, um folgende Fragestellungen zu beantworten:

1. Unterscheiden sich die psychosozialen Belastungen in der stationären Altenpflege von denen in der ambulanten Altenpflege?
2. Unterscheiden sich die psychosozialen Belastungen in der Altenpflege von denen in der stationären Krankenpflege?
3. Unterscheiden sich die psychosozialen Belastungen in der Altenpflege von denen in anderen Berufsgruppen?

Darüber hinaus soll untersucht werden, ob die Anzahl der Bereitschaftsdienste und die wöchentliche Arbeitszeit die psychosozialen Belastungen der Pflegekräfte in der stationären Altenpflege und ambulanten Pflege beeinflussen.

## Methode

Zur Erfassung der psychosozialen Belastung wurde der Copenhagen Psychosocial Questionnaire (COPSOQ) eingesetzt. Der COPSOQ-Fragebogen ist ein Screening-Instrument zur Erfassung psychischer Belastungen und Beanspruchungen bei der Arbeit.

Der COPSOQ-Fragebogen versucht, der Unbestimmtheit des Konstruktes „psychische Belastung" und seiner vielfältigen Operationalisierungen durch ein mehrdimensi-

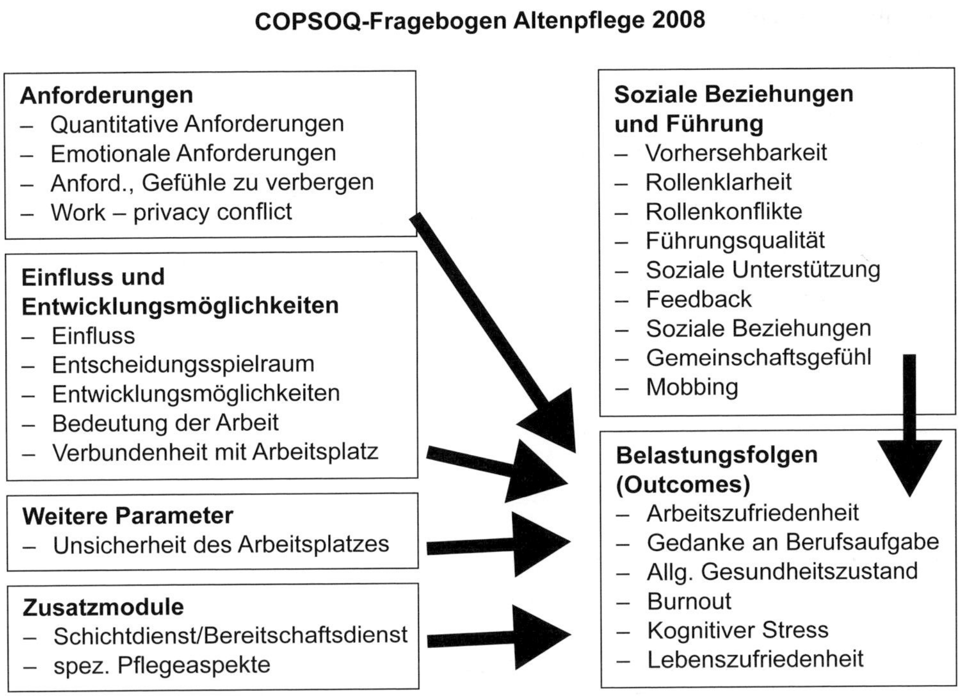


**Abbildung 1:** Inhalte Fragebogen (COPSOQ + Zusatzskalen)

onales Verfahren mit einem breiten Spektrum hinsichtlich der zu erhebenden Aspekte gerecht zu werden *(Abb. 1).*

Die deutsche Version des Fragebogens wurde auf Basis der dänischen und englischen Version entwickelt und validiert [15]. Die Studie verfolgte zwei Ziele: Die Prüfung und Beurteilung der Messqualitäten des Instruments auf einer breiten Datenbasis und die Bereitstellung eines Instruments, das den Betrieben kostenfrei zur Erhebung psychosozialer Faktoren bei der Arbeit zur Verfügung steht. Die deutsche Version des COPSOQ liegt als Langversion und als gekürzte Version vor.

Die deutsche Erprobungsstudie wurde als Forschungsvorhaben F1885 im Auftrag der Bundesanstalt für Arbeitsschutz und Arbeitsmedizin (BAuA) von einer Projektgruppe, bestehend aus der Freiburger Forschungsstelle Arbeits- und Sozialmedizin (FFAS), der Abteilung für Medizinische Soziologie der Universität Freiburg und dem Lehrstuhl für Arbeitsphysiologie, Arbeitsmedizin und Infektionsschutz der Bergischen Universität Wuppertal, durchgeführt.

Die deutsche Version des COPSOQ erfasst psychische Faktoren mit 87 Items zur Messung von 26 Einzelaspekten (Skalen). 10 der 26 Skalen beziehen sich auf die psychosozialen Arbeitsbedingungen. Die psychosozialen Arbeitsbedingungen werden untergliedert nach Arbeitsanforderungen, Einfluss und Entwicklungsmöglichkeiten, soziale Beziehungen und Führung und Unsicherheit des Arbeitsplatzes. Die verbleibenden 6

Skalen sind Belastungsfolgen. Nach dem COPSOQ-Modell stellen die Belastungsfolgen die abhängige Variable (Outcomes) dar.

Für die meisten Fragen wird eine 5-stufige Antwortskala vorgegeben (Likert-Skala), wobei die erste Kategorie den Maximalwert (immer, in sehr hohem Maß, stimme voll zu, etc.) die letzte den Minimalwert (nie, in sehr geringem Maß, stimme nicht zu, etc.) darstellt. Diesen Kategorien wurden Punktwerte zugeordnet (max. = 100, min. = 0). Da in der Regel mehrere Einzelfragen zusammengehören und eine Skala bilden, kann aus dem Durchschnitt dieser Einzelfragen der Skalenmittelwert berechnet werden. Der Skalenwert gibt dann den Durchschnitt über alle Einzelaspekte einer Skala (z. B. der Skala „Quantitative Anforderungen" mit 4 Einzelaspekten) an.

Dieser Skalenmittelwert ist ein Punktwert und nicht ein Prozentwert. 50 Punkte bedeuten z. B., dass die Befragten im Durchschnitt die mittlere Kategorie angekreuzt haben, dass also die Abweichungen nach oben und unten von der Mitte aus sich die Waage halten. Ergänzend zum Standard-COPSOQ ist ein Zusatzmodul in den Fragebogen aufgenommen worden, um die spezifische Situation in der Altenpflege besser zu erfassen, z. B. Fragen zu Schichtdienst und Bereitschaftsdiensten und Fragen zu spezifischen psychischen Belastungen in der Altenpflege *(Abb. 1)*.

Die FFAS erstellt seit 2005 mit dem COPSOQ eine große und ständig wachsende Datenbank mit berufsgruppenspezifischen Referenzwerten für psychische Belastungen. Die Referenzwerte aus der COPSOQ-Datenbank der FFAS werden als Vergleichswerte verwendet. Für die Vergleiche werden zwei Gruppen aus dieser Studie und zwei Referenzgruppen aus der COPSOQ-Datenbank gebildet:

- ambulante Altenpflege aP (N = 412): ambulante Versorgungsform und pflegerischer Beruf
- stationäre Altenpflege: stA (N = 313): stationäre Versorgungsform und pflegerischer Beruf
- stationäre Krankenpflege KH (N = 1.195): Pflegekräfte in der stationären Krankenpflege aus der Gesamtdatenbank COPSOQ
- Gesamt-COPSOQ-All (N = 11.168): alle Berufsgruppen zusammengefasst aus der Gesamtdatenbank COPSOQ

Die Mittelwerte der COPSOQ-Skalen der verschiedenen Berufsgruppen werden unter Verwendung von T-Test und Varianzanalyse (ANOVA) verglichen. Unterschiede werden als statistisch signifikant bezeichnet bei einem p-Wert < 0,01. Unterschiede zwischen Mittelwerten werden als „relevant" bezeichnet bei einer Differenz von mindestens 5 Punkten.

Für die Rekrutierung der Stichprobe wurden 150 Altenpflege-Einrichtungen angeschrieben (jeweils 75 stationäre Altenpflegeeinrichtungen und 75 ambulante Pflegedienste). 36 Einrichtungen haben an der Erhebung teilgenommen. Die Erhebungen wurden zwischen März und Mai 2008 durchgeführt. 20 Einrichtungen gehören zur Versorgungsform „ambulant", 16 zur Versorgungsform „stationär". Die Größe der Einrichtungen reichte von 15 bis 350 Mitarbeitern. Über alle Häuser hinweg füllten 889 Beschäftigte den Fragebogen aus, was bei 2.667 zur Teilnahme aufgerufenen Mitarbeitern einem Rücklauf von 33 % entsprach. Die Teilnahmequote variierte zwischen den Einrichtungen (11 % bis 93 %). 164 Personen waren nicht in Pflegeberufen, sondern in anderen Bereichen tätig, z. B. Verwaltung, Wäscherei, Reinigung. Für die Auswertung der erhobenen Daten nach Berufsgruppen (z. B. für Grafiken zum Berufsgruppenvergleich) wurden diese ihren entsprechenden Berufsgruppen zugeordnet. Eine ausführlichere Beschreibung der Methode findet sich bei Nübling [16].

## Ergebnisse

Das untersuchte Studienkollektiv bestand zu 88 % aus Frauen *(Tab. 1).* Die 40–49-Jährigen stellen mit 36 % die größte und die über 50-Jährigen mit 29 % die zweitgrößte Altersgruppe dar. 43 % der Befragten haben eine Arbeitszeit von 35 und mehr Stunden pro Woche (Vollzeitstelle), 40 % arbeiten zwischen 15–34 Stunden in der Woche und weniger als 15 Stunden arbeiten 15 %. 74 % der befragten Studienteilnehmer haben keine Bereitschaftsdienste im letzten Monat geleistet. 15 % der Befragten haben keine Nachtschichten im letzten Monat gehabt. 58 % haben keine geteilten Dienste im letzten Monat geleistet und 32 % hatten bis zu fünf geteilte Dienste. 51 % der Befragten hatten im letzten Monat keine Wechselschicht, 29 % bis zu fünf Wechselschichten und 20 % sechs und mehr Schichten.

**Tabelle 1**: Soziodemografische Daten und Arbeitszeit/-schichten der Studienteilnehmer

| | **Gesamt (Pflegekräfte und nicht pflegerisch tätige Beschäftigte); N = 889** | **Ambulante Dienste; N = 412** | **Stationäre Altenpflegeeinrichtungen; N = 313** |
|---|---|---|---|
| **Geschlecht** | | | |
| Männer | 98 (11 %) | 25 (6 %) | 49 (16 %) |
| Frauen | 779 (88 %) | 385 (93 %) | 260 (83 %) |
| k. A.[1] | 12 (1 %) | 2 (1 %) | 4 (1 %) |
| **Alter (Jahre)** | | | |
| unter 30 | 112 (13 %) | 56 (14 %) | 45 (14 %) |
| 30–39 | 135 (15 %) | 59 (14 %) | 61 (19 %) |
| 40–49 | 324 (36 %) | 180 (44 %) | 90 (29 %) |
| 50 und älter | 257 (29 %) | 103 (25 %) | 95 (30 %) |
| k. A.[1] | 61 (7 %) | 14 (3 %) | 22 (7 %) |
| **Wöchentliche Arbeitszeit (Stunde pro Woche)** | | | |
| 35 und mehr | 383 (43 %) | 128 (31 %) | 191 (61 %) |
| 15–34 | 359 (40 %) | 196 (48 %) | 99 (32 %) |
| weniger als 15 | 135 (15 %) | 87 (21 %) | 19 (6 %) |
| k. A.[1] | 12 (1 %) | 1 (0 %) | 4 (1 %) |

[1] k.A. = keine Angabe

**Tabelle 1:** Soziodemografische Daten und Arbeitszeit/-schichten der Studienteilnehmer *(Forts.)*

| | Gesamt (Pflegekräfte und nicht pflegerisch tätige Beschäftigte); N = 889 | Ambulante Dienste; N = 412 | Stationäre Altenpflegeeinrichtungen; N = 313 |
|---|---|---|---|
| **Bereitschaftsdienste (Anzahl im letzten Monat)** | | | |
| keine | 661 (74 %) | 247 (60 %) | 263 (84 %) |
| 1–5 | 172 (19 %) | 124 (30 %) | 42 (13 %) |
| 6+ | 56 (6 %) | 41 (10 %) | 8 (3 %) |
| **Nachtschichten (Anzahl im letzten Monat)** | | | |
| keine | 750 (85 %) | 372 (90 %) | 220 (70 %) |
| 1–5 | 102 (11 %) | 28 (7 %) | 69 (22 %) |
| 6 und mehr | 37 (4 %) | 12 (3 %) | 24 (8 %) |
| **Geteilte Dienste (Anzahl im letzten Monat)** | | | |
| keine | 512 (58 %) | 125 (30 %) | 234 (74 %) |
| 1–5 | 281 (32 %) | 207 (50 %) | 68 (22 %) |
| 6 und mehr | 96 (11 %) | 80 (20 %) | 11 (4 %) |
| **Wechselschichten (Anzahl im letzten Monat)** | | | |
| keine | 457 (51 %) | 217 (53 %) | 110 (35 %) |
| 1–5 | 254 (29 %) | 141 (34 %) | 96 (31 %) |
| 6 und mehr | 178 (20 %) | 54 (13 %) | 107 (34 %) |

[1] k.A. = keine Angabe

## Psychosoziale Arbeitsbelastungen und Beschwerden im Berufsgruppenvergleich

Für alle 25 Skalen des COPSOQ wird ein Vergleich erstellt zwischen den Pflegebereichen sowie dem Durchschnittswert für alle Berufsgruppen (COPSOQ All) *(Tab. 2).*

### Vergleich zwischen ambulanter Pflege und stationärer Altenpflege

Im Vergleich zwischen ambulanter Pflege und stationärer Altenpflege sind viele Aspekte psychosozialer Belastung für die ambulante Pflege positiv: Geringere quantitative und emotionale Anforderungen, geringere Arbeit-Freizeit-Konflikte, bessere Entwicklungsmöglichkeiten und Vorhersehbarkeit, weniger Rollenkonflikte, bessere Führungsqualität und Gemeinschaftsgefühl, weniger Mobbing und geringere Arbeitsplatzunsicherheit.

In der stationären Altenpflege sind die Werte für die Quantität der sozialen Beziehungen (mit anderen zusammenarbeiten) im Vergleich zur ambulanten Pflege besser. Das ist der einzige Aspekt unter den psychosozialen Belastungen, in dem die stationäre Altenpflege im Vergleich zur ambulanten Pflege besser bewertet wird.

### Vergleich zwischen Altenpflege und stationärer Krankenpflege

Für die *ambulante Pflege* zeigen sich im Vergleich zur stationären Krankenpflege folgende positive Aspekte für psychosoziale Belastung: Alle Anforderungen (quantitative, emotionale sowie Anforderungen, Emotionen zu verbergen als auch Arbeit-Freizeit-Konflikte) sowie die Mobbing-Werte sind geringer, die Entwicklungsmöglichkeiten sowie die Vorhersehbarkeit sind besser, Rollenkonflikte und Arbeitsunsicherheit sind seltener, Führungsqualität und soziale Unterstützung sind besser und die Arbeitszufriedenheit ist höher. Der einzige negative Aspekt in der ambulanten Pflege findet sich bei den sozialen Beziehungen (Quantität der Beziehungen).

Für die *stationäre Altenpflege* zeigen sich im Vergleich zur stationären Krankenpflege folgende positive Aspekte: Geringere emotionale Anforderungen, bessere Vorhersehbarkeit, höhere Führungsqualität sowie bessere Feedback-Qualität. Der einzige negative Aspekt findet sich bei dem allgemeinen Gesundheitszustand, der in der stationären Altenpflege schlechter eingeschätzt wird als in der stationären Krankenpflege.

### Vergleich zwischen Altenpflege und allen Berufsgruppen (Gesamtdatenbank COPSOQ)

Im Vergleich zum COPSOQ-Durchschnittswert für verschiedene Berufsgruppen (COPALL) zeigen sich für die *ambulante Pflege* folgende positive Aspekte psychosozialer Belastung: Geringere quantitative und emotionale Anforderungen, weniger Arbeit-Freizeit-Konflikte, höhere Bedeutung der Arbeit und der Arbeitsplatzverbundenheit, bessere Vorhersehbarkeit und Rollenklarheit, weniger Rollenkonflikte, bessere Führungsqualität, höhere soziale Unterstützung, bessere Feedback-Qualität und besseres Gemeinschaftsgefühl, weniger Wechselabsichten und höhere Arbeitszufriedenheit. Der einzige negative Aspekt im Vergleich zum Durchschnitt aller Berufsgruppen sind die geringen sozialen Beziehungen in der ambulanten Pflege.

Für die *stationäre Altenpflege* zeigen sich im Vergleich mit dem Durchschnitt verschiedener Berufsgruppen insgesamt weniger positive Aspekte psychosozialer Belastung als bei der ambulanten Pflege. Positive Aspekte sind: Weniger Arbeit-Freizeit-Konflikte, höhere Bedeutung der Arbeit, bessere Vorhersehbarkeit und Rollenklarheit, bessere Führungsqualität, höhere soziale Unterstützung, bessere Qualität des Feedbacks sowie höhere Quantität der sozialen Beziehungen. Die negativen Aspekte in der stationären Altenpflege im Vergleich zum Durchschnitt aller Berufsgruppen sind geringere Einflussmöglichkeiten bei der Arbeit, höhere Arbeitsplatzunsicherheit und ein schlechterer allgemeiner Gesundheitszustand.

**Tabelle 2**: Psychosoziale Arbeitsbelastungen und Belastungsfolgen bei Beschäftigten in der ambulanten Pflege und der stationären Altenpflege im Vergleich zu COPSOQ-Referenzgruppen (Skalenmittelwerte und Standardabweichung).

| Skalen | Studie: aP N = 412 | Studie: stA N = 313 | aP vs stA* | COPKH. N = 1.195 | aP vs COPKH* | stA vs COPKH* | COPALL N = 11.168 | aP vs COPALL* | stA vs COPALL* |
|---|---|---|---|---|---|---|---|---|---|
| **Anforderungen** | | | | | | | | | |
| Quantitative Anforderungen | 46 (21) | 56 (19) | aP + | 57 (17) | + | | 59 (18) | + | |
| Emotionale Anforderungen | 53 (19) | 59 (20) | aP + | 64 (19) | + | + | 58 (20) | + | |
| Anforderung, Gefühle zu verbergen | 45 (21) | 47 (23) | | 51 (21) | + | | 48 (22) | | |
| Work-privacy Konflikt | 42 (29) | 48 (30) | aP + | 49 (26) | + | | 53 (29) | + | + |
| **Einfluss und Entwicklungsmöglichkeiten** | | | | | | | | | |
| Einfluss | 41 (21) | 40 (22) | | 41 (20) | | | 45 (22) | | – |
| Entscheidungsspielraum | 43 (21) | 41 (20) | | 42 (18) | | | 44 (24) | | |
| Entwicklungsmöglichkeiten | 71 (16) | 66 (21) | aP + | 70 (16) | + | | 69 (18) | | |
| Bedeutung der Arbeit | 86 (14) | 83 (17) | | 82 (16) | | | 77 (18) | + | + |
| Verbundenheit mit Arbeitsplatz | 63 (18) | 60 (22) | | 56 (19) | | | 56 (20) | + | |
| **Soziale Beziehungen und Führung** | | | | | | | | | |
| Vorhersehbarkeit | 66 (21) | 61 (22) | aP + | 55 (21) | + | + | 51 (23) | + | + |
| Rollenklarheit | 80 (15) | 79 (17) | | 78 (15) | | | 74 (18) | + | + |
| Rollenkonflikte | 37 (20) | 46 (22) | aP + | 47 (20) | + | | 47 (20) | + | |
| Führungsqualität | 66 (25) | 60 (25) | aP + | 55 (25) | + | + | 47 (26) | + | + |

**Tabelle 2**: Psychosoziale Arbeitsbelastungen und Belastungsfolgen bei Beschäftigten in der ambulanten Pflege und der stationären Altenpflege im Vergleich zu COPSOQ-Referenzgruppen (Skalenmittelwerte und Standardabweichung). *(Forts.)*

| Skalen | Studie: aP N = 412 | Studie: stA N = 313 | aP vs stA* | COPKH. N = 1.195 | aP vs COPKH* | stA vs COPKH* | COPALL N = 11.168 | aP vs COPALL* | stA vs COPALL* |
|---|---|---|---|---|---|---|---|---|---|
| Soziale Unterstützung | 75 (20) | 71 (21) | | 70 (20) | + | | 63 (21) | + | + |
| Feedback | 49 (22) | 52 (24) | | 45 (21) | | + | 39 (23) | + | + |
| Soziale Beziehungen (Quantität) | 19 (26) | 52 (25) | stA + | 52 (30) | – | | 45 (28) | – | + |
| Gemeinschaftsgefühl | 81 (17) | 75 (19) | aP + | 77 (18) | | | 74 (18) | + | |
| Mobbing (Einzelfrage) | 14 (21) | 22 (25) | aP + | 19 (23) | + | | 18 (23) | | |
| **Weitere Parameter** | | | | | | | | | |
| Unsicherheit des Arbeitsplatzes | 25 (22) | 37 (25) | aP + | 33 (22) | + | | 26 (22) | | – |
| **Belastungsfolgen** | | | | | | | | | |
| Wechselabsicht | 12 (18) | 14 (22) | | 16 (22) | | | 17 (23) | + | |
| Arbeitszufriedenheit | 68 (15) | 64 (17) | sig. | 62 (15) | + | | 62 (16) | + | |
| Allg. Gesundheitszustand (Einzelfrage) | 71 (19) | 68 (20) | | 73 (18) | | – | 73 (18) | | – |
| Burnout | 42 (19) | 45 (20) | | 45 (17) | | | 43 (19) | | |
| Kognitiver Stress | 27 (18) | 27 (20) | | 28 (18) | | | 28 (19) | | |
| Lebenszufriedenheit | 67 (19) | 64 (21) | | 66 (20) | | | 65 (29) | | |

aP = ambulante Pflege, stA = stationäre Altenpflege, COPKH = stationäre Krankenpflege COPSOQ, COPALL = alle Berufsgruppen COPSOQ
* Unterschiede im Durchschnitt von > = 5 Punkten sind gekennzeichnet mit „+" , wenn der Studienwert (für aP oder stA) besser als der COPSOQ-Referenzwert für COPKH oder COPALL ist, oder gekennzeichnet mit „–", wenn der Wert (für aP oder stA) schlechter als der Referenzwert ist. Unterschiede sind signifikant mit $p < 0{,}01$, gekennzeichnet als "sig.".

## Einfluss von Bereitschaftsdiensten und wöchentlicher Arbeitszeit auf psychosoziale Belastungen

In *Abbildung 2* werden die vier Aspekte von Anforderungen, quantitative Anforderungen, emotionale Anforderungen, Anforderungen, Emotionen zu verbergen sowie Arbeit-Freizeit-Konflikt, in Abhängigkeit von der Anzahl zu leistender Bereitschaftsdienste dargestellt. Die Anzahl der Bereitschaftsdienste wird differenziert in drei Gruppen: Keine Bereitschaftsdienste (N = 661), ein bis fünf Bereitschaftsdienste pro Monat (N = 172) und mehr als fünf Bereitschaftsdienste pro Monat (N = 56).

Alle vier Aspekte von Anforderungen nehmen mit der Anzahl der zu erbringenden Bereitschaftsdienste zu (statistisch signifikanter Zusammenhang) *(Abb. 2)*. Dieser Anstieg ist besonders deutlich für den Aspekt Arbeit-Freizeit-Konflikt. Die Werte steigen von 38 Punkten für keine zu leistenden Bereitschaftsdienste, über 48 Punkte für ein bis fünf zu leistende Bereitschaftsdienste pro Monat auf 58 Punkte für mehr als fünf zu leistende Bereitschaftsdienste. Mit der Anzahl der Bereitschaftsdienste stiegen die Ausprägung weiterer sowohl positiver (Einfluss bei der Arbeit, Entwicklungsmöglichkeiten, Arbeitsplatzverbundenheit) als auch negativer Aspekte psychosozialer Belastung (Rollenkonflikte, Burn-out) ($p < 0{,}01$). Wenn keine Bereitschaftsdienste geleistet wurden, war die Arbeitsplatzunsicherheit am höchsten.

Es zeigt sich, dass die Arbeitsanforderungen in der Altenpflege auch mit der Höhe der täglichen Arbeitszeit zunehmen. Für die Aspekte quantitative Anforderungen,

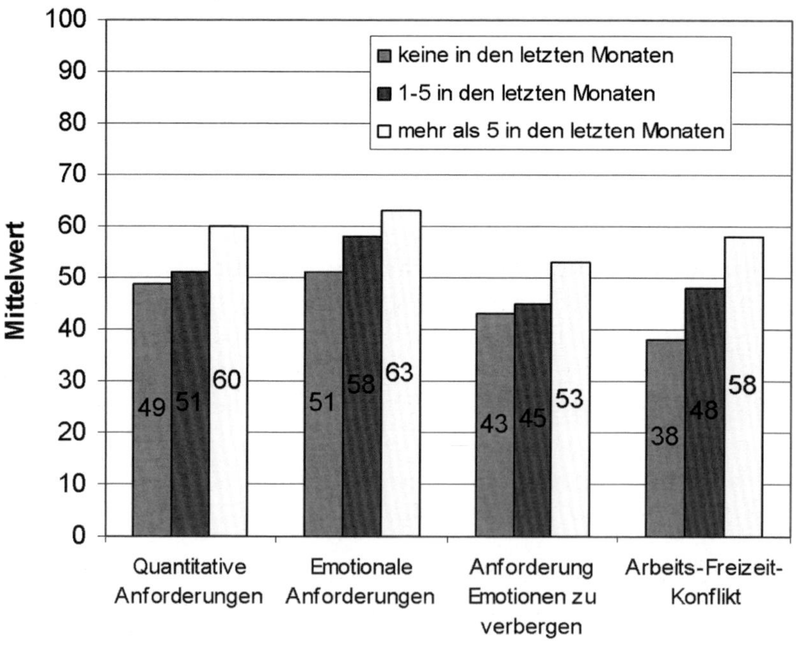


**Abbildung 2:** Arbeitsanforderungen (4 Skalen) nach der Anzahl von Bereitschaftsdiensten

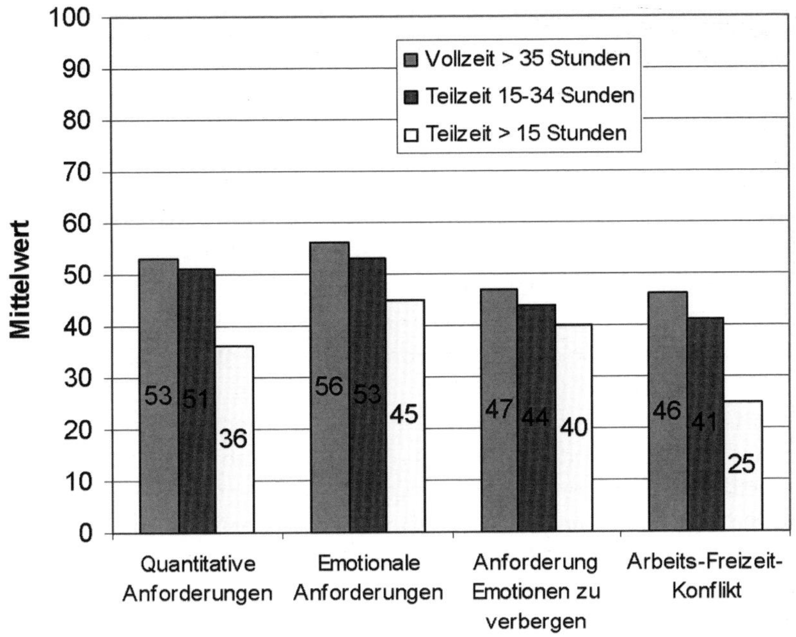


**Abbildung 3:** Anforderungen (4 Skalen) nach der täglichen Arbeitszeit bei Altenpflegekräften

emotionale Anforderungen und Arbeit-Freizeit-Konflikt ist der Zusammenhang der täglichen Arbeitszeit zwar nicht eindeutig linear. Signifikant geringere Anforderungen werden nur beobachtet für Beschäftigte mit weniger als 15 Arbeitsstunden pro Woche. Für den Aspekt Emotionen verbergen zu müssen, wurde das Signifikanzniveau von $p < 0,01$ nicht erreicht *(Abb. 3)*.

Für Vollzeitbeschäftigte finden sich im Vergleich mit Teilzeitbeschäftigten bei einigen weiteren Aspekten positive Effekte (Einfluss bei der Arbeit, Entscheidungsspielräume, Entwicklungsmöglichkeiten, Rollenklarheit, soziale Beziehungen), negative Effekte finden sich für Rollenkonflikte und Mobbing. Für Teilzeitbeschäftigte zeigen sich positive Effekte für die Qualität von Führung, geringere Arbeitsplatzunsicherheit und bessere Angaben zum allgemeinen Gesundheitszustand und Burn-out. Der deutlichste Zusammenhang besteht zwischen der Dauer der wöchentlichen Arbeitszeit und den quantitativen Anforderungen sowie der Quantität der sozialen Beziehungen.

## Diskussion und Schlussfolgerung

Weitgehend wissenschaftlicher Konsens besteht darüber, dass die Messung psychischer Belastungen wegen der Unbestimmtheit des theoretischen Konstrukts und den daraus resultierenden vielfältigen Operationalisierungen kompliziert ist. Mit dem COPSOQ-Fragebogen steht ein Instrument zur Erfassung psychischer Belastung zur Verfügung, das basierend auf verschiedenen Theorien ein breites Spektrum verschiedener Aspekte erfasst und eine differenzierte Betrachtung dieser Thematik ermöglicht.

Da es sich um eine freiwillige Teilnahme handelt, sind die Ergebnisse bei einer Rücklaufquote von 33 % nur bedingt repräsentativ. Allerdings zeigt sich für die soziodemografischen Merkmale, dass sie mit einer anderen Studie in der Altenpflege gut übereinstimmen [3].

Entsprechend den psychosozialen Faktoren der Arbeit fallen manche Ergebnisse dieser Studie erwartungsgemäß aus. So werden die beobachteten hohen bzw. überdurchschnittlichen Werte für die Skala „Bedeutung der Arbeit" auch von anderen Untersuchungen [2] als typisch für „helfende" Berufe beschrieben. Die Arbeit mit Menschen – alten Menschen sowie Kolleginnen – wird als zentraler motivierender Faktor bewertet [20].

Die Beurteilung der „Führungsqualität" und des „Feedback" in Pflegeberufen ist überdurchschnittlich positiv. Die höchsten Werte werden in der ambulanten Pflege erreicht, gefolgt von der stationären Altenpflege und der stationären Krankenpflege. Diese Rangfolge wird bestätigt durch die Ergebnisse in der NEXT-Studie [19]. Es ist nicht davon auszugehen, dass die Einschätzung der Führungsqualität oder des Feedbacks besonders durch eine Tätigkeit oder einen Beruf beeinflusst, sondern primär von der spezifischen Arbeitsplatzsituation bestimmt wird. Dieser Aspekt ist also nicht primär berufsbezogen, sondern eher arbeitsplatzbezogen. Trotzdem wird dieser Aspekt in der Pflege systematisch höher bewertet als in anderen Berufsgruppen. In dieser Befragung wird nach dem direkten Vorgesetzten gefragt. Möglicherweise ist die berufliche Solidarität zu den direkten Vorgesetzten in der Pflege besonders hoch, weil diese häufig neben ihrer Führungsaufgabe einen hohen Anteil der „normalen" Pflegetätigkeit ausführen. Das würde auch die beobachteten hohen Punktwerte für die soziale Unterstützung erklären.

Überraschend waren die eher positiven bzw. durchschnittlichen Werte für die Skala „Quantitative Anforderungen" in der Altenpflege. Für die stationäre Altenpflege sind die Werte eher durchschnittlich und für die ambulante Pflege sogar unterdurchschnittlich. Frühere Studien [1, 7, 9] nennen für die „Quantitativen Anforderungen" eher hohe Werte, also schlechte Werte bei Pflegekräften. Im Unterschied zu dieser Studie erfolgte in den früheren Studien jedoch kein Vergleich mit anderen Berufsgruppen.

Der hohe Anteil von Teilzeitkräften in der Altenpflege erklärt möglicherweise die unerwarteten niedrigen Einstufungen für „Quantitative Anforderungen" von Pflegekräften in der Altenpflege im Vergleich zu anderen Berufsgruppen. In dieser Studie arbeiten 21 % der Beschäftigten in der ambulanten Pflege weniger als 15 Stunden pro Woche und 48 % 15–34 Stunden. In stationären Altenpflegeeinrichtungen arbeiten 6 % weniger als 15 Stunden und 32 % arbeiten 15–34 Stunden. Dass es sich hierbei um ein typisches Phänomen der Altenpflege handelt, haben auch andere Studien gezeigt [3]. Diese Erklärung wurde in dieser Studie durch Subgruppenanalysen getestet. Die vorliegenden Daten wurden gruppiert nach a) Häufigkeit von zu leistenden Bereitschaftsdiensten und b) nach Voll- oder Teilzeitbeschäftigung. Die Auswertungen zeigten einen deutlichen Zusammenhang zwischen der Anzahl zu leistender Bereit-

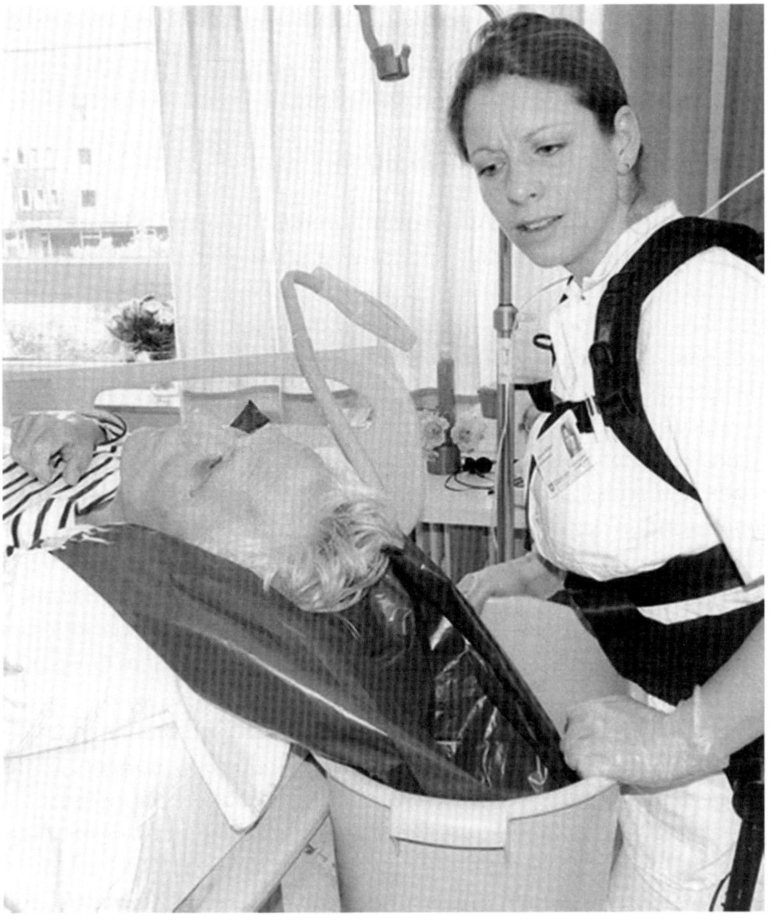

Herausforderung Pflege (Pflegekraft mit CUELA-Messsystem, siehe Kapitel 11)

schaftsdienste sowie der Anzahl der Wochenarbeitsstunden und der angegebenen Höhe der Anforderungen. Allerdings lagen die „Quantitativen Anforderungen" auch bei den Vollzeitkräften in der Altenpflege nicht höher als im Durchschnitt aller Branchen.

Im Vergleich mit den anderen Berufsgruppen ist die Arbeitsplatzunsicherheit für die stationäre Altenpflege und Krankenpflege überdurchschnittlich hoch, für die ambulante Pflege liegt sie im Durchschnitt. Dies kann hauptsächlich bedingt sein durch ein hohes Maß an qualitativer Arbeitsplatzunsicherheit, d. h. negativen Entwicklungen am Arbeitsplatz. Dies könnte zurückzuführen sein auf Veränderungen in Tarifregelungen, d. h. Einführung neuer Entgeltsysteme und Vereinbarungen sowie Umstrukturierungen in den Einrichtungen. Das würde übereinstimmen mit den Ergebnissen aus der NEXT-Studie [14], die für die Pflegeberufe eine höhere qualitative Arbeitsplatzunsicherheit (z. B. das Risiko, in eine andere Position versetzt zu werden) festgestellt hat als eine quantitative Arbeitsplatzunsicherheit (das Risiko der Arbeitslosigkeit). In der COPSOQ-

Skala „Arbeitsplatzsicherheit" werden Qualitative und quantitative Arbeitsplatzunsicherheit gemeinsam erfasst.

## Stärken und Grenzen dieser Studie

Das hier verwendete subjektive Analyseverfahren (schriftliche Mitarbeiterbefragung) unterliegt der Denk- und Wahrnehmungsweise sowie der aktuellen Verfassung des Befragten. Dies kann bei der Belastungserfassung eine Fehlerquelle in Form der sog. subjektiven Bias (Verzerrung) darstellen. Letztlich ist darauf hinzuweisen, dass es darüber hinaus eine Wechselwirkung zwischen Belastungen und Beanspruchung geben kann, in der Literatur als Triviality Trap bezeichnet [4, 12]. Deshalb wäre die Verknüpfung von Daten aus der COPSOQ-Erhebung mit anderen Datenquellen zur psychosozialen Belastung und Beanspruchung wünschenswert. Aber nicht alle psychosozialen Arbeitsbedingungen sind erfassbar bzw. messbar über validierte objektive Messverfahren. Eine Vielzahl von Gründen spricht dennoch für eine schriftliche Befragung (z. B. die Durchführungsökonomie, die Akzeptanz der Befragung, die Einbeziehung der Beschäftigten als Experten ihres Arbeitsplatzes). Die Aussagekraft einer Studie wird maßgeblich davon beeinflusst, ob für die Befragung ein wissenschaftlich basierter Fragebogen verwendet wird. Hierin liegt eine zentrale Stärke dieser Studie, in der mit dem COPSOQ-Fragebogen ein theoriebasiertes und validiertes Instrument eingesetzt wird.

*Zusammenfassend* finden wir keine Hinweise auf eine im Branchenvergleich überdurchschnittlich hohe „Quantitative Anforderung" in der Altenpflege. Im Bereich der ambulanten Altenpflege werden die psychosozialen Aspekte der Arbeit positiver eingeschätzt als in der stationären Altenpflege. In Zukunft bedarf es einer differenzierten Betrachtung der belastenden und entlastenden Faktoren der Tätigkeit in der Altenpflege, um gezielt die Arbeitsbedingungen und somit die Gesundheit der Pflegekräfte zu verbessern. Eine pauschale Einstufung der Altenpflege als eine überdurchschnittlich hochbelastende Tätigkeit scheint nicht angemessen zu sein.

## Literatur

[1] BGW, DAK: BGW-DAK Gesundheitsreport 2003 – Altenpflege – Arbeitsbedingungen und Gesundheit von Pflegekräften in der stationären Altenpflege. Hamburg, 2003

[2] Aust B, Rugulies R, Skakon J, Scherzer T, Jensen C: Psychosocial work environment of hospital workers: validation of a comprehensive assessment scale. Int J Nurs Stud 2007; 44: 814–825

[3] Dulon M, Kromark K, Skudlik C, Nienhaus A: Prevalence of skin and back diseases in geriatric care nurses. Int Arch Occup Environ Health 2008; 81: 983–992

[4] Frese M, Zapf D: Methodological issues in the study of work stress: objective vs. subjective measurement of work stress and the question of longitudinal studies. In: Cooper CL, Payne R (Hrsg.): Causes, coping and consequences of stress at work. Wiley, 1988: 375–411

[5] Glaser J, Höge T: Spezifische Anforderungen und Belastungen personenbezogener Krankenhausarbeit. In: Badura B, Schellschmidt H, Vetter C (Hrsg.): Fehlzeitenreport 2004 – Gesundheitsmanagement in Krankenhäusern und Pflegeeinrichtungen – Zahlen, Daten, Analysen aus allen Branchen der Wirtschaft. Springer, 2005: 51–64

[7] Glaser J, Lampert B, Weigl M: Arbeit in der stationären Altenpflege – Analyse und Förderung von Arbeitsbedingungen, Interaktion, Gesundheit und Qualität. Abschlussbericht zum Forschungsvorhaben F1977 zur Vorlage an die Bundesanstalt für Arbeitsschutz und Arbeitsmedizin – Projekt BELUGA (Belastungsanalyse und gesundheitsförderliche Arbeit in der Altenpflege). Bericht Nr. 86, München, 2007

[8] Glaser J, Lampert B, Weigl M: Arbeit in der stationären Altenpflege – Analyse und Förderungen von Arbeitsbedingungen, Interaktion, Gesundheit und Qualität. 1. Wirtschaftsverlag NW – Verlag für neue Wissenschaft, Dortmund, Berlin, Dresden, 2008

[9] Gregersen S: Gesundheitsrisiken in ambulanten Pflegediensten. In: Badura B, Schellschmidt H, Vetter C (Hrsg.): Fehlzeitenreport 2004 – Gesundheitsmanagement in Krankenhäusern und Pflegeeinrichtungen – Zahlen, Daten, Analysen aus allen Branchen der Wirtschaft. Springer, 2005: 183–202

[10] Hasselhorn HM, Conway PM, Widerszal-Bazyl M, Simon M, Tackenberg P, Schmidt S, Camerino D, Müller BH: Contribution of job strain to nurses' consideration of leaving the profession – results from the longitudinal European nurses' early exit study. Scand J Work Environ Health Suppl 2008; 75–82

[11] Hasselhorn HM, Müller BH: Arbeitsbelastung und -beanspruchung bei Pflegepersonal in Europa – Ergebnisse der NEXT-Studie. In: Badura B, Schellschmidt H, Vetter C (Hrsg.): Fehlzeitenreport 2004 – Gesundheitsmanagement in Krankenhäusern und Pflegeeinrichtungen – Zahlen, Daten, Analysen aus allen Branchen der Wirtschaft. Springer, 2005: 21–50

[12] Hasselhorn HM, Müller BH, Tackenberg P, Kümmerling A, Simon M: Berufsausstieg bei Pflegepersonal – Arbeitsbedingungen und beabsichtigter Berufsausstieg bei Pflegepersonal in Deutschland und Europa. Wirtschaftsverlag NW Verlag für neue Wissenschaft GmbH, Dortmund, Berlin, Dresden, 2005

[13] Kristensen TS: Job stress and cardiovascular disease: a theoretic critical review. J Occup Health Psychol 1996; 1: 246–260

[14] Küsgens I: Krankheitsbedingte Fehlzeiten in Altenpflegeberufen – Eine Untersuchung der in Altenpflegeeinrichtungen tätigen AOK-Versicherten. In: Badura B, Schellschmidt H, Vetter C (Hrsg.): Fehlzeiten-Report 2004 – Gesundheitsmanagement in Krankenhäusern und Pflegeeinrichtungen – Zahlen, Daten, Analysen aus allen Branchen der Wirtschaft. Springer Verlag, 2005: 203–219

[15] Laine M: Job insecurity in the nursing profession in Europe. In: Hasselhorn HM, Tackenberg P, Müller BH (Hrsg.): Working conditions and intent to leave the profession among nursing staff in europe. National Institute for Working Life and Authors, 2003: 70–75

[16] Nübling M, Stößel U, Hasselhorn HM, Michaelis M, Hofmann F: Methoden zur Erfassung psychischer Belastungen – Erprobung eines Messinstrumentes (COPSOQ). Dortmund/Berlin/Dresden, 2005

[17] Nübling M, Vomstein M, Schmidt SG, Gregersen S, Dulon M, Nienhaus A: Psychological work load and stress in the geriatric care. BMC Public Health 2010; 10(1): 428

[18] Schmidt SG, Dichter M, Müller BH, Hasselhorn HM: 3Q Stude „Und es gibt sie ..." Woran erkennen Pflegende attraktive Einrichtungen in der stationären Altenpflege? Die Schwester Der Pfleger 2010; 49: 60–62

[19] Simon M, Tackenberg P, Hasselhorn HM, Kümmerling A, Büscher A, Müller BH: Auswertung der ersten Befragung der Next-Studie in Deutschland. Wuppertal, 2005

[20] Stordeur E, D'hoore W, van der Heijden B, Dibisceglie M, Laine M, van der Schoot E: Leadership, job satisfaction and nurses' commitment. In: Hasselhorn HM, Tackenberg P, Müller BH (Hrsg.): Working conditions and intent to leave the profession among nursing staff in Europe. National Institute for Working Life and Authors, 2003: 28–45

[21] Zimber A: Arbeitsbelastung und Beanspruchung in der Altenpflege: Forschungsstand in der Bundesrepublik Deutschland. In: Zimber A, Weyerer S (Hrsg.): Arbeitsbelastung in der Altenpflege (Organisation u. Medizin). Hogrefe-Verlag, 1999: 170–184

# 10 Burnout bei Altenpflegekräften – Prävalenz, Ursachen und Interventionsansätze

Saskia Kuhnert, Albert Nienhaus

**Zusammenfassung**

Burnout kann als Zustand andauernder Erschöpfung infolge von chronischem Stress beschrieben werden, der auf individueller Ebene u. a. mit einer starken emotionalen Erschöpfung und psychischen oder physischen Befindensbeeinträchtigungen einhergehen kann. Am Arbeitsplatz wirkt sich dies z. B. in Form einer geringeren Leistungs- und Arbeitsfähigkeit oder krankheitsbedingten Fehlzeiten aus. Burnout ist auch in der Altenpflege ein Thema. Zur Vermeidung oder adäquaten Unterstützung bereits betroffener Mitarbeiter bedarf es sinnvoller Präventions- und Interventionsmöglichkeiten. Die Basis hierfür ist ein Überblick über die Verbreitung und die Ursachen des Phänomens „Burnout" bei Altenpflegekräften. Die vorliegende Arbeit liefert eine Zusammenfassung der in den vergangenen zehn Jahren entstandenen Forschung zu Prävalenz, Ursachen und Folgen von Burnout bei Altenpflegekräften sowie eine Übersicht über mögliche Präventions- und Interventionsempfehlungen.

Die vorhandenen Studien lassen aufgrund unterschiedlicher Konzeptualisierungen von Burnout und uneinheitlicher Erhebungsinstrumente bzw. Auswertungsmethoden keinen eindeutigen Schluss auf die Prävalenz von Burnout zu. Es gibt eindeutig Beschäftigte mit kritischen Burnoutwerten, eine generalisierbare Aussage über die Betroffenheit in der Altenpflege ist jedoch zum aktuellen Forschungsstand nicht möglich.

Hinsichtlich der Ursachen oder Wirkungszusammenhänge zwischen Burnout und anderen Faktoren existieren einige eindeutige, z. T. aber auch widersprüchliche Resultate. Bestätigt ist der Zusammenhang zwischen Burnout und der Art der Einrichtung, dem zahlenmäßigen Verhältnis zwischen Pflegekräften und Patienten, der Arbeitsmenge, Rollenkonflikten/-ambiguität, Kontroll- und Tätigkeitsspielräumen, Gewissenskonflikten sowie Neurotizismus. Nicht bestätigt ist hingegen ein Zusammenhang mit Familienstand, Einkommen oder Schichtarbeit. Widersprüchliche Ergebnisse liegen vor allem zum Zusammenhang zwischen Burnout und soziodemografischen Charakteristika wie Alter und Geschlecht vor.

Auf Basis der vorliegenden Studien gibt es derzeit noch keine klaren Interventionsempfehlungen zur Burnoutprävention. Es besteht jedoch Einigkeit darüber, dass statt kurzfristiger Einzelmaßnahmen eher ein multimodaler, längerfristig greifender Ansatz verfolgt werden sollte.

## Einleitung

Der Begriff „Burnout" wurde in den 1970er Jahren zum ersten Mal von Freudenberger [16] aufgebracht und ursprünglich vor allem im Zusammenhang mit Mitarbeitern in helfenden Berufen verwendet [25]. Obwohl Burnout mittlerweile branchenübergreifend ein Thema ist, existiert bis dato noch keine einheitliche Definition des Begriffes und der sich dahinter verbergenden Symptomatik [11]. Burnout wird häufig als Reaktion auf permanenten Stress bezeichnet [25, 38] und ist gekennzeichnet durch eine emotionale Entkräftung *(Emotionale Erschöpfung)*, eine distanzierte, gleichgültige Einstellung gegenüber der Arbeit *(Depersonalisation)* und das Gefühl des beruflichen Versagens und des Vertrauensverlustes in die eigenen Fähigkeiten *(Reduzierte persönliche Leistungsfähigkeit)* [9, 10, 30]. Die Ursachen sind multikausal und in individuellen, soziodemografischen und betrieblich bedingten Faktoren zu finden [3, 30]. Burnout wirkt sich auf das Individuum, z. B. in Form von körperlichen und psychischen Beeinträchtigungen, und – z. B. in Form einer verminderten Leistungsfähigkeit – auf die Organisation aus, in der der Betroffene tätig ist [30, 38].

Burnout ist auch in der Altenpflege ein Thema [18, 44]. Die Arbeit in diesem Bereich ist u. a. gekennzeichnet durch Zeitdruck, die tägliche Konfrontation mit Leid, den Umgang mit schwierigen Patienten, physische Belastungen durch Heben, Tragen und Lagern von Bewohnern sowie Verletzungs- und Infektionsrisiken [18, 19, 23, 44]. Diese Faktoren können die Entstehung von Burnout begünstigen [18, 44] und so u. a. zu krankheitsbedingten Fehlzeiten oder einem vorzeitigen Ausstieg aus dem Beruf führen.

Die Erhaltung der Gesundheit und Stärkung der Bleibemotivation von Altenpflegekräften ist gerade vor dem Hintergrund der derzeitigen demografischen und gesellschaftspolitischen Entwicklungen von hoher Bedeutung. Mit der steigenden Lebenserwartung erhöht sich die Zahl der Pflegebedürftigen, die – aufgrund sich verändernder Familienstrukturen – immer seltener von Angehörigen gepflegt, sondern in stationären Altenpflegeeinrichtungen versorgt werden müssen [1, 15, 20]. Damit steigt auch der Bedarf an qualifiziertem Pflegepersonal, der in Anbetracht einer älter werdenden Belegschaft, eines mangelnden Interesses junger Menschen am Beruf des Altenpflegers und eines frühzeitigen Berufsausstiegs kaum gedeckt werden kann [20, 21, 23]. Um einen Mangel an qualifiziertem, leistungsfähigem Personal zu vermeiden, ist ein möglicher Ansatzpunkt die Prävention von Burnout. Die Basis hierfür ist ein Überblick über die Verbreitung und die Ursachen dieses Phänomens bei Altenpflegekräften. Die vorliegende Arbeit liefert daher eine Zusammenfassung der in den vergangenen zehn Jahren betriebenen Forschung zu Prävalenz, Ursachen und Folgen von Burnout bei Altenpflegekräften und eine Übersicht über mögliche Präventions- und Interventionsempfehlungen.

# Methodik

## Suchstrategie

In den Datenbanken PubMed und Medpilot wurde im Januar 2010 nach geeigneten deutsch- oder englischsprachigen Studien, Metaanalysen und Reviews zum Thema Burnout bei stationären Altenpflegekräften gesucht, die zwischen 1999 und 2009 veröffentlicht wurden. Zur Suche wurde der Begriff „burnout" kombiniert mit „caregiver AND elderly", „nursing AND homes", „elderly nurses", „geriatric" und „Altenpflege". Dabei wurden 1.507 Veröffentlichungen gefunden. Nach Durchsicht der Abstracts wurden schließlich 34 Artikel als Volltextversionen bestellt. Die händische Suche in den Referenzlisten dieser Artikel führte zu einem ergänzenden Fund. Die Artikel wurden in die vorliegende Veröffentlichung einbezogen, sofern die Studienpopulation Pflegepersonal in Altenpflegeeinrichtungen oder geriatrischen Krankenhausstationen umfasste. Studien über Burnout bei pflegenden Angehörigen [39] oder pflegenden Hausangestellten [6] wurden nicht berücksichtigt, da die Arbeitssituation dieser Zielgruppe nicht vergleichbar ist mit der professioneller Altenpflegekräfte in stationären Einrichtungen. Studien wurden auch ausgeschlossen, sofern Pflegepersonal aus unterschiedlichen Branchen eingeschlossen war und dabei keine separate Auswertung für die teilnehmenden Altenpflegekräfte erfolgte.

Letztlich entsprachen 29 Veröffentlichungen, in denen über 19 Quer- und zehn Längsschnittstudien berichtet wurde, den Anforderungen. Davon umfassten 13 Stichproben mit weniger als 100 Personen, 13 Stichproben zwischen 101 und 500 und drei Studien mehr als 501 Teilnehmer. Sechs Studien stammen aus den USA, fünf aus den Niederlanden, drei aus Italien, jeweils zwei aus Japan, Israel, Norwegen sowie Australien und jeweils eine aus Schweden, Österreich, der Türkei, Island, Kanada, Deutschland und England *(Abb. 1)*.

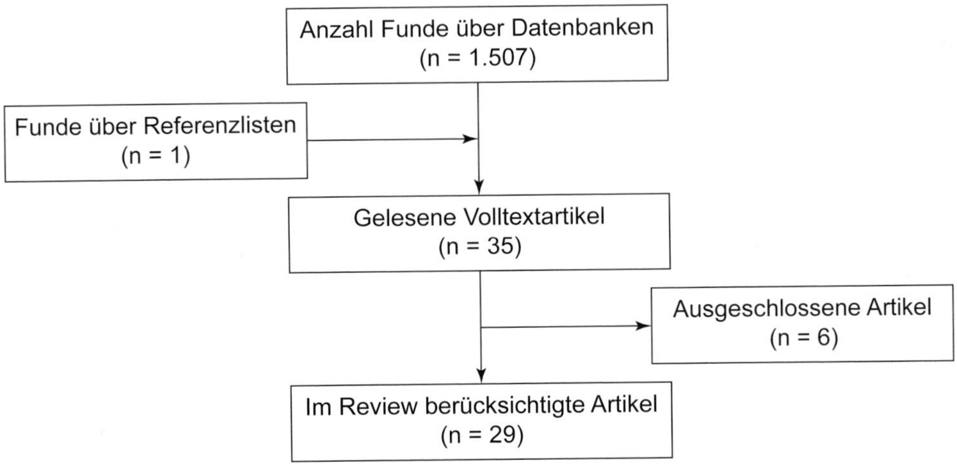


**Abbildung 1:** Fundstatistik

### Aufbereitung der Ergebnisse

Ein Problem bei der Aufbereitung der Studienergebnisse waren die verschiedenen englischsprachigen Berufsbezeichnungen, die im deutschsprachigen Raum nicht in dieser Differenziertheit existieren. Nach eingehender Recherche und Rücksprache mit einem Muttersprachler wurden die verschiedenen Berufsbezeichnungen wie folgt im Deutschen zusammengefasst *(Tab. 1)*.

**Tabelle 1**: Systematik zur Übersetzung der englischen Berufsbezeichnungen ins Deutsche

| Deutschsprachige Kategorisierung | Englische Berufsbezeichnungen |
|---|---|
| *Examinierte Altenpflegekräfte* | registered nurses, geriatric nurses, enrolled nurses, licensed practical nurses, nursing home nurses |
| *Pflegehelfer / nicht-examinierte Pflegekräfte* | certified nurses assistants, nurse aides, nursing aides, care aides, unlicensed nursing assistants, assistant nurses, paraprofessional caregivers |
| *Beschäftigte in der stationären Altenpflege/Pflegepersonal*[1] *(Positionsübergreifend)* | nursing staff, nursing caregivers, health care workers in nursing homes, nursing personnel from care-centers for the elderly |

[1] Dieser Begriff wird in den nachfolgenden Tabellen auch genutzt, wenn in Studien über verschiedene Berufsgruppen in der Altenpflege berichtet wird.

Die konkreten Ergebnisse zur Prävalenz sind in *Tabelle 2* dargestellt. Eine detaillierte Übersicht über alle berücksichtigten Studien, die sich mit der Prävalenz und den Ursachen, Folgen bzw. Zusammenhängen von Burnout mit anderen Aspekten befassten, bietet *Tabelle 3*. Die Interventionsstudien sind in *Tabelle 4* zu finden.

# Ergebnisse

## Prävalenz von Burnout

**Tabelle 2:** Ergebnisse zur Prävalenz von Burnout

| Quelle | Population | Burnoutwerte (SD) | | |
|---|---|---|---|---|
| | | EE | DP | PA |
| **Teil A. Burnoutwerte (Mittelwerte) gemäß der Subskalen des MBI** | | | | |
| Ayalon [5] | Mitarbeiter einer Langzeitpflegeeinrichtung | 25,2 (12,4) | 8,7 (5,8) | 38,7 (9,7) |
| Baldelli et al. [7][1] | exam. Altenpflegekräfte 1. Befragung | 12,4 (8,0) | 1,4 (2,3) | k.A. |
| | exam. Altenpflegekräfte 2. Befragung | 20,4 (13,6) | 4,0 (6,8) | k.A. |
| | Pflegehelfer 1. Befragung | 16,2 (7,3) | 3,0 (2,9) | k.A. |
| | Pflegehelfer 2. Befragung | 28,4 (8,8) | 5,3 (5,1) | k.A. |
| Baldelli et al. [8][1] | Pflegepersonal | 13,3 (7,2) | 5,5 (4,2) | 36,1 (8,5) |
| Cocco et al. [12][1] | Krankenschwestern in Altenpflegeheimen | 15,0 (12,0) | 4,0 (5,1) | 38,0 (9,0) |
| | Krankenschwestern auf geriatrischen Stationen | 22,0 (13,0) | 5,7 (5,7) | 34,0 (9,3) |
| Evers et al. [14][1] | Pflegepersonal | 10,4 (6,6) | 3,7 (3,0) | 30,3 (5,4) |
| Gandoy-Crego et al. [18] | Pflegepersonal | 18,0 (-) | 6,0 (-) | 42,0 (-) |
| Juthberg et al. [24] | Pflegepersonal | 18,3 (9,6) | 3,6 (3,9) | 39,2 (6,7) |
| Narumoto et al. [31][1] | Pflegepersonal | 21,2 (10,7) | 7,7 (5,8) | 31,1 (10,5) |

[1] Aus den Veröffentlichungen ist nicht ersichtlich, ob auch diese Autoren eine siebenstufige Skala bzw. die 22-Item-Version des MBI zur Einschätzung der Burnoutdimensionen verwendet haben. Die Ergebnisse sind daher nicht direkt mit den anderen Burnoutwerten vergleichbar.

**Tabelle 2**: Ergebnisse zur Prävalenz von Burnout *(Forts.)*

<table>
<tr><th rowspan="2">Quelle</th><th rowspan="2">Population</th><th colspan="3">Burnoutwerte (SD)</th></tr>
<tr><th>EE</th><th>DP</th><th>PA</th></tr>
<tr><td colspan="5">Teil B. Prozentualer Anteil von Befragten mit kritischen (hohen) Burnoutwerten</td></tr>
<tr><td>Baldelli et al. [7]</td><td>Pflegepersonal<br>1. (2.) Befragung</td><td>21 %<br>(63 %)</td><td>13 %<br>(38 %)</td><td>/</td></tr>
<tr><td>Gandoy-Crego et al. [18]</td><td>Pflegepersonal</td><td>28 %</td><td>25 %</td><td>/</td></tr>
<tr><td>Juthberg et al. [24]</td><td>Pflegepersonal</td><td>22 %</td><td>9 %</td><td>15 %</td></tr>
<tr><td colspan="5">Prozentualer Anteil von Befragten mit eher unbedenklichen Burnoutwerten</td></tr>
<tr><td>Juthberg et al. [24]</td><td>Pflegepersonal</td><td>55 %</td><td>76 %</td><td>58 %</td></tr>
<tr><td colspan="5">Teil C. Burnout gemäß anderer Instrumente</td></tr>
<tr><td rowspan="4">Jenull et al. [23]</td><td rowspan="4">Fragebogen zur Beanspruchung durch Humandienstleistungen – FBH examinierte Pflegekräfte</td><td colspan="2">Hohe emotionale Erschöpfung</td><td>23 %*[2]</td></tr>
<tr><td colspan="2">Geringe intrinsische Motivation</td><td>22 %*[2]</td></tr>
<tr><td colspan="2">Kritische Aversion gegen Klienten</td><td>17 %*[2]</td></tr>
<tr><td colspan="2">Tendenz zum reaktivem Abschirmen</td><td>13 %*[2]</td></tr>
<tr><td rowspan="2">Rafsndottir et al. [33]</td><td rowspan="2">Selbstentwickelter Fragebogen (Indikator für Burnout: mentale Erschöpfung) Pflegekräfte in Altenheimen und geriatrischen Krankenhausstationen</td><td colspan="2">Betroffene von genereller mentaler Erschöpfung,</td><td>10,7 %</td></tr>
<tr><td colspan="2">Betroffene, die manchmal mental erschöpft sind</td><td>43,9 %</td></tr>
</table>

[2] Prozentsatz der Befragten, die die beschriebenen Zustände aufwiesen

**Tabelle 3**: Studien zu Prävalenz, Ursachen, Folgen und Zusammenhängen

| Autor (Jahr) Land | Forschungsfrage | Studienpopulation (Rücklauf) | Studiendesign/Instrumente | Burnout-bezogene Ergebnisse |
|---|---|---|---|---|
| Abe u. Ohashi [2] (2009)[1] Japan | Entwicklung und Prüfung eines Fragebogens zur Erfassung der Pflegequalität in Altenheimen | 124 Beschäftigte in der stationären Altenpflege (25 %) | • Selbstentwickelter Fragebogen zu Pflegequalität und Arbeitszufriedenheit<br>• Maslachs Burnout Inventory (MBI)<br>• General Health Questionnaire (GHQ) | • Es bestanden signifikante Zusammenhänge zwischen der Selbsteinschätzung der Pflegequalität und Burnout (mit EE: -.39, mit DP: -.45, mit PA: .0.28). |
| Abrahamson et al. [3] (2009)[2] USA | Untersuchung des Zusammenhangs zwischen Konflikten zwischen Mitarbeitern und Angehörigen und Burnout | 655 examinierte Altenpflegekräfte und Pflegehelfer (80 %) | • Interviews mit selbstentwickelten Fragen z. B. zu Zeitdruck, Erfahrung mit Pflege eigener Angehöriger, Ähnlichkeit der Werte mit Angehörigen | • Prädiktor für Burnout: Konflikte (.304).<br>• Ursachen von mehr Konflikten: Zeitmangel und eigene Erfahrung mit der Pflege Angehöriger.<br>• Ursachen von weniger Konflikten: ähnliche Erwartungen an die Pflege seitens Mitarbeitern und Angehörigen, hohe Arbeitszufriedenheit. |
| Anderson [4] (2008)[2] USA | Untersuchung, ob berufsbedingte Trauer einen Einfluss auf Burnout und Fluktuation von Pflegehelfern hat | 136 Pflegehelfer (50 %) | • Soziodemografische Daten<br>• Personal Growth Scale der Hogan Grief Checklist<br>• Inventory of Complicated Grief (ICG)<br>• Minnesota Satisfaction Questionnaire (MSQ)<br>• MBI<br>• Selbstentwickelte Items zu Zufriedenheit mit Gehalt und Wechselabsicht | • Prädiktoren für hohe DP: Erleben maladaptiver Folgen von Verlusten (.224), Zugehörigkeit zur kaukasischen Rasse (.181).<br>• Prädiktoren für hohe PA: Erleben von persönlichem Wachstum durch Verluste (.276), höhere Arbeitszufriedenheit (.292), Arbeit in kirchlichen Einrichtungen (.163), geringe Beschäftigungsdauer in der aktuellen Einrichtung (-.270).<br>• Prädiktoren für EE: keine der erfassten Variablen. |

[1] = Längsschnittstudie; [2] = Querschnittstudie
EE = Emotionale Erschöpfung; DP = Depersonalisation; PA = Persönliche Leistungsfähigkeit

**Tabelle 3**: Studien zu Prävalenz, Ursachen, Folgen und Zusammenhängen *(Forts.)*

| Autor (Jahr) Land | Forschungsfrage | Studienpopulation (Rücklauf) | Studiendesign/Instrumente | Burnout-bezogene Ergebnisse |
|---|---|---|---|---|
| Ayalon [5] (2008)[2] Israel | Untersuchung des subjektiven sozioökonomischen Status als Prädiktor für Burnout und positive Pflegeerlebnisse | 122 Beschäftigte in der stationären Altenpflege (Rücklauf unbekannt) | • Soziodemografische Daten inkl. Rahmendaten zur Arbeit und objektivem sozioökonomischen Status<br>• MBI<br>• Positive Aspects of Caregiving Questionnaire<br>• MacArthur Scale of Subjective Social Status | • Prädiktoren für hohe EE: Weniger als 12 Jahre Bildung, Staff-to-Resident-Ratio von 1 : 10 oder darunter.<br>• Prädiktoren für hohe DP: Staff-to-Resident-Ratio 1 : 10 oder kleiner, bestimmte Arbeitscharakteristika, geringer subjektiver sozioökonomischer Status.<br>• Prädiktoren für hohe PA: hoher subjektiver sozioökonomischer Status, mehr Arbeitsstunden.<br>• Pflegehelfer berichteten über höhere EE und DP und niedrigere PA als andere Berufsgruppen. Besonders Sozialarbeiter, Therapeuten und „andere Berufsgruppen" berichteten selten über EE.<br>• Persönliche Wahrnehmung der sozialen Position war elementarer Prädiktor für Burnout (konsistenter als Arbeitscharakteristika und objektive Indikatoren für den sozialen Status).<br>• Es bestand ein signifikanter Zusammenhang zwischen EE und DP. |

[1] = Längsschnittstudie; [2] = Querschnittstudie
EE = Emotionale Erschöpfung; DP = Depersonalisation; PA = Persönliche Leistungsfähigkeit

**Tabelle 3**: Studien zu Prävalenz, Ursachen, Folgen und Zusammenhängen *(Forts.)*

| Autor (Jahr) Land | Forschungsfrage | Studienpopulation (Rücklauf) | Studiendesign/Instrumente | Burnout-bezogene Ergebnisse |
|---|---|---|---|---|
| Baldelli et al. [7] (2002)[1] Italien | Prävalenz von Burnout bei Altenpflegekräften | 8 examinierte Altenpflegekräfte, 16 Pflegehelfer (Rücklauf unbekannt) | • MBI<br>• soziodemographische Daten | • Prävalenz von Burnout *(Tab. 2)*<br>• 2 Jahre nach erster Erhebung wiesen Befragte signifikant höhere EE (besonders stark für Pflegehelfer) und DP auf und eine unveränderte PA.<br>• EE und DP stiegen bei den examinierten Altenpflegekräften von einem niedrigen auf ein mittleres Niveau. EE-Werte stiegen bei Pflegehelfern von einem mittleren auf ein hohes Level, die DP-Werte stiegen ebenfalls, blieben aber in mittlerem Bereich.<br>• Burnoutwerte der Befragten differierten in Abhängigkeit von Alter, Geschlecht und Bildungsstand. |
| Cocco et al. [12] (2003)[2] Italien | Vergleich der Stress- und Burnoutwerte von Pflegekräften in Altenheimen und akut-geriatrischen Stationen | 172 Beschäftigte aus Altenheimen, 183 aus akut-geriatrischen Stationen (66 %/65 %) | • Soziodemografische Daten<br>• GHQ<br>• MBI<br>• Stressful Events Questionnaire (SEQ) | • Prävalenz von Burnout *(Tab. 2)*<br>• Krankenpfleger wiesen höhere EE und DP sowie geringeres Maß an PA auf.<br>• Prädiktoren für hohe EE: Krankenhausumfeld, berufliche Rolle (höhere Werte für ungeschulte Hilfsschwestern), weibliches Geschlecht, zahlenmäßiges Verhältnis von Patienten zu Pflegekräften.<br>• Prädiktoren für hohe DP: Krankenhausumfeld, Ausmaß der Hilfsbedürftigkeit der Patienten.<br>• Prädiktoren für reduzierte PA: berufliche Rolle, Krankenhausumfeld.<br>• Insgesamt waren Burnoutwerte auf den akut-geriatrischen Stationen akzeptabel, aber höher als bei Pflegekräften im Altenheim. |

**Tabelle 3**: Studien zu Prävalenz, Ursachen, Folgen und Zusammenhängen *(Forts.)*

| Autor (Jahr) Land | Forschungsfrage | Studienpopulation (Rücklauf) | Studiendesign/Instrumente | Burnout-bezogene Ergebnisse |
|---|---|---|---|---|
| Evers et al. [14] (2002)[2] Niederlande | Untersuchung des Zusammenhangs zwischen aggressivem Patientenverhalten und Burnout bei Altenpflegepersonal | 551 Beschäftigte in der stationären Altenpflege (47 %) | • MBI<br>• Experienced Aggressive Behaviour (EAB) | • Prävalenz von Burnout *(Tab. 2)*<br>• EE stand in Verbindung mit DP (.47) und beides mit der PA (-.10 und -.12).<br>• EE stand in Zusammenhang mit der wöchentlichen Arbeitszeit (.12) sowie körperlichen (.13) und – am stärksten – psychischen Aggressionen (.30).<br>• DP stand in Zusammenhang mit psychischer Aggression (.37), PA mit der wöchentlichen Arbeitszeit (.13).<br>• Zusammenhang zwischen Burnout und Geschlecht/Alter wurde nicht bestätigt.<br>• Im Vergleich mit anderen Berufsgruppen wiesen Altenpflegekräfte geringere MBI-Subskalenwerte auf. |
| Gandoy-Crego et al. [18] (2009)[2] USA | Untersuchung des Zusammenhangs zwischen persönlichen Faktoren (Persönlichkeit und Werte) und Burnout | 42 Beschäftigte in der stationären Altenpflege (Rücklauf unbekannt) | • Soziodemografische und organisationsbezogene Daten<br>• MBI<br>• Schwartz' Motivational Values Questionnaire<br>• Selbst entwickelter Fragebogen zur Persönlichkeit | • Prävalenz von Burnout *(Tab. 2)*.<br>• Ein Zusammenhang zwischen Konflikten und Burnout wurde nicht bestätigt.<br>• Prädiktoren für EE: Geselligkeit (-.429), DP: Wertvorstellungen zur persönlichen Entwicklung (.535), PA: Neurotizismus (-.395). |

**Tabelle 3**: Studien zu Prävalenz, Ursachen, Folgen und Zusammenhängen *(Forts.)*

| Autor (Jahr) Land | Forschungsfrage | Studienpopulation (Rücklauf) | Studiendesign/Instrumente | Burnout-bezogene Ergebnisse |
|---|---|---|---|---|
| Isaksson et al. [22] (2008)[2] Norwegen | Untersuchung der Zusammenhänge zwischen Gewalterfahrung, demografischen Faktoren, Erziehung und Persönlichkeitszügen wie Copingfähigkeiten, Verteidigungsverhalten und Burnout | 40 Beschäftigte in der stationären Altenpflege (Rücklauf unbekannt) | • Own Memories of Parental Rearing Kurzfragebogen (EMBU)<br>• Temperament and Character Inventory (TCI-125)<br>• Defence Style Questionnaire (DSQ 40)<br>• Coping Resources Inventory (CRI)<br>• Pines Burnout Measure | • 40 % der Befragten, die Gewalt erlebt hatten, wiesen hohe Burnoutwerte auf und nur 10 % der Befragten ohne nennenswerte Gewalterfahrungen. Unklar ist, ob Burnout Ursache oder Folge von Übergriffen ist. |
| Jenull et al. [23] (2008)[2] Österreich | Untersuchung von Arbeitsbelastungen, Burnout, Gesundheit und Coping bei examinierten Pflegekräften | 78 examinierte Altenpflegekräfte aus Wien, 59 aus Kärnten (Rücklauf unbekannt) | • Adaptierter Fragebogen zur Erfassung von Arbeitsbelastungen in der stationären Altenpflege<br>• Fragebogen zur Beanspruchung durch Humandienstleistungen (FBH)<br>• Selbstentwickelte Items zur subjektiven Einschätzung des eigenen Gesundheitszustandes | • Prävalenz von Burnout *(Tab. 2)*.<br>• Eine geringe intrinsische Motivation wurde begünstigt durch wenig anregende Arbeitsinhalte und geringe Tätigkeitsspielräume.<br>• Mit steigendem Alter wurden geringere Werte für Burnout auf Subskalen-Ebene des MBI angegeben (außer bei Subskala „Reaktives Abschirmen"). |

[2] = Querschnittstudie
EE = Emotionale Erschöpfung; DP = Depersonalisation; PA = Persönliche Leistungsfähigkeit

**Tabelle 3**: Studien zu Prävalenz, Ursachen, Folgen und Zusammenhängen *(Forts.)*

| Autor (Jahr) Land | Forschungsfrage | Studienpopulation (Rücklauf) | Studiendesign/Instrumente | Burnout-bezogene Ergebnisse |
|---|---|---|---|---|
| Juthberg et al. [24] (2008)[2] Schweden | Untersuchung des Zusammenhangs zwischen Gewissenskonflikten und Burnout | 50 examinierte Altenpflegekräfte, 96 Pflegehelfer (87 %) | • Stress of Conscience Questionnaire (SCQ)<br>• Perceptions of Conscience Questionnaire (PCQ)<br>• MBI | • Prävalenz von Burnout *(Tab. 2)*.<br>• Je mehr Pflegekräfte ihr Gewissen unterdrücken mussten, desto stärker waren sie emotional erschöpft, fühlten eine Aversion gegen die Klienten und verfügten über eine geringere PA.<br>• Das Erleben von Unzulänglichkeiten und die Konfrontation mit unterschiedlichen Anforderungen standen in Zusammenhang mit Burnout (v.a. EE).<br>• Durch Gewissenskonflikte entstehender Stress (z. B. durch Konflikte zwischen Berufs- und Privatleben) erklärt 43 % der Varianz in den Burnoutwerten. |
| Kennedy [26] (2005)[2] USA | Stress und Burnout bei Pflegepersonal in Altenpflegeeinrichtungen | 72 examinierte Altenpflegekräfte und Pflegehelfer (58 %) | • MBI<br>• Nursing Stress Scale | • Stress und die Zahl der Krankentage (.30) standen in einem signifikanten Zusammenhang mit Burnout. Alter, Familienstand, Rasse, Schichtarbeit, Dauer der Tätigkeit in der Einrichtung oder in der Pflege allgemein sowie außerberufliche Aktivitäten nicht.<br>• Prädiktoren für hohe Burnoutwerte: hohe Arbeitslast, Arbeit auf Stationen mit akuten Krankheitsfällen.<br>• „Registered Nurses" wiesen höhere Burnoutwerte auf als die anderen Berufsgruppen, wobei Pflegehelfer moderate Werte aufwiesen und „Licensed Practical Nurses" die geringsten. |

[2] = Querschnittstudie
EE = Emotionale Erschöpfung; DP = Depersonalisation; PA = Persönliche Leistungsfähigkeit

**Tabelle 3**: Studien zu Prävalenz, Ursachen, Folgen und Zusammenhängen *(Forts.)*

| Autor (Jahr) Land | Forschungsfrage | Studienpopulation (Rücklauf) | Studiendesign/Instrumente | Burnout-bezogene Ergebnisse |
|---|---|---|---|---|
| Mandiracioglu u. Cam [29] (2006)[2] Türkei | Analyse der Prävalenz von Gewalt und Burnout bei Altenpflegekräften | 214 Beschäftigte in der stationären Altenpflege (86 %) | • Selbstentwickelter Fragebogen<br>• Pines Burnout Measure | • Burnoutwerte *(Tab. 2)*<br>• Frauen und Mitarbeiter, die sich über die Bewohner und die Arbeitsbedingungen beschwerten, gaben höhere Burnoutwerte an.<br>• Alter, Tätigkeit, Einkommen oder aggressives bzw. gewalttätiges Verhalten standen in keinem Zusammenhang mit Burnout. |
| Narumoto et al. [31] (2008)[2] Japan | Untersuchung des Zusammenhangs zwischen Burnout, Copingfähigkeiten und Persönlichkeit | 72 Beschäftigte in der stationären Altenpflege (Rücklauf unbekannt) | • MBI<br>• NEO Five-Factor Inventory (NEO-FFI)<br>• GHQ-30<br>• Coping Inventory for Stressful Situation (CISS) | • Prävalenz von Burnout *(Tab. 2)*.<br>• Prädiktoren für EE: Psychische Befindensbeeinträchtigungen (.34), emotionsorientiertes Coping (.31).<br>• Prädiktoren für DP: Neurotizismus (.45), Alter (-.23).<br>• Neurotizismus beeinflusst Burnout über emotionsorientiertes Coping. Alter und GHQ-Werte üben einen direkten Einfluss aus.<br>• PA wurde durch keine der Variablen beeinflusst. |
| Nordam et al. [32] (2005)[2] Norwegen | Untersuchung der Bedeutung ethisch schwieriger Situationen in der geriatrischen Pflege | 5 männliche Pfleger aus geriatrischen Abteilungen eines Krankenhauses (Rücklauf unbekannt) | • Selbstentwickelter Interviewleitfaden über Erfahrungen mit ethisch schwierigen Situationen | • Ursachen für Burnout aus Sicht der Befragten: negative Einstellungen und ein respektloser Umgang mit Patienten, die tägliche Arbeitslast, mangelnde Ressourcen, berufliche Meinungsverschiedenheiten, emotionaler und moralischer Distress.<br>• Protektoren gegen Burnout: Persönliche Wichtigkeit der Patientenbeziehung, positives Selbstverständnis als Pfleger, Arbeitsumfeld, das persönliche Weiterentwicklung fördert, regelmäßige Supervision. |

**Tabelle 3**: Studien zu Prävalenz, Ursachen, Folgen und Zusammenhängen *(Forts.)*

| Autor (Jahr) Land | Forschungsfrage | Studienpopulation (Rücklauf) | Studiendesign/Instrumente | Burnout-bezogene Ergebnisse |
|---|---|---|---|---|
| Rafnsdottir et al. [33] (2004)[2] Island | Untersuchung des Zusammenhangs zwischen Arbeitsorganisation, weiteren stressverursachenden Faktoren und Wohlbefinden bzw. Gesundheit | 1.515 Beschäftigte in Altenheimen und geriatrischen Stationen in Krankenhäusern (80 %) | • Selbstentwickelter Fragebogen (z.T. auf Basis bereits bestehender Instrumente) | • Prävalenzdaten *(Tab. 2)*.<br>• Prädiktoren für mentale Erschöpfung (Indikator für Burnout): Zeitdruck (OR 3.4), unbefriedigende Kommunikation mit Vorgesetzten (OR 2.7), Unzufriedenheit mit der Hierarchie (OR 2.7), Rollenkonflikte (OR 2.3), Eindruck, dass Anregungen zur Effizienzsteigerung ignoriert werden (OR 2.1), Belästigungen, Gewalt oder Bedrohungen (OR 2.0), unzureichender Informationsfluss, geringe Solidarität unter Kollegen (OR 1.9), geringe Anerkennung, wenig Unterstützung, Arbeitsplatzunsicherheit (OR 1.7).<br>• Mentale Erschöpfung stand in starkem Zusammenhang mit gesundheitlichen Problemen wie Depressionen (OR 2.2), chronischer Müdigkeit (OR 2.1), Schlafstörungen (OR 2.0), Fibromyalgie (OR 1.8), Furcht/Anspannung (OR 1.7), Rückenproblemen (OR 1.7), Rheuma (OR 1.4) und Kopfschmerzen (OR 1.5). |

**Tabelle 3**: Studien zu Prävalenz, Ursachen, Folgen und Zusammenhängen *(Forts.)*

| Autor (Jahr) Land | Forschungsfrage | Studienpopulation (Rücklauf) | Studiendesign/Instrumente | Burnout-bezogene Ergebnisse |
|---|---|---|---|---|
| Shinan-Altman u. Cohen [37] (2009)[2] Israel | Auswirkung von Burnout, demografischen Variablen, wahrgenommener Kontrolle und arbeitsbedingten Stressoren auf die Duldung von Misshandlungen bzw. schlechtem Verhalten von Mitarbeitern gegenüber Bewohnern | 208 Pflegehelfer (92 %) | • Soziodemografische und Organisation bezogene Daten<br>• Work Stressors Questionnaire<br>• Teile des MBI (7 Items EE, 4 Items DP)<br>• Perceived Control Questionnaire<br>• Selbstentwickelter Fragebogen zur Einstellung zur Misshandlung von älteren Menschen | • Burnoutwerte *(Tab. 2)*<br>• Duldung von Misshandlungen war u. a. positiv und signifikant verbunden mit Burnout (.16).<br>• Rollenkonflikte (.24), Rollenambiguität (.21), Arbeitsüberlastung (.21) standen in signifikantem Zusammenhang mit Burnout.<br>• Demografische Daten und arbeitsbedingte Stressoren erklärten 17 % der Burnout-Varianz.<br>• Burnout mediierte partiell die Beziehung zwischen arbeitsbedingten Stressoren und der Duldung von Misshandlungen. |
| te Boekhorst et al. [40] (2008)[2] Niederlande | Vergleich der Arbeitszufriedenheit und des Burnouts von Beschäftigten in Wohngruppen und klassischen Altenheimen | 183 Beschäftigte in Wohngruppen für ältere Menschen, 197 Beschäftigte in klassischen Altenheimen (60 %/45 %) | • Soziodemografische Angaben<br>• Leiden Quality of Work Questionnaire<br>• Niederländische MBI-Version (UBOS) | • Burnout war bei den Pflegekräften in Wohngruppen weniger verbreitet.<br>• Gefundener Zusammenhang zwischen Art der Institution und Burnout wurde durch andere Faktoren mediiert: Zusammenhang mit EE über geringere Anforderungen (-.32), höhere Kontrolle (-.13) und Kollegenunterstützung (-.11), Zusammenhang mit DP durch Kontrolle (-.19) und soziale Unterstützung durch Kollegen (-.21). Zusammenhang mit verringerter PA partiell über Arbeitscharakteristika (-.18), Kontrolle (-.43) und Kollegenunterstützung (-.25). |

[2] = Querschnittstudie
EE = Emotionale Erschöpfung; DP = Depersonalisation; PA = Persönliche Leistungsfähigkeit

**Tabelle 3**: Studien zu Prävalenz, Ursachen, Folgen und Zusammenhängen *(Forts.)*

| Autor (Jahr) Land | Forschungsfrage | Studienpopulation (Rücklauf) | Studiendesign/Instrumente | Burnout-bezogene Ergebnisse |
|---|---|---|---|---|
| van den Tooren u. de Jonge [41] (2008)[2] Niederlande | Untersuchung, ob bestimmte Kombinationen von kognitiven, emotionalen und körperlichen Anforderungen und Ressourcen z. B. Burnoutwerte beeinflussen | 69 Beschäftigte in der stationären Altenpflege (59 %) | • DISC Questionnaire<br>• Active Learning Scale<br>• EE-Skala des UBOS<br>• Skala aus dem Motion Questionnaire | • Es bestand ein signifikanter Zusammenhang zwischen EE und kognitiven (.43) sowie emotionalen Anforderungen (.52).<br>• Alter, Geschlecht, Bildungsniveau, Arbeitserfahrung, wöchentliche Arbeitszeiten und Schichtarbeit standen nicht in Zusammenhang mit Burnout.<br>• Körperliche Anforderungen und Ressourcen übten einen moderierenden Effekt auf EE aus (-.28). |

[1] = Längsschnittstudie; [2] = Querschnittstudie
EE = Emotionale Erschöpfung; DP = Depersonalisation; PA = Persönliche Leistungsfähigkeit

**Tabelle 4**: Interventionsstudien

| Autor (Jahr) Land | Forschungsfrage | Studienpopulation (Rücklauf) | Studiendesign / Instrumente |
|---|---|---|---|
| Baldelli et al. [8] (2004)[1] Italien | Auswirkungen eines therapeutischen Programms zur Beschäftigungstherapie und kognitiven Rehabilitation für Demenzkranke auf Patienten und Mitarbeiter | 4 examinierte Altenpflegekräfte, 17 Pflegehelfer (Rücklauf unbekannt) | • MBI |
| Davison et al. [13] (2007)[1] Australien | Evaluation eines Trainings zum besseren Umgang mit herausforderndem Verhalten Demenzkranker | 44 examinierte Altenpflegekräfte, 46 Pflegehelfer (49 %/51 %) | • MBI<br>• Selbstentwickelter Fragebogen zur "Self-Efficacy of Dementia Care"<br>• Scale of Nursing Performance-Adapted<br>• Cohen-Mansfield Agitation Inventory |
| Fritsch et al. [17] (2009)[2] USA | Auswirkung einer bestimmten Gruppenerzähltechnik auf die Bewohner, die Arbeitszufriedenheit, die Einstellung zu den Bewohnern und Burnout bei Mitarbeitern | 192 Beschäftigte in der stationären Altenpflege (60 % Interventions-, 54 % Kontrollgruppe) | • Soziodemografische Daten<br>• Beobachtungscodes für die Einschätzung des Engagements der Bewohner<br>• Philadelphia Geriatric Center Affect Rating Scale<br>• Modifizierte Version des Quality of Interactions Schedule (QUIS)<br>• Eigener Fragebogen zur Einstellung der Mitarbeiter zu den Bewohnern<br>• Adaptierte Version des MBI |

[1] = Längsschnittstudie; [2] = Querschnittstudie

**Tabelle 4**: Interventionsstudien *(Forts.)*

| Autor (Jahr) Land | Forschungsfrage | Studienpopulation (Rücklauf) | Studiendesign / Instrumente |
|---|---|---|---|
| Kuske et al. [27] (2009)[1] Deutschland | Untersuchung des Einflusses einer Weiterbildung zum besseren Umgang mit Demenzkranken auf das Wissen der Mitarbeiter über Demenz, Fixierungen (physical restraints?), Burnout, gesundheitliche Beschwerden der Mitarbeiter und die Nutzung von Beruhigungsmitteln | 96 Beschäftigte in der stationären Altenpflege (72 %) | • Soziodemografische Daten<br>• Clinical Dementia Rating (CDR)<br>• Mini-Mental-Health-Status-Test (MMST)<br>• Barthel-Index (BI)<br>• GEROLF<br>• MBI<br>• Beschwerdeliste (BL)<br>• Zahl der Fixierungen und der Nutzung von Beruhigungsmitteln aus Dokumentation |
| Mackenzie u. Peragine [28] (2003) [1] Kanada | Entwicklung und Prüfung eines Trainings zur Verbesserung der Selbstwirksamkeitserwartung | 28 Beschäftigte in der stationären Altenpflege in Interventionsgruppe, 19 in Kontrollgruppe (74 % / 68 %) | • Selbstentwickelte Items zur Selbstwirksamkeitserwartung<br>• MBI<br>• Interaction-Subskala der Organizational Job Satisfaction Scale |
| Richardson et al. [34] (2002) [1] England | Untersuchung des Einflusses zweier Interventionsmaßnahmen (Schulung zur Misshandlung älterer Patienten vs. Bereitstellung von schriftlichem Material) auf die Einstellung des Personals zu Demenzkranken und ihre Burnoutwerte | 64 Beschäftigte in der stationären Altenpflege (81 %) | • Knowledge and Management Vignette Questionnaire (KAMA)<br>• MBI<br>• Attitude of Health Care Personnel towards Demented Patients (AHCPDP) |

**Tabelle 4**: Interventionsstudien *(Forts.)*

| Autor (Jahr) Land | Forschungsfrage | Studienpopulation (Rücklauf) | Studiendesign / Instrumente |
|---|---|---|---|
| Robison et al. [35] (2007)[1] USA | Erfolgsprüfung einer Intervention zur Verbesserung der Kommunikation und Kooperation zwischen Altenpflegekräften und Angehörigen von Patienten | Examinierte Altenpflegekräfte und Pflegehelfer<br>T1: 384 (93 %)<br>T2: 356 (Verbleibquote: 93 %)<br>T3: 328 (Verbleibquote: 89 %) | • Testbatterie aus bestehenden und selbstentwickelten Items<br>• MBI-Subskala DP<br>• Interviews<br>• Intervention ("Partners in caregiving Program", Meetings) |
| Schrijnemaekers et al. [36] (2003)[1] Niederlande | Prüfung der Effekte einer Weiterbildung zur emotionsorientierten Pflege auf arbeitsbezogene Outcomes von Pflegekräften (u. a. Burnout) | 154 Beschäftigte in der stationären Altenpflege in Interventionsgruppe, 139 in Kontrollgruppe (99 % / 96 %) | • Maastricht Work Satisfaction Scale for Healthcare (MAS-GZ)<br>• Niederländische MBI-Version (MBI-NL)<br>• Selbstentwickelte Items<br>• Training zur emotionsorientierten Pflege |
| van Weert et al. [42] (2005)[1] Niederlande | Untersuchung der Auswirkungen von „Snooezelen" für Demenzkranke auf die Arbeitslast, wahrgenommenen Probleme, Stressempfinden, Arbeitszufriedenheit und Burnout der Pflegekräfte | 127 Pflegehelfer aus psychogeriatrischen Stationen in Altenheimen (64 Interventionsgruppe, 63 Kontrollgruppe) (Rücklauf unbekannt) | • Soziodemografische Daten<br>• Experience and Assessment of Work-Fragebogen (VBBA)<br>• Subskalen der MAS-GZ<br>• NIVEL Scale for Perceived Problems in Dementia Care (NSPP-DC)<br>• NIVEL Scale for Perceived Problems with Specific Behaviors of patients with dementia (NSPP-SB)<br>• GHQ-12<br>• MBI (nur EE und PA) |

[1] = Längsschnittstudie;
EE = Emotionale Erschöpfung; DP = Depersonalisation, PA = Persönliche Leistungsfähigkeit

**Tabelle 4**: Interventionsstudien *(Forts.)*

| Autor (Jahr) Land | Forschungsfrage | Studienpopulation (Rücklauf) | Studiendesign / Instrumente |
|---|---|---|---|
| Visser et al. [43] (2008)[1] Australien | Auswirkungen einer Weiterbildungsmaßnahme auf das Verhalten und die Lebensqualität von Demenzkranken sowie die Einstellung der Mitarbeiter zu Demenzkranken und ihr Burnout | 52 Beschäftigte in der stationären Altenpflege (nur Weiterbildung: 10, Weiterbildung und Peer Support: 17, Kontrollgruppe: 25) (Rücklauf unbekannt) | • Cohen-Mansfield Agitation Inventory (CMAI)<br>• Alzheimer Disease Related Quality of Life (ADRQL)<br>• Selbstentwickelter Fragebogen (Staff Attitudes Questionnaire)<br>• MBI |

[1] = Längsschnittstudie; [2] = Querschnittstudie
EE = Emotionale Erschöpfung; DP = Depersonalisation, PA = Persönliche Leistungsfähigkeit

*Tabelle 2* enthält verschiedene Studien mit der Prävalenz von Burnout bei Mitarbeitern in der stationären Altenpflege. Als Erhebungsinstrument wurde am häufigsten der Maslachs Burnout Inventory (MBI) verwendet. Da nicht alle Autoren in ihren Studien eine einheitliche Skalierung und dieselbe Itemanzahl nutzten, sind die in Teil A. der Tabelle dargestellten Burnoutwerte nicht durchweg vergleichbar. Nur Ayalon [5], Gandoy-Crego et al. [18] und Juthberg et al. [24] setzten in ihren Studien die 22-Item-Version des MBI mit einer siebenstufigen Skala ein. Der Vergleich der Ergebnisse zeigt, dass die beiden letztgenannten Autoren vergleichbare Werte für die „Emotionale Erschöpfung" und die „Persönliche Leistungsfähigkeit" erzielten, aber ein deutlicher Unterschied bei der „Depersonalisation" bestand [18, 24]. Bei Ayalon [5] lagen die Resultate für die „Emotionale Erschöpfung" und „Depersonalisation" deutlich höher und die „Persönliche Leistungsfähigkeit" wurde von den Befragten etwas niedriger eingestuft. Bei der Studie von Baldelli et al. [7] wurde ebenfalls eine siebenstufige Skala verwendet, jedoch ist unklar, wie viele Items ihre MBI-Version enthielt, sodass auch hier kein direkter Vergleich mit den zuvor genannten Ergebnissen angeraten ist. Die Resultate dieser Langzeiterhebung sind aber auch für sich gesehen sehr interessant. Zwei Jahre nach der ersten Erhebung gaben die Befragten – insbesondere die Pflegehelfer – eine höhere „Emotionale Erschöpfung" und eine höhere „Depersonalisation" an.

Bei den anderen Studien schwankten die Summenscores der Befragten in den einzelnen MBI-Subskalen z. T. erheblich. Die Ergebnisse für die „Emotionale Erschöpfung" lagen zwischen 10,4 [14] und 21,2 [31], für die „Depersonalisation" zwischen 3,7 [14] und 7,7 [31] und für die „Persönliche Leistungsfähigkeit" zwischen 30,3 [14] und 38,0 [12]. Aufgrund der fehlenden Informationen zur verwendeten Itemzahl oder Skalierung lässt sich jedoch nicht erkennen, ob es sich hierbei tatsächlich um stark differierende Ergebnisse oder aber itemzahl- und skalierungsbedingte Abweichungen handelt.

In Teil B der *Tabelle* ist der Prozentsatz stationärer Altenpflegekräfte mit (un-)kritischen Burnoutwerten dargestellt, wobei unklar ist, ob die Autoren für diese Kategorisierung einen gemeinsamen Maßstab verwendeten. Baldelli et al. [7] beobachteten im Verlauf ihrer Studie einen starken Anstieg von Befragten mit hoher „Emotionaler Erschöpfung" und einer deutlichen Aversion gegen Klienten. Der Prozentanteil zum Zeitpunkt der zweiten Befragung lag jedoch deutlich höher als in den beiden anderen Studien [18, 24]. Der Anteil mit eher unbedenklichen Burnoutwerten lag bei Juthberg et al. [24] über 50 %.

Teil C von *Tabelle 2* enthält die Burnout-bezogenen Ergebnisse von Studien, die andere Instrumente zur Erfassung von Burnout verwendeten. Knapp ein Fünftel der Befragten zeigte – zumindest auf Ebene der Subskalen des Fragebogens zur Beanspruchung durch Humandienstleistungen (FBH) – deutliche Anzeichen von Burnout [23]. Bei Rafsndottir et al. [33] berichteten knapp 11 % der Pflegekräfte in Altenheimen und akut-geriatrischen Stationen, dass sie sich generell mental erschöpft fühlen, was die Autoren als Indikator für Burnout werteten.

In zwei weiteren Studien wurden Burnout-Mittelwerte auf Basis von Einzelitems aus dem MBI und Pines Burnout Measure berechnet. Diese sind jedoch nur bedingt aussagekräftig und wurden daher nicht in der *Tabelle* berücksichtigt. Mandiracioglu

u. Cam [29] trafen selbst keine Aussage zur Interpretation des Ergebnisses von 2,43, Shinan-Altman u. Cohen [37] werteten das Ergebnis von 2,76 als Hinweis auf ein mittleres Burnoutlevel.

Mehrere Studien lassen einen Vergleich der Burnoutwerte unterschiedlicher Berufsgruppen zu. Baldelli et al. [7] erhielt unterschiedliche Ergebnisse für examinierte Altenpflegekräfte und Pflegehelfer, wobei Pflegehelfer stärker von Burnout betroffen waren. Auch im Vergleich zu anderen Berufsgruppen in der stationären Altenpflege wie Therapeuten und Sozialarbeitern wiesen Pflegehelfer höhere Werte auf [5]. Pflegekräfte auf akut-geriatrischen Krankenhausstationen gaben höhere Werte für „Emotionale Erschöpfung" und „Depersonalisation" sowie eine geringere „Persönliche Leistungsfähigkeit" an als Pflegekräfte in Altenheimen, wobei diese laut Einschätzung der Autoren dennoch unterhalb des kritischen Bereiches lagen [12].

Auch Kennedy [26] konnte berufsgruppenspezifische Unterschiede identifizieren, wobei die differenzierteren englischsprachigen Berufsbezeichnungen die deutschsprachige Ergebnisdarstellung erschweren. Daher werden an dieser Stelle die Originalbezeichnungen verwendet. Demnach wiesen „Registered Nurses" die höchsten Burnoutwerte auf, „Certified Nurses Assistants" moderate und „Licensed Practical Nurses" die geringsten Werte *(Tab. 3)*.

## Zusammenhänge zwischen Burnout und anderen Faktoren

### *Zusammenhang zwischen Burnout und soziodemografischen Daten*

In insgesamt neun Studien wurde der Zusammenhang zwischen Burnout und verschiedenen soziodemografischen Daten untersucht. Während ein Zusammenhang zwischen der persönlichen Einschätzung des eigenen *sozioökonomischen Status* und der MBI-Subskala „Persönliche Leistungsfähigkeit" bestätigt wurde [5], liegen zu vielen anderen soziodemografischen Aspekten uneinheitliche Ergebnisse vor.

Während in der Mehrzahl der Studien kein Zusammenhang zwischen Burnout und *Alter* gefunden werden konnte [14, 26, 29, 41], bestätigten zwei Studien einen signifikanten Einfluss des Alters auf das Erleben von Burnout [23, 31].

Ähnlich stellt sich die Situation hinsichtlich des Aspektes *Geschlecht* dar. Cocco [12] und Mandiracioglu u. Cam [29] beobachteten bei Frauen höhere Werte für die Subskala „Emotionale Erschöpfung" bzw. für Burnout allgemein. In zwei anderen Studien wurden jedoch keine geschlechtsspezifischen Unterschiede gefunden [14, 41].

Widersprüchliche Studienergebnisse liegen auch zum Zusammenhang zwischen Burnout und *Rasse* [4, 26] sowie *Bildungsstand* [5, 41] vor.

Anderson [4] konnte in seiner Studie nachweisen, dass Beschäftigte mit einer kurzen *Beschäftigungsdauer* in ihrer aktuellen Einrichtung bzw. im Pflegebereich allgemein eine höhere „Persönliche Leistungsfähigkeit" aufwiesen, was in einer anderen Studie jedoch nicht gelang [26].

Eindeutig nicht nachgewiesen werden konnte in den vorliegenden Studien ein Zusammenhang zwischen Burnout und *Arbeitserfahrung* [41] und ein Einfluss des *Familienstandes* sowie des *Einkommens* auf die Prävalenz oder Intensität von Burnout [26, 29].

*Zusammenhang zwischen Burnout und organisationsbezogenen Faktoren*

Acht Studien untersuchten den Einfluss unterschiedlicher Organisation bezogener Faktoren auf Burnout.

Die Ergebnisse zeigen, dass offensichtlich ein Zusammenhang zwischen der *Art der Einrichtung*, in der man tätig ist, und Burnout besteht. So wiesen Pflegekräfte auf akutgeriatrischen Stationen höhere Werte für „Emotionale Erschöpfung" und „Depersonalisation" sowie eine niedrigere „Persönliche Leistungsfähigkeit" auf, als Beschäftigte aus Altenheimen [12]. Te Boekhorst et al. [40] verglichen die Burnoutwerte von Pflegekräften in Wohngruppen für ältere Menschen mit denen in klassischen Altenheimen. Die Mitarbeiter in den Wohngruppen wiesen geringere Burnoutwerte auf, wobei der Zusammenhang zwischen der *Art der Institution* und den Burnout-Subskalen teilweise oder vollständig durch andere Faktoren wie z. B. Kontrolle und Kollegenunterstützung mediiert wurde. Anderson [4] beobachtete in seiner Studie bei Mitarbeitern in kirchlichen Einrichtungen eine höhere „Persönliche Leistungsfähigkeit" als bei Beschäftigten in nicht kirchlichen Einrichtungen.

Bestätigt wurde auch der *Einfluss des zahlenmäßigen Verhältnisses zwischen Pflegekräften und Patienten*. Ist eine Altenpflegkraft für zehn oder mehr Patienten zuständig, kann dies zu einer höheren „Emotionalen Erschöpfung" und einer stärkeren „Depersonalisation" führen [5, 12].

Rafnsdottir et al. [33] zeigten in ihrer Studie, dass ein *unzureichender Informationsfluss* und die *Arbeitsplatzunsicherheit* das Risiko mentaler Erschöpfung – als Indikator für Burnout – erhöht (OR 1,9 bzw. 1,7).

Während die *wöchentliche Arbeitszeit* in einer Studie ein Prädiktor für die „Emotionale Erschöpfung" und die „Persönliche Leistungsfähigkeit" der Befragten war [14], zeigte sich bei van den Tooren u. de Jonge [41] kein Zusammenhang mit Burnout. Bei ersterer Studie ist jedoch zu berücksichtigen, dass sich mit einer höheren wöchentlichen Arbeitzeit auch die Anzahl körperlicher Übergriffe von Patientenseite erhöhte. Es kann daher sein, dass der Einfluss der wöchentlichen Arbeitszeit auf Burnout durch die Gewalt von Patientenseite moderiert wird.

Ein Zusammenhang zwischen *Schichtarbeit* und Burnout konnte nicht bestätigt werden [26, 41].

*Zusammenhang zwischen Burnout und Arbeitsbedingungen*

In 13 Veröffentlichungen wurde der Zusammenhang zwischen Burnout und unterschiedlichen Arbeitsbedingungen thematisiert. Hierzu gibt es einige eindeutige Ergebnisse:

Unumstritten ist der Zusammenhang zwischen einer *hohen Arbeitsmenge/-last* und höheren Burnoutwerten [26, 32, 37]. Weitere Prädiktoren für erhöhte „Depersonalisations"- bzw. Burnoutwerte sind: eine zunehmende *Hilfsbedürftigkeit der Patienten* [12], die Tendenz der Mitarbeiter, sich stark über *Arbeitsbedingungen oder Bewohner zu beschweren* [29], *unzureichende Ressourcen* [32] sowie höhere *Rollenkonflikte/-ambiguität* [33, 37].

Rafnsdottir et al. [33] erfassten Burnout als Zustand mentaler Erschöpfung. Die Autoren fanden heraus, dass *Zeitdruck, Unzufriedenheit mit den hierarchischen Strukturen* im Unternehmen, eine *unbefriedigende Kommunikation mit dem Vorgesetzten, wenig Anerkennung, geringe Solidarität bzw. Unterstützung von Kollegen* und das Gefühl, dass *Anregungen zur Effizienzsteigerung übergangen* werden, das Risiko mentaler Erschöpfung erhöhen.

Eine höhere *Arbeitszufriedenheit* ist ein Prädiktor für eine höhere „Persönliche Leistungsfähigkeit" [4].

*Wenig anregende Tätigkeitsinhalte* sowie *geringe Kontroll- und Tätigkeitsspielräume* standen in Zusammenhang mit einer geringen intrinsischen Motivation, die ein Indikator für Burnout ist [23] und mediierten den Zusammenhang zwischen der Art der Institution und den MBI-Burnoutsubskalen [40].

Geringe *Anforderungen* mediierten in einer Studie den Zusammenhang zwischen der Art der Institution und „Emotionaler Erschöpfung" [40]. Van den Tooren u. de Jonge [41] zeigten zudem, dass *kognitive und emotionale Anforderungen* die Entstehung „Emotionaler Erschöpfung" begünstigen und steigende körperliche Anforderungen bei geringen *körperlichen und emotionalen Ressourcen* zu höherer „Emotionaler Erschöpfung" führen.

Der Einfluss *verbaler oder körperlicher Gewalt von Patientenseite* auf Burnout wurde wiederholt untersucht. Beide Arten von Gewalt stehen bei Evers et al. [14] in Zusammenhang mit „Emotionaler Erschöpfung", psychische Gewalt zudem mit „Depersonalisation". Auch in anderen Studien war Burnout mit Gewalterfahrungen assoziiert, wobei unklar ist, ob Burnout Ursache oder Folge ist [22, 33]. Nur in einer Studie konnte kein Zusammenhang zwischen beiden Aspekten beobachtet werden [29].

Uneinheitlich sind ferner die Ergebnisse zum Einfluss *beruflicher Meinungsverschiedenheiten und Konflikte* mit Angehörigen von Patienten. Während ein Zusammenhang in zwei Studien bestätigt wurde [3, 32], gelang dies in einer anderen nicht [18].

*Zusammenhang zwischen Burnout und Persönlichkeitsvariablen/interpersonalen Aspekten*

Der Zusammenhang zwischen Burnout und Persönlichkeitsvariablen wurde in sechs Studien untersucht. In vier Studien wurde der Einfluss persönlicher Faktoren auf Burnout allgemein untersucht – ohne spezifische Betrachtung etwaiger Subskalen wie im MBI. Die Forscher fanden heraus, dass *Gewissenskonflikte* bzw. *emotionaler und moralischer Distress* [24, 32], eine negative *Einstellung* zu und ein respektloser *Umgang mit Patienten* [32] sowie die *Duldung von Misshandlungen* [37] die Entstehung von Burnout begünstigten. Zudem zeigten Narumoto et al. [31], dass Neurotizismus die Burnoutwerte vermittelt über die Copingfähigkeiten der Befragten erhöht. Auch die eigene Wahrnehmung als „gute Pflegekraft" kann vor Burnout schützen [32].

Darüber hinaus wurde der Einfluss verschiedener interpersonaler Faktoren auf die MBI-Subskalen untersucht. Während *geselligere Menschen* [18] eine geringere „Emotionale Erschöpfung" aufwiesen, führten ein *maladaptiver Umgang mit berufsbedingter Trauer* [4] und *emotionsorientierte Bewältigungsstrategien* [31] zu einer höheren „Emotionalen Erschöpfung". „Depersonalisation" wurde beeinflusst durch *Neurotizismus* [31], höhere *Ambitionen für die eigene berufliche Zukunft* und *motivationale Werte* der Befragten. Letztere wurden mit dem Schwartz Motivational Values Questionnaire erfasst, in dem es u. a. um Toleranz und das Eintreten für persönliche Interessen geht [18]. Die „Persönliche Leistungsfähigkeit" wurde durch *Neurotizismus* verringert [18] und durch einen *konstruktiven Umgang mit Trauer*, an dem die Mitarbeiter persönlich wachsen konnten, verbessert [4].

*Zusammenhang zwischen Burnout und Gesundheit*

Drei Studien befassten sich mit den Wechselwirkungen zwischen Burnout und gesundheitlichen Faktoren. Der Zusammenhang mit *physischen oder psychischen Beeinträchtigungen* bzw. Erkrankungen wurde besonders von Rafsndottir und Kollegen [33] untersucht. Sie fanden Korrelationen zu Depressionen, chronischer Müdigkeit, Schlafstörungen, Fybromyalgie, Furcht/Anspannung, Rückenproblemen, Rheuma und Kopfschmerzen. Zudem wurde ein Zusammenhang mit dem psychischen Wohlbefinden [31] und vermehrten Krankheitstagen gefunden [26].

*Zusammenhänge zwischen Burnout und weiteren Faktoren*

In drei Studien wurde die Wechselwirkung zwischen Burnout und weiteren Faktoren analysiert, die sich nicht den vorangegangenen Kategorien zuordnen ließen.

Bestätigt wurde die Verbindung der *MBI-Burnoutdimensionen untereinander*. So korrelierten „Emotionale Erschöpfung" und „Depersonalisation" positiv miteinander [5, 14] und beide Aspekte standen in einem negativen Zusammenhang mit der „Persönlichen Leistungsfähigkeit" [14].

Ferner wurde ein Zusammenhang zwischen Burnout und *Stress* bestätigt, was für die *außerberuflichen Aktivitäten* der Beschäftigten jedoch nicht gelang [26].

Zusammenhänge existieren zudem zwischen Burnout und der *Einschätzung der Pflegequalität* aus Sicht der befragten Mitarbeiter, wobei auf Basis der Studienergebnisse keine Aussage zu kausalen Zusammenhängen möglich war. Die Autoren mutmaßen jedoch, dass Burnout durch eine hohe Pflegequalität sowie eine gute Beziehung zu den Klienten vermieden werden kann [2].

Neben einigen anderen Faktoren mediierte die „Emotionale Erschöpfung" der Beschäftigten in der Studie von te Boekhorst et al. [40] die *Arbeitszufriedenheit* der Befragten.

## Interventionsansätze

Wie *Tabelle 4* zeigt, sind zwischen 1999 und 2009 zehn Veröffentlichungen zu Interventionsstudien entstanden. Allerdings konnten nur in der Hälfte – z. T. auch nur kurzzeitig – Verbesserungen der Burnoutwerte der teilnehmenden Mitarbeiter nachgewiesen werden. Baldelli et al. [8] setzten mit ihrer Intervention bei den demenzkranken Patienten an und überprüften die Auswirkung eines Programmes zur Beschäftigungstherapie und kognitiven Rehabilitation auf die Burnoutwerte der stationären Altenpflegekräfte. Durch das Programm verbesserte sich die Leistungsfähigkeit der Patienten und die Burnoutwerte der Mitarbeiter reduzierten sich, wobei statistisch signifikante Veränderungen nur für die Berufsgruppe „Pflegehelfer" erzielt wurden. Eine Weiterbildung zur emotionsorientierten Pflege hatte einen moderaten, positiven Einfluss auf die „Persönliche Leistungsfähigkeit" der Teilnehmer [36]. Snoezelen ist ein Methode zur Stimulation der Sinne von Patienten mit dem Ziel, die kognitiven Fähigkeiten, wie das Erinnerungsvermögen und die Lernfähigkeit, zu aktivieren. Die Einführung eines „Snooezel"-Raumes für Demenzkranke führte bei den Mitarbeitern auf den beteiligten Stationen zu einer verringerten „Emotionalen Erschöpfung" [42].

Ein Training zur Verbesserung der Kommunikation mit Angehörigen führte in der Interventionsgruppe kurzfristig zu weniger Konflikten und geringeren Depressionen. Nach sechs Monaten ließen sich diesbezüglich jedoch keine Unterschiede mehr zur Kontrollgruppe feststellen. Die Burnoutwerte der teilnehmenden examinierten Pflegekräfte – erfasst durch die MBI-Subskala „Depersonalisation" – blieben über den gesamten Studienverlauf hingegen unverändert, während diese in der Kontrollgruppe und für die Pflegehelfer anstiegen [35].

Ein Training zur Verbesserung der eigenen Selbstwirksamkeitserwartung führte auch längerfristig zu einer höheren Selbstwirksamkeitserwartung, hatte jedoch keinen Einfluss auf die „Emotionale Erschöpfung" oder die „Depersonalisationswerte" der Beschäftigten, und nur einen kurzzeitigen Einfluss auf ihre „Persönliche Leistungsfähigkeit" [28].

Keinen Einfluss auf die Burnoutsymptomatik der befragten Altenpflegekräfte hatten Trainings zum besseren Umgang mit Demenzkranken [13, 27, 43] – auch nicht in Kombination mit begleitenden Peer-Support-Gruppen [13, 43]. Obwohl sich eine bestimmte Gruppenerzähltechnik („Time-Slips") zur kognitiven Aktivierung von Alzheimer- oder Demenzpatienten z. B. positiv auf die Fähigkeiten der Patienten und die Interaktion zwischen Patienten und Mitarbeitern auswirkte, konnten keine Veränderungen hinsichtlich der Burnoutwerte der Beschäftigten beobachtet werden [17]. Ähnliches zeigte sich bei der Studie von Richardson et al. [34]. Durch eine Schulung und Informationsmaterialien zum Thema „Misshandlung von Patienten" erweiterten die Mitarbeiter ihr diesbezügliches Wissen und änderten ihre Einstellung zu demenziellen Patienten – auf ihre Burnoutwerte wirkte sich dies jedoch nicht aus.

Neben diesen geprüften Interventionsansätzen geben die anderen Veröffentlichungen *(Tab. 3)* erste Hinweise und Empfehlungen für Interventionsmöglichkeiten, die aber noch einer wissenschaftlichen Überprüfung bedürfen. Abrahamson et al. [3] empfehlen Maßnahmen zur Verbesserung der Interaktion zwischen Pflegenden und

Angehörigen sowie eine stärkere Einbindung der Angehörigen in die Pflege, da dies eine Ressource für die Beschäftigten darstellen könnte. Aufgrund seiner Studienergebnisse zum Zusammenhang zwischen Burnout und dem Umgang mit berufsbedingter Trauer schlägt Anderson [4] Aktivitäten zur Verbesserung der persönlichen Trauerarbeit wie mehr Unterstützung, Weiterbildungen zum Thema Sterbebegleitung, die Einführung von einrichtungsinternen Trauerritualen und eine stärkere Sensibilisierung der Beschäftigten für das Thema vor.

Da die persönliche Einschätzung der sozialen Position im Unternehmen bei Ayalon [5] ein entscheidender Prädiktor für Burnout war, könnten auch Maßnahmen zum Aufbau eines Gemeinsinns und zur Verbesserung des eigenen, subjektiven Status in der (Arbeits-)Gemeinschaft sinnvoll sein.

Zur Vermeidung von Burnout scheint zudem die Stärkung der körperlichen Ressourcen, z. B. durch die Bereitstellung ergonomisch geeigneter Hilfsmittel, sowie der emotionalen Ressourcen, z. B. durch mehr soziale Unterstützung durch Kollegen und Vorgesetzte, sinnvoll zu sein [41]. Auch mehr Kontrollmöglichkeiten für die Mitarbeiter in stationären Altenpflegeeinrichtungen [40], Trainings zum besseren Umgang mit Stress oder zum Ausbau der Copingfähigkeiten und der persönlichen Kompetenzen sowie eine kontinuierliche Supervision zur frühzeitigen Intervention bei Problemen können hilfreich sein [7, 32, 37].

Da ungeschultes Personal und geringe Unterstützung von Kollegen die Entstehung von Burnout begünstigten, empfehlen Cocco et al. [12] den Einsatz von mehr trainiertem Personal und eine Optimierung der kollegialen Unterstützung v.a. auf akutgeriatrischen Stationen.

## Diskussion

Der vorliegende Artikel leistet als erste deutschsprachige Veröffentlichung eine Übersicht über die Ergebnisse zur Prävalenz von Burnout bei stationären Altenpflegekräften, Prädiktoren und Folgen von Burnout sowie mögliche Präventions- bzw. Interventionsmaßnahmen.

Auf Basis der vorliegenden Veröffentlichungen ist es allerdings kaum möglich, ein klares Statement zur Verbreitung von Burnout bei stationären Altenpflegekräften abzuleiten. Es wurden in den Studien verschiedene Analyseinstrumente verwendet, nicht alle Skalen des jeweiligen Fragebogens einbezogen oder unterschiedliche Versionen, Antwortskalierungen und Auswertungsmethoden eingesetzt. Daher sind die Ergebnisse kaum vergleichbar. Es gibt Beschäftigte mit kritischen Burnoutwerten, eine generalisierbare Aussage zur Prävalenz von Burnout in der Altenpflege ist zum aktuellen Forschungsstand jedoch nicht möglich. Auch ein Abgleich der Verbreitung von Burnout in verschiedenen Berufsgruppen innerhalb und außerhalb der Altenpflege gestaltet sich vor diesem Hintergrund schwierig. Die Veröffentlichungen, die einen Vergleich unterschiedlicher Berufsgruppen vornahmen, zeigen zudem widersprüchliche Ergebnisse. So legen zwei Studien nahe, dass die Pflegehelfer am stärksten von

Burnout betroffen sind [5, 7] und eine, dass examinierte Kräfte („Registered nurses") die höchsten Burnoutwerte aufweisen [26].

Hinsichtlich des Zusammenhangs zwischen Burnout und anderen Faktoren liegen z. T. klarere Ergebnisse vor. Bestätigt wurde ein Zusammenhang zwischen Burnout und folgenden Faktoren: Art der Einrichtung [4, 12, 40], zahlenmäßiges Verhältnis zwischen Pflegekräften und Patienten [5, 12], Arbeitsmenge [26, 32, 37], Rollenkonflikte/-ambiguität [33, 37], Kontroll- und Tätigkeitsspielräume [23, 40], Gewissenskonflikte [24, 32] und Neurotizismus [18, 31]. Nicht bestätigt werden konnte hingegen ein Zusammenhang mit Familienstand, Einkommen [26, 29] oder Schichtarbeit [26, 41]. Widersprüchliche Ergebnisse liegen vor zur Beziehung zwischen Burnout und ethnischer Herkunft [4], Gewalt von Patientenseite [14, 22, 29, 33], Alter [14, 23, 26, 29, 31, 41], Geschlecht [12, 14, 29, 41], Bildungsstand [5, 41], Beschäftigungsdauer [4, 26], wöchentlicher Arbeitszeit [14, 41] und Konflikten bzw. Meinungsverschiedenheiten [3, 18, 32].

Darüber hinaus wurden verschiedene Aspekte und ihre Beziehung zu Burnout nur in jeweils einer Studie untersucht, wie z. B. der sozioökonomische Status [5] oder die Arbeitszufriedenheit [4]. Auf dieser Datenbasis ist es wenig sinnvoll, tatsächlich von „nachgewiesenen" oder „unbestätigten" Zusammenhängen zu sprechen.

Neben direkten Zusammenhängen weisen vier der vorliegenden Studien auf mediierende bzw. moderierende Verknüpfungen zwischen Burnout und anderen Faktoren hin [31, 37, 40, 41]. Bei der Aufklärung solch multifaktorieller Zusammenhänge steht die Forschung jedoch noch am Anfang, wie die vergleichsweise geringe Zahl der hierzu vorliegenden Studien zeigt.

Einschränkend auf die Generalisierbarkeit der Ergebnisse wirkt sich auch die z. T. unzureichende Studienqualität aus: In neun Studien sind die Rückläufe unbekannt und die Mehrheit der Forscher arbeitete mit Studienpopulationen von unter 200 Personen.

Die vorliegende Literatur zeigt, dass kaum wissenschaftlich fundierte Empfehlungen für längerfristig erfolgreiche Präventions- oder Interventionsmaßnahmen bei Burnout existieren. Dennoch lassen sich einige grundsätzliche Hinweise ableiten: Jede Form von Training oder Weiterbildung, die – direkt oder indirekt – auf eine Vermeidung von Burnout abzielt, kann nur ein erster Schritt sein [27, 43]. Derartige Einzelmaßnahmen haben keinen längerfristigen Einfluss auf Burnout, wenn nach dem Training keine Unterstützung zur Umsetzung des Gelernten in den Alltag gegeben wird, keine organisatorischen Veränderungen implementiert werden oder die Arbeitsbedingungen unverändert bleiben [13, 27]. Mackenzie u. Peragine [28] vermuten dementsprechend, dass die positiven Effekte ihrer Intervention auf die „Persönliche Leistungsfähigkeit" im Zeitverlauf nicht erhalten blieben, weil das Gelernte nicht dauerhaft in die Praxis umgesetzt wurde. Kuske et al. [27] weisen ferner explizit darauf hin, dass Mitarbeiter, die an Burnout leiden, mehr Hilfe und individuellere Unterstützung benötigen als eine Weiterbildung leisten kann. Darüber hinaus stellten van Weert et al. [42] fest, dass die Arbeitslast, Outcomes auf Bewohnerseite und psychologische Aspekte wie Burnout auf Seiten der Pflegekräfte miteinander zu interagieren scheinen. Daher können Interventionen im Hinblick auf Burnout bei Mitarbeitern nur von Nutzen sein, wenn sie sich auch auf andere arbeitsbedingte Aspekte und/oder auf Seiten der Bewohner auswirken.

## Weiterer Forschungsbedarf

Obschon in den vergangenen zehn Jahren eine Reihe von Studien zum Thema Burnout bei Altenpflegekräften entstanden sind, bleiben noch Fragen offen. Ein Ziel zukünftiger Forschungen sollte die Auflösung von Unstimmigkeiten in den bislang vorliegenden Ergebnissen und die Überprüfung von bisher nur in einzelnen Studien untersuchten Faktoren sein, auf die bereits innerhalb der Diskussion hingewiesen wurde. Ein weiterer Ansatzpunkt für zukünftige Forschungen wäre die Untersuchung des Zusammenhanges zwischen Burnout und weiteren, bisher unberücksichtigten Aspekten. So regen van Weert et al. [42] die Untersuchung folgender Frage an: Inwiefern wirken sich ein durch Interventionen reduzierter arbeitsbedingter Stress (der vor Burnout schützt), eine höhere Arbeitszufriedenheit und eine geringere „Emotionale Erschöpfung" auf „harte" Outcomes wie Krankentage aus? Schrijnemaekers et al. [36] sehen zudem die Notwendigkeit weiterer Interventionsstudien mit besonderem Fokus auf den Implementierungsprozess von emotionsorientierten Pflegeprogrammen. Und Gandoy-Crego et al. [18] bemängeln in ihrer Veröffentlichung die bislang unzureichende Forschung zum Zusammenhang zwischen stabilen Persönlichkeitsfaktoren und Burnout.

Bei weiteren Forschungsarbeiten zum Thema Burnout sollten – im Unterschied zu den meisten bisherigen Studien – größere Stichproben angestrebt werden, um aussagekräftigere Resultate zu erhalten. Für vergleichbare Ergebnisse zur Prävalenz von Burnout ist ferner die Verwendung eines einheitlichen Erhebungsinstrumentes unabdingbar. Anbieten würde sich dazu der bereits heute weitverbreitete MBI, wobei unbedingt auf die Verwendung einer einheitlichen Version mit identischer Itemzahl und Skalierung geachtet werden sollte. Um einen besseren Eindruck von den Wirkungszusammenhängen zwischen Burnout und anderen Faktoren zu erhalten, ist ferner die Durchführung weiterer Längsschnittuntersuchungen erforderlich, da nur diese Schlüsse auf kausale Zusammenhänge erlauben. Für klare Empfehlungen hinsichtlich wirksamer Interventionsmaßnahmen wären darüber hinaus gut designte Interventionsstudien wünschenswert, die einen multimodalen Interventionsansatz verfolgen.

## Literatur


[1] Statistische Ämter des Bundes und der Länder: Demografischer Wandel in Deutschland – Auswirkungen auf Krankenhausbehandlungen und Pflegebedürftige im Bund und in den Ländern, Statistisches Bundesamt, Wiesbaden, 2008

[2] Abe K, Ohashi A: Development and testing of a staff questionnaire for evaluating the quality of services at nursing homes in Japan. J Am Med Dir Assoc 2009; 10: 189–195

[3] Abrahamson K, Jill SJ, Pillemer K: Conflict between nursing home staff and residents' families: does it increase burnout? J Aging Health 2009; 21: 895–912

[4] Anderson KA: Grief experiences of CNAs: relationships with burnout and turnover. J Gerontol Nurs 2008; 34: 42–49

[5] Ayalon L: Subjective socioeconomic status as a predictor of long-term care

staff burnout and positive caregiving experiences. Int Psychogeriatr 2008; 20: 521–537
[6] Ayalon L: Evaluating the working conditions and exposure to abuse of Filipino home care workers in Israel: characteristics and clinical correlates. Int Psychogeriatr 2009; 21: 40–49
[7] Baldelli MV, Boiardi R, Fabbo A, Santopuoli A, Neri M: Institutionalized elderly, professional burden and job burnout. Arch Gerontol Geriatr Suppl 2002; 8: 23–28
[8] Baldelli MV, Fabbo A, Costopulos C, Carbone G, Gatti R, Zucchl P: Is it possible to reduce job burnout of the health care staff working with demented patients? Arch Gerontol Geriatr Suppl 2004; 51–56
[9] Bauer J, Hafner S, Kachele H, Wirsching M, Dahlbender RW: The burn-out syndrome and restoring mental health at the working place. Psychother Psychosom Med Psychol 2003; 53: 213–222
[10] Brotheridge CM, Grandey AA: Emotional labor and burnout: comparing two perspectives of "people work". J Vocat Behav 2002; 60: 17–39
[11] Burisch M: Das Burnout-Syndrom: Theorie der inneren Erschöpfung, 3. Springer Medizin Verlag, Heidelberg, 2006
[12] Cocco E, Gatti M, de Mendonca Lima CA, Camus V: A comparative study of stress and burnout among staff caregivers in nursing homes and acute geriatric wards. Int J Geriatr Psychiatry 2003; 18: 78–85
[13] Davison TE, McCabe MP, Visser S, Hudgson C, Buchanan G, George K: Controlled trial of dementia training with a peer support group for aged care staff. Int J Geriatr Psychiatry 2007; 22: 868–873
[14] Evers W, Tomic W, Brouwers A: Aggressive behaviour and burnout among staff of homes for the elderly. Int J Ment Health Nurs 2002; 11: 2–9
[15] Statistisches Bundesamt: Pflegestatistik 2007 – Pflege im Rahmen der Pflegeversicherung – 4. Bericht: Ländervergleich – Pflegeheime, Wiesbaden, 2009
[16] Freudenberger H: Staff burn-out. Journal of Social Issues 1974; 30: 159–165
[17] Fritsch T, Kwak J, Grant S, Lang J, Montgomery RR, Basting AD: Impact of TimeSlips, a creative expression intervention program, on nursing home residents with dementia and their caregivers. Gerontologist 2009; 49: 117–127
[18] Gandoy-Crego M, Clemente M, Mayan-Santos JM, Espinosa P: Personal determinants of burnout in nursing staff at geriatric centers. Arch Gerontol Geriatr 2009; 48: 246–249
[19] Lehrstuhl für Psychologie TUM: Arbeit in der stationären Altenpflege – Analyse und Förderung von Arbeitsbedingungen, Interaktion, Gesundheit und Qualität. Abschlussbericht zum Forschungsvorhaben F1977 zur Vorlage an die Bundesanstalt für Arbeitsschutz und Arbeitsmedizin – Projekt BELUGA (Belastungsanalyse und gesundheitsförderliche Arbeit in der Altenpflege), Bericht Nr. 86, München, 2007
[20] Forschungszentrum Generationenverträge, Albert Ludwig Universität: Arbeitsmarkt Pflege: Bestimmung der künftigen Altenpflegekräfte unter Berücksichtigung der Berufsverweildauer, Freiburg, 2009
[21] Hasselhorn HM, Müller BH, Tackenberg P: NEXT Scientific Report, Wuppertal, 2005
[22] Isaksson U, Graneheim UH, Richter J, Eisemann M, Astrom S: Exposure to violence in relation to personality traits, coping abilities, and burnout among caregivers in nursing homes: a case-control study. Scand J Caring Sci 2008; 22: 551–559
[23] Jenull B, Brunner E, Ofner M, Mayr M: Burnout and coping in long term care units. A regional comparison in registered nurses. Pflege 2008; 21: 16–24
[24] Juthberg C, Eriksson S, Norberg A, Sundin K: Stress of conscience and perceptions of conscience in relation to burnout among care-providers in older people. J Clin Nurs 2008; 17: 1897–1906
[25] Kaluza G: Körperliche Stressreaktionen und die Folgen für die Gesundheit. In: Gelassen und sicher im Stress. Springer Medizin Verlag, 2007: 16–39
[26] Kennedy BR: Stress and burnout of nursing staff working with geriatric clients in

long-term care. J Nurs Scholarsh 2005; 37: 381–382
[27] Kuske B, Luck T, Hanns S, Matschinger H, Angermeyer MC, Behrens J, Riedel-Heller SG: Training in dementia care: a cluster-randomized controlled trial of a training program for nursing home staff in Germany. Int Psychogeriatr 2009; 21: 295–308
[28] Mackenzie CS, Peragine G: Measuring and enhancing self-efficacy among professional caregivers of individuals with dementia. Am J Alzheimers Dis Other Demen 2003; 18: 291–299
[29] Mandiracioglu A, Cam O: Violence exposure and burn-out among Turkish nursing home staff. Occup Med (Lond) 2006; 56: 501–503
[30] Maslach C, Schaufeli WB, Leiter MP: Job burnout. Annu Rev Psychol 2001; 52: 397–422
[31] Narumoto J, Nakamura K, Kitabayashi Y, Shibata K, Nakamae T, Fukui K: Relationships among burnout, coping style and personality: study of Japanese professional caregivers for elderly. Psychiatry Clin Neurosci 2008; 62: 174–176
[32] Nordam A, Torjuul K, Sorlie V: Ethical challenges in the care of older people and risk of being burned out among male nurses. J Clin Nurs 2005; 14: 1248–1256
[33] Rafnsdottir GL, Gunnarsdottir HK, Tomasson K: Work organization, well-being and health in geriatric care. Work 2004; 22: 49–55
[34] Richardson B, Kitchen G, Livingston G: The effect of education on knowledge and management of elder abuse: a randomized controlled trial. Age Ageing 2002; 31: 335–341
[35] Robison J, Curry L, Gruman C, Porter M, Henderson CR, Jr., Pillemer K: Partners in caregiving in a special care environment: cooperative communication between staff and families on dementia units. Gerontologist 2007; 47: 504–515
[36] Schrijnemaekers VJ, van RE, Candel MJ, Frederiks CM, Derix MM, Sielhorst H, van den Brandt PA: Effects of emotion-oriented care on work-related outcomes of professional caregivers in homes for elderly persons. J Gerontol B Psychol Sci Soc Sci 2003; 58: 50–57
[37] Shinan-Altman S, Cohen M: Nursing aides' attitudes to elder abuse in nursing homes: the effect of work stressors and burnout. Gerontologist 2009; 49: 674–684
[38] Shirom A, Melamed S, Toker S, Berliner S, Shapira E: Burnout and Health Review: Current Knowladge and Future Research Directions. Int Rev Ind Organ Psychol 2005; 20: 269–309
[39] Takai M, Takahashi M, Iwamitsu Y, Ando N, Okazaki S, Nakajima K, Oishi S, Miyaoka H: The experience of burnout among home caregivers of patients with dementia: relations to depression and quality of life. Arch Gerontol Geriatr 2009; 49: e1–e5
[40] te Boekhorst S, Willemse B, Depla MF, Eefsting JA, Pot AM: Working in group living homes for older people with dementia: the effects on job satisfaction and burnout and the role of job characteristics. Int Psychogeriatr 2008; 20: 927–940
[41] van den Tooren M, de Jonge J: Managing job stress in nursing: what kind of resources do we need? J Adv Nurs 2008; 63: 75–84
[42] van Weert JC, van Dulmen AM, Spreeuwenberg PM, Bensing JM, Ribbe MW: The effects of the implementation of snoezelen on the quality of working life in psychogeriatric care. Int Psychogeriatr 2005; 17: 407–427
[43] Visser SM, McCabe MP, Hudgson C, Buchanan G, Davison TE, George K: Managing behavioural symptoms of dementia: effectiveness of staff education and peer support. Aging Ment Health 2008; 12: 47–55
[44] Zimber A: Beanspruchung und Stress in der Altenpflege: Forschungsstand und Forschungsperspektiven. Z Gerontol Geriatr 1998; 31: 417–425

# 11 Messtechnische Analyse von belastenden Körperhaltungen bei Pflegekräften – Vergleich zwischen einer geriatrischen Station und anderen Krankenhausstationen

Sonja Freitag, Isabell Fincke-Junod, Albert Nienhaus

**Zusammenfassung**

Beschäftigte in Pflegeberufen weisen ein erhöhtes Risiko für die Entstehung von muskuloskelettalen Beschwerden im Bereich des Rückens auf. Je nach Patientenklientel kann die körperliche Belastung für Pflegende unterschiedlich hoch sein. Pflegekräfte, die vorwiegend ältere und in ihrer Bewegungsfähigkeit eingeschränkte Menschen betreuen, sind körperlich besonders beansprucht, da beispielsweise beim Transfer von Patienten hohe Lasten oder Teillasten bewegt werden müssen. Aber auch statische Körperhaltungen, häufiges Beugen und Verdrehen des Oberkörpers werden in der Literatur als mögliche Risikofaktoren diskutiert. Mit dem personengebundenen CUELA-Messsystem (Computer unterstützte Erfassung und Langzeitanalyse von Muskel-Skelett-Belastungen) wurden in der vorliegenden Untersuchung messtechnisch alle eingenommenen Körperhaltungen und Bewegungen einer examinierten Altenpflegerin auf einer geriatrischen Station im Rahmen von drei aufeinanderfolgenden Frühschichten untersucht, um das Auftreten von ungünstigen Körperhaltungen zu quantifizieren. Die Messergebnisse dieser Station wurden mit denen aus anderen Krankenhausstationen (chirurgische und internistische Abteilungen) verglichen. Die Pflegekraft auf der geriatrischen Station nahm pro Arbeitsschicht durchschnittlich 1.390-mal eine Oberkörperneigung über 20 Grad ein. Dies entspricht einem Mehranteil von 25 % gegenüber den Probanden der chirurgischen und internistischen Stationen (1.116-mal). Auf der geriatrischen Station wurden fast 70 % der starken Rumpfneigungen über 60 Grad durch Tätigkeiten am Patientenbett hervorgerufen im Vergleich zu 42 % auf den anderen Stationen. Anhand dieser Messergebnisse liegt nahe, dass beispielsweise die konsequente Anpassung der Betthöhe dazu führen kann, die Häufigkeit und das Ausmaß von starken Rumpfneigungen zu reduzieren. Mit der Verringerung der körperlichen Belastung durch ungünstige Körperhaltungen kann ein weiterer Beitrag zum Gesundheitsschutz von Beschäftigten in Pflegeberufen geleistet werden.

## Einleitung

Beschäftigte in Pflegeberufen weisen ein erhöhtes Risiko für die Entstehung von muskuloskelettalen Erkrankungen, insbesondere im Bereich des Rückens, auf [1, 22, 31]. In bisherigen Untersuchungen hat sich der Transfer von Patienten, bei dem oftmals hohe Lastgewichte bewegt werden müssen, als einer der Hauptfaktoren für die Entstehung von Rückenbeschwerden herauskristallisiert [3, 15, 30]. Aber auch statische Körperhaltungen, häufiges Beugen und Verdrehen des Oberkörpers wurden als mögliche Risikofaktoren diskutiert [14, 16, 27].

Zu den täglichen Aufgaben einer Pflegekraft gehören eine Vielzahl unterschiedlicher Tätigkeiten – der Transfer von Patienten ist nur eine davon. Nach Engels et al. [13] verbringen Pflegekräfte in der Altenpflege 25 % der Arbeitszeit in ungünstigen Körperhaltungen. In einer weiteren Untersuchung ermittelten Engels et al. [14], dass neben den Transfertätigkeiten auch das Arbeiten in ungünstigen Körperhaltungen und häufiges Bücken von den Pflegekräften als stark belastend empfunden wird. Yip [37] beschreibt das häufige Beugen des Oberkörpers während der Arbeit als einen unabhängigen Prädiktor für das Auftreten von neuen Rückenbeschwerden. Auch der hohe Anteil an statischen Oberkörperhaltungen, wie z. B. bei der Grundpflege von Patienten, stellt einen wichtigen Faktor für die Betrachtung der posturalen Gesamt-Exposition dar [25, 27, 29].

Es lässt sich vermuten, dass die Pflege von immobilen und zum Teil aufgrund von Demenz in ihrer Kommunikationsfähigkeit eingeschränkten Patienten für Beschäftigte in der Altenpflege mit besonders hohen körperlichen und psychischen Anforderungen verbunden ist. Der Anteil an pflegerischen Tätigkeiten, wie z. B. der Grundpflege, wird hier durchschnittlich höher liegen als in anderen Krankenhausabteilungen mit durchmischter Patientenklientel.

### Zunehmender Bedarf an Altenpflegekräften

Infolge der Entwicklung in der Bevölkerungsstruktur steigt der prozentuale Anteil an alten und potenziell pflegebedürftigen Menschen an. Nach Angaben des Statistischen Bundesamtes waren im Dezember 2003 in Deutschland 2,08 Millionen Menschen im Sinne des Pflegeversicherungsgesetzes pflegebedürftig (davon 81 % 65 Jahre und älter). Mit zunehmendem Alter steigt die Wahrscheinlichkeit, pflegebedürftig zu werden an. Während bei den 70- bis 75-Jährigen rund 5 % pflegebedürftig sind, sind es ab 80 Lebensjahren rund 32 % und bei den 90- bis 95-Jährigen 60 % [34].

Die Lebenserwartung der Bevölkerung in Deutschland nimmt jährlich zu. Im Jahr 2005 waren 16 Millionen (der 82,4 Millionen) Einwohner älter als 65 Jahre, bis Ende der 2030er Jahre wird mit einer Steigerung um weitere 50 % auf 24 Millionen gerechnet. Die Anzahl der über 80-Jährigen soll von aktuell 4 Millionen (2005) auf 10 Millionen im Jahr 2050 zunehmen [8]. Nach den Berechnungen des Deutschen Institutes für Wirtschaftsforschung (DIW) wird die Zahl der Pflegebedürftigen bis zum Jahr 2020 bis auf rund 3 Millionen Menschen ansteigen, für das Jahr 2050 rechnet das Institut sogar mit

4,5 Millionen pflegebedürftigen Menschen in Deutschland [33]. Entsprechend kalkuliert das DIW für den stationären Pflegesektor bis zum Jahr 2050 einen zusätzlichen Bedarf an Pflegefachkräften in Höhe von 130 bis 145 % verglichen mit den Ausgangsdaten aus dem Jahr 2000.

Obwohl der Bedarf an qualifiziertem Pflegepersonal demnach in den nächsten Jahrzehnten zunimmt, wird bei den Pflegekräften eine relativ hohe Quote an Berufsaussteigern beschrieben [2]. Eine mögliche Ursache dafür ist die hohe körperliche Belastung, die sich in einem überdurchschnittlich hohen Krankenstand in Altenpflegeeinrichtungen widerspiegelt [28]. Mit einem Krankenstand von 5,8 % liegen die Fehlzeiten in der Pflege um fast 2 % höher als im allgemeinen Durchschnitt aller anderen bei der BGW versicherten Branchen.

Als Gründe für Arbeitsunfähigkeiten bei Altenpflegekräften stehen Erkrankungen des Muskel-Skelettsystems mit einem Anteil von 25 % an erster Stelle. Gerade im Hinblick auf den steigenden Bedarf an Altenpflegekräften in den nächsten Jahrzehnten und nicht zuletzt durch die wahrscheinliche Heraufsetzung des Rentenalters ist die Reduzierung von Muskel-Skelett-Beschwerden für Beschäftigte in der Pflege von großer Bedeutung.

### Analyse von Körperhaltungen

In der Literatur finden sich insgesamt nur wenige Feldstudien, in denen arbeitsbedingte Wirbelsäulenbelastungen bei Pflegekräften durch die Erfassung von Körperhaltungen untersucht wurden. Die bisher am häufigsten beschriebene methodische Herangehensweise ist der Einsatz von speziell geschulten Beobachtern, die den Probanden unter Praxisbedingungen begleiten und dabei die Körperhaltungen in festgelegten Zeitintervallen abschätzen [12, 21]. Beobachtungsstudien ermöglichen jedoch keine kontinuierliche Messung der Körperhaltungen und die subjektive Einschätzung des Beobachters kann zusätzlich zu Ungenauigkeiten führen.

Mit der Entwicklung eines neuen personengebundenen Messsystems, das die Bewegungsmuster des Probanden unter realen Arbeitsbedingungen erfasst, ist es im Pflegebereich erstmalig möglich, eine objektive, kontinuierliche und detaillierte Erfassung der Körperhaltungen und Aktivitäten des Probanden unter Praxisbedingungen durchzuführen [17]. In der vorliegenden Arbeit werden das Messsystem und die Kriterien zur Bewertung ungünstiger Körperhaltungen vorgestellt.

Anschließend werden die Ergebnisse der Messungen auf einer geriatrischen Station mit denen der chirurgischen und internistischen Stationen verglichen. Anhand der Messergebnisse lassen sich Tätigkeitsbereiche identifizieren, bei denen es zu ungünstigen Körperhaltungen und Bewegungen kommt. Daraus werden Maßnahmen abgeleitet, die zur Reduzierung von ungünstigen Körperhaltungen in der Pflege und damit zum Gesundheitsschutz bei Pflegekräften beitragen können.

# Methode

## Beschreibung des Messsystems

Für die Erfassung der Körperhaltungen wurde das im Berufsgenossenschaftlichen Institut für Arbeitsschutz (BGIA, seit Anfang 2010 Umbenennung in „Institut für Arbeitsschutz der Deutschen Gesetzlichen Unfallversicherung" [IFA]) entwickelte personengebundene Messsystem CUELA (Computer unterstützte Erfassung und Langzeitanalyse von Muskel-Skelett-Belastungen) eingesetzt [9]. Mit Hilfe von Sensoren werden sowohl Oberkörper- und Beinhaltungen als auch Bodenreaktionskräfte erfasst *(Abb. 1)*. Die an den Gelenken und am Oberkörper angebrachten Sensoren liefern dabei die erforderlichen Lage- bzw. Winkelinformationen und ermöglichen so die kinematische Rekonstruktion der Bewegungen des Probanden. Parallel dazu werden über spezielle drucksensitive Einlegesohlen die Bodenreaktionskräfte gemessen, aus denen über ein bio-mechanisches Modell die gehandhabten Lastgewichte bestimmt werden können [11].

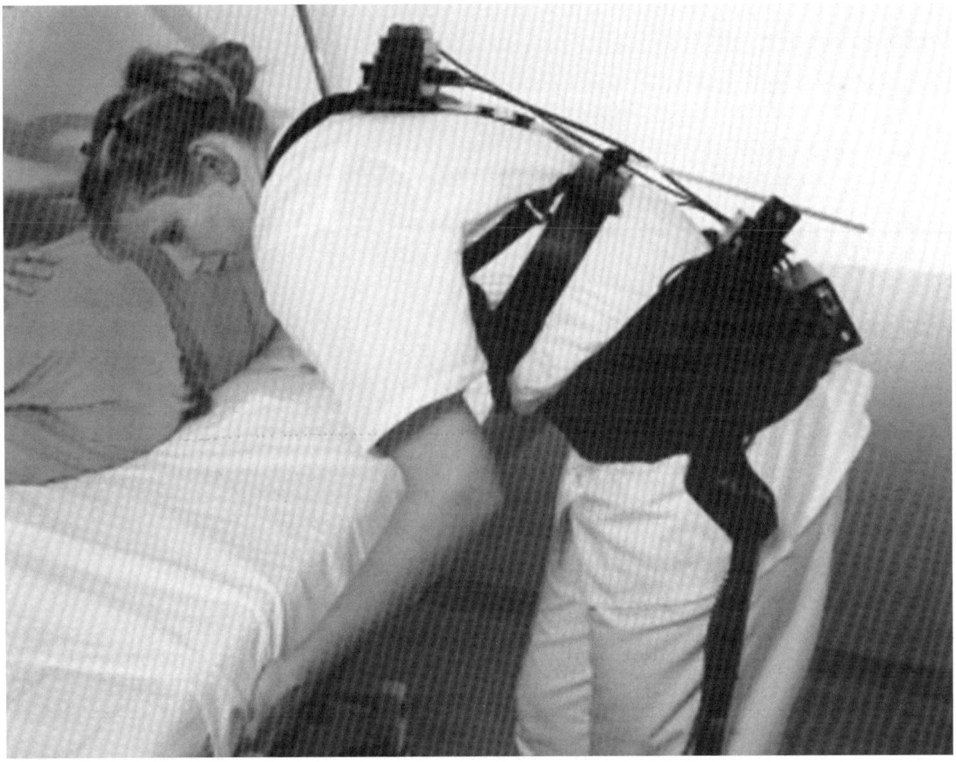

**Abbildung 1:** Das CUELA-Messsystem im Einsatz auf einer chirurgischen Station

**Tabelle 1**: Erfasste Gelenke und Körperregionen und deren Freiheitsgrade

| Gelenk/Körperregion | Freiheitsgrade |
|---|---|
| Brustwirbelsäule | Sagittale und laterale Neigung in Höhe Th1 |
| Lendenwirbelsäule | Sagittale und laterale Neigung in Höhe L5 |
| Brust- und Lendenwirbelsäule | Torsion zwischen Brust- und Lendenwirbelsäule |
| Hüftgelenke | Flexion/Extension |
| Kniegelenke | Flexion/Extension |

Die Bewegungen des Oberkörpers werden mithilfe der entsprechenden Sensoren in drei Ebenen aufgezeichnet *(Tab. 1)*. Die erste Ebene umfasst die Bewegung in sagittaler Richtung, damit ist die Rumpfneigung nach vorne gemeint. In der zweiten Ebene wird die seitliche Bewegung – von der Mittelachse weg – erfasst und als laterale Neigung oder Seitneigung bezeichnet. Die Verdrehung des Oberkörpers zwischen der Brustwirbelsäule und der Lendenwirbelsäule wird als Torsion definiert und stellt die dritte Bewegungsebene dar. Zur Erfassung der Beinbewegungen werden die Gelenkwinkelstellungen der Hüft- und Kniegelenke in sagittaler Richtung gemessen. Die Sensoren werden mit einer Frequenz von 50 Hz abgetastet, sodass auch dynamische Bewegungen realitätsgetreu abgebildet werden.

Alle erforderlichen Systemkomponenten befinden sich am Probanden und werden über Akkus betrieben, sodass keine Verbindung zu externen Komponenten erforderlich ist und der Proband sich frei in seinem gesamten Arbeitsfeld bewegen kann. Die Begleitung der Messungen mit einer Videokamera erlaubt später eine exakte Zuordnung der Messdaten zu den jeweilig durchgeführten Tätigkeiten. Eine speziell entwickelte Software ermöglicht mit Hilfe einer animierten Computerfigur die übersichtliche Darstellung aller Messwerte, die zudem in einem Winkel-Zeit-Diagramm veranschaulicht werden *(Abb. 2)*. Durch Synchronisation des Videofilms mit den Messdaten kann zusätzlich zu jedem Zeitpunkt der Messung die entsprechende Arbeitssituation eingeblendet werden.

### Beschreibung der untersuchten Stationen

In zwei Kliniken (ein Allgemeinkrankenhaus und ein Herzzentrum) wurden insgesamt 24 Arbeitsschichten in fünf unterschiedlichen Krankenhausabteilungen messtechnisch erfasst. Dazu zählten zwei internistische (INN) und zwei chirurgische (CH) Abteilungen sowie eine geriatrische (GER) Krankenpflegestation *(Tab. 2)*. Es wurden auch Messungen auf zwei kardiologischen Wachstationen (KW) und in einem Operationsbereich (OP) durchgeführt. Aufgrund der nur bedingten Vergleichbarkeit der Arbeitsbereiche wurden die Messergebnisse der Letztgenannten in der vorliegenden Auswertung nicht berücksichtigt. Alle Stationen wurden unter der Annahme ausgewählt, dass das Pflegepersonal hier einer höheren physischen Belastung ausgesetzt ist als auf anderen Stationen.

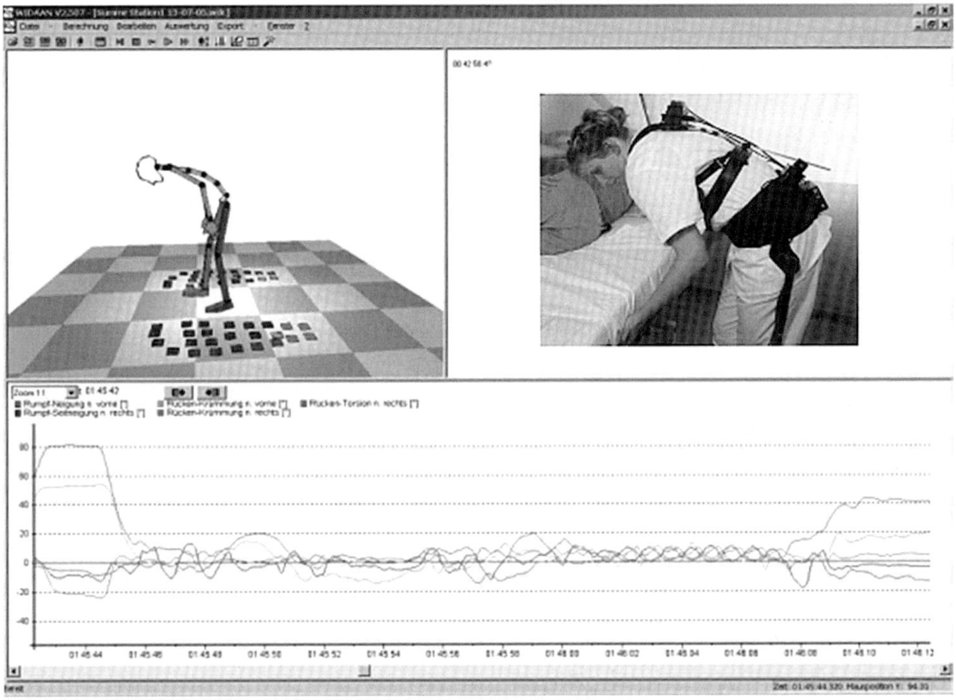

**Abbildung 2:** Arbeitsoberfläche der Software WIDAAN (Winkel-Daten-Analyse) zur Auswertung der Messdaten mit animierter Computerfigur und synchronisierter Videosequenz

**Tabelle 2**: Beschreibung der untersuchten Stationen

| | geriatrische Station | chirurgische Station I | chirurgische Station II | internistische Station I | internistische Station II |
|---|---|---|---|---|---|
| Anzahl Betten | 50 | 28 | 28 | 36 | 35 |
| davon höhenverstellbar | 50 | 4 | 6 | 6 | 5 |
| Anzahl Pflegekräfte im Frühdienst | 8 | 5 | 4 | 6 | 5 |
| davon examiniert | 6 | 3 | 3 | 3 | 3 |
| durchschnittliches Patientenalter | eher hoch | gemischt | eher hoch | eher hoch | eher hoch |
| durchschnittliche Patientenmobilität | eher gering | gemischt | gemischt | gemischt | gemischt |

## Ablauf der Messungen

Alle Arbeitsschichtmessungen wurden jeweils im Frühdienst durchgeführt, weil davon ausgegangen werden kann, dass die Pflegekräfte hier einer höheren körperlichen Belastung als im Spät- oder Nachtdienst ausgesetzt sind. Ryden et al. [32] bestätigen diese Vermutung, da sie eine signifikant höhere Belastung während des Frühdienstes ermittelten. Goncalves et al. [18] konnten zeigen, dass das Arbeiten im Frühdienst aufgrund einer hohen Anzahl an Pflegetätigkeiten ein Risikofaktor für die Entstehung von Rückenbeschwerden ist. Pro Station hat jeweils eine Pflegekraft während drei aufeinanderfolgender Frühdienste das Messsystem getragen. Die Probanden (ein männlicher und vier weibliche) waren im Alter zwischen 24 und 50 Jahren. Vier Probanden hatten eine Ausbildung zur examinierten Krankenpflegekraft und eine Probandin war staatlich anerkannte Altenpflegerin.

Alle Probanden waren angewiesen, während der Messtage ihren üblichen Arbeitsablauf beizubehalten und nicht aufgrund der Messung bestimmte Tätigkeiten vermehrt oder gar nicht auszuführen. Den Probanden wurde direkt nach der Übergabe vom Nachtdienst das Messsystem angelegt und die Messung gestartet. Danach haben die Pflegekräfte mit ihrer Arbeit begonnen und alle Bewegungen und Tätigkeiten wurden kontinuierlich – mit Ausnahme der Frühstückspause – durch das Messsystem und ergänzend durch eine Videokamera erfasst. Die Messung wurde beendet, sobald die Probanden die Versorgung der Patienten abgeschlossen hatten. Dokumentationsarbeiten gegen Ende des Dienstes und die darauf folgende Übergabe an den Spätdienst wurden von der Messung nicht erfasst, da diese Tätigkeiten in der Regel im Sitzen ausgeführt werden.

Die Messungen wurden an aufeinanderfolgenden Tagen durchgeführt, sodass die Fluktuation der Patienten möglichst gering war und auch die Besetzung des Teams im Frühdienst kaum variierte. Die Pflegekräfte gaben an, dass sie nach dem erstmaligen Anlegen des Systems eine kurze Eingewöhnungsphase benötigt hätten, danach aber das System problemlos zu tragen gewesen sei und nicht bei der Ausführung der täglichen Arbeit behindert habe.

## Ergonomische Bewertung

Für die ergonomische Bewertung – bezogen auf den Bewegungsbereich des Oberkörpers – werden auf der Grundlage unterschiedlicher Normen und der Literatur verschiedene Winkelklassen vorgeschlagen [5–7, 10, 24]. Da sich die Norm EN 1005-4 auf Maschinen-Arbeitsplätze bezieht, werden die dort vorgeschlagenen Winkelklassen für die Seitneigung und die Torsion den dynamischen Bewegungsmustern des Pflegeberufs angepasst *(Tab. 3)*. Seitneigungs- und Torsionsbewegungen im Winkelbereich zwischen 10 und 20 Grad, die von der Norm bereits als kritisch eingestuft werden, können schon beim zügigen Gehen auftreten und werden daher in der vorliegenden Studie als normale Alltagsbelastung dem „akzeptablen Bereich" zugeordnet.

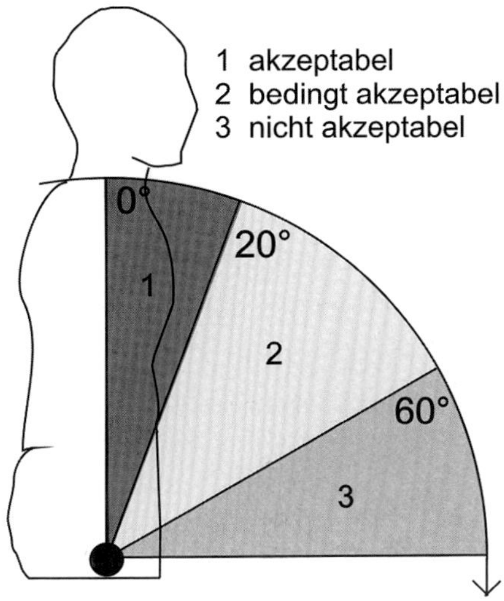


**Abbildung 3:** Winkelklassen der sagittalen Neigung

Um eine Klassifizierung und Bewertung von Arbeitshaltungen durchführen zu können, wurden zur Beurteilung des möglichen Schädigungspotenzials des Bewegungsapparates im Bereich des Rückens die folgenden Kriterien untersucht:

- Abweichung der Gelenkwinkel von der Neutralstellung
  In der vorliegenden Studie wurde untersucht, welche Oberkörperbewegungen innerhalb der einzelnen Winkelklassen eingenommen werden und mit welcher Häufigkeit pro Arbeitsschicht sie auftreten. Dabei ist eine Bewegung definiert als das Über- bzw. Unterschreiten des unteren Wertes der jeweiligen Winkelklasse. *Abbildung 3* zeigt am Beispiel der sagittalen Neigung die Einteilung der einzelnen Winkelklassen.
- Statische Haltungen
  Nach der Norm DIN EN 1005-1 [5] werden Körperhaltungen, die unter gleichbleibendem oder gering veränderlichem Kraftniveau länger als vier Sekunden eingehalten werden, als statische Haltungen bezeichnet. Daher werden alle Oberkörperbewegungen außerhalb des Neutralbereichs dahin gehend untersucht, ob sie länger als vier Sekunden andauern und anschließend die Häufigkeit ermittelt.
- Hohe Bewegungsfrequenz
  Die DIN EN 1005-4 [6] definiert eine Körperbewegung mit hoher Frequenz als eine Bewegung, die 2-mal oder öfter pro Minute über einen längeren Zeitraum ausgeführt wird. Die Bewegungsfrequenz wird als Zusatzbedingung herangezogen, wenn es um die Beurteilung eingenommener Körperhaltungen geht, die zwar nicht mehr der medizinischen Neutralstellung entsprechen, aber auch nicht prinzipiell einem hohen Gefährdungspotenzial zugeordnet werden. Ein Beispiel dafür ist die sagittale Neigung zwischen 20 und 60 Grad *(Tab. 3)*, welche laut Norm einem „bedingt akzeptablen" Winkelbereich entspricht. Das bedeutet, dass diese Körperhaltung,

**Tabelle 3**: Einteilung der Oberkörperhaltungen in Winkelbereiche in Anlehnung an DIN EN 1005-4 und ISO 11226

| Oberkörperhaltung | Winkelbereich | | |
|---|---|---|---|
| | akzeptabel (Neutralbereich) | bedingt akzeptabel | nicht akzeptabel |
| Sagittale Neigung | 0°–20° | 20°–60° | > 60° |
| Laterale Neigung | 0°– \|20°\|[1] | – | > \|20°\|[1] |
| Torsion | 0°– \|20°\|[1] | – | > \|20°\|[1] |

[1] Original-Wert bei DIN EN 1005-4: |10°|

wenn sie während einer Arbeitsschicht im Durchschnitt weniger als 2-mal pro Minute eingenommen wird, als akzeptabel eingestuft wird. Wird sie jedoch öfter als 2-mal pro Minute eingenommen, wird sie als nicht akzeptabel bewertet.

Um herauszufinden, welche Tätigkeiten überwiegend für die Entstehung von belastenden Körperhaltungen verantwortlich sind, wird bei jeder sagittalen Neigung, die den Wert von 60 Grad überschreitet, mithilfe der synchronisierten Videoaufnahmen die entsprechende Tätigkeit zugeordnet. Da die Arbeitsabläufe in der Pflege sehr komplex sind, wurden einzelne Tätigkeiten zu Tätigkeitsbereichen, wie „Bettenmachen", „Aufräumen/Putzen", „Grundpflege im Bett" oder „Patienten-Mobilisation" zusammengefasst.

Zusätzlich wird die Häufigkeit aller Tätigkeiten mit Lastentransfer ermittelt, bei denen eine hohe Druckbelastung der Bandscheibe L5/S1 nachgewiesen wurde [35]. Dazu gehören Tätigkeiten, bei denen Gegenstände (Wäschesäcke, Bettgitter, Geräte etc.) bewegt werden und auch der Transfer von Patienten, wie z. B. das Umsetzen von der Bettkante in den Rollstuhl oder das Aufrichten des Oberkörpers im Bett *(Tab. 4)*. Für Transfervorgänge mit Patienten wurde eine durchschnittliche Zeitdauer von 7,5 Sekunden festgelegt [20]. Vor- und Nachbereitungen, die bei den meisten Patiententransfers erforderlich sind, sind in dieser Zeitspanne nicht enthalten, sondern lediglich die Dauer des eigentlichen Hebe- bzw. Tragevorgangs. Bei den Transfers von Materialien hingegen, wie z. B. Wäschesäcke oder Bettgitter, wird die Dauer individuell gemessen. Anschließend werden alle Transferzeiten aufsummiert und der resultierende Zeitanteil an der gesamten Arbeitsschicht ermittelt. Des Weiteren werden die Zeitanteile ausgewählter Körperhaltungen und Aktivitäten, wie Sitzen, Stehen, Hocken und Gehen, über eine gesamte Arbeitsschicht aufsummiert. Alle Oberkörperbewegungen, in denen sich der Proband außerhalb des Neutralbereichs befindet, werden in Abhängigkeit von der Winkelklasse ebenfalls zeitlich addiert.

**Tabelle 4**: Tätigkeiten mit Patienten- oder Lastentransfer

| Nr. | Tätigkeit |
|---|---|
| 1 | Aufsetzen im Bett, ggf. mit Hochstellen des Kopfteils |
| 2 | Aufrichten aus dem Liegen zum Sitzen an der Bettkante bzw. zurück |
| 3 | von der Bettkante in den Stuhl bzw. zurück ohne Mithilfe des Patienten |
| 4 | vom Sitzen in den Stand bzw. zurück |
| 5 | in die Badewanne hinein- bzw. herausheben |
| 6 | im Bett höher lagern (auch zu zweit) |
| 7 | Umlagern von Bett zu Bett, Liege o. ä. |
| 8 | vom Boden aufheben (zu zweit) |
| 9 | Bettpfanne unterschieben und entfernen |
| 10 | Bein anheben |
| 11 | Tragen von Menschen, ggf. mit Hilfsmitteln |
| 12 | Umgang mit Gegenständen |

## Ergebnisse

### Auswertung der geriatrischen Station

Die durchschnittliche Messzeit pro Arbeitsschicht betrug 5 Stunden und 17 Minuten. Davon verbrachte die Pflegekraft im Mittel 241 Minuten im Stehen, 65 Minuten im Gehen und 10 Minuten im Sitzen. Eine hockende Position wurde 2 Minuten lang eingenommen (Daten nicht gezeigt). Die Probandin verbrachte im Mittel 113 Minuten in einer vorgeneigten Haltung über 20 Grad *(Tab. 5, Abb. 5)*, darin enthalten sind 6 Minuten in einer Neigungsposition über 60 Grad.

Bei der sagittalen Rumpfneigung wurde pro Arbeitsschicht durchschnittlich 1.390-mal der Wert von 20 Grad überschritten *(Tab. 6, Abb. 4)*. Die durchschnittliche Frequenz, die sich daraus ergibt, liegt bei 4,4 Neigungsbewegungen pro Minute. Der Wert von 60 Grad wurde 203-mal pro Arbeitsschicht überschritten, was einer mittleren Frequenz von 0,6 Bewegungen pro Minute entspricht. Bei den Seitneigungen wurde der Wert von 20 Grad durchschnittlich 436-mal und bei den Torsionen 15-mal überschritten. Von den 1.390 sagittalen Neigungen über 20 Grad dauerten 348 länger als vier Sekunden *(Tab. 5, Abb. 5)*. Neigungen über 60 Grad, die länger als vier Sekunden dauerten, wurden 20-mal eingenommen. Seitneigungs- bzw. Torsionsbewegungen über 20 Grad wurden 13-mal bzw. gar nicht über eine Dauer von mehr als vier Sekunden ausgeführt (Daten nicht gezeigt).

Im Mittel wurden 22 Lastentransfers pro Arbeitsschicht durchgeführt *(Tab. 7)*. Dabei handelte es sich durchschnittlich bei 19,7 Vorgängen um das Bewegen von Patienten und bei 2,3 Vorgängen wurden Materialien, wie z. B. Wasserkisten oder Wäschesäcke, transportiert. Alle Transfervorgänge zusammen nahmen eine Dauer von durchschnittlich etwa 3 Minuten pro Arbeitsschicht ein.

**Tabelle 5**: Gesamtdauer der sagittalen Neigungen und Anzahl der statischen sagittalen Neigungen pro Arbeitsschicht

| **Station**[1] | **Messungen [n]** | **Gesamtdauer Neigungen M ± SD**[2] **[min]** | | **Anzahl Neigungen ≥ 4 s M ± SD**[2] **[n]** | |
|---|---|---|---|---|---|
| | | *Sagittale Neigung* **≥ 20°** | *Sagittale Neigung* **≥ 60°** | *Sagittale Neigung* **≥ 20°** | *Sagittale Neigung* **≥ 60°** |
| GER | 3 | 113 ± 22 | 6 ± 3 | 348 ± 44 | 20 ± 16 |
| CH + INN | 12 | 83 ± 31 | 8 ± 6 | 280 ± 76 | 33 ± 23 |
| p-Wert | | 0,083 | 0,561 | 0,083 | 0,470 |

[1] GER = Geriatrie, CH + INN = chirurgische und innere Stationen
[2] M ± SD = Mittelwert ± Standardabweichung

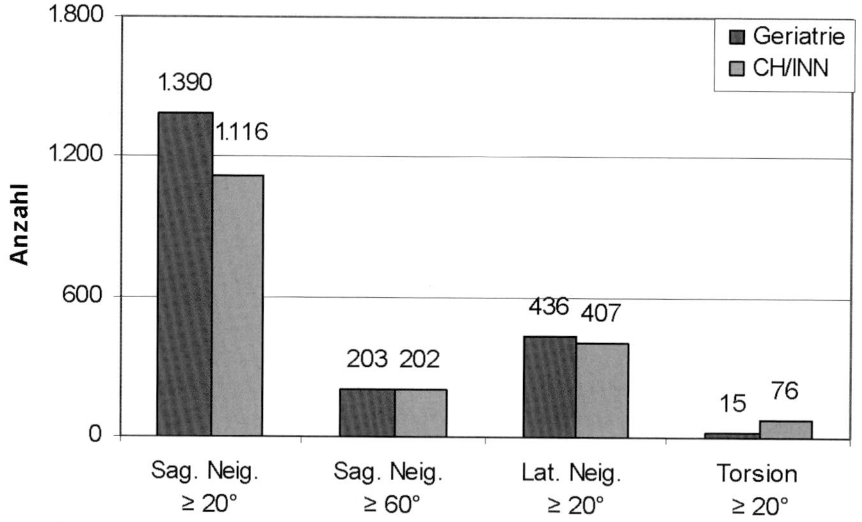


**Abbildung 4:** Häufigkeitsverteilung der Oberkörperhaltungen

**Tabelle 6:** Häufigkeit der Oberkörperhaltungen pro Arbeitsschicht

| Station[1] | Messungen [n] | Anzahl Oberkörperhaltungen M ± SD[2] [n] | | | |
|---|---|---|---|---|---|
| | | *Sagittale Neigung* ≥ 20° | *Sagittale Neigung* ≥ 60° | *Laterale Neigung* ≥ 20° | *Torsion* ≥ 20° |
| GER | 3 | 1.390 ± 169 | 203 ± 60 | 436 ± 142 | 15 ± 5 |
| CH + INN | 12 | 1.116 ± 269 | 202 ± 139 | 407 ± 120 | 76 ± 55 |

[1] GER = Geriatrie, CH + INN = chirurgische und innere Stationen
[2] M ± SD = Mittelwert ± Standardabweichung

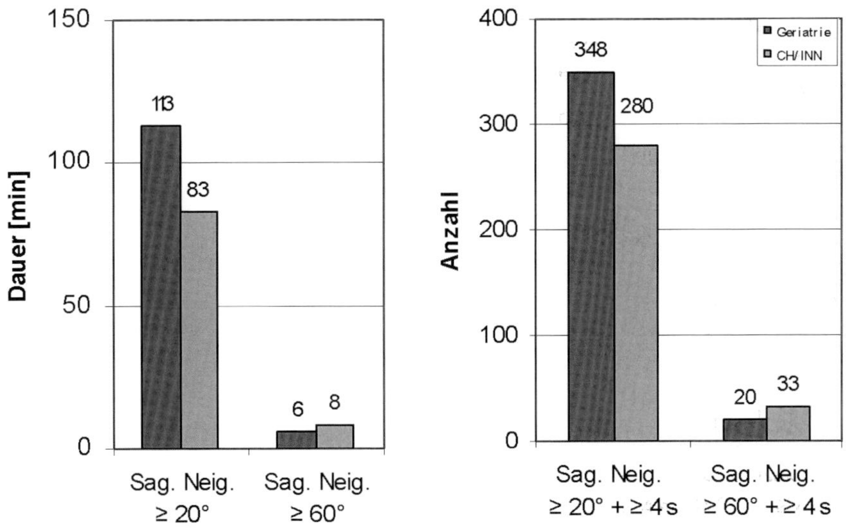


**Abbildung 5:** Gesamtdauer der sagittalen Rumpfneigungen und Anzahl der statischen Rumpfneigungen

Sagittale Neigungen über 60 Grad *(Tab. 8)* wurden durch die Tätigkeitsbereiche „Bettmachen" (39,1 %), „Aufräumen/Putzen" (13,4 %) und „Grundpflege" (21,4 %) am häufigsten hervorgerufen. Auch die sagittalen Neigungen über 20 Grad, die zusätzlich länger als vier Sekunden dauerten, wurden überwiegend durch diese drei Tätigkeitsbereiche verursacht (Daten nicht gezeigt). Die Kategorie „Unbekannt" enthält Tätigkeiten, die nicht zugeordnet werden konnten, da die Tätigkeiten nicht eindeutig zu erkennen waren oder zu den entsprechenden Zeitpunkten die Videokamera ausgeschaltet werden musste.

**Tabelle 7**: Häufigkeit und Dauer der Lasten- und Patiententransfers pro Arbeitsschicht

| Station[1] | Messungen [n] | Anzahl der Transfers M ± SD[2] [n] | | Gesamtdauer der Transfers M ± SD[2] [s] |
|---|---|---|---|---|
| | | Patient | Material | gesamt |
| GER | 3 | 19,7 ± 9,0 | 2,3 ± 0,6 | 165 ± 65 |
| CH + INN | 12 | 16,4 ± 7,6 | 4,6 ± 3,8 | 145 ± 55 |

[1] GER = Geriatrie, CH + INN = chirurgische und innere Stationen
[2] M ± SD = Mittelwert ± Standardabweichung

**Tabelle 8**: Häufigkeitsverteilung der Tätigkeiten mit Rumpfneigungen ≥ 60° während einer Arbeitsschicht

| Station[1] | Messung [n] | Tätigkeiten mit Neigung ≥ 60° [%] | | | | | | | |
|---|---|---|---|---|---|---|---|---|---|
| | | Aufräumen, Putzen | Behandlungspflege | Bettmachen | Grundpflege | Patienten-Mobilisation | Bettwäsche handeln | Sonstiges | unbekannt |
| GER | 3 | 13,4 ± 11,7 | 8,5 ± 7,4 | 39,1 ± 13,2 | 21,4 ± 1,8 | 1,3 ± 2,3 | 9,4 ± 4,9 | 6,9 ± 4,6 | 0 ± 0 |
| CH + INN | 12 | 11,8 ± 8,7 | 3,1 ± 4,3 | 17,9 ± 9,5 | 20,9 ± 23,1 | 6,9 ± 8,9 | 9,4 ± 11,8 | 16,5 ± 10,1 | 13,4 ± 4,4 |

[1] GER = Geriatrie, CH + INN = chirurgische und innere Stationen

## Auswertung der chirurgischen und internistischen Stationen

Die durchschnittliche Messzeit pro Arbeitsschicht betrug 5 Stunden und 8 Minuten. Davon verbrachten die Pflegekräfte im Mittel 206 Minuten im Stehen, 66 Minuten im Gehen und 29 Minuten im Sitzen. Eine hockende Position wurde 7 Minuten lang eingenommen (Daten nicht gezeigt). Die Probanden verbrachten im Mittel 83 Minuten in einer vorgeneigten Haltung über 20 Grad *(Tab. 5, Abb. 5)*, darin enthalten waren 8 Minuten in einer Neigungsposition über 60 Grad.

Bei der sagittalen Rumpfneigung wurde pro Arbeitsschicht durchschnittlich 1.116-mal der Wert von 20 Grad überschritten *(Tab. 6, Abb. 4)*. Die durchschnittliche Frequenz, die sich daraus ergibt, liegt bei 3,6 Neigungsbewegungen pro Minute. Der Wert von 60 Grad wurde 202-mal pro Arbeitsschicht überschritten, was einer mittleren Frequenz von 0,7 Bewegungen pro Minute entspricht. Bei den Seitneigungen wurde der Wert von 20 Grad durchschnittlich 407-mal und bei den Torsionen 76-mal überschritten. Von den 1.116 sagittalen Neigungen über 20 Grad dauerten durchschnittlich 280 länger als

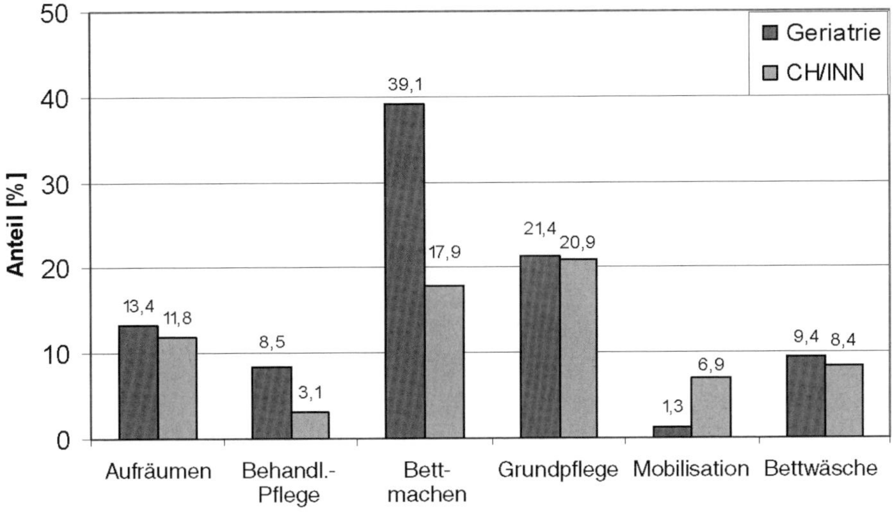


**Abbildung 6:** Prozentuale Verteilung der Tätigkeiten mit einer sagittalen Rumpfneigung über 60 Grad

vier Sekunden *(Tab. 5, Abb. 5)*. Neigungen über 60 Grad, die länger als vier Sekunden dauerten, wurden 33-mal eingenommen. Seitneigungs- bzw. Torsionsbewegungen über 20 Grad wurden 12-mal bzw. 3-mal über eine Dauer von mehr als vier Sekunden ausgeführt.

Im Mittel wurden insgesamt 20,8 Lastentransfers pro Arbeitsschicht ermittelt *(Tab. 7)*. Dabei handelte es sich durchschnittlich bei 16,4 Vorgängen um das Bewegen von Patienten und bei 4,6 Vorgängen wurden Materialien, wie z. B. Wasserkisten oder Wäschesäcke, transportiert. Alle Transfervorgänge zusammen nahmen eine Dauer von durchschnittlich etwa 2,5 Minuten pro Arbeitsschicht ein.

Sagittale Neigungen über 60 Grad *(Tab. 8)* wurden durch die Tätigkeitsbereiche „Bettmachen" (17,9 %), „Aufräumen/Putzen" (11,8 %) und „Grundpflege" (20,9 %) am häufigsten hervorgerufen. Auch die sagittalen Neigungen über 20 Grad, die zusätzlich länger als vier Sekunden dauern, wurden überwiegend durch diese drei Tätigkeitsbereiche verursacht (Daten nicht gezeigt).

Eine grafische Gegenüberstellung der Messwerte zeigen die *Abbildungen 4 bis 6*.

## Diskussion

### Transfers

Die in der vorliegenden Arbeit untersuchten Stationen waren an allen drei Messtagen vollständig belegt und alle Probanden hatten bettlägerige und pflegebedürftige Patienten zu versorgen. Dennoch wurden im Mittel nicht mehr als 22 Transfervorgänge (Patienten + Material) pro Arbeitsschicht durchgeführt. Die Zeit, die für diese Transfervorgänge benötigt wurde, betrug im Mittel weniger als drei Minuten pro Arbeitsschicht. In diesen drei Minuten sind neben dem Transfer von Materialien ausschließlich die Phasen des Patiententransfers enthalten, in denen der Patient tatsächlich angehoben werden musste. Wesentlich mehr Zeit nahmen die Vor- und Nachbereitungsarbeiten in Anspruch, die mit den Patiententransfers in Verbindung standen. Würde man lediglich die reinen Hebevorgänge für eine Belastungsanalyse bei den an der Studie beteiligten Pflegekräften heranziehen, so blieben 99 % der hier gemessenen Arbeitszeit unbewertet.

### Körperhaltungen

Die Auswertung der gemessenen Körperhaltungen zeigt, dass die Probanden im Laufe einer Arbeitsschicht eine Vielzahl von ungünstigen Körperhaltungen eingenommen haben, die anhand der beschriebenen Normen als kritisch bewertet werden können. In den Normen wird dafür vorausgesetzt, dass diese Körperhaltungen regelmäßig und über einen längeren Zeitraum ausgeführt werden. Diese Regelmäßigkeit kann für die hier untersuchten Stationen angenommen werden, da die messtechnisch begleiteten Arbeitsschichten dem üblichen stationären Ablauf entsprachen. Sagittale Neigungen über 20 Grad werden in den Normen nicht grundsätzlich als kritisch bewertet. In DIN EN 1005-4 [6] werden Neigungen in diesem Winkelbereich erst als kritisch eingeschätzt, wenn die betreffende Haltung durchschnittlich mehr als 2-mal pro Minute während einer Arbeitsschicht eingenommen wird. Dieses Limit wurde auf allen untersuchten Stationen überschritten. Auf den chirurgischen und internistischen Stationen wurden insgesamt 1.116 sagittale Neigungen mit einem Winkel von mehr als 20 Grad erfasst, während es auf der geriatrischen Station 1.390 waren (dies entspricht einem Mehranteil von 25 %). Die Probanden verbrachten durchschnittlich 113 Minuten (geriatrische Station) bzw. 83 Minuten (chirurgische und internistische Stationen) in einer vorgebeugten Haltung über 20 Grad, dies entspricht 36 % bzw. 27 % der untersuchten Arbeitszeit. Auch in anderen Studien wurde ein hoher Prozentanteil an Rumpfneigungen pro Arbeitsschicht festgestellt. Jansen et al. [25] ermittelten mit einem im Lendenwirbelsäulenbereich angebrachten Winkelsensor, dass Pflegekräfte 16 % ihrer Arbeitszeit in einer Vorneigehaltung über 20 Grad verbringen. Allerdings wurde hier nur die Neigung der Lendenwirbelsäule und nicht die mittlere Rumpfneigung gemessen. Auch Engels et al. [13] konnten durch eine Untersuchung bei 36 Altenpflegekräften mittels des OWAS-Verfahrens [26] zeigen, dass die Pflegekräfte 25 % ihrer Arbeitszeit in ungünstigen Körperhaltungen verbrachten. Starke Rumpfneigungen, die einen Winkel von 60 Grad überschreiten, wurden von den Pflegekräften der vorliegenden Studie durchschnittlich ca. 200-mal pro Arbeitsschicht eingenommen. Wilke et al. [36] fanden durch intradiskale Druckmessungen heraus, dass die Kompressionskraft, die auf die Bandscheibe L4/L5 wirkt, u. a. abhängig ist von der Oberkörperhaltung. In aufrechter Haltung ist der Druck besonders niedrig und steigt mit zunehmendem Vorneigungswinkel.

### Statische Haltungen

Ein weiterer Faktor für die Bewertung von Oberkörperhaltungen ist die Dauer der einzelnen Bewegungen außerhalb des Neutralbereiches. Die Norm DIN EN 1005-1 [5] bezeichnet Körperhaltungen, die unter gleichbleibendem oder gering veränderlichem Kraftniveau länger als 4 Sekunden eingehalten werden, als statische Haltungen. Streng genommen stellt die länger anhaltende Neigung des Oberkörpers, beispielsweise bei der Grundpflege von bettlägerigen Patienten, keine statische Haltung dar, da der Neigungswinkel während dieser Tätigkeit stark variieren kann. Jedoch findet oftmals über einen längeren Zeitraum keine Erholungsphase durch Aufrichten des Oberkörpers in die Neutralstellung statt, sodass in diesem Fall von einem vergleichbaren Schädigungspotenzial ausgegangen werden kann. Das Schädigungspotenzial statischer Körperhaltungen wird vorrangig in der Verursachung von Muskelermüdung erkannt. Hui et al. [23] fanden mithilfe von Herzfrequenz- und EMG-Messungen heraus, dass die Rückenmuskulatur bei Pflegekräften gegen Ende der Arbeitsschicht stark ermüdet und daher das Verletzungsrisiko im Verlauf der Schicht zunimmt.

Von den Probanden der chirurgischen und internistischen Stationen wurden Neigungen über 20 Grad, die länger als vier Sekunden andauerten, im Durchschnitt 280-mal eingenommen. Bei der Probandin der geriatrischen Station hingegen wurden diese Neigungen im Mittel 348-mal (das entspricht einem Mehranteil von 24 %) gemessen. Auch Harber et al. [19] und Lee und Chiou [29] fanden heraus, dass Pflegekräfte häufig Belastungen infolge von statischen Körperhaltungen ausgesetzt sind. Knibbe und Friele [27] zeigten, dass die statische Belastung einen wichtigen Faktor in der Beurteilung der Gesamt-Exposition bei Pflegekräften darstellt und die Pflegekräfte selbst statische Haltungen als einen der Haupt-Belastungsfaktoren empfinden.

### Analyse der Tätigkeiten

Die Untersuchung der Tätigkeiten, die vorrangig zur Entstehung von ungünstigen Körperhaltungen beitragen, ist ein wichtiger Faktor für die Entwicklung von Präventionskonzepten. Nur mit der Kenntnis, welche Tätigkeiten belastende Körperhaltungen hervorrufen und vor allem wie häufig diese während einer Arbeitsschicht vorkommen, können gezielt Maßnahmen zur Verbesserung der kritischen Körperhaltungen entwickelt werden. Die vorliegende Studie zeigt, dass neben den Tätigkeitsbereichen „Bettmachen" und „Grundpflege" auch der Bereich „Aufräumen/Putzen" zu den Tätigkeitsbereichen gehört, bei denen sowohl die starken Rumpfneigungen als auch die statischen Haltungen am häufigsten eingenommen werden.

Caboor et al. [4] fanden in Laboruntersuchungen heraus, dass die Anpassung der Betthöhe zu einer deutlichen Reduktion der Beanspruchung führt, da die Pflegekräfte so einen höheren Zeitanteil in einer neutralen Oberkörperposition verbringen. Die vorliegende Studie zeigt, dass insgesamt fast 42 % der starken Rumpfneigungen auf den chirurgischen und internistischen Stationen durch Tätigkeiten am Patientenbett hervorgerufen werden (Behandlungspflege, Bettmachen, Grundpflege). Auf der geriatrischen Station liegt der Anteil sogar bei 69 %. Durch eine konsequente Anpassung der Betthöhe kann die Pflegekraft dafür sorgen, dass sie so lange wie möglich in einer neutralen Oberkörperposition arbeitet, was zu einer deutlichen Reduzierung der Belastung führen würde.

Auch Tätigkeiten, die nicht am Patienten ausgeführt werden, wie z. B. das Aufräumen und Putzen, können das Auftreten von ungünstigen Körperhaltungen hervorrufen. Bei den hier untersuchten Stationen liegen diese Tätigkeiten mit 13,4 % bzw. 11,8 % an dritter Stelle bei der Verursachung von starken Rumpfneigungen über 60 Grad. Harber et al. [19] und Lee und Chiou [**29**] ermittelten in ihren Studien, dass die Pflegekräfte einen hohen Anteil an nicht patientennahen Tätigkeiten verrichten. Engels et al. [13] beschreiben in ihrer Studie, dass Pflegekräfte 60 % der Arbeitszeit mit nichtpatientennahen Tätigkeiten verbringen und neben der Patientenpflege vorbereitende Tätigkeiten sowie Aufräum- und Putzarbeiten mit am häufigsten zu ungünstigen Oberkörperhaltungen führen. Engels schließt daraus, dass eine Fokussierung allein auf patientennahe Tätigkeiten zur Bewertung muskuloskelettaler Belastungen zu einer Unterschätzung der Gesamtbelastung bei Pflegekräften führt.

Bei der Probandin auf der geriatrischen Station wurden im Vergleich mit den chirurgischen und internistischen Stationen 25 % mehr sagittale Neigungen über 20 Grad ermittelt. Auch der Anteil der statischen Neigungen lag hier um 24 % höher. Trotz dieses relativ hohen prozentualen Unterschiedes konnte eine statistische Signifikanz nicht nachgewiesen werden. Dies steht vermutlich im Zusammenhang mit der geringen Anzahl an Messungen auf der geriatrischen Station. Im Sinne einer besseren Vergleichbarkeit wären deshalb weitere Messungen auf Stationen mit ausschließlich älteren Patienten erforderlich.

## Schlussfolgerung

Viele Studien wurden durchgeführt, um die muskuloskelettalen Belastungen bei Pflegekräften zu untersuchen. Dabei konnte ein deutlicher Zusammenhang zwischen häufig durchgeführten Patiententransfers und einem erhöhten Risiko für die Entstehung von Rückenbeschwerden – vor allem im Bereich der Lendenwirbelsäule – nachgewiesen werden. Die vorliegende Untersuchung zeigt auf, dass solche Transfertätigkeiten nur einen sehr geringen Zeitanteil an der Arbeitsschicht ausmachen, hingegen die Pflegekräfte sehr häufig ungünstige Körperhaltungen einnehmen, die anhand von entsprechenden Normen als kritisch bewertet werden können. Besonders die Pflege älterer Patienten scheint mit einer höheren körperlichen Belastung infolge von vermehrt auftretenden ungünstigen Körperhaltungen für die Pflegekraft verbunden zu sein. Die Ergebnisse der vorliegenden Untersuchung legen daher nahe, das Bewusstsein im Hinblick auf solche Belastungen zu schärfen, die täglich und sehr häufig während einer Arbeitsschicht auftreten, von den Pflegekräften jedoch als weniger auffällig empfunden werden. Wir vermuten, dass Maßnahmen wie die konsequente Anpassung der Höhe des Patientenbettes und die Schaffung von geeigneten Ablagen in Verbindung mit der Verwendung von Hilfsmitteln beim Patiententransfer maßgeblich dazu beitragen können, die Vielzahl von belastenden Körperhaltungen und Bewegungen auf ein notwendiges Maß zu reduzieren und damit die Entstehung von Rückenbeschwerden zu verringern

## Literatur

[1] Ando S, Ono Y, Shimaoka M, Hiruta S, Hattori Y, Hori F, Takeuchi Y: Associations of self estimated workloads with musculoskeletal symptoms among hospital nurses. Occup Environ Med 2000; 57: 211–216

[2] Becker W, Meifort B: Entwicklung des Qualifikations- und Arbeitskräftebedarfs in den personenbezogenen Dienstleistungsberufen. Expertise im Auftrag der Senatsverwaltung für Arbeit, Soziales und Frauen. BBJV Verlag, Berlin, 1999

[3] Byrns G, Reeder G, Jin G, Pachis K: Risk factors for work-related low back pain in registered nurses, and potential obstacles in using mechanical lifting devices. J Occup Environ Hyg 2004; 1: 11–21

[4] Caboor DE, Verlinden MO, Zinzen E, Van RP, Van Riel MP, Clarys JP: Implications of an adjustable bed height during standard nursing tasks on spinal motion, perceived exertion and muscular activity. Ergonomics 2000; 43: 1771–1780

[5] DIN Deutsches Institut für Normung e.V.: Sicherheit von Maschinen – Menschliche körperliche Leistung – Teil 1: Begriffe; Deutsche Fassung EN 1005-1: 2001, Beuth Verlag GmbH, Berlin, 2002

[6] DIN Deutsches Institut für Normung e.V.: Sicherheit von Maschinen – Menschliche körperliche Leistung – Teil 4: Bewertung von Körperhaltungen und Bewegungen bei der Arbeit an Maschinen; Deutsche Fassung EN 1005-4: 2005, Beuth Verlag GmbH, Berlin, 2005

[7] Drury CG: A biomechanical evaluation of the repetitive motion injury potential of industrial jobs. Seminars in occupational medicine 1987; 2: 41–49

[8] Eisenmeier M, Pötzsch O, Sommer B, Statistisches Bundesamt: 2006-2050-11. Koordinierte Bevölkerungsvorausberechnung – Annahmen und Ergebnisse, Statistisches Bundesamt, Wiesbaden, 2006

[9] Ellegast R, Kupfer J: Portable posture and measuring system for use in ergonomic field analysis. In: Landau K (Hrsg.): Ergonomic software tools in product and workplace design. Institut für Arbeitsorganisation, 2000: 47–54

[10] Ellegast R, Lesser W, Kraus G, Schwan W: Ergonomie an Näharbeitsplätzen, Hauptverband der gewerblichen Berufsgenossenschaften, Sankt Augustin, 2004

[11] Ellegast R, Post M, Schmitter D, Trippler D: Ergonomische Arbeitsplatz- und Organisationsgestaltung in kleinen und mittleren Unternehmen (KMU), Bundesanstalt für Arbeitsschutz und Arbeitsmedizin, Dortmund/Berlin, 2007

[12] Engels JA, Landeweerd JA, Kant Y: An OWAS-based analysis of nurses' working postures. Ergonomics 1994; 37: 909–919

[13] Engels JA, van der Gulden JW, Senden TF, Hertog CA, Kolk JJ, Binkhorst RA: Physical work load and its assessment among the nursing staff in nursing homes. J Occup Med 1994; 36: 338–345

[14] Engels JA, van der Gulden JWJ, Senden TF, van't Hof B: Work related risk factors for muskulosceletal complaints in the nursing profession: results of a questionnaire survey. Occup Environ Med 1996; 53: 636–641

[15] Engkvist IL, Hjelm EW, Hagberg M, Menckel E, Ekenvall L: Risk indicators for reported over-exertion back injuries among female nursing personnel. Epidemiology 2000; 11: 519–522

[16] Estryn-Behar M, Kaminski M, Peigne E, Maillard MF, Pelletier A, Berthier C, De-

laporte MF, Paoli MC, Leroux JM: Strenuous working conditions and musculoskeletal disorders among female hospital workers. Int Arch Occup Environ Health 1990; 62: 47–57

[17] Freitag S, Ellegast R, Dulon M, Nienhaus A: Quantitative Measurement of Stressful Trunk Postures in Nursing Professions. Ann Occup Hyg 2007; 51: 385–395

[18] Goncalves MB, Fischer FM, Lombardi JM, Ferreira RM: Work activities of practical nurses and risk factors for the development of musculoskeletal disorders. J Hum Ergol (Tokyo) 2001; 30: 369–374

[19] Harber P, Shimozaki S, Gardner G, Billet E, Vojtecky M, Kanim L: Importance of non-patient transfer activities in nursing-related back pain: II. Observational study and implications. J Occup Med 1987; 29: 971–974

[20] Hartung E, Schäfer K, Jäger M, Luttmann A, Bolm-Audorff U, Kuhn S, Paul R, Francks H-P: Mainz-Dortmunder Dosismodell (MDD) zur Beurteilung der Belastung der LWS durch Heben oder Tragen schwerer Lasten oder durch Tätigkeiten in extremer Rumpfbeugehaltung bei Verdacht auf Berufskrankheit Nr. 2108 – Teil 2: Vorschlag zur Beurteilung der arbeitstechnischen Voraussetzungen im Berufskrankheiten-Festestellungsverfahren. Arbeitsmed Sozialmed Umweltmed 1999; 34: 112–122

[21] Hignett S: Postural analysis of nursing work. Appl Ergon 1996; 27: 171–176

[22] Hofmann F, Stossel U, Michaelis M, Nübling M, Siegel A: Low back pain and lumbago-sciatica in nurses and a reference group of clerks: results of a comparative prevalence study in Germany. Int Arch Occup Environ Health 2002; 75: 484–490

[23] Hui L, Ng GY, Yeung SS, Hui-Chan CW: Evaluation of physiological work demands and low back neuromuscular fatigue on nurses working in geriatric wards. Appl Ergon 2001; 32: 479–483

[24] International Organization for Standardisation: Ergonomics – Evaluation of static working postures ISO 11226, International Organization for Standardisation, Geneva, Switzerland, 2000

[25] Jansen JP, Burdorf A, Steyerberg E: A novel approach for evaluating level, frequency and duration of lumbar posture simultaneously during work. Scand J Work Environ Health 2001; 27: 373–380

[26] Karhu O, Kansi P, Kuorinka I: Correcting working postures in industry: A practical method for analysis. Appl Ergon 1977; 8: 199–201

[27] Knibbe JJ, Friele RD: Prevalence of back pain and characteristics of the physical workload of community nurses. Ergonomics 1996; 39: 186–198

[28] Küsgens I: Krankheitsbedingte Fehlzeiten in Altenpflegeberufen – Eine Untersuchung der in Altenpflegeeinrichtungen tätigen AOK-Versicherten. In: Badura B, Schellschmidt H, Vetter C (Hrsg.): Fehlzeiten-Report 2004 – Gesundheitsmanagement in Krankenhäusern und Pflegeeinrichtungen – Zahlen, Daten, Analysen aus allen Branchen der Wirtschaft. Springer Verlag, 2005: 203–219

[29] Lee YH, Chiou WK: Ergonomic analysis of working posture in nursing personnel: example of modified Ovako Working Analysis System application. Res Nurs Health 1995; 18: 67–75

[30] Marras WS, Davis KG, Kirking BC, Bertsche PK: A comprehensive analysis of low-back disorder risk and spinal loading during the transferring and repositioning of patients using different techniques. Ergonomics 1999; 42: 904–926

[31] Menzel NN: Back pain prevalence in nursing personnel: measurement issues. AAOHN J 2004; 52: 54–65

[32] Ryden LA, Molgaard CA, Bobbitt S, Conway J: Occupational low-back injury in a hospital employee population: an epidemiologic analysis of multiple risk factors of a high-risk occupational group. Spine 1989; 14: 315–320

[33] Schulz E, Leidl R, König HH: Starker Anstieg der Pflegebedürftigkeit zu erwarten – Vorausschätzungen bis 2020 mit Ausblick auf 2050. Wochenbericht 2001; 68: 65–77

[34] Statistisches Bundesamt: Pflegestatistik 2003 – Pflege im Rahmen der Pflege-

versicherung – Deutschlandergebnisse, Statistisches Bundesamt, Bonn, 2005

[35] Theilmeier A, Jordan C, Wortmann N, Kuhn S, Nienhaus A, Luttmann A, Jäger M: Stress on the lumbar spine of nurses during patient transfer – Parameters for use in procedure for establishing occupational disease. Zbl Arbeitsmed 2006; 56: 228–251

[36] Wilke HJ, Neef P, Caimi M, Hoogland T, Claes LE: New in vivo measurements of pressures in the intervertebral disc in daily life. Spine 1999; 24: 755–762

[37] Yip VY: New low back pain in nurses: work activities, work stress and sedentary lifestyle. J Adv Nurs 2004; 46: 430–440

# 12 Gesundheitsindikatoren und Präventionsverhalten bei älteren Beschäftigten in der Altenpflege

Kathrin Kromark, Madeleine Dulon, Albert Nienhaus

**Zusammenfassung**

Aufgrund des demografischen Wandels steigt der Anteil der über 50-jährigen Altenpflegekräfte. In der vorliegenden Studie wurde untersucht, ob sich bei Beschäftigten dieser Altersgruppe die Prävalenz von Haut- und Rückenerkrankungen und das Präventionsverhalten im Vergleich zu jüngeren Beschäftigten unterscheidet. Zusätzlich sollte der Anteil der älteren Beschäftigten mit einer gesundheits- und berufsbezogenen Beeinträchtigung erfasst werden. 2.149 Pflegekräfte aus Einrichtungen der ambulanten und stationären Altenpflege wurden zu ihrer Arbeitsfähigkeit, ihrem Präventionsverhalten und ihrer Gesundheitssituation schriftlich befragt. Sie wurden zusätzlich dermatologisch (mittels Osnabrück Handekzem Schwere Index – OHSI) und orthopädisch (in Anlehnung an die Mehrstufen-Diagnostik) untersucht. Altenpflegekräfte ab 50 Jahre bewerteten ihre Arbeitsfähigkeit im Vergleich zu jüngeren Pflegekräften in Bezug auf körperliche (11 % vs. 4 %) und auf psychische (10 % vs. 5 %) Arbeitsanforderungen häufiger als „(eher) schlecht". Sie waren zudem vermehrt von Beschwerden im Bereich der Halswirbelsäule (28 % vs. 13 %) und Lendenwirbelsäule (56 % vs. 37 %) betroffen. Handekzeme kamen bei älteren Pflegekräften nicht vermehrt vor. Gesundheits- und berufsbezogene Beeinträchtigungen unter Berücksichtigung von Arbeitsfähigkeit und Rückenbeschwerden hatten 10 % der über 50-Jährigen. An Maßnahmen der Primärprävention von Rückenbeschwerden nahmen jüngere und ältere Personen etwa gleich häufig teil. Ältere nahmen häufiger an Hautschutz-Beratungen teil und cremten ihre Hände häufiger ein. Jüngere Beschäftigte hatten kürzeren Hautkontakt mit Wasser/Flüssigkeiten und verwendeten häufiger ausschließlich Desinfektionsmittel nach Patientenkontakt. Für Altenpflegekräfte mit gesundheits- und berufsbezogenen Beeinträchtigungen sind intensive, möglichst Sozialversicherungsträger-übergreifende Maßnahmen der Prävention und Gesundheitsförderung notwendig, um einen vorzeitigen Berufsausstieg zu verhindern. Das individuelle Präventionsverhalten zur Vermeidung berufsbedingter Rückenbeschwerden ist nicht altersabhängig. Hinsichtlich des präventiven Hautschutzverhaltens war für einzelne Maßnahmen ein Alterseffekt zu beobachten, der jedoch keinen Einfluss auf das Erkrankungsrisiko hat. Tendenziell sprechen die Ergebnisse dafür, bei betrieblicher Fortbildung ein besonderes Augenmerk auf ältere Beschäftigte zu legen.

## Einleitung

Die Anzahl älterer Menschen steigt derzeit und in Zukunft in Deutschland deutlich an [1, 3, 10, 11]. Damit wächst auch die Anzahl Pflegebedürftiger; das Deutsche Institut für Wirtschaftsforschung (DIW) schätzt, dass sie von 1999 bis 2050 in der ambulanten/teilstationären Pflege um bis zu 133 % und im vollstationären Bereich um bis zu 172 % steigen wird [36]. Dadurch entsteht künftig ein deutliches Beschäftigungspotenzial für Pflegekräfte. Veränderte sozial- und gesellschaftspolitische Rahmenbedingungen, wie eine erhöhte Frauenerwerbstätigkeit und eine stetig wachsende Individualisierung, führen vermutlich zu einer weiteren Steigerung des Bedarfs an Pflegefachkräften [2], der möglicherweise nicht gedeckt werden kann.

Daher resultiert verstärkter Handlungsbedarf, die Pflegekräfte möglichst lange gesund und motiviert im Beruf zu halten. Schon bisher ist der Anteil der über 50-Jährigen in der Altenpflege deutlich angestiegen – von 19 % im Jahre 1997 bis auf 23 % im Jahre 2005 [15]. Andererseits betrug der Anteil der 60- und über 60-Jährigen im Jahre 2005 nur 3 %. Im Vergleich dazu waren es bei Ärzten 13 % und bei Verwaltungsfachleuten 4 % [14].

Die Altenpflege gilt im Allgemeinen als belastende Tätigkeit [16, 48, 49]. Es kann deshalb vermutet werden, dass unter den älteren Beschäftigten der Anteil derjenigen, deren Leistungsfähigkeit den Arbeitsanforderungen nicht gewachsen ist, steigt. Angaben zur Häufigkeit von gesundheitlichen Beeinträchtigungen bei älteren Beschäftigten in der Altenpflege, die möglicherweise zum vorzeitigen, gesundheitsbedingten Ausstieg aus der Pflege führen, sind bisher nicht bekannt. In der vorliegenden Arbeit werden deshalb Indikatoren untersucht, die eine gesundheits- und berufsbezogene Beeinträchtigung signalisieren. Neben der allgemeinen physischen und psychischen Arbeitsfähigkeit stehen Hals- und Lendenwirbelsäulenerkrankungen (HWS- und LWS-Erkrankungen) sowie Hautveränderungen (Handekzeme) im Fokus, da diese Erkrankungen die beiden häufigsten Berufskrankheiten von Pflegekräften in der Altenpflege [32] und in anderen Berufsgruppen [40] sind und sich hier ein ausgeprägtes Präventionspotenzial ergibt.

## Methode

### Studienkollektiv

Die Pflegekräfte wurden in den Jahren 2004/2005 dermatologisch und orthopädisch durch die betreuenden Betriebsärzte untersucht und zusätzlich mittels eines standardisierten, selbstauszufüllenden Bogens zu ihrer Arbeits- und Gesundheitssituation befragt. Die Stichprobe umfasste 110 Einrichtungen der stationären und ambulanten Altenpflege, deren Betriebsärzte über ein Zeitungsinserat akquiriert wurden. Der Fragebogen wurde zunächst an zehn Pflegekräften getestet und anschließend leicht modifiziert an 4.550 Pflegekräfte verschickt. 31 % dieser Personen haben nicht geantwortet. Von 2.149 Personen lagen der betriebsärztliche Befundbogen und der ausgefüllte

Fragebogen vor (Response-Rate 47 %). Die Studie wurde von der Ethikkommission der Hamburger Ärztekammer genehmigt. Die Teilnahme an der Studie war freiwillig, die Auswertung erfolgte anonymisiert. Vor Studienbeginn wurde die schriftliche Zustimmung zur Teilnahme eingeholt.

### Fragebogen und Statistik

Hinsichtlich der Angaben zur Arbeitsfähigkeit basierte der Fragebogen auf den Dimensionen des Work Ability Index (WAI) [18], bei den Fragen zur Hautgesundheit auf dem Selbstdiagnose-Instrument der Universität Osnabrück und bei den Angaben zur Schmerzintensität auf dem etablierten Graded Chronic Pain Status (GCPS) [46].

Die Auswertung erfolgte getrennt für die Altersklassen „unter 50 Jahre" (Jüngere) und „ab 50 Jahre" (Ältere). Die Arbeitsfähigkeit wurde mit den Dimensionen 1 (derzeitige Arbeitsfähigkeit im Vergleich zu der besten je erreichten Arbeitsfähigkeit) und 2 (Arbeitsfähigkeit in Relation zu den Anforderungen der Arbeitstätigkeit: psychisch und physisch) des Work Ability Index (WAI) erfasst [18]. Mit der Variablen „gesundheits- und berufsbezogene Beeinträchtigung" wurden Personen erfasst, die starke bis sehr starke HWS- und/oder LWS-Schmerzen bei schlechter Arbeitsfähigkeit aufwiesen. Dabei wurde das Merkmal „schlechte Arbeitsfähigkeit" über die WAI-Dimension 2 definiert als „schlechte bis sehr schlechte Arbeitsfähigkeit in Bezug auf körperliche Arbeitsanforderungen" und/oder „schlechte bis sehr schlechte Arbeitsfähigkeit in Bezug auf psychische Arbeitsanforderungen".

Für die Auswertung „Übereinstimmung zwischen auffälligem Rücken-Befund und subjektiv empfundenen Beschwerden in den vier Wochen vor Befragung" wurde eine neue Variable mit drei Ausprägungen gebildet: Gruppe A umfasste diejenigen Probanden, bei denen ein auffälliger ärztlicher Befund *und* ein subjektives Beschwerde-Erleben vorlagen. Gruppe B bestand aus Probanden, die *entweder* einen auffälligen ärztlichen Befund *oder* subjektives Beschwerde-Empfinden aufwiesen. Gruppe C umfasste diejenigen, die *weder* einen auffälligen ärztlichen Befund hatten *noch* subjektive Beschwerden äußerten. Der subjektiv empfundene Beschwerdegrad hinsichtlich der Rückenschmerzen wurde auf einer Skala von 0–10 erfasst [46]. Für die Auswertung wurde eine Unterteilung nach Taylor u. Curren [42] in zwei Gruppen vorgenommen: 0–6 Punkte (keine bis moderate Schmerzen) und 7–10 Punkte (starke bis sehr starke Schmerzen).

Die Angaben zum Präventionsverhalten beziehen sich auf den Hautschutz (Handschuh-Tragedauer, Dauer des Hautkontakts mit Flüssigkeiten, Händehygiene nach Patientenkontakt, regelmäßiges Eincremen) und auf rückengerechtes Arbeiten am Pflegebett sowie der Teilnahme an Maßnahmen der primären und sekundären Prävention zur Vermeidung/Verbesserung von Rückenbeschwerden.

Die statistische Auswertung erfolgte bivariat. Zur Aufdeckung von Gruppenunterschieden zwischen unter und über 50-jährigen Altenpflegekräften wurden Kontingenztafel-Analysen mit dem Chi-Quadrat-Test nach Pearson durchgeführt. Das Signifikanzniveau wurde auf $p < 0,05$ festgelegt. Datenerfassung und Datenauswertung erfolgten mit dem Statistikprogramm SPSS 12.0 für Windows.

### Ärztliche Untersuchung

Die Hautbefundung war auf den Bereich der Hände begrenzt und bestand aus einer Anamnese und einer Hautbefunderhebung mittels des Osnabrück Handekzem Schwere Index (OHSI), einem Instrument zur klinischen Beurteilung des Schweregrades berufsbedingter Handekzeme. Bei dem OHSI handelt es sich um einen Summenscore mit einem Wertebereich zwischen 0 und 18 Punkten [38]. Es wurden insgesamt sechs Morphen klassifiziert (Erythem, Schuppung, Papel, Vesikel, Infiltration und Rhagaden) und jeweils bezüglich ihrer Ausdehnung auf das Hautorgan der Hände bzw. bei der Morphe Rhagade bezüglich der klinischen Schwere beurteilt. Ein Hautbefund wurde als positiv gewertet, wenn eines der sechs OHSI-Kriterien auffällig war.

Die orthopädische Untersuchung orientierte sich an den Prinzipien der Mehrstufen-Diagnostik [17]. Hierbei handelt es sich um eine Untersuchungstechnik aus vier aufeinander aufbauenden Ebenen. Im Rahmen der vorliegenden Studie kamen die erste und zweite Ebene zum Einsatz. Die erste Ebene dient als Screening-Untersuchung und beinhaltet eine Inspektion des Probanden im Gehen und Stehen und eine Orientierung über Auffälligkeiten im Bereich der Hals- und Lendenwirbelsäule (HWS und LWS). Erst bei Auffälligkeiten wurde die zweite Ebene mit ausführlicheren Tests angewandt. Ein orthopädischer HWS- bzw. LWS-Befund wurde dann als auffällig gewertet, wenn eines der drei HWS-Kriterien bzw. eines der 13 LWS-Kriterien positiv war *(Tab. 1)*. Die ärztlichen Befunde wurden mittels eines standardisierten Untersuchungsbogens festgehalten.

**Tabelle 1**: Orthopädische Untersuchungskriterien für die Operationalisierung der Risikofaktoren für einen auffälligen HWS- und LWS-Befund

| HWS-Befund | LWS-Befund |
|---|---|
| Perkussion, Axialer Stauchungsschmerz im Bereich der HWS, Schmerzen bei Bewegungen der HWS (Flexion, Extension oder Seitneigung) | Schober-Inklination < 13 cm, Schober-Reklination, Inklination schmerzhaft, painful arc, climbing up the legs, Kemp-Zeichen positiv, Perkussion schmerzhaft, Fersen-Fall-Schmerz in der LWS, passive Seitneigung und Reklination schmerzhaft, Straight-leg-raise-Test, Femoralis-Dehnungsschmerz, Fersen-Gesäß-Abstand > 29 cm |

## Ergebnisse

### Studienkollektiv

Das untersuchte Studienkollektiv bestand zu 88 % aus Frauen *(Tab. 2)*. Die 50- und über 50-Jährigen stellten mit 23 % (n = 492) neben den 30- bis 39-Jährigen die zweitgrößte Altersgruppe. Über die Hälfte der Befragten hatte eine pflegerische Ausbildung. 88 % der Pflegekräfte arbeiteten in stationären Altenpflegeeinrichtungen. Eine länger als

**Tabelle 2**: Soziodemografische Merkmale des Studienkollektivs; n = 2.149

| | **abs. (%)** |
|---|---|
| Geschlecht | |
| • Weiblich | 1.901 (88) |
| • Männlich | 248 (12) |
| Alter (in 10 Jahres-Kategorien) | |
| • < 20 | 39 (2) |
| • 20–29 | 358 (16) |
| • 30–39 | 491 (23) |
| • 40–49 | 769 (36) |
| • 50–59 | 453 (21) |
| • ≥ 60 | 39 (2) |
| Ausbildung | |
| • Altenpfleger/innen | 753 (35) |
| • Krankenschwestern/-pfleger | 492 (23) |
| • Pflegehelfer/innen | 490 (23) |
| • Auszubildende | 99 (5) |
| • Zivildienstleistende/Personen im Freiwilligen Sozialen Jahr | 7 (< 1) |
| • Ohne Pflegeausbildung | 308 (14) |
| Arbeitsbereich | |
| • Stationäre Einrichtung | 1.886 (88) |
| • Ambulante Einrichtung | 263 (12) |
| Alter und Dauer der Pflegetätigkeit | |
| • < 50 Jahre und bis zu 5 Jahre in der Pflege | 430 (20) |
| • < 50 Jahre und mehr als 5 Jahre in der Pflege | 1.164 (54) |
| • ≥ 50 Jahre und bis zu 5 Jahre in der Pflege | 56 (3) |
| • ≥ 50 Jahre und mehr als 5 Jahre in der Pflege | 410 (19) |
| • Keine Angabe | 89 (4) |

5 Jahre andauernde pflegerische Tätigkeit bei einem Alter ab 50 Jahren wiesen 19 % der Befragten auf.

## Gesundheitszustand und Arbeitsfähigkeit

Der allgemeine Gesundheitszustand wurde von 11 % der jüngeren und 33 % der älteren Beschäftigten als weniger gut oder schlecht bezeichnet *(Tab. 3)*. Beim Vergleich der derzeitigen zu ihrer besten jemals erreichten Arbeitsfähigkeit (WAI-Dimension 1) schätzten die älteren Beschäftigten ihre Arbeitsfähigkeit schlechter ein als die jüngeren. In Bezug auf körperliche Arbeitsanforderungen schätzten 63 % der jüngeren und 44 % der älteren Beschäftigten ihre Arbeitsfähigkeit als „eher gut" bis „sehr gut" ein. Bezogen auf die psychischen Arbeitsanforderungen zeigt sich eine ähnliche Verteilung: 60 % der jüngeren und 46 % der älteren Pflegekräfte beurteilten ihre Arbeitsfähigkeit

**Tabelle 3**: Aspekte des Gesundheitszustandes und der Arbeitsfähigkeit (AF)

| | < 50 Jahre<br>n = 1.657<br>abs. (%)[1] | ≥ 50 Jahre<br>n = 492<br>abs. ( %)[1] | p |
|---|---|---|---|
| Allgemeiner Gesundheitszustand (Selbsteinschätzung) | | | |
| • Schlecht | 6 (<1) | 9 (2) | |
| • Weniger gut | 182 (11) | 152 (31) | |
| • Gut | 1.079 (65) | 294 (60) | < 0,001 |
| • Sehr gut | 320 (19) | 23 (5) | |
| • Ausgezeichnet | 60 (4) | 8 (2) | |
| AF im Vergleich zur besten je erreichten AF (WAI-Dimension 1) | | | |
| • Schlecht | 177 (11) | 131 (27) | |
| • Mittel | 1.163 (71) | 305 (64) | < 0,001 |
| • Sehr gut | 289 (18) | 44 (9) | |
| AF in Bezug auf *körperliche* Arbeitsanforderungen (WAI-Dimension 2) | | | |
| • Sehr schlecht | 4 (< 1) | 4 (1) | |
| • Eher schlecht | 49 (3) | 50 (10) | |
| • Mittelmäßig | 566 (34) | 221 (45) | < 0,001 |
| • Eher gut | 839 (51) | 199 (41) | |
| • Sehr gut | 187 (12) | 16 (3) | |
| AF in Bezug auf *psychische* Arbeitsanforderungen (WAI-Dimension 2) | | | |
| • Sehr schlecht | 10 (1) | 8 (2) | |
| • Eher schlecht | 73 (4) | 40 (8) | |
| • Mittelmäßig | 570 (35) | 216 (44) | < 0,001 |
| • Eher gut | 776 (47) | 195 (40) | |
| • Sehr gut | 219 (13) | 31 (6) | |
| Gesundheits- und berufsbezogenen Beeinträchtigung unter Bezugnahme von AF, HWS- und LWS-Schmerzen | | | |
| • Stark[2] | 6 (< 1) | 9 (2) | |
| • Moderat[3] | 54 (3) | 37 (8) | < 0,001 |
| • Kaum bis gar nicht[4] | 1.591 (96) | 444 (90) | |

[1] Abweichende n-Zahlen beruhen auf fehlenden Angaben.

[2] Starke bis sehr starke HWS- *und* LWS-Schmerzen *UND* schlechte bis sehr schlechte AF in Bezug auf körperliche *und* psychische Arbeitsanforderungen.

[3] Starke bis sehr starke HWS- *und/oder* LWS-Schmerzen *UND* schlechte bis sehr schlechte AF in Bezug auf körperliche *und/oder* psychische Arbeitsanforderungen.

[4] Mittelstarke bis keine HWS- *und/oder* LWS-Schmerzen *UND* mittelmäßige bis sehr gute AF in Bezug auf körperliche *und/oder* psychische Arbeitsanforderungen.

als „eher gut" oder „sehr gut". Personen mit einer gesundheits- und berufsbezogenen Beeinträchtigung waren mit 10 % ungefähr 2,5-mal häufiger unter den älteren als unter den jüngeren Pflegekräften vertreten.

### Haut- und Rückenerkrankungen/Gesundheits- und berufsbezogene Beeinträchtigungen

Über 50-Jährige hatten in den vier Wochen vor Befragung häufiger LWS- und auch häufiger HWS-Beschwerden (53 % vs. 38 %, $p < 0{,}001$ bzw. 27 % vs. 17 %, $p < 0{,}001$) im Vergleich zu den jüngeren Pflegekräften (keine Abbildung). Wenn Pflegekräfte Beschwerden in den letzten vier Wochen angaben, waren diese bei älteren Beschäftigten statistisch signifikant stärker ausgeprägt als bei jüngeren (keine Abbildung).

Die orthopädische Untersuchung ergab, dass bei Altenpflegekräften ab 50 Jahren statistisch signifikant häufiger auffällige LWS- und HWS-Befunde vorkamen. Die Hautbefundung im Bereich der Hände ergab keine Häufung von Handekzemen (nach OHSI-Kriterien) für eine der beiden Altersgruppen *(Abb. 1)*.

Auch für die anamnestisch erfassten Hautveränderungen an den Händen zeigte sich kein Alterseffekt ($p = 0{,}538$). Von den 338 Personen, die diese Hautveränderungen angaben, vermuteten 54 % der Pflegekräfte ($n = 183$) einen Arbeitszusammenhang, für den sich kein Alterseffekt zeigte ($p = 0{,}279$) (keine Abbildung).

Unabhängig von der Dauer der Pflegetätigkeit (kürzer oder länger als 5 Jahre) sind LWS- bzw. HWS-Beschwerden bei über 50-Jährigen häufiger *(Abb. 2)*. Auffällige Hautbefunde sind bei älteren, die maximal 5 Jahre in der Pflege arbeiteten, häufiger als bei jüngeren Beschäftigten, die ebenfalls maximal 5 Jahre pflegerisch tätig waren. Bei Pflegekräften, die länger als 5 Jahre in der Pflege arbeiteten, zeigte sich kein Alterseffekt hinsichtlich auffälliger Hautbefunde.

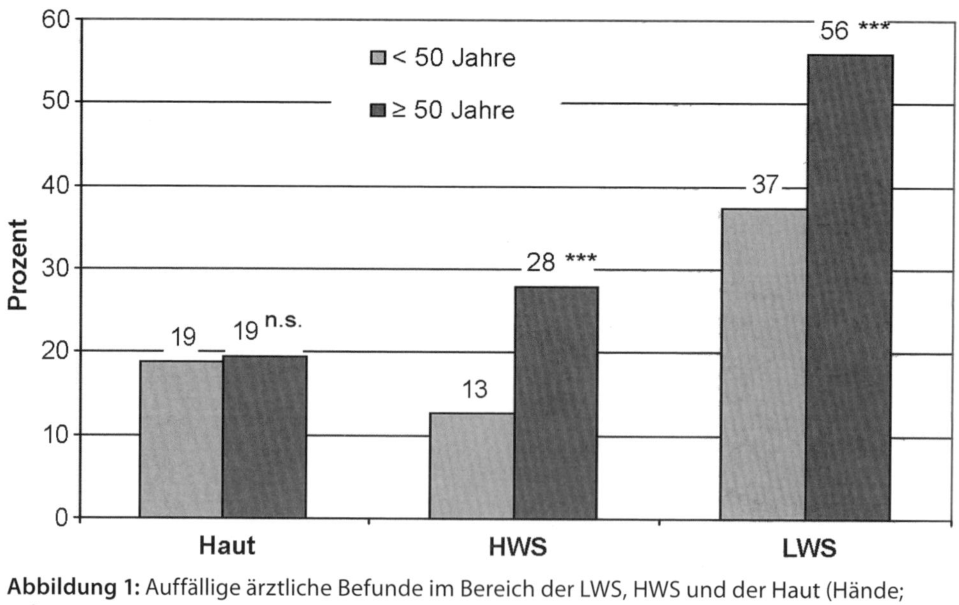


**Abbildung 1:** Auffällige ärztliche Befunde im Bereich der LWS, HWS und der Haut (Hände; erfasst mit Hautscore OHSI) – getrennt nach Alter
Signifikanzniveau: n.s. $p \geq 0{,}05$; *** $p < 0{,}05$

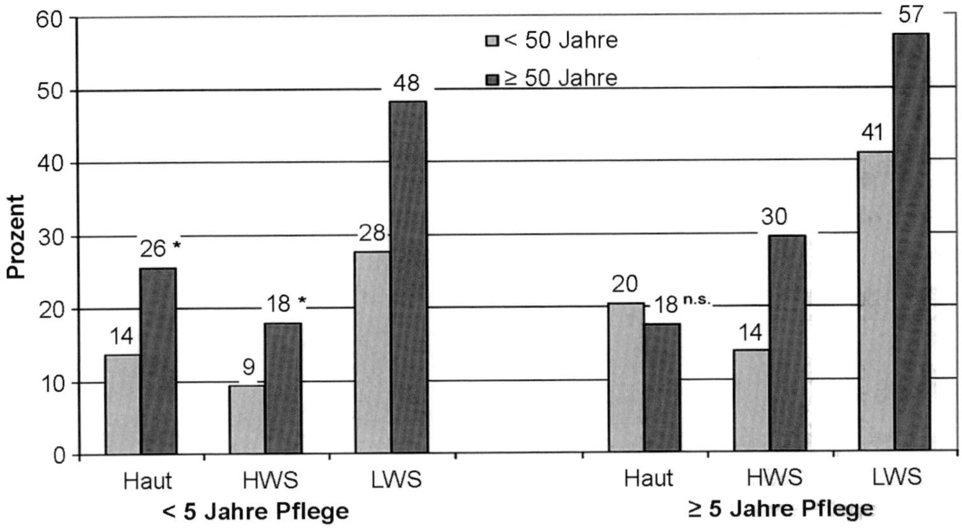


**Abbildung 2:** Auffällige ärztliche Befunde im Bereich der LWS, HWS und der Haut (Hände; erfasst mit dem Hautscore OHSI) bei Altenpflegekräften unter Beachtung der Dauer der Pflegetätigkeit – getrennt nach Alter.
Signifikanzniveau: n.s. $p \geq 0{,}05$; * $p < 0{,}05$

Die Übereinstimmung zwischen ärztlich erhobenem auffälligen Befund und subjektiv empfundenen Beschwerden ist bei älteren Beschäftigten sowohl bei den HWS- als auch bei den LWS-Beschwerden statistisch signifikant deutlicher ausgeprägt als bei jüngeren *(Tab. 4)*.

**Tabelle 4**: Übereinstimmung zwischen auffälligem Befund und subjektiv empfundenen Beschwerden in den vier Wochen vor Befragung

| | **LWS (p < 0,001)** | | **HWS (p < 0,001)** | |
|---|---|---|---|---|
| | **< 50 Jahre abs. (%)** | **≥ 50 Jahre abs. (%)** | **< 50 Jahre abs. (%)** | **≥ 50 Jahre abs. (%)** |
| *Gruppe A*: auffälliger ärztlicher Befund *und* subjektive Beschwerden | 370 (22) | 196 (41) | 109 (7) | 79 (16) |
| *Gruppe B:* auffälliger ärztlicher Befund *oder* subjektive Beschwerden | 488 (30) | 133 (27) | 265 (16) | 102 (21) |
| *Gruppe C: weder* auffälliger ärztlicher Befund *noch* subjektive Beschwerden | 787 (48) | 156 (32) | 1.271 (77) | 304 (63) |
| | 1.645 (100) | 485 (100) | 1.645 (100) | 485 (100) |

## Präventionsverhalten

Im Präventionsverhalten gab es bei folgenden Merkmalen signifikante Alterseffekte *(Tab. 5)*: Ältere nahmen häufiger an Hautschutz-Beratungen teil und cremten ihre Hände häufiger ein. Jüngere Beschäftigte hatten kürzeren Hautkontakt mit Wasser/Flüssigkeiten und verwendeten häufiger ausschließlich Desinfektionsmittel nach Patientenkontakt.

**Tabelle 5**: Präventionsverhalten nach Alter

| | **< 50 Jahre n = 1.657 abs. (%)[1]** | **≥ 50 Jahre n = 492 abs. (%)[1]** | **P** |
|---|---|---|---|
| Durchschnittliche Handschuh-Tragedauer während der Arbeitszeit | | | |
| • ≤ 4 Stunden täglich | 1.468 (89) | 430 (87) | *0,468* |
| • > 4 Stunden täglich | 189 (11) | 62 (13) | |
| Durchschnittliche Dauer des Hautkontaktes mit Wasser oder Flüssigkeiten während der Arbeitszeit | | | |
| • ≤ 4 Stunden täglich | 1.454 (88) | 398 (81) | < 0,001 |
| • > 4 Stunden täglich | 203 (12) | 94 (19) | |
| Händehygiene nach Patientenkontakt | | | |
| • eher ausschließlich desinfizieren | 254 (15) | 45 (9) | 0,001 |
| • eher desinfizieren und waschen bzw. ausschließlich waschen | 1.403 (85) | 447 (91) | |
| Hände eincremen – durchschnittliche Häufigkeit am Arbeitstag | | | |
| • ≥ einmal/Tag | 1.328 (81) | 419 (86) | 0,015 |
| • nie | 318 (19) | 71 (14) | |
| Teilnahme an einer Hautschutz-Beratung in den 12 Monaten vor Befragung | 320 (20) | 127 (27) | 0,001 |
| Teilnahme an einer Maßnahme zur *primären* Prävention von Rückenbeschwerden in den 12 Monaten vor Befragung | 487 (29) | 144 (29) | *0,958* |
| Teilnahme an einer Maßnahme zur *sekundären* Prävention von Rückenbeschwerden in den 12 Monaten vor Befragung | 116 (7) | 56 (11) | 0,002 |
| Aspekte rückengerechten Arbeitens: Pflegebett wird fast immer auf die empfohlene Arbeitshöhe gestellt bei … | | | |
| • Lagern des Bewohners | 1.225 (77) | 373 (78) | *0,407* |
| • Mobilisation des Bewohners | 1.159 (73) | 358 (77) | *0,065* |
| • Grundpflege (z.B. Waschen) | 1.355 (85) | 405 (86) | *0,569* |
| • Behandlungspflege | 1.167 (74) | 361 (78) | *0,104* |

[1] Abweichende n-Zahlen beruhen auf fehlenden Angaben.

Ältere Pflegekräfte nahmen in den zwölf Monaten vor Befragung häufiger an sekundär-präventiven Maßnahmen bei Rückenbeschwerden teil. Die Teilnahme an primärpräventiven Maßnahmen zur Prävention von Rückenbeschwerden war nicht altersabhängig. Bei verschiedenen Aspekten rückengerechten Arbeitens am Pflegebett gab es ebenfalls keine Alterseffekte. Die empfohlene Arbeitshöhe des Pflegebetts wurde von ungefähr drei Viertel aller Befragten eingestellt.

## Diskussion

Aufgrund der demografischen Entwicklung wird für die nächsten Jahrzehnte mit einer Zunahme der Anzahl Pflegebedürftiger gerechnet. Damit einhergehend wird ein steigender Bedarf an professionellem Altenpflegepersonal erwartet. Der Altenpflegeberuf gilt allgemein als belastende Tätigkeit. Allerdings gibt es nur wenige aussagekräftige Untersuchungen zur Quantifizierung der ergonomischen, arbeitszeitbedingten oder psychosozialen Arbeitsbelastungen für diese Branche [37]. Die Anzahl empirischer Untersuchungen zur Prävalenz von Gesundheitsindikatoren in dieser Branche unter Beachtung des Alters der Beschäftigten ist noch geringer. Daher liegt der Fokus der vorliegenden Arbeit auf der Beschreibung verschiedener Gesundheitsindikatoren bei älteren Beschäftigten in der Altenpflege.

### Gesundheitszustand und Arbeitsfähigkeit

Ältere Pflegekräfte schätzen ihren allgemeinen Gesundheitszustand schlechter ein als jüngere Beschäftigte. Gleiches trifft auf die Arbeitsfähigkeit zu: im Vergleich zur besten jemals erreichten Arbeitsfähigkeit (WAI-Dimension 1) und in Bezug auf die körperlichen bzw. psychischen Arbeitsanforderungen (WAI-Dimension 2) schätzen die älteren Pflegekräfte ihre Arbeitsfähigkeit schlechter ein als die jüngeren. Die deutliche Altersabhängigkeit des allgemeinen Gesundheitszustands findet sich bei verschiedenen Berufsgruppen, darunter auch bei Krankenpflegekräften, sowohl in den Daten des Sozio-ökonomischen Panels (SOEP 2004) [33] als auch in der COPSOQ-Datenbank (Copenhagen Psychosocial Questionnaire) [33]. Auch die in der vorliegenden Studie beobachtete Altersabhängigkeit der Arbeitsfähigkeit wurde für verschiedene Berufe (u. a. bei Pflegepersonal) nachgewiesen [6, 7, 18, 34, 44]. Die in der vorliegenden Arbeit aufgezeigte niedrigere Arbeitsfähigkeit älterer Beschäftigter in den WAI-Dimensionen 1 und 2 wird für die stationäre Pflege auf deutscher Ebene durch die Daten der NEXT-Studie bestätigt [29]. Hinsichtlich der Art der Institution zeigte sich in der NEXT-Studie, dass in den meisten Ländern Pflegekräfte in Altenpflegeeinrichtungen die niedrigsten WAI-Werte aufwiesen. Da sich die Altersverteilung der vorliegenden Studie von der der NEXT-Studie unterscheidet – das NEXT-Kollektiv ist deutlich jünger – wird die Arbeitsfähigkeit der Altenpflegekräfte in der vorliegenden Arbeit möglicherweise unterschätzt.

### Haut- und Rückenerkrankungen/Gesundheits- und berufsbezogene Beeinträchtigungen

Bei der Prävalenz von Handekzemen gab es keine Unterschiede zwischen jüngeren und älteren Pflegekräften. Es finden sich nur wenige Studien zur Altersabhängigkeit von Berufsdermatosen im Gesundheitswesen, diese liefern zudem keine eindeutigen Ergebnisse. In zwei Studien wurden höhere Prävalenzraten bei jüngeren Beschäftigten gefunden [9, 13]; dagegen zeigte sich in einer weiteren Studie keine Altersabhängigkeit der Hautbeschwerden [24]. Eine Studie von Weisshaar et al. belegt hingegen eine mit dem Alter ansteigende Prävalenz von irritativer Kontaktdermatitis bei Beschäftigten im Gesundheitswesen [47]. Es wurde keine Studie gefunden, in der der Einfluss der insgesamt in der Pflege verbrachten Jahre auf das Auftreten von Hautveränderungen untersucht wurde. Auffällig erscheint der in der vorliegenden Studie beobachtete Befund, dass ältere Pflegekräfte, die erst wenige Jahre in der Altenpflege beschäftigt waren, mit 26 % die höchste Prävalenz an auffälligen Hautbefunden aufweisen. Löffler et al. finden bei einer dermatologischen Untersuchung von Gesundheits- und Krankenpflegeschülern vor Arbeitsantritt bei der Gruppe der Altenpflegekräfte signifikant häufiger Handekzeme [26]. Die Autoren diskutieren in diesem Zusammenhang das deutlich höhere Alter in dieser Gruppe, den hohen Anteil an Umschülern und vermuten eine Vorschädigung durch früher ausgeübte Berufe als Ursache für die Hautveränderungen an den Händen. Dieser Befund erklärt möglicherweise die in der vorliegenden Arbeit beobachtete Häufung von Handekzemen bei älteren Pflegekräften mit nur kurzer pflegerischer Tätigkeit. Für das untersuchte Kollektiv liegen jedoch keine Daten über den beruflichen Werdegang vor.

Beschwerden im Bereich der HWS- und LWS traten bei älteren Pflegekräften signifikant häufiger auf. Diese Einschätzung gilt im Hinblick auf die subjektiv angegebenen Beschwerden als auch für die orthopädischen Untersuchungsbefunde. Auch bei der Betrachtung derjenigen Beschäftigten, die erst wenige (maximal fünf Jahre) in der Pflege tätig sind, haben die älteren Pflegekräfte häufiger auffällige Befunde im Bereich der HWS und LWS. Aus physiologischer Sicht war dieser Befund zu erwarten, da eine Minderbelastbarkeit des Stütz- und Bewegungssystems bei fortschreitendem Alter anzunehmen ist [4, 8, 31, 45]. Der in der vorliegenden Arbeit beschriebene Alterseffekt auf LWS- und HWS-Beschwerden wird von zwei Studien bei Altenpflegekräften bestätigt [12, 20]. Andere Studien finden hingegen keinen Alterseffekt, weder im Krankenhaus-Setting [5, 21, 28, 39] noch im Altenpflege-Sektor [19, 22, 30]. Die abweichenden Ergebnisse lassen sich vermutlich u.a. mit der unterschiedlichen Altersstruktur der Studienkollektive erklären: das Studienkollektiv in der vorliegenden Arbeit war älter als die Kollektive der zitierten Studien.

Die Übereinstimmung zwischen auffälligem ärztlichen Befund und dem subjektiven Beschwerdeempfinden ist bei den älteren Beschäftigten größer als bei den unter 50-Jährigen. In verschiedenen Studien wurde die Übereinstimmung zwischen selbstberichteten Rückenschmerzen und orthopädischen Untersuchungen untersucht. Die Autoren fanden moderate Zusammenhangsmaße ($r = 0{,}3$ bis 0,4 und $\kappa = 0{,}5$) [25, 27], aber auch Überschätzungen der selbstberichteten positiven Befunde im Schulter-Nacken-Bereich [43]. Diese Studien lassen jedoch den Altersaspekt unberücksichtigt. Die in der vorliegenden Arbeit aufgezeigte deutlichere Übereinstimmung zwischen ärztlichem Befund und subjektiv empfundenen HWS- und LWS-Beschwerden bei älteren Beschäftigten kann zwei Gründe haben: (a) Ältere Beschäftigte schätzen ihren Gesundheitszustand „realistischer" ein und geben lediglich dann Beschwerden an, wenn tatsächlich ein auffälliger ärztlicher Befund vorliegt; (b) die untersuchenden Betriebsärzte vermuten bei älteren Beschäftigten aufgrund einer zunehmenden Minderbelastbarkeit des Stütz- und Bewegungssystems häufiger Muskel-Skelett-Erkrankungen als bei jüngeren Beschäftigten und stellen vor diesem Hintergrund eine entsprechende

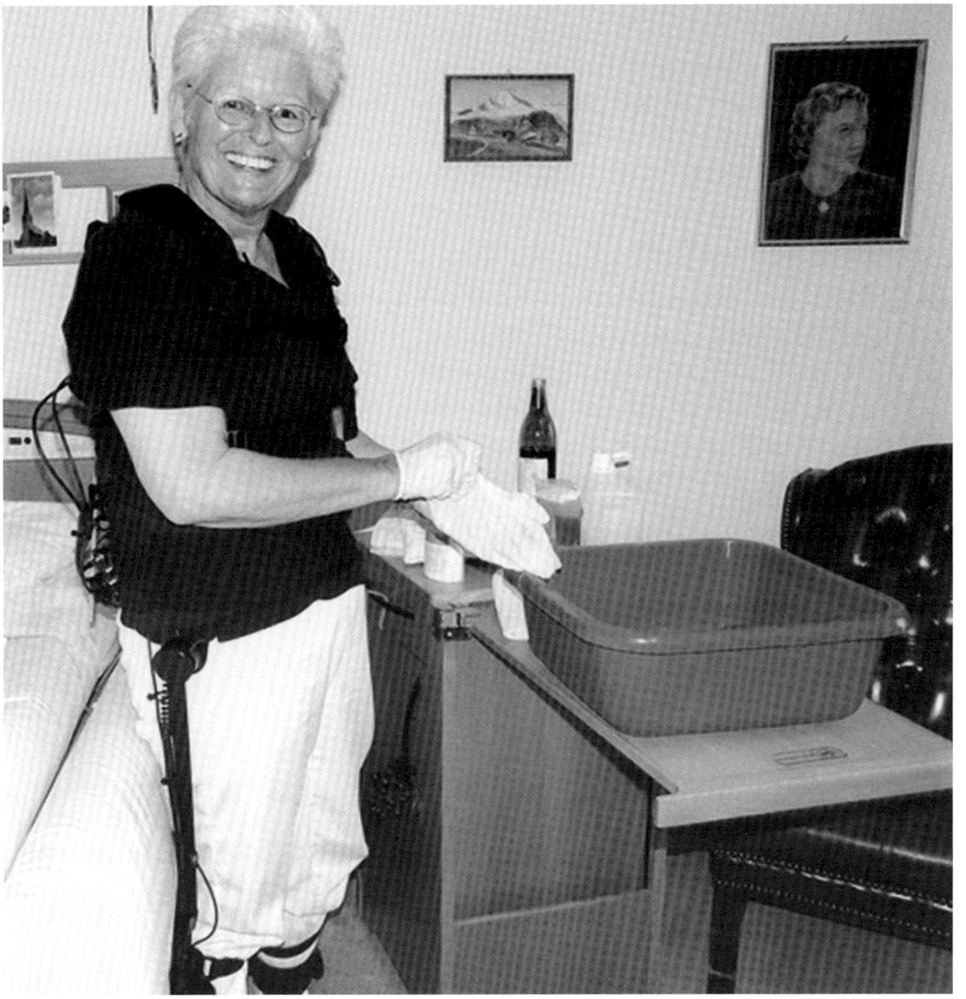

Geringer werdende Altersdifferenz zwischen Pflegenden und Gepflegten (Pflegekraft mit CUELA-Messsystem, siehe Kapitel 11)

Diagnose. Allerdings bedarf es weiterer empirischer Studien, um den in diesem Zusammenhang diskutierten Alterseffekt zu untersuchen.

Jeder zehnte ältere Beschäftigte wies gesundheits- und berufsbezogene Beeinträchtigungen auf, die die langfristige Arbeitsfähigkeit vermutlich gefährden und zu einer frühzeitigen Berufsaufgabe führen können. Diese Risikogruppe wurde über die Indikatoren „starke bis sehr starke HWS- und/oder LWS-Schmerzen bei gleichzeitiger schlechter Arbeitsfähigkeit" definiert. Die Gültigkeit dieser Operationalisierung wurde empirisch jedoch noch nicht belegt. Trotz dieser Einschränkung vertreten die Autoren des vorliegenden Artikels die Auffassung, dass auf Altenpflegekräfte mit gesundheits- und berufsbezogenen Beeinträchtigungen besonderes Augenmerk gelegt werden sollte. Mit einem Sozialversicherungsträger-übergreifenden Konzept – dessen Ausgestaltung es zu erarbeiten gilt – sollte der Einschränkung der Arbeitsfähigkeit entgegen gewirkt werden. Zur Feststellung des Bedarfs an medizinisch-beruflich orientierten Maßnahmen in der medizinischen Rehabilitation kann beispielsweise der Einsatz des Screening-Instruments SIMBO sinnvoll sein. Mit einem solchen Instrument können vermutlich Personen identifiziert werden, die möglicherweise ihren Beruf vorzeitig aufgeben würden [41].

## Präventionsverhalten

An Maßnahmen der Primärprävention von Rückenbeschwerden (z. B. Fortbildungen zu rückengerechter Arbeitsweise) nahmen ältere und jüngere Pflegekräfte gleich häufig teil. An Maßnahmen der sekundären Prävention von Rückenbeschwerden wie Rehabilitationsmaßnahmen nahmen dagegen Ältere häufiger teil. Dieses Ergebnis war aufgrund der höheren Prävalenzraten von HWS- und LWS-Beschwerden bei älteren Beschäftigten zu erwarten. Der Grad der Umsetzung der in den Präventionsmaßnahmen zur Vermeidung von Rückenbeschwerden vermittelten Kenntnisse kann im Rahmen der vorliegenden Studie lediglich anhand des Aspekts „rückengerechtes Arbeiten am Pflegebett" abgeschätzt werden. Bereits drei Viertel aller Beschäftigten passten die Arbeitshöhe des Pflegebetts auf die entsprechende Arbeitshöhe an. Bei der als „ergonomisch richtig" eingeschätzten Arbeitshöhe handelt es sich jedoch um eine subjektive Beurteilung durch die Pflegekräfte ohne zugrundeliegende standardisierte Bewertungskriterien. Es zeigte sich kein Alterseffekt bei der rückengerechten Anpassung der Arbeitshöhe des Pflegebettes an die jeweilige pflegerische Tätigkeit.

Hinsichtlich der Maßnahmen zur Prävention von Berufsdermatosen zeigte sich, dass bereits über zwei Drittel der Pflegekräfte in beiden Gruppen die Hautschutz-Empfehlungen des Robert-Koch-Instituts zur Feuchtarbeit, Händehygiene und Hautpflege [35] im pflegerischen Alltag umgesetzt haben. Allerdings finden sich – anders als bei den Vorsorgemaßnahmen in Bezug auf den Rücken – deutliche Unterschiede im Hautschutzverhalten der Älteren im Vergleich zu dem der Jüngeren: ältere Pflegekräfte nahmen häufiger an Hautschutz-Beratungen teil und cremten sich häufiger die Hände während der Arbeit ein. Dieses, den Hautschutz fördernde Verhalten zeigte sich allerdings nicht bei allen Aspekten: die Älteren hatten häufiger als die Jüngeren länger als vier Stunden andauernden Kontakt mit Wasser/Flüssigkeiten und führten die Händehygiene nach Patientenkontakt häufiger mit Wasser durch, anstatt dafür ausschließlich Desinfektionsmittel zu verwenden.

Die in der vorliegenden Arbeit konstatierte vermehrte Teilnahme älterer Beschäftigter an Hautschutz-Beratungen steht im Widerspruch zu Untersuchungen in der Allgemeinbevölkerung. Danach nehmen nur 17 % der 50- bis 64-Jährigen an Maßnahmen der beruflichen Weiterbildung teil. In der Gruppe der 35- bis 49-Jährigen sind es hingegen fast doppelt so viele [23]. Zusammenfassend lässt sich sagen, dass es bisher nur wenige Untersuchungen zur Teilnahmebereitschaft älterer Pflegekräfte, und speziell älterer Pflegekräfte aus der Altenpflege, an beruflichen Fortbildungsmaßnahmen gibt. Es sollten weitere empirische Untersuchungen vorgenommen werden, um für Altenpflegekräfte den tatsächlichen Bedarf spezieller Fortbildungsmaßnahmen für verschiedene Altersgruppen zu ermitteln.

### Limitationen

Wegen einer Response-Rate von 47 % sollten die Ergebnisse im Hinblick auf die Repräsentativität vorsichtig interpretiert wegen. Der aufgrund der Einrichtungs-Akquirierung über Zeitungsinserate vermutete höhere Anteil an Einrichtungen mit einem vorbildlichen Gesundheits- und Arbeitsschutzsystem könnte zur Überschätzung des Gesundheitszustands, der Arbeitsfähigkeit und des Präventionsverhaltens führen.

Neben dem Einsatz der validierten Scores WAI und GCPS wurde eine Operationalisierung vorgenommen, die die Identifikation von Personen mit gesundheits- und berufsbezogenen Beeinträchtigungen ermöglicht. Der Einsatz dieses Konstrukts bedarf einer weiteren wissenschaftlichen Überprüfung, z. B. in Form eines Screening-Instruments zur Bedarfsermittlung an medizinisch-beruflich orientierten präventiven und rehabilitativen Maßnahmen.

## Literatur

[1] Bickel H: Life expectancy and the need for nursing care in Germany. Gesundheitswesen 2001; 63: 9–14

[2] Blinkert B, Klie T: Gesellschaftlicher Wandel und demographische Veränderungen als Herausforderung für die Sicherstellung der Versorgung von pflegebedürftigen Menschen. Sozialer Fortschritt 2004; 319–325

[3] Brambrink M, Rieger M, Heine U: Strategisches Controlling zur Berücksichtigung des soziodemographischen Wandels in einem sozialmedizinischen Dienst. Gesundheitswesen 2005; 67: 117–119

[4] Burton K, Waddell G: Risk factors for back pain. In: The back pain revolution. Churchill Livingstone, 2004: 91–113

[5] Byrns G, Reeder G, Jin G, Pachis K: Risk factors for work-related low back pain in registered nurses, and potential obstacles in using mechanical lifting devices. J Occup Environ Hyg 2004; 1: 11–21

[6] Camerino D, Conway PM, Van der Heijden BI, Estryn-Behar M, Consonni D, Gould D, Hasselhorn HM: Low-perceived work ability, ageing and intention to leave nursing: a comparison among

10 European countries. J Adv Nurs 2006; 56: 542–552
[7] Camerino D, van der Heijden B, Estryn-Behar M, Kiss P, Pokorski J, Hasselhorn HM, NEXT-Studiengruppe: Die Arbeitsfähigkeit im Pflegeberuf. In: Bundesanstalt für Arbeitsschutz und Arbeitsmedizin (Hrsg.): Berufsausstieg bei Pflegepersonal – Arbeitsbedingungen und beabsichtigter Berufsausstieg bei Pflegepersonal in Deutschland und Europa. Wirtschaftsverlag NW Verlag für neue Wissenschaft GmbH, 2005: 95–100
[8] de Zwart BC, Frings-Dresen MH, van Dijk FJ: Physical workload and the aging worker: a review of the literature. Int Arch Occup Environ Health 1995; 68: 1–12
[9] Dickel H, Kuss O, Blesius CR, Schmidt A, Diepgen TL: Occupational skin diseases in Northern Bavaria between 1990 and 1999: a population-based study. Br J Dermatol 2001; 145: 453–462
[10] Dietz B: Entwicklung des Pflegebedarfs bis 2050: Kosten steigen schneller als erwartet. Soz Sicherheit 2001; 50: 2–9
[11] Eisenmeier M, Pötzsch O, Sommer B, Statistisches Bundesamt: 2006–2050 – 11. Koordinierte Bevölkerungsvorausberechnung – Annahmen und Ergebnisse, Statistisches Bundesamt, Wiesbaden, 2006
[12] Engels JA, van der Gulden JWJ, Senden TF, van't Hof B: Work related risk factors for muskulosceletal complaints in the nursing profession: results of a questionnaire survey. Occup Environ Med 1996; 53: 636–641
[13] Flyvholm MA, Bach B, Rose M, Jepsen KF: Self-reported hand eczema in a hospital population. Contact Derm 2007; 57: 110–115
[14] GESIS-ZUMA: Mikrozensus 2005 – Sonderauswertung Berufe nach Altersgruppen. 10.2007
[15] Gesundheitsberichterstattung des Bundes: Ad-hoc-Tabelle: Beschäftigte im Gesundheitswesen in 1 000. Gliederungsmerkmale: Jahre, Deutschland, Alter, Geschlecht, Art der Beschäftigung, Art der Einrichtung. http://www.gbe-bund de, letzte Aktualisierung 2007
[16] Glaser J, Richter G, Lampert B, Weigl M: Belastungsscreening bei Altenpflegekräften. Arbeitsschutz, Gesundheit und Wirtschaftlichkeit 14. Workshop 2007
[17] Grifka J, Tingart M, Hofbauer R, Peters T: Development and trial use of multistep diagnosis of musculoskeletal disorders during a routine physical examination at the workplace. Orthopade 2002; 31: 973–980
[18] Hasselhorn HM, Freude G: Der Work Ability Index – ein Leitfaden [The Work Ability Index – a practical guide], Wirtschaftsverlag NW, Dortmund/Berlin/Dresden, 2007
[19] Horneij EL, Jensen IB, Holmstrom EB, Ekdahl C: Sick leave among home-care personnel: a longitudinal study of risk factors. BMC Musculoskelet Disord 2004; 5: 38
[20] Josephson M, Hagberg M, Hjelm EW: Self-reported physical exertion in geriatric care. A risk indicator for low back symptoms? Spine 1996; 21: 2781–2785
[21] Kjellberg K, Lagerström M, Hagberg M: Work technique of nurses in patient transfer tasks and associations with personal factors. Scand J Work Environ Health 2003; 29: 468–477
[22] Knibbe JJ, Friele RD: Prevalence of back pain and characteristics of the physical workload of community nurses. Ergonomics 1996; 39: 186–198
[23] Kuwan H, Thebis F: Berichtssytem Weiterbildung IX – Ergebnisse einer Repräsentativbefragung zur Weiterbildungssituation in Deutschland 2005
[24] Larson E, Friedman C, Cohran J, Treston-Aurand J, Green S: Prevalence and correlates of skin damage on the hands of nurses. Heart Lung 1997; 26: 404–412
[25] Lee CE, Simmonds MJ, Novy DM, Jones S: Self-reports and clinician-measured physical function among patients with low back pain: a comparison. Arch Phys Med Rehabil 2001; 82: 227–231
[26] Löffler H, Dickel H, Bruckner T, Effendy I, Happle R: Skin changes in geriatric nurses prior to training heralding a particular risk of hand dermatitis. Eur J Dermatol 2002; 12: 452–454

[27] Michel A, Kohlmann T, Raspe H: The association between clinical findings on physical examination and self-reported severity in back pain. Results of a population-based study. Spine 1997; 22: 296–303

[28] Mitchell T, O'Sullivan PB, Burnett AF, Straker L, Rudd C: Low back pain characteristics from undergraduate student to working nurse in Australia: a cross-sectional survey. Int J Nurs Stud 2008; 45: 1636–1644

[29] Müller BH, Hasselhorn HM: Arbeitsfähigkeit in der stationären Pflege in. Deutschland im europäischen Vergleich. Z Arbeitswiss 2004; 58: 167–177

[30] Myers D, Silverstein B, Nelson NA: Predictors of shoulder and back injuries in nursing home workers: a prospective study. Am J Ind Med 2002; 41: 466–476

[31] Neuhauser H, Ellert U, Ziese T: Chronic back pain in the general population in Germany 2002/2003: prevalence and highly affected population groups. Gesundheitswesen 2005; 67: 685–693

[32] Nienhaus A: Unfälle bei Berufskrankheiten im Jahr 2002 [Work-related accidents and occupational diseases in 2002]. In: Nienhaus A (Hrsg.): Gefährdungsprofile – Unfälle und arbeitsbedingte Erkrankungen in Gesundheitsdienst und Wohlfahrtspflege [Risk profiles – Work related accidents and occupational disease in the Health and Welfare Service]. ecomed Medizin 2005: 14–34

[33] Nübling M, Hasselhorn HM, Stössel U, Michaelis M, Hofmann F: Wie lange können wir gesund arbeiten? Alters- und Berufseffekte auf das Belastungs- und Beschwerdeerleben. Symposium Medical 2007; 18: 18–20

[34] Pohjonen T: Perceived work ability of home care workers in relation to individual and work-related factors in different age groups. Occup Med (Lond) 2001; 51: 209–217

[35] RKI: Händehygiene – Empfehlungen des RKI. Mitteilung der Kommission für Krankenhaushygiene und Infektionsprävention am Robert-Koch-Institut. Bundesgesundheitsblatt Gesundheitsforschung Gesundheitsschutz 2000; 43: 230–233

[36] Schulz E, Leidl R, König HH: Starker Anstieg der Pflegebedürftigkeit zu erwarten – Vorausschätzungen bis 2020 mit Ausblick auf 2050. Wochenbericht 2001; 68: 65–77

[37] Siegrist J, Rödel A: Arbeitsbelastungen im Altenpflegeberuf unter besonderer Berücksichtigung der Wiedereinstiegsproblematik – Zusammenfassung der Ergebnisse der Literaturrecherche und bibliographische Hinweise. In: Kowalski J, Pauli G (Hrsg.): Machbarkeitsstudie – Gesunder Wiedereinstieg in den Altenpflegeberuf. Institut für Betriebliche Gesundheitsförderung BGF GmbH, 2005: 1–36

[38] Skudlik C, Dulon M, Pohrt U, Appl KC, John SM, Nienhaus A: Osnabrueck hand eczema severity index – a study of the interobserver reliability of a scoring system assessing skin diseases of the hands. Contact Derm 2006; 55: 42–47

[39] Smedley J, Egger P, Cooper C, Coggon D: Prospective cohort study of predictors of incident low back pain in nurses. BMJ 1997; 314: 1225–1228

[40] Spallek M, Kuhn W, Schwarze S, Hartmann B: Occupational medical prophylaxis for the musculoskeletal system: A function-oriented system for physical examination of the locomotor system in occupational medicine (fokus(C)). J Occup Med Toxicol 2007; 2: 12

[41] Streibelt M, Gerwinn H, Hansmeier T, Thren K, Muller-Fahrnow W: SIMBO: Ein Screening-Instrument zur Feststellung des Bedarfs an Medizinisch-Beruflich Orientierten Maßnahmen in der medizinischen Rehabilitation – Analysen zur Konstruktvalidität und Prognosegüte. Rehabilitation (Stuttg) 2007; 46: 266–275

[42] Taylor H, Curran NM: The Nuprin pain report, Louis Harris, New York, 1985

[43] Toomingas A, Nemeth G, Alfredsson L: Self-administered examination versus conventional medical examination of the musculoskeletal system in the neck, shoulders, and upper limbs. The Stock-

holm MUSIC I Study Group. J Clin Epidemiol 1995; 48: 1473–1483
[44] Tuomi K, Huuhtanen P, Nykyri E, Ilmarinen J: Promotion of work ability, the quality of work and retirement. Occup Med (Lond) 2001; 51: 318–324
[45] Ueberschär I, Heipertz W: Zur Leistungsfähigkeit älterer Arbeitnehmer aus arbeits- und sozialmedizinischer Sicht. Arbeitsmed Sozialmed Umweltmed 2002; 37: 490–497
[46] Von Korff M, Ormel J, Keefe FJ, Dworkin SF: Grading the severity of chronic pain. Pain 1992; 50: 133–149
[47] Weisshaar E, Radulescu M, Soder S, Apfelbacher CJ, Bock M, Grundmann JU, Albrecht U, Diepgen TL: Secondary individual prevention of occupational skin diseases in health care workers, cleaners and kitchen employees: aims, experiences and descriptive results. Int Arch Occup Environ Health 2007; 80: 477–484
[48] Zimber A: Beanspruchung und Stress in der Altenpflege: Forschungsstand und Forschungsperspektiven. Z Gerontol Geriatr 1998; 31: 417–425
[49] Zimber A, Albrecht A, Weyerer S: Die Beanspruchung in der stationären Altenpflege. Pflege Aktuell 2000; 54: 272–275

# 13 Stress in Kliniken: Analyse der ärztlichen Arbeitsbedingungen

Monika Keller


**Zusammenfassung**

Die Arbeitsbedingungen in Kliniken sind mit dem Risiko gesundheitlicher Beeinträchtigungen für die dort arbeitenden Ärztinnen und Ärzte verbunden und können sich negativ auf die Güte der Patientenversorgung auswirken. Um Kliniken bei der Identifikation von Problembereichen in den ärztlichen Arbeitsbedingungen sowie bei deren Verbesserung zu unterstützen, wurde ein Fragebogen entwickelt – das *Instrument zur stressbezogenen Arbeitsanalyse für Klinikärztinnen und -ärzte.* Die Entwicklung dieses Analyseinstruments erfolgte in vier empirischen Studienphasen: Zur Exploration der inhaltlichen Grundlagen sowie zur Entwicklung des ersten Fragebogenentwurfs war das methodische Vorgehen qualitativ. Zur Überprüfung des Fragebogens wurden statistische Untersuchungs- und Auswertungsmethoden herangezogen. Die Studienergebnisse zeigen, dass der entwickelte Fragebogen ein reliables und valides Instrument darstellt, mit dem sich arbeitsbedingte Stressoren und Ressourcen von Klinikärzten erfassen lassen. Die mit dem Fragebogen gewonnenen Ergebnisse können Kliniken somit unterstützen, Maßnahmen zur Verbesserung der Arbeitsbedingungen ihrer Ärzte zu implementieren.


## Einleitung

### Problemaufriss

Die stressrelevanten Arbeitsbedingungen von Klinikärzten werden bereits seit längerem in wissenschaftlichen Studien untersucht. Dabei nehmen häufig insbesondere Arbeitsüberlastung und Zeitdruck eine dominante Stellung unter den ärztlichen Stressoren ein [7, 15, 21, 34, 40, 50]. Diese können im Zusammenhang mit Aufgaben der Dokumentation und Verwaltung, die heutzutage einen bedeutenden Anteil der Arbeitszeit der Ärzte beanspruchen [40], stehen sowie mit verkürzten Behandlungszeiten und Personalabbau [44].

In Bezug auf die Einhaltung bzw. Ausdehnung von Arbeitszeiten und Bereitschaftsdiensten zeigen sich erhebliche arbeitszeitliche Belastungen. Diese ergeben sich unter anderem dadurch, dass ein beträchtlicher Anteil an Bedarfsarbeit im Rahmen der Bereitschaftsdienste über der gesetzlichen Höchstgrenze (von 49 %) liegt [34, 46, 56]. Die Arbeitszeiten führen zu Beeinträchtigungen im Familienleben sowie der Freizeitgestaltung der Klinikärzte [13, 40, 44, 50].

Weitere Stressoren liegen in der Arbeitsorganisation und Problemen in Arbeitsabläufen, wie z. B. Fehl- und Überbelegungen, Arbeitsunterbrechungen sowie Mängeln bei der Weitergabe von Informationen und Unterlagen [14, 15, 21, 34, 40].

Darüber hinaus zeigen sich in der Zusammenarbeit mit den unterschiedlichen ärztlichen und nicht-ärztlichen Kollegen und Vorgesetzten soziale Stressoren, die sich insbesondere in Konkurrenz, Leistungsdruck, Konflikten und Diskriminierung äußern können [7, 16, 30, 39–41, 50].

Auch in der Interaktion mit Patienten und deren Angehörigen können Stressoren auftreten. Einerseits kann das Miterleben von Krankheiten, Leid und Tod emotionale Betroffenheit bei Ärzten auslösen [3, 21, 41, 42, 52], andererseits lassen sich auch hier soziale Stressoren ausmachen, die sich z. B. in mangelnder Compliance und Vorwürfen durch Patienten und deren Angehörige äußern [7, 16, 21, 30, 54].

Zahlreiche Studien untersuchen die Folgen hoher Arbeitsbelastungen. Neben psychosomatischen Beschwerden – wie z. B. Rücken- und Nackenschmerzen, Müdigkeit/ Mattigkeit, Konzentrationsschwäche und Kopfschmerzen [34, 50] wird zumeist von einer erhöhten Prävalenz psychiatrischer Erkrankungen ausgegangen. Letzteres drückt sich unter anderem in depressiven Erkrankungen sowie in einer erhöhten Suizidrate für Ärzt*innen* aus [9, 20, 38, 45, 51]. Überdies zeigen Studien, dass ein beträchtlicher Anteil an Ärzten erhöhte Werte für Burnout bzw. emotionale Erschöpfung und Klientenaversion aufweist [32, 40, 43, 51, 55].

Neben den gesundheitlichen Folgen für die betroffenen Klinikärzte selbst zeigen sich ferner negative Auswirkungen auf die Güte der Versorgung und Genesung der Patienten [19]. Häufig untersucht wird in diesem Kontext die Gefahr von Behandlungsfehlern. Hier werden Wechselwirkungen angenommen: Zum einen werden Behandlungsfehler als Folge ungünstiger Arbeitsbedingungen, Schlafmangel und gesundheitlicher Beeinträchtigungen betrachtet, zum anderen scheinen sie diese auch hervorzurufen bzw. zu verstärken [1, 10, 57].

## Entwicklung eines Analyseinstruments für Klinikärzte

Damit Verbesserungen der ärztlichen Arbeitsbedingungen eingeleitet werden können, muss zunächst analysiert werden, wo vorhandene Problembereiche liegen. Um Kliniken bei dieser Analyse zu unterstützen, ist die Verfügbarkeit eines Instruments vonnöten, mit dem sich die spezifischen Arbeitsmerkmale der Zielgruppe der Klinikärzte erfassen lassen. Die Entwicklung eines solchen Instruments – das *Instrument zur stressbezogenen Arbeitsanalyse für Klinikärztinnen und -ärzte* – wird im Rahmen dieses Beitrags vorgestellt.

Merkmale, die besonders charakteristisch für die ärztlichen Arbeitsbedingungen sind und im Zuge der Instrumentenentwicklung für Klinikärzte berücksichtigt werden sollten, liegen u. a. in arbeitszeitlichen Besonderheiten und in der Komplexität der Arbeitsorganisation in Kliniken, welche eine Vielfalt an Schnittstellen zwischen unterschiedlichen Berufsgruppen und Abteilungen mit sich bringt. Weit verbreitet bzw. traditionell vorherrschend sind ferner die stark hierarchischen Strukturen in Kliniken.

Die ärztliche Tätigkeit ist außerdem durch die Interaktion mit Patienten und Angehörigen geprägt. Neben dem Miterleben von Leid und Tod ist damit eine hohe Verantwortung für das Wohl der Patienten verbunden. Dem gegenüber steht die Tatsache, dass in Kliniken viele junge Ärzte arbeiten. Einerseits sind sie Berufsanfänger mit wenig Erfahrung, andererseits befinden sie sich in der Regel in der Facharztausbildung, welche zusätzliche Anforderungen an sie stellt.

Des Weiteren wurde bei der Instrumentenentwicklung berücksichtigt, dass der Klinikalltag vielerorts durch Zeitdruck geprägt ist, so dass ein Instrument für Klinikärzte praktikabel und effizient einsetzbar sein sollte.

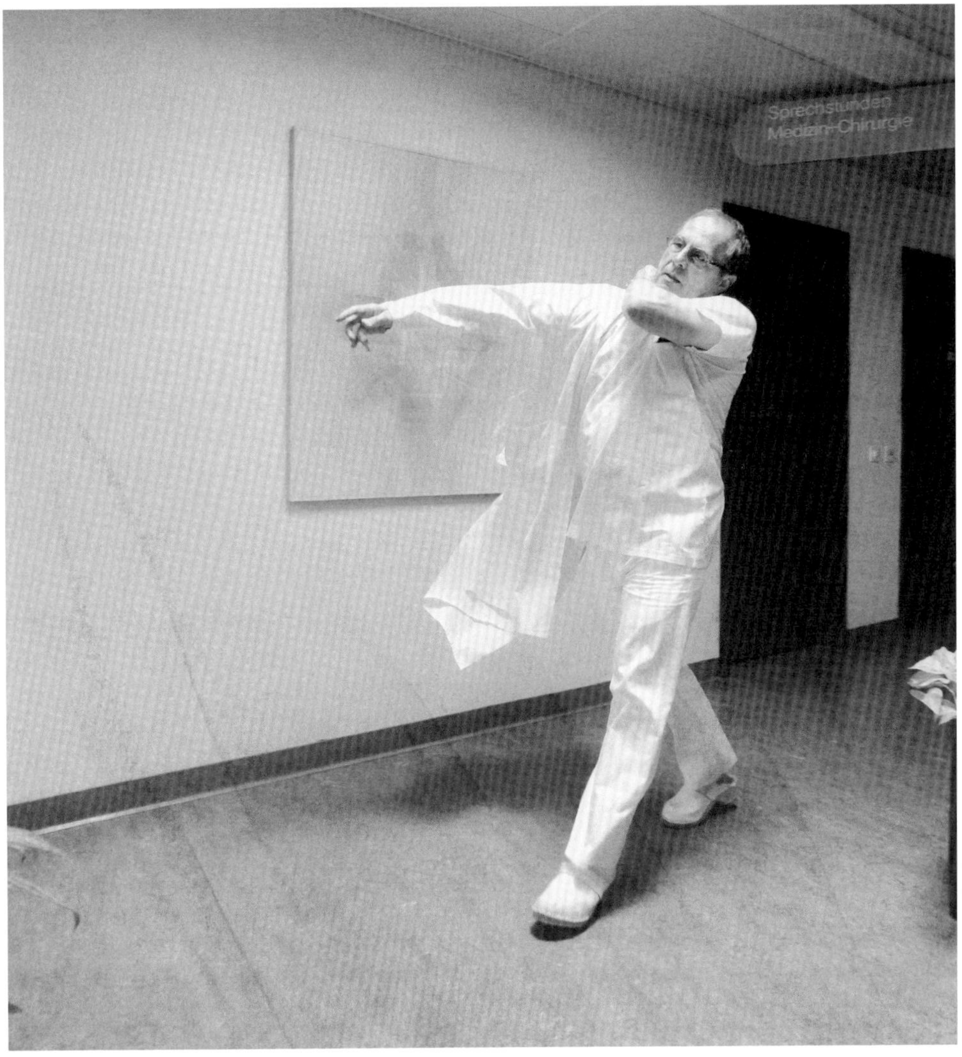


Zeitstress im Klinikalltag

# Instrument zur stressbezogenen Arbeitsanalyse für Klinikärztinnen und -ärzte

## Theoretische Grundlagen der Instrumentenentwicklung

Theoretisch basiert das *Instrument zur stressbezogenen Arbeitsanalyse für Klinikärztinnen und -ärzte* auf einer arbeitspsychologischen Erweiterung des Transaktionalen Stressmodells *(Abb. 1)* [2, 18, 29]. Von besonderer Bedeutung für die Instrumentenentwicklung ist die Unterscheidung von *Stressoren* und *Ressourcen*, also die Differenzierung zwischen stress*auslösenden* Faktoren und solchen Faktoren, die sich stress*reduzierend* auswirken. Ferner wird zwischen *bedingungs*bezogen und *personen*bezogen differenziert, also zwischen stressrelevanten *Merkmalen in der Umwelt* (z. B. Probleme in der Arbeitsorganisation) einerseits und *Eigenschaften in der Person* (z. B. Ängstlichkeit) andererseits.

Neben der arbeitspsychologischen Erweiterung des Transaktionalen Stressmodells, das als theoretisches Rahmenmodell verstanden wird, sind diverse weitere arbeitspsychologische Theorien und Konstrukte in die Instrumentenentwicklung eingeflossen, u. a. die Handlungsregulationstheorie [12, 53, 59], soziale Unterstützung [5, 23, 62] und emotionale Dissonanz [60]. (Eine detaillierte Beschreibung der theoretischen Grundlagen findet sich in [27].)

## Methodische Grundlagen der Instrumentenentwicklung

Das Analyseinstrument für die Klinikärzte wurde in Form eines Fragebogens entwickelt, mit dem die Ärzte ihre Arbeitsbedingungen selbst einschätzen sollen. Konzeptionell baut dieser Fragebogen auf dem *Instrument zur stressbezogenen Tätigkeitsanalyse* (ISTA) auf [47, 49], dem das Transaktionale Stressmodell und die Handlungsregulationstheorie zugrunde liegen.

Eine direkte Übernahme von original ISTA-Items in den Fragebogen für die Klinikärzte war nur in wenigen Fällen möglich, da die Passung sowohl in Bezug auf die konkreten Inhalte als auch bezüglich des sprachlichen Ausdrucks zumeist nicht gegeben war.

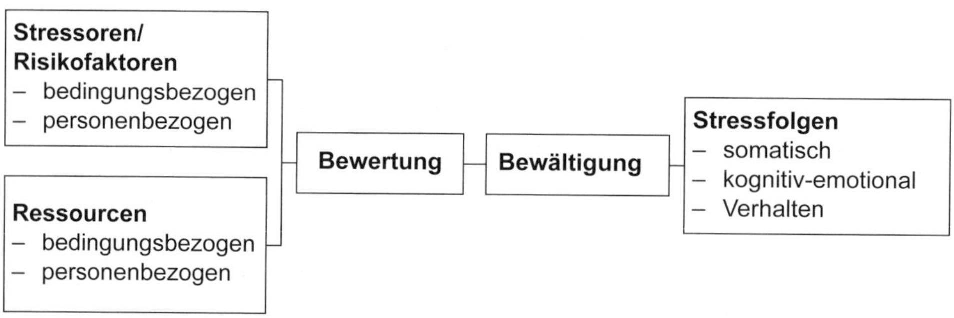


**Abbildung 1:** Transaktionales Stressmodell in seiner arbeitspsychologischen Erweiterung [2, 18]

Demgegenüber wurde der bedingungsbezogene Ansatz des ISTA übernommen. Dieser bietet einerseits eine gute Grundlage zur Entwicklung betrieblicher Interventionen, andererseits legen Ergebnisse früherer Studien nahe, dass in diesem Bereich ein Großteil der ärztlichen Stressoren und Ressourcen liegen [26].

Neben dem Rückgriff auf andere bewährte Fragebögen – insbesondere den Skalen *Emotionale Dissonanz* [6, 11, 22, 61] – wurden zahlreiche Items neuformuliert. Die Formulierung erfolgte in Anlehnung an die original ISTA-Items: Zu erfassende Merkmale wurden objektiv, konkret und unabhängig von ihrer Bedeutung für die Befragten formuliert.

## Instrumentenentwicklung

Die Entwicklung der ersten Version des Fragebogens für die Klinikärzte erfolgte in vier empirischen Studienphasen. In den ersten Studienphasen wurden die Verfahrensgrundlagen mit Hilfe von qualitativen Methoden erforscht, in den späteren Studienphasen wurden quantitative Methoden angewendet.

## Erste Studienphase: Exploration der aktuellen ärztlichen Stressoren und Ressourcen

Mit dem Ziel, die aktuell relevanten Stressoren und Ressourcen in den Arbeitsbedingungen von Klinikärzten zu erfassen, wurde zunächst eine explorative Studie durchgeführt [26]. Dies war insbesondere angezeigt, weil viele der vorhandenen Studien zum Thema entweder relativ alt waren [21, 50] und/oder im Ausland durchgeführt wurden [7, 17], wodurch ihre Ergebnisse nur eine eingeschränkte Aussagekraft für die aktuelle Arbeitssituation deutscher Klinikärzte haben.

Mit einer heterogenen Gruppe von Klinikärzten – Ärzten aus unterschiedlichen Kliniktypen, beruflichen Positionen und Fachgebieten – wurden 12 Tagesablaufinterviews und 3 Schichtbeobachtungen durchgeführt. In den Tagesablaufinterviews beschrieben die Interviewten die im Laufe eines Arbeitstages auftretenden Stressoren und Ressourcen. Dieses Vorgehen ermöglicht die Erfassung von stressrelevanten Aspekten, die den Klinikärzten auf eine unkonkrete Fragestellung nach Stress nicht bewusst gewesen wären. In den Schichtbeobachtungen erfolgte die Exploration der ärztlichen Arbeitsbedingungen aus arbeitspsychologischer Perspektive. Methodisch wurden diese als Beobachtungsinterviews durchgeführt, bei denen die Ärzte während ihrer Arbeit beobachtet und ergänzend befragt wurden [26, 47].

Die Ergebnisse der Tagesablauf- und Beobachtungsinterviews erbrachten eine Fülle an Stressoren und Ressourcen, die einerseits die anhaltende Relevanz von Ergebnissen aus früheren Untersuchungen bestätigten und andererseits zusätzliche Aspekte thematisierten. Von den Ärzten häufig berichtete Stressoren lagen im Bereich der Arbeitszeiten und der Arbeitsorganisation und betrafen die Arbeitsintensität, die sich sowohl in quantitativer als auch qualitativer Überforderung äußerte. Zudem zeigten sich Stressoren mit Patienten und Angehörigen (z. B. emotionale Betroffenheit, verbale

Konflikte oder die Gefahr von tätlichen Angriffen) sowie Spannungen, Konflikte und Diskriminierung in der Zusammenarbeit mit Vorgesetzten und Kollegen. Die soziale Unterstützung stellte die am häufigsten genannte Ressource dar. Des Weiteren wurde in den Interviews herausgestellt, dass die Möglichkeiten zur (fachlichen) Weiterentwicklung eine hohe Bedeutung für Ärzte haben [26].

### Zweite Studienphase:<br>Entwicklung und Überprüfung des ersten Instrumentenentwurfs

Theoriegeleitet und auf Grundlage der Ergebnisse der explorativen Studie sowie literaturgestützt wurde ein erster Fragebogenentwurf entwickelt. Dieser beinhaltete eine Vielzahl an Skalen, die vier unterschiedliche Bereiche der ärztlichen Tätigkeit thematisieren: (1) Allgemeine Stressoren (Skalen sind hier z. B. *Zeitdruck* und *Unsicherheit*), (2) Stressoren in der Interaktion mit Patienten und Angehörigen (z. B. *Soziale Stressoren mit Patienten*), (3) allgemeine Ressourcen (z. B. *Handlungsspielraum*) und (4) soziale Ressourcen (z. B. *soziale Unterstützung durch Vorgesetzte und Kollegen*).

Der erste Fragebogenentwurf wurde in 13 Experteninterviews und 18 Beobachtungsinterviews mit einer heterogenen Gruppe von Klinikärzten überprüft. Ziel dabei waren insbesondere die Prüfung und Optimierung der Relevanz und Vollständigkeit der Verfahrensinhalte sowie die sprachliche Verständlichkeit und Passung der Items für die Zielgruppe der Ärzte [27].

Ergebnis dieser Studienphase war eine inhaltliche und sprachliche Anpassung des Fragebogenentwurfs.

### Dritte Studienphase:<br>Pretest – Erste schriftliche Befragung

Die überarbeitete Fassung des Fragebogenentwurfs wurde einem Pretest unterzogen. An dieser ersten schriftlichen Befragung haben sich 45 Klinikärzte aus 6 Kliniken beteiligt. Der Rücklauf lag bei 68 %. Aufbauend auf den Ergebnissen des Pretestes wurde der Fragebogen nochmals überarbeitet. Mit dieser Revision lag die erste Version des *Instruments zur stressbezogenen Arbeitsanalyse für Klinikärztinnen und -ärzte* vor, die 27 Skalen mit 158 Items umfasste [27].

### Vierte Studienphase:<br>Hauptuntersuchung

Im Rahmen der Hauptuntersuchung wurden zwei Erhebungen durchgeführt, in denen die erste Version des *Instruments zur stressbezogenen Arbeitsanalyse für Klinikärztinnen und -ärzte* zum Einsatz kam. Anhand der Daten der ersten Befragung wurde die Skalenstruktur des Fragebogens analysiert und es wurden umfangreiche Kürzungen vorgenommen. Mit den Daten der zweiten Erhebung wurde die Validierung des Fragebogens vorgenommen.

Zusätzlich zu dem Fragebogen für die Ärzte kamen – zum Zweck der statistischen Überprüfung bzw. Validierung des Fragebogens – in beiden Erhebungen der Hauptuntersuchung fünf weitere Skalen zum Einsatz. Dies waren die Skala *Irritation* [37], das *Maslach Burnout Inventar* mit den Skalen *Emotionale Erschöpfung, Depersonalisierung* und *Persönliche Leistungsfähigkeit* [8, 33] sowie eine Skala zu *Psychosomatische Beschwerden* [35].

*Analyse der Skalenstruktur und Kürzung des Instruments*

Es wurde eine Online-Befragung durchgeführt, an der sich N = 702 Klinikärzte beteiligt haben. 62 % der Teilnehmer waren männlich. In Hinblick auf die berufliche Position innerhalb der Krankenhaushierarchie waren 42 % der Befragten Assistenzärzte *ohne* und 27 % Assistenzärzte *mit* abgeschlossener Weiterbildung. 29 % der Teilnehmer waren Oberärzte und 1 % Chefärzte (1 % der Teilnehmer hat keine Angabe zur beruflichen Position gemacht).

Im Rahmen der statistischen Auswertungen wurde zunächst eine explorative Faktorenanalyse durchgeführt. Die Ergebnisse haben gezeigt, dass die durch Faktorenanalyse erhaltene Struktur des Fragebogens in weiten Teilen mit der theoretisch entwickelten Struktur übereinstimmte. Dort wo sich Abweichungen zeigten – einige Items luden auf anderen Faktoren und einzelne Faktoren haben sich anders gebildet – wurde die Fragebogenstruktur angepasst und/oder es wurden weiterführende Analysen durchgeführt [27].

Anschließend wurde das Instrument durch Item- und Skalenselektion gekürzt. Zur Itemselektion wurden diverse (statistische) Kriterien herangezogen, u. a. interne Konsistenzen, Trennschärfen und Augenscheinvalidität. Zur Selektion von Skalen wurden zunächst bivariate Korrelationen mit den fünf Befindensvariablen berechnet. Anschließend wurde der Zusammenhang der Fragebogenskalen zum Befinden anhand von multiplen Regressionsanalysen überprüft [27].

Nach Abschluss des Selektionsprozesses umfasste der Fragebogen für die Klinikärzte 84 Items in 23 Skalen *(Tab. 1)*. Im folgenden Abschnitt wird die Validierung der gekürzten Fassung des Fragebogens beschrieben.

*Validierung des Fragebogens*

Der Datensatz, der zur Validierung des gekürzten Fragebogens herangezogen wurde, stammt aus einer Befragung, die mittels Paper-and-Pencil in zehn Kliniken/Klinikverbünde durchgeführt wurde. An dieser Befragung haben sich 571 Klinikärzte beteiligt, was einer Rücklaufquote von 46,2 % entspricht. Von den teilnehmenden Ärzten waren 57 % männlich. Bezogen auf ihre berufliche Position haben 40 % Assistenzärzte *ohne* und 22 % Assistenzärzte *mit* abgeschlossener Weiterbildung an der Befragung teilgenommen. 30 % der Befragten waren Oberärzte und 6 % Chefärzte.

Die Faktorenstruktur des Fragebogens wurde anhand von konfirmatorischen Faktorenanalysen überprüft und hat sich bestätigt. Zur Ermittlung der Reliabilität der Fragebogenskalen wurden die internen Konsistenzen (Cronbachs α) berechnet: Sämtliche

Skalen weisen eine ausreichend bis gute Zuverlässigkeit auf. Die Interkorrelationen der Fragebogenskalen sind zumeist gering bis moderat ausgeprägt, was auf ihre Konstruktvalidität hinweist. Zur Überprüfung der Kriteriumsvalidität wurden die bivariaten Korrelationen mit den fünf Befindensvariablen berechnet. Mit wenigen Ausnahmen sind alle Korrelationen hochsignifikant, was auf die Bedeutung der erfassten Stressoren und Ressourcen für die Entwicklung von Befindensbeeinträchtigungen hindeutet [28].

**Tabelle 1**: Instrument zur stressbezogenen Arbeitsanalyse für Klinikärztinnen und -ärzte: Skalen, Beispielitems und Itemanzahl

| Skalen[1] | | Beispielitems | Itemanzahl |
|---|---|---|---|
| **Allgemeine Stressoren** | | | |
| Zeitdruck | | Wie häufig stehen Sie unter Zeitdruck? | 4 |
| Unsicherheit | | Wie häufig müssen Sie Entscheidungen treffen, die Sie in ethische Konflikte bringen? | 3 |
| Frustration übergreifender Motive | | Wie oft kommt es vor, dass Sie die Patientenversorgung aufgrund von Vorgaben durch die Klinik und/oder Vorgesetzte anders durchführen, als Sie es für sinnvoll halten? | 4 |
| Probleme in Arbeitsabläufen mit … | Vorgesetzten und Ärzten | Wie häufig können Sie diese Personen nicht erreichen, wenn Sie etwas mit ihnen besprechen wollen? | 4 |
| | anderen Berufsgruppen | | 4 |
| | anderen Abteilungen | | 4 |
| | anderen Einrichtungen | | 4 |
| Arbeitszeiten und Dienste | | An wie vielen Wochenenden (Samstag und/oder Sonntag) haben Sie im letzten Monat gearbeitet? | 7 |
| **Stressoren in der Interaktion mit Patienten** | | | |
| Soziale Stressoren mit Patienten | | Wie häufig kommt es vor, dass Patienten oder Angehörige überzogene Ansprüche an Sie stellen? | 4 |
| Emotionale Dissonanz | | Wie oft kommt es bei Ihrer Arbeit vor, dass Sie Ihre eigenen Gefühle unterdrücken müssen, um nach außen hin „neutral" zu erscheinen? | 3 |
| Patienten mit schwierigen Krankheitsverläufen | | Wie häufig behandeln Sie Patienten, die einen Rückfall erlitten haben? | 3 |

[1] In den Skalen *Zeitdruck, Unsicherheit, Handlungsspielraum, Weiterentwicklungsmöglichkeiten in der Arbeitstätigkeit* und *Partizipation* wurde auf Items aus dem ISTA [47, 48] zurückgegriffen, die Skala *Emotionale Dissonanz* stammt aus einer Skala der *Frankfurt Emotion Work Scales* [61]. *Soziale Unterstützung* wird mit einer Skala von Frese [11], Operationalisierung nach Caplan et al. [6], mit Ergänzungen von House [22] erfasst.

**Tabelle 1**: Instrument zur stressbezogenen Arbeitsanalyse für Klinikärztinnen und -ärzte: Skalen, Beispielitems und Itemanzahl *(Forts.)*

| Skalen[1] | | Beispielitems | Item-anzahl |
|---|---|---|---|
| Gefahr von Übergriffen durch Patienten | | Wie groß ist die Gefahr, dass Patienten oder Angehörige Sie tätlich angreifen? | 3 |
| **Allgemeine Ressourcen** | | | |
| Handlungsspielraum | | Wie groß ist der Freiraum, in dem Sie selbst bestimmen können, auf welche Art und Weise Sie Ihre Arbeit erledigen? | 3 |
| Weiterentwicklungsmöglichkeiten in der Arbeitstätigkeit | | Wie viel Gelegenheit haben Sie, bei Ihrer Arbeit Neues dazuzulernen? | 3 |
| Partizipation | | Ich habe ausreichend Einfluss auf die Gestaltung von Arbeitsabläufen, von denen ich unmittelbar betroffen bin. | 4 |
| Möglichkeiten zur Fort- und Weiterbildung | | Die Facharztausbildung der Assistenzärzte wird in unserer Abteilung gut gefördert. | 4 |
| Räumlichkeiten und Umgebungsbedingungen | | In unserer Abteilung sind ausreichend Arztzimmer verfügbar. | 4 |
| **Soziale Ressourcen** | | | |
| Soz. Unterstützung durch … | direkte Vorgesetzte | Wie sehr können Sie sich auf folgende Personen verlassen, wenn es in der Arbeit schwierig wird? | 3 |
| | ärztliche Kollegen | | 3 |
| | andere Berufsgruppen | | 3 |
| Soziales Klima mit anderen Abteilungen | | In der Zusammenarbeit mit den Mitarbeitern aus anderen Abteilungen ist die Stimmung gut. | 3 |
| Gerechtigkeit | | Wenn man alle Ärzte unserer Abteilung vergleicht, ist die Übernahme von besonders beliebten und unbeliebten Schichten/Diensten gerecht verteilt. | 4 |
| Respekt und Anerkennung | | Die Belange und Probleme der Ärzte werden von der Leitung unseres Hauses ernst genommen. | 3 |

[1] In den Skalen *Zeitdruck*, *Unsicherheit*, *Handlungsspielraum*, *Weiterentwicklungsmöglichkeiten in der Arbeitstätigkeit* und *Partizipation* wurde auf Items aus dem ISTA [47, 48] zurückgegriffen, die Skala *Emotionale Dissonanz* stammt aus einer Skala der *Frankfurt Emotion Work Scales* [61]. *Soziale Unterstützung* wird mit einer Skala von Frese [11], Operationalisierung nach Caplan et al. [6], mit Ergänzungen von House [22] erfasst.

## Einsatz des Instruments in der Praxis: Welchen Nutzen bietet das Instrument?

### Einschätzung der Arbeitsbedingungen auf Abteilungsebene

Arbeitsanalyseinstrumente werden in der Regel nicht zur Individualdiagnostik eingesetzt, sondern dienen der Einschätzung der Arbeitsbedingungen auf Abteilungs- oder Klinikebene. Zu diesem Zweck wird jeweils der Mittelwert über alle Ärzte einer Abteilung berechnet. Dieses Vorgehen ist jedoch nur angezeigt, wenn die Urteile der einzelnen Abteilungsmitglieder Ähnlichkeit miteinander haben.

Um einschätzen zu können, inwieweit die Ärzte einer Abteilung in ihrer Bewertung der Arbeitsbedingungen übereinstimmen, wurde die Interraterübereinstimmung – mit dem index of interrater agreement ($r_{wg(J)}$) [24] – ermittelt. Für sämtliche Fragebogenskalen wurde die Interraterübereinstimmung in 52 Abteilungen, aus denen sich mindestens 5 Klinikärzte an der Erhebung beteiligt haben, errechnet. Die Ergebnisse zeigen, dass die mittlere Interraterübereinstimmung (arithmetisches Mittel) über die 52 Abteilungen für sämtliche Skalen moderat bis hoch zu bewerten ist [28].

Diese Ergebnisse sprechen dafür, dass eine Aggregation der Skalenwerte auf Abteilungsebene zulässig ist. Umso positiver sind die erzielten Interraterübereinstimmungen vor dem Hintergrund zu bewerten, dass innerhalb von Abteilungen Ärzte mit unterschiedlichen beruflichen Positionen und unterschiedlicher Berufserfahrung arbeiten. Ferner sind auch die ärztlichen Arbeitsplätze innerhalb einer Abteilung nicht unbedingt identisch; so können Ärzte in der Anästhesie z. B. im OP oder in der Intensivstation arbeiten.

### Bereitstellung von Referenzwerten

Um für zukünftige Einsätze des Fragebogens Möglichkeiten zu haben, die eigenen Ergebnisse einschätzen zu können, sollten – mit Hilfe des Datensatzes aus der Validierungsstudie – Vergleichs- bzw. Referenzwerte generiert werden. Zu diesem Zweck wurden Prozentränge ermittelt, deren Berechnung für die Rohwerte der Fragebogenskalen erfolgte [31, 36].

Die Verläufe der Rohwerte für die Fragebogenskalen sind in den *Abbildungen 2 und 3* (getrennt nach Stressoren und Ressourcen) wiedergegeben. Pro Rohwert ist der dazugehörige Prozentrang ablesbar. Dieser stellt die kumulative Häufigkeit für den Rohwert in Prozent dar.

Anhand der Ergebnisse zeigt sich, dass der Anstieg der Rohwerte zwischen den Skalen teils erheblich variiert: Der gleiche Rohwert ist für die unterschiedlichen Fragebogenskalen also teilweise sehr unterschiedlich zu bewerten. Beispielsweise liegt für den Rohwert 10 der Prozentrang für die Skala *Zeitdruck* bei P19, für die *Sozialen Stressoren mit Patienten* liegt er hingegen bei P58. Das bedeutet, dass für die Skala *Zeitdruck* lediglich 19 % der Befragten einen Rohwert von (maximal) 10 haben; für die Skala *Soziale Stressoren mit Patienten* zeigen 58 % der Befragten diesen Rohwert.

Die Bereitstellung von Prozenträngen ermöglicht es, die Ergebnisse einer einzelnen Abteilung mit den Ergebnissen bzw. den Prozenträngen der Gesamtstichprobe zu vergleichen bzw. deren Höhe einzuschätzen.

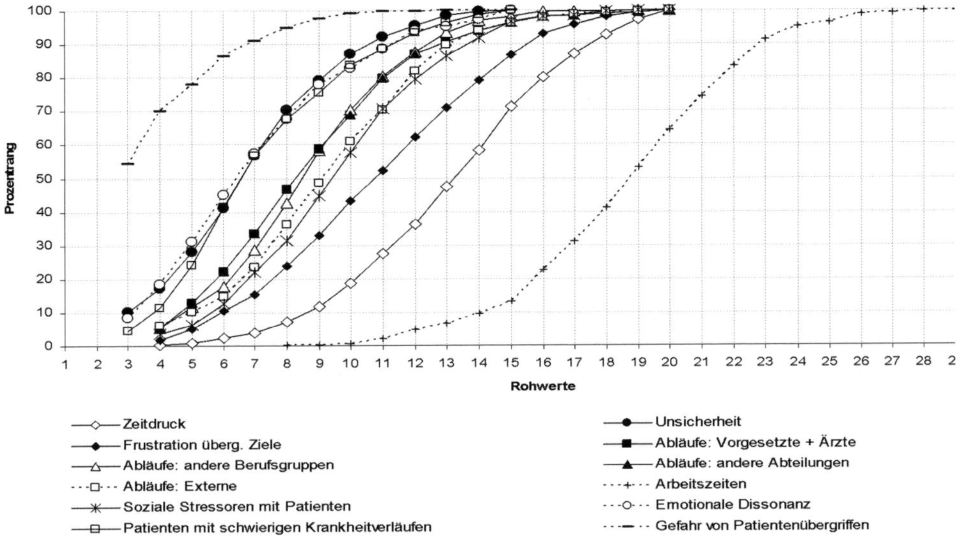


**Abbildung 2:** Rohwerte und Prozentrangwerte für die Fragebogenskalen der Stressoren

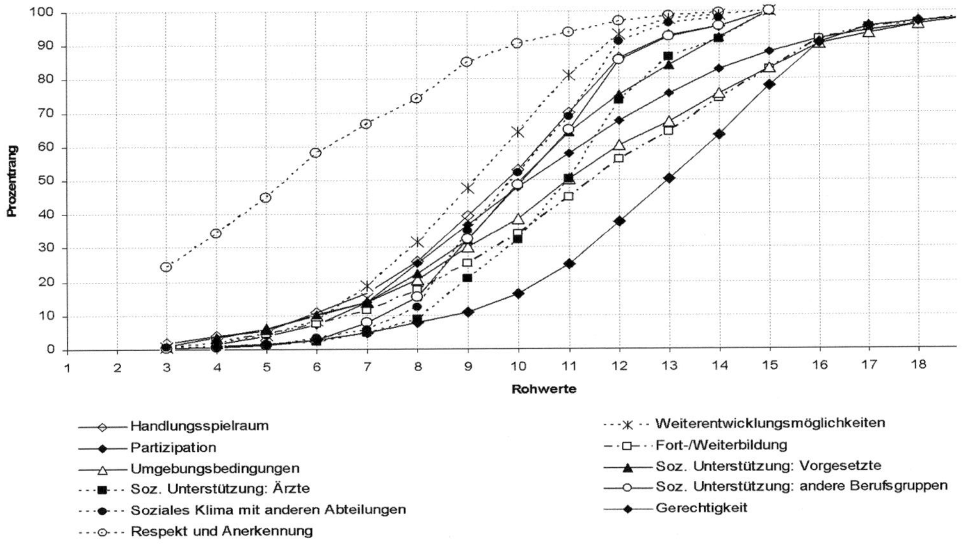


**Abbildung 3:** Rohwerte und Prozentrangwerte für die Fragebogenskalen der Ressourcen

## Diskussion

### Nutzen und Grenzen des Instruments für die Praxis

Mit dem *Instrument zur stressbezogenen Arbeitsanalyse für Klinikärztinnen und -ärzte* wurde ein Fragebogen entwickelt, der stressrelevante Arbeitsmerkmale von Klinikärzten erfasst, welche einen Zusammenhang zum Befinden aufweisen. Dadurch kann der Fragebogen einen Beitrag zur präventiven Arbeitsgestaltung in Kliniken leisten. Mit dem Fragebogen lassen sich Probleme in den Arbeitsbedingungen erkennen, anhand derer Ansätze für Verbesserungen abgeleitet werden können. Werden darauf aufbauend Maßnahmen zur Verbesserung umgesetzt, steht zu erwarten, dass dies der Entwicklung von gesundheitlichen Beeinträchtigungen entgegenwirkt.

Hervorzuheben ist in diesem Kontext die Branchenspezifität des Analyseinstruments. Sie gewährleistet, dass der Fragebogen die spezifischen Stressoren und Ressourcen der Zielgruppe der Klinikärzte thematisiert, was sowohl die Identifikation von Problembereichen als auch die Entwicklung von Interventionen unterstützt.

Des Weiteren sind die inhaltliche Breite und Vielfältigkeit des Fragebogens zu betonen. Sie ermöglichen es, aus dem Spektrum an ärztlichen Arbeitsbedingungen diejenigen zu identifizieren und gezielt zu verändern, die einer Verbesserung bedürfen.

Zum Zweck der Entwicklung des Fragebogens für die Klinikärzte wurden vier aufeinander aufbauende empirische Studienphasen durchgeführt. Durch die Anwendung von unterschiedlichen qualitativen und quantitativen Untersuchungen wurde gewährleistet, dass die aktuell für deutsche Klinikärzte relevanten Stressoren und Ressourcen in den Fragebogen aufgenommen und sprachlich angemessen operationalisiert wurden. Der Einsatz unterschiedlicher Methoden – Selbsteinschätzung durch die Ärzte (Interviews und Fragebogenerhebungen) sowie Fremdeinschätzung (Beobachtungsinterviews) – stellte außerdem sicher, dass nicht ausschließlich solche Stressoren und Ressourcen in den Fragebogen aufgenommen wurden, die den Ärzten selbst bewusst sind, sondern auch solche Merkmale berücksichtigt wurden, die sich bereits in anderen empirischen Studien als bedeutsam erwiesen haben. Die schriftlichen Erhebungen der Hauptuntersuchung haben schließlich dazu geführt, dass ausschließlich solche Arbeitsmerkmale, für die sich der Zusammenhang bzw. die Gefahr von Befindensbeeinträchtigungen in der vorliegenden Studie bestätigt hat, im Fragebogen beibehalten wurden.

Eine Grenze des entwickelten Analyseinstruments besteht darin, dass der Fragebogen mit 84 Items in 23 Skalen zwar einen differenzierten Überblick über die ärztlichen Arbeitsbedingungen ermöglicht, dass die Analyse jedoch nicht in die Tiefe geht. Aus einer Erhebung mit dem Fragebogen und den daraus gewonnenen Ergebnissen lassen sich keine detaillierten Hinweise auf die Ursachen der Probleme in den ärztlichen Arbeitsbedingungen ableiten. Um konkrete Maßnahmen zur Veränderung zu entwickeln, ist es notwendig, dass zusätzlich die Ursachen – aufbauend auf den Ergebnissen mit dem Fragebogen – differenziert herausgearbeitet werden, beispielsweise im Rahmen von (Gesundheits-)Workshops mit den betroffenen Mitarbeitern.

Dieser Aspekt verdeutlicht außerdem eine weitere Grenze des Fragebogens, die in seiner Methode per se liegt. Es handelt sich um ein *Analyse*instrument, mit dem – wie mit jedem anderen Analyseinstrument auch – lediglich Schwachstellen und Problembereiche aufgedeckt werden können. Zwar stellt dies einen wichtigen *ersten* Schritt dar, jedoch ist damit noch keinerlei Verbesserung der Arbeitssituation verbunden. Im Gegenteil, bleiben kritische Befragungsergebnisse ohne Folge, besteht die Gefahr, dass dies bei den Betroffenen zu Frustration und Resignation führt. Die Implementierung von Maßnahmen ist deshalb von großer Bedeutung [4, 25].

### Limitationen der Studie

Das Erreichen des Ziels, ein bedingungsbezogenes Analyseinstrument für Klinikärzte zu entwickeln, sollte kritisch hinterfragt werden. Einerseits legt die inhaltliche Betrachtung der Fragebogenskalen nahe, dass zumindest einige der Skalen nicht ausschließlich durch die Arbeits*bedingungen* sondern teilweise auch durch *personen*bezogene Merkmale beeinflusst sein dürften. Die in diesem Kontext auffälligste Skala ist die Skala *Emotionale Dissonanz* (in ihr drückt sich die Differenz zwischen [innerem] Erleben und [äußerem] Gefühlsausdruck aus). In Hinblick auf die angewandte Methodik des Instruments – also eines Fragebogens zur Einschätzung durch die Betroffenen – ist festzustellen, dass bei Selbstauskünften generell ein gewisses Maß an Beeinflussung durch das individuelle Erleben der Befragten anzunehmen ist. Soweit dies möglich ist, wurde diesem Umstand bei der Fragebogenentwicklung entgegengewirkt. Die Items wurden – in Anlehnung an den ISTA – möglichst „objektiv" formuliert. Mit Blick auf mögliche alternative Erhebungsmethoden ist ferner festzuhalten, dass die Fragebogenerhebung im vorliegenden Kontext m. E. die am besten geeignete Methode darstellt. So weist z. B. die vermeintlich objektive Methode der Arbeitsbeobachtung andere Schwächen auf. Einerseits fließt hier die subjektive Einschätzung des Beobachters ein, andererseits besteht die Schwierigkeit, die kognitiven und emotionalen Belastungen der Ärzte zu beobachten [58].

Die Prozentränge geben wichtige Hinweise zur Einschätzung von Erhebungsergebnissen. Hier sollte jedoch berücksichtigt werden, dass die Prozentränge auf einer für diese Zwecke relativ kleinen Stichprobe basieren, welche nicht als repräsentativ gelten kann. Vor diesem Hintergrund wird angestrebt, die Datenbasis durch weitere Erhebungen zu vergrößern.

Im Hinblick auf das Querschnittsdesign der vorliegenden Studie ist festzustellen, dass ausschließlich Aussagen über Zusammenhänge zwischen Arbeitsbedingungen und Befindensvariablen gemacht werden können. Es ist nicht möglich, kausale Schlüsse zu ziehen. Um die prädiktive Validität des entwickelten Analyseinstruments zu überprüfen, wird angestrebt, eine weitere Erhebung mit den befragten Ärzten durchzuführen.

## Schlussfolgerungen

Mit dem *Instrument zur stressbezogenen Arbeitsanalyse für Klinikärztinnen und -ärzte* liegt ein Fragebogen vor, der theoriegeleitet entwickelt wurde und dessen Inhalte einen Zusammenhang zu unterschiedlichen Befindensvariablen aufweisen. Aus den Ergebnissen, die mit dem Fragebogen gewonnen werden, lassen sich Ansätze für Interventionen ableiten. Die Entwicklung und Implementierung von Maßnahmen kann langfristig der Entwicklung von gesundheitlichen Beeinträchtigungen entgegen wirken.

## Literatur


[1] Baldwin DC, Jr., Daugherty SR, Tsai R, Scotti MJ, Jr.: A national survey of residents' self-reported work hours: thinking beyond specialty. Acad Med 2003; 78: 1154–1163

[2] Bamberg E, Busch C, Ducki A: Stress- und Ressourcenmanagement. Strategien und Methoden für die neue Arbeitswelt, Huber, Bern, 2003

[3] Bates E: Doctors and their spouses speak: stress in medical practice. Sociol Health Illn 1982; 4: 25–39

[4] Bungard W: Mitabeiterbefragungen als Instrument modernen Innovations- und Qualitätsmanagements. In: Bungard W, Jöns I (Hrsg.): Mitarbeiterbefragung – Ein Instrument des Innovations- und Qualitätsmangements. Psychologie Verlags Union, Weinheim, 1997: 5–14

[5] Caplan RD, Cobb S, French JP, van Harrison R, Pinneau SR: Job demands and worker health, Washington, D.C., 1975

[6] Caplan RD, Cobb S, French JP, van Harrison R, Pinneau SR: Arbeit und Gesundheit – Streß und seine Auswirkungen bei verschiedenen Berufen, Huber, Bern, 1982

[7] Cohen JS, Patten S: Well-being in residency training: a survey examining resident physician satisfaction both within and outside of residency training and mental health in Alberta. BMC Med Educ 2005; 5: 21

[8] Enzmann D, Kleiber D: Helfer-Leiden: Stress und Burnout in psychosozialen Berufen, Asanger Verlag, Heidelberg, 1989

[9] Firth-Cozens J: Depression in Doctors. In: Robertson MM, Katona CL (Hrsg.): Depression and physical illness. Wiley, New York, 1997: 95–111

[10] Firth-Cozens J: Interventions to improve physicians' well-being and patient care. Soc Sci Med 2001; 52: 215–222

[11] Frese M: Gütekriterien der Operationalisierung von sozialer Unterstützung am Arbeitsplatz. Z Arbeitswiss 1989; 112–122

[12] Frese M, Zapf D: Action at the core of work psychology: A German approach. In: Triandis HC, Dunette MD, Rough LM (Hrsg.): Handbook of Industrial and Organizational Psychology. Consulting Psychology Press, Palo Alto, 1994: 271–338

[13] Fuss I, Nübling M, Hasselhorn HM, Schwappach D, Rieger MA: Working conditions and Work-Family Conflict in German hospital physicians: psychosocial and organisational predictors and consequences. BMC Public Health 2008; 8: 353

[14] Giannini A, Consonni D: Physicians' perceptions and attitudes regarding inappropriate admissions and resource allocation in the intensive care setting. Br J Anaesth 2006; 96: 57–62

[15] Glaser J, Höge T, Weigl M: Psychische Belastungen bei Pflegekräften und Ärzten im Krankenhaus. Z Arbeitswiss 2005; 59: 143–151

[16] Graham J, Ramirez AJ, Cull A, Finlay I, Hoy A, Richards MA: Job stress and satisfaction among palliative physicians. Palliat Med 1996; 10: 185–194

[17] Graham J, Ramirez AJ, Field S, Richards MA: Job stress and satisfaction among clinical radiologists. Clin Radiol 2000; 55: 182–185

[18] Greif S: Stress in der Arbeit – Einführung und Grundbegriffe. In: Greif S, Bamberg E, Semmer N (Hrsg.): Psychischer Stress am Arbeitsplatz. Hogrefe, Göttingen, 1991: 1–28

[19] Halbesleben JR, Rathert C: Linking physician burnout and patient outcomes: exploring the dyadic relationship between physicians and patients. Health Care Manage Rev 2008; 33: 29–39

[20] Hawton K, Clements A, Sakarovich C, Sirnkin S, Deeks JJ: Suicide in doctors: a study of risk according to gender, seniority and specialty in medical practitioners in England and Wales, 1979–1995. J Epidemiol Community Health 2001; 55: 296–300

[21] Herschbach P: Psychische Belastung von Ärzten und Krankenpflegekräften, VCH Verlagsgesellschaft, Weinheim, 1991

[22] House JS: The Questionnaire. Unveröffentlichtes Manuskript, Universität von Michigan, ohne Jahr

[23] House JS: Work Stress and Social Support, Addison-Wesley, London, 1981

[24] James LR, Demaree RG, Wolf G: Estimating within-group interrater reliability with and without response bias. J Appl Psychol 1984; 69: 85–98

[25] Jöns I: Formen und Funktionen von Mitarbeiterbefragungen. In: Bungard W, Jöns I (Hrsg.): Mitarbeiterbefragung – Ein Instrument des Innovations- und Qualitätsmangements. Psychologie Verlags Union, Weinheim, 1997: 15–31

[26] Keller M, Aulike B, Böhmert M, Nienhaus A: Explorative Studie zur Erfassung arbeitsbedingter Stressoren und Ressourcen von Klinikärztinnen und -ärzten. Psychologie des Alltagshandelns 2010; 3: 39–50

[27] Keller M, Bamberg E, Böhmert M, Nienhaus A: Entwicklung eines Instruments zur stressbezogenen Arbeitsanalyse für Klinikärzte. Z Arbeitswiss 2010; zum Druck akzeptiert

[28] Keller M, Bamberg E, Böhmert M, Nienhaus A: Validierung des Instruments zur stressbezogenen Arbeitsanalyse für Klinikärztinnen und -ärzten (ISAK). Z Arb Organ 2010; zum Druck akzeptiert

[29] Lazarus RS, Launier S: Stressbezogene Transaktion zwischen Person und Umwelt. In: Nitsch JR (Hrsg.): Stress. Verlag Hans Huber, 1984: 258–213

[30] Lert F, Chastang JF, Castano I: Psychological stress among hospital doctors caring for HIV patients in the late nineties. AIDS Care 2001; 13: 763–778

[31] Lienert GA, Raatz U: Testaufbau und Testanalyse, Beltz Psychologie Verlags Union, Weinheim, 1998

[32] Littlewood S, Case P, Gater R, Lindsey C: Recruitmen, retention, satisfaction and stress in child and adolcent psychiatrists. Psychiatr Bull 2003; 27: 61–67

[33] Maslach C, Jackson SE: Maslach Burnout Inventory – Manual, 2. Consultin Psychologists Press, Palo Alto, CA, 1986

[34] Merkel S, Streit B, Richter P: Eine Belastungs-Beanspruchungsanalyse Bereitschaftsdienst leistender Ärzte in sächsischen Krankenhäusern. Z Arbeitswiss 2004; 58: 188–198

[35] Mohr G, Müller A: Psychosomatische Beschwerden im nichtklinischen Kontext. In: Glöckner-Rist A (Hrsg.): ZUMA-Informationssystem. Elektronisches Handbuch sozialwissenschaftlicher Erhebungsinstrumente. Zentrum für Umfragen, Methoden und Analysen, Mannheim, 2005

[36 Mohr G, Müller A, Rigotti T: Normwerte der Skala Irritation: Zwei Dimensionen psychischer Beanspruchung. Diagnostica 2005; 51: 12–20

[37] Mohr G, Rigotti T, Müller A: Irritation – ein Instrument zur Erfassung psychischer Beanspruchung im Arbeitskontext. Skalen- und Itemparameter aus 15 Studien. Z Arb Organ 2005; 49: 44–48

[38] Niederkrotenthaler T, Sonneck G: Suizidalität bei Ärzten und Ärztinnen. Epidemiologie, Ursachen und Prävention – eine Übersichtsarbeit. Suizidprophylaxe 2007; 34: 90–94

[39] Paice E, Aitken M, Houghton A, Firth-Cozens J: Bullying among doctors in training: cross sectional questionnaire survey. BMJ 2004; 329: 658–659
[40] Peter S, Ulich E: Analyse der Arbeitssituation von Assistenz- und Oberärztinnen und -ärzten: Erfahrungen aus zwei Projekten. In: Ulich E (Hrsg.): Arbeitspsychologie in Krankenhaus und Arztpraxis. Arbeitsbedingungen, Belastungen, Ressourcen. Verlag Hans Huber, Bern, 2003: 75–98
[41] Pfausler B, Thiel A, Schmuzhard E: Psychische Belastungen durch die berufliche Tätigkeit auf einer Neurologischen Intensivstation. Psychol Med 1998; 9: 24–28
[42] Pröll U, Streich W: Arbeitszeit und Arbeitsbedingungen im Krankenhaus, Bundesanstalt für Arbeitsschutz, Dortmund, 1984
[43] Ramirez AJ, Graham J, Richards MA, Cull A, Gregory WM: Mental health of hospital consultants: the effects of stress and satisfaction at work. Lancet 1996; 347: 724–728
[44] Resch M, Hagge M: Ärztegesundheit – ein lange vernachlässigtes Thema. In: Ulich E (Hrsg.): Arbeitspsychologie in Krankenhaus und Arztpraxis. Arbeitsbedingungen, Belastungen, Ressourcen. Verlag Hans Huber, Bern, 2003: 37–57
[45] Robinson GE: Stresses on women physicians: consequences and coping techniques. Depress Anxiety 2003; 17: 180–189
[46] Rosta J: Arbeitszeit der Krankenhausärzte in Deutschland: Erste Ergebnisse einer bundesweiten Erhebung im Herbst 2006. Dtsch Ärztebl 2007; 104: A-2417
[47] Semmer N: Streßbezogene Tätigkeitsanalyse. Psychologische Untersuchungen zur Analyse von Streß am Arbeitsplatz, Beltz Verlag, Weinheim, 1984
[48] Semmer N, Zapf D, Dunckel H: ISTA. Instrument zur Stressbezogenen Arbeitsanalyse. Version 6.0, Bern, Frankfurt, Flensburg, 1998
[49] Semmer N, Zapf D, Dunckel H: Instrument zur Stressbezogenen Tätigkeitsanalyse (ISTA). In: Dunckel H (Hrsg.): Handbuch psychologischer Arbeitsanalyseverfahren. vdf Hochschulverlag, Zürich, 1999: 197–202
[50] Stern K: Ende eines Traumberufs? Lebensqualität und Belastungen bei Ärztinnen und Ärzten, Waxmann Verlag, Münster, New York, 1996
[51] Taylor C, Graham J, Potts HW, Richards MA, Ramirez AJ: Changes in mental health of UK hospital consultants since the mid-1990s. Lancet 2005; 366: 742–744
[52] Ullrich A: Krebsstationen: Belastungen der Helfer, Lang, Frankfurt, Bern, 1987
[53] Volpert W: Wie wir handeln – was wir können. Ein Disput als Einführung in die Handlungspsychologie, artefact, Sottrum, 2003
[54] Waldvogel B, Seidl O: Probleme und Belastungen von Ärzten bei der Behandlung von AIDS-Patienten. AIDS-Forschung (AIFO) 1991; 7: 353–368
[55] Wegner R, Kostova P, Poschadel B, Baur X: Weniger Stunden, mehr Arbeit. Arbeitsbelastung und Beanspruchung von Hamburger Krankenhausärzten. Hamburger Ärztebl 2007; 61: 515–518
[56] Wegner R, Szadkowski D, Poschadel B, Simms M, Niemeyer Y, Baur X: Psychomentale Belastung und Beanspruchung im Arztberuf. Ergebnisse von Fragebogenerhebungen. Arbeitsmed Sozialmed Umweltmed 2002; 37: 60–75
[57] West CP, Huschka MM, Novotny PJ, Sloan JA, Kolars JC, Habermann TM, Shanafelt TD: Association of perceived medical errors with resident distress and empathy: a prospective longitudinal study. JAMA 2006; 296: 1071–1078
[58] Zapf D: Selbst- und Fremdbeobachtung in der psychologischen Arbeitsanalyse. Methodische Probleme bei der Erfassung von Stress am Arbeitsplatz, Hogrefe, Göttingen, 1989
[59] Zapf D: Stress-oriented analysis of computerized office work. Europ Work Organ Psychol: 1993; 3: 85–100
[60] Zapf D, Isic A, Fischbach A, Dorman C: Emotionsarbeit in Dienstleistungsberufen. Das Konzept und seine Implikationen für die Personal- und Organisationsentwicklung. In: Hamborg KC, Holling H (Hrsg.): Innnovative Personal- und Orga-

nisationsentwicklung. Hogrefe-Verlag für Psychologie, Göttingen, 2003: 266–288

[61] Zapf D, Mertini H, Seifert C, Vogt C, Isic A, Fischbach A: Frankfurt Emotion Work Scales-FEWS. Frankfurter Skalen zur Emotionsarbeit. Version 4.1, Frankfurt, 2003

[62] Zapf D, Semmer NK: Stress und Gesundheit in Organisationen. In: Schuler H (Hrsg.): Enzyklopädie der Psychologie, Themenbereich D. Hogrefe Verlag, Göttingen, 2008: 1007–1112

# 14 Echtzeitanalysen der ärztlichen Tätigkeit am Beispiel der Gynäkologie

Stefanie Mache, David Groneberg


## Zusammenfassung

Die Fortschritte im Bereich der Diagnostik und Therapie sind beeindruckend. Moderne Informationstechnologien ermöglichen es dem Patienten, sich der Veränderungen im Gesundheitssystem und der verbesserten Versorgungsmöglichkeiten bewusst zu werden. Auf der anderen Seite sieht sich der Arzt einer Limitierung seines Handlungsspielraums auf das rein medizinisch Notwendige und Bezahlbare ausgesetzt. Vor diesem Hintergrund zeigen epidemiologische Daten eine gesundheitliche Gefährdung von Ärzten, besonders im psychosozialen Bereich.

Im Fokus kritischer Äußerungen zur ärztlichen Arbeitssituation stehen insbesondere die langen Arbeitszeiten, die ungenügende Vergütung der geleisteten Arbeit und der hohe Zeitanteil für administrative Aufgaben. Diese Angaben beruhen jedoch nur auf subjektiven Fragebogenerhebungen. Es müssen objektive Daten hinzugezogen werden, um ein exaktes Bild der derzeitigen Arbeitssituation zu gewinnen. Derartige Analysen fehlen jedoch für den klinischen Bereich. Deshalb war das Ziel, objektive Tätigkeitsanalysen durchzuführen, die eine systematische Beobachtung der Ärzte in deutschen Krankenhäusern umfasst.

In einer Echtzeitanalyse im Bereich der Gynäkologie wurden 96 Arbeitstage von stationär tätigen Gynäkologen mit einer Dauer von insgesamt 867 Stunden aufgezeichnet. Dabei wurde für die sekundengenaue Erfassung der Zeitdaten aller ausgeführten Tätigkeiten ein mobiler Handcomputer verwendet.

Die Ergebnisse der durchgeführten Tätigkeitsanalyse deckten Defizite der Arbeitsbedingungen der Gynäkologen auf.

Im Durchschnitt wurden über 120 verschiedene Tätigkeiten am Tag ausgeführt. Ein durchschnittlicher Arbeitstag umfasste 9 Stunden 19 Minuten (StA = 1 : 08 Std.). Innerhalb dieser Arbeitszeit wurden die größten Zeitanteile 1) für interne Besprechungen, 2) für indirekte und direkte Patientenbehandlung sowie 3) für Visite und Aufnahme in das Krankenhaus genutzt.

Die beobachteten Ärzte mussten vielfach mehrere Aktivitäten parallel durchführen. Multitasking und häufige Unterbrechungen stellen wichtige Fehlerquellen im medizinischen Alltag dar. Während des Beobachtungszeitraums wurden die Ärzte 15,98-mal am Tag unterbrochen. Am häufigsten erfolgten diese Unterbrechungen durch das Pflegepersonal und das Telefon.

Die Ergebnisse lassen die Schlussfolgerung zu, dass eine Reorganisation der ärztlichen Tätigkeiten hinsichtlich einer Minderung der Zeitanteile für Dokumentationsaufgaben das Arbeitspensum entlasten und die Zeitanteile für den direkten Patientenkontakt erhöhen könnte. In diesem Zusammenhang leisten Echtzeittätigkeitsanalysen einen wegweisenden Beitrag für zukünftige Optimierungsprozesse der Organisation ärztlicher Arbeitsabläufe.

## Einleitung

Die Situation in den Krankenhäusern hat sich in den vergangenen Jahrzehnten verändert. An die Stelle von tagesgleichen pauschalisierten Pflegesätzen sind Fallpauschalen, Sonderentgelte, Abteilungspflegesätze und Basispflegesätze getreten [5, 24]. Über die Qualität eines Krankenhauses entscheidet derzeit vor allem ein gutes Management, die Motivation und Kompetenz der Mitarbeiter, die Arbeitseffektivität und nicht zuletzt der Zuspruch der Patienten [24]. Seit 1993 wurde die Zahl der Krankenhausbetten kontinuierlich reduziert, von 628.700 im Jahr 1993 auf 523.600 im Jahr 2005 [54]. Während die durchschnittliche Verweildauer von Patienten im Krankenhaus 1993 noch bei 12,5 Tagen lag, betrug sie 2005 nur noch 8,6 Tage, 2008 waren nur noch ca. sieben Tage vorgesehen. Dieser Trend lässt sich auch bei den Personalzahlen in Krankenhäusern feststellen, die im gleichen Zeitraum von 875.115 auf 796.097 sanken. Zunehmende Verdichtung und Intensivierung der ärztlichen Arbeit sind die Folge [5, 29]. Seit dem Jahr 2003 erhöhten die Bundesländer die Arbeitszeiten von Medizinern[1] auf 42 Stunden (Std.) wöchentlich ohne Lohnausgleich bei abgesenkten Sonderzahlungen. Tibussek gab an, dass der frühere Arbeitsaufwand dreier Ärzte nun durchschnittlich von einem Arzt erledigt werden müsse [56].

Vor diesem Hintergrund versammelten sich am 1. März 2006 zahlreiche Universitätsärzte zum Ärztestreik und bekundeten erstmals öffentlich ihre Unzufriedenheit [55]. Dennoch beschrieben zahlreiche Studien, dass die tägliche Arbeitsbelastung der Ärzteschaft weiter zunimmt [17, 49]. Hoher Stress am Arbeitsplatz und zunehmende Arbeitsunzufriedenheit wirken sich aber negativ auf das Arzt-Patienten-Verhältnis aus [38, 43, 46, 47]. Der Erfolg ärztlicher Bemühungen hängt entscheidend davon ab, ob das ärztliche Handeln auf den individuellen Menschen ausgerichtet ist. Kann dies unter Zeitdruck nicht gewährleistet werden, sinkt die Compliance des Patienten oder die Patienten werden nur suboptimal behandelt [33, 53].

In Skandinavien, der Schweiz und England finden deutsche Ärzte vielfach wesentlich bessere Arbeitsbedingungen vor. Das Abwandern der Ärzte hat bereits erhebliche Dimensionen angenommen. In Ostdeutschland kann die Hälfte der offenen Ärztestellen nicht mehr besetzt werden, bundesweit sind es 28 %. Gleichzeitig stieg der Anteil ausländischer Ärzte im Osten Deutschlands, im Jahr 2004 waren es 31 % [54].

[1] Im Folgenden wird zur Vereinfachung der einheitliche Begriff Mediziner oder Arzt im Sinne aller weiblichen und männlichen Ärzte verwendet.

Für die Patienten bedeutet dies weitere Rationalisierungen wie beispielsweise kürzere Liegezeiten im Krankenhaus oder geringere Kommunikationszeiten mit dem Arzt [29].

Dank des wissenschaftlichen und technischen Fortschritts kann dem Patienten ein breites Spektrum an Diagnose- und Therapieoptionen angeboten werden [56]. Folglich steigt die durchschnittliche Lebenserwartung der Menschen. Aufgrund dieses demografischen Wandels können die Patienten im hohen Alter eine Multimorbidität entwickeln [29]. Gleichzeitig wird eine mechanistische Vorstellung einer immer wieder herstellbaren Gesundheit propagiert [33]. Als Konsequenz steigt der Leistungsdruck auf die Ärzte [20]. Neben deutlichen Verschlechterungen in der Qualität ihrer Arbeit resultieren daraus auch hohe psychische und physische Belastungen [16, 28, 31].

Diesem Thema widmeten sich in den vergangenen Jahren viele Studien [4, 8, 9, 29, 34, 37, 52]. Diese untersuchten zumeist die Arbeitszufriedenheit und den Arbeitsstress junger Ärzte anhand von Fragebögen oder Interviews im Rahmen von Kohortenstudien [4, 9, 30, 37]. Dabei zeigten die meisten Studien eine in den letzten Jahren zunehmende Stressbelastung junger Ärzte [9, 48, 57]. Allen Untersuchungen gemeinsam ist, dass erhöhter Arbeitsstress bedingt durch Zeitmangel, geringen Handlungs- und Entscheidungsspielraum, mangelhafte Teamarbeit und schlechte Führungskultur mit erhöhter Depressivität und Burnout korreliert.

Eine erhöhte Arbeitsbelastung im klinischen Alltag erzeugt Distress [12]. Diesen quantitativ zu erfassen, erweist sich als schwierig [37]. Levey beschrieb vier Charakteristika von episodischem Distress, die bei vielen Assistenzärzten, häufig aufgrund von Schlafdeprivation und erhöhter Arbeitsbelastung, aufgetreten sind: vorübergehende kognitive Beeinträchtigung, chronische Wut, Zynismus und familiäre Missstimmung [37].

Weiterhin kann aus zahlreichen Studien abgeleitet werden, dass eine hohe Anzahl von Tätigkeitskombinationen, schnell wechselnde Tätigkeiten, viele Unterbrechungen und viele Überstunden zu einer hohen Arbeitsbelastung führen [4, 8, 9].

Weitere negative Einflussgrößen auf die Arbeitsbelastung sind geringe Autonomie, schlechte soziale Beziehungen, unzureichende Supervision und mangelnde Unterstützung durch den Vorgesetzten. Der Distress am Arbeitsplatz begünstigt seinerseits eine Verschlechterung des ärztlichen Gesundheitszustandes, der Arbeitszufriedenheit und der Arbeitsplatzbedingungen [4, 8, 9].

Da die Datenerhebung in vielen Studien mithilfe von Fragebögen erfolgte, können diese nur ein subjektives Bild der ärztlichen Stressbelastung vermitteln [14]. Selten gibt es für die Fragebögen eine detaillierte theoretische Fundierung. Zudem ist es möglich, dass sie von den Ärzten nicht mit der nötigen Ruhe und Sorgfalt ausgefüllt wurden.

Im Rahmen der aktuellen gesundheitspolitischen Situation ist es jedoch notwendig, sich ein klares, vorurteilsloses Bild der tatsächlichen Belastung der Ärzte im Berufsalltag zu verschaffen. Dies gilt insbesondere, da es in Deutschland dazu nur sehr lückenhafte Daten gibt [3].

Eine Arbeitsanalyse im Sinne einer Beobachtung ermöglicht die objektive Darstellung der Arbeitsabläufe und der Arbeitssituation der Ärzte [6]. Daneben können auch wichtige Belastungsquellen aufgedeckt werden [6].

Vor dem Hintergrund, dass es aktuell nur vereinzelte Studien gibt, die Arbeitsbelastungen im stationären Arbeitsfeld untersuchen, war es das Ziel, Zeitdaten der ärztlichen Tätigkeit, im Folgenden am Beispiel der gynäkologischen Tätigkeit, im Hinblick auf quantitativ erfassbare Arbeitsabläufe zu erstellen.

## Methode

### Studiendesign

Um die Referenzwerte der Tätigkeit von Ärzten der Gynäkologie darzustellen, wurde eine Kohortenstudie als deskriptive Querschnittsstudie gewählt. Dazu wurden Gynäkologen und Geburtshelfer verschiedener Berliner Krankenhäuser während ihres Frühdienstes begleitet.

Anhand eines Handcomputers und eines speziell zu diesem Zweck entwickelten Software-Programms wurden die Tätigkeiten der Ärzte anhand verschiedener Tätigkeitskategorien dokumentiert.

### Stichprobe

Die Datenerhebung fand im Zeitraum November 2008 bis August 2009 in vier innerstädtischen Kliniken statt. Die Kliniken unterschieden sich nicht signifikant hinsichtlich Anzahl der auf der Station tätigen Ärzte, des Pflegepersonals, der Betten oder der Behandlungen pro Jahr *(Tab. 1)*.

Zunächst wurden Informationsveranstaltungen zur geplanten Untersuchung durchgeführt. Nachdem die Zustimmung der Klinikumsleitungen und der Ärzte erfolgt war, wurden 32 Gynäkologinnen und Gynäkologen rekrutiert, die sich bereit erklärten, an der Studie teilzunehmen.

**Tabelle 1**: Kennzahlen der Krankenhäuser

| Krankenhaus | 1 | 2 | 3 | 4 |
|---|---|---|---|---|
| **Anzahl der Patienten pro Jahr** | 5.300 | 6.512 | 4.988 | 7.200 |
| **Anzahl der Ärzte insgesamt** | 15 | 14 | 20 | 30 |
| **Anzahl der Assistenzärzte** | 4 | 6 | 6 | 9 |
| **Anzahl der Betten auf den Stationen** | 54 | 56 | 72 | 76 |

## Datenerhebung

Die Ärzte wurden ununterbrochen von einem Forscher während ihrer Tätigkeiten begleitet. Dabei wurden alle Tätigkeiten und deren Zeitanteile während des medizinischen Arbeitsalltags mit einem speziell für diese Analyse programmierten Handcomputer sekundengenau erfasst [1]. Dies ermöglicht quantitative Angaben zur Anzahl der Tätigkeitskombinationen, Anzahl der Unterbrechungen und der Tätigkeitswechsel, die nach Buddeberg-Fischer ein Maß für die Stressbelastung darstellen [4, 8, 9].

Fünfzehn Haupttätigkeitskategorien mit insgesamt 120 Unterkategorien wurden festgehalten, um alle anfallenden Aufgaben eines Gynäkologen während einer Schicht zu repräsentieren *(Tab. 2)*. Zudem wurden auch die simultan ausgeführten Tätigkeiten erhoben (z. B. ein Gynäkologe spricht mit einem Patienten und schreibt dabei einen Arztbrief), die Anzahl der behandelten Patienten pro Schicht sowie die Anzahl der Arbeitsunterbrechungen (z. B. durch Kollegen, Telefon), außerdem wurde die Häufigkeit der Tätigkeitswechsel dokumentiert.

## Arbeitsanalysegerät

Die Arbeitsabläufe und Stressbelastungen der Ärzte wurden anhand eines Erfassungsgerätes (Ultra Mobile PC, *Abb. 1*) und vorher definierten Tätigkeitsbeschreibungen objektiv erfasst. Man gewinnt so Erkenntnisse über Belastung aus Arbeitsaufgabe, Arbeitsorganisation und Arbeitsumgebung.

Der in der *Abbildung 1* dargestellte Ultra Mobile PC (UMPC) verfügt über einen berührungssensitiven Monitor mit 1024 × 480 Pixel. Im Vergleich zu normalen Notebooks ist dieser Computer mit einem Gewicht von weniger als 800 g leichter und kann sowohl horizontal als auch vertikal verwendet werden.

Um die objektivierte Fremderfassung zu ermöglichen, wurde eigens für diese Tätigkeitsanalyse ein Zeiterfassungsprogramm entwickelt *(Abb. 1)*.

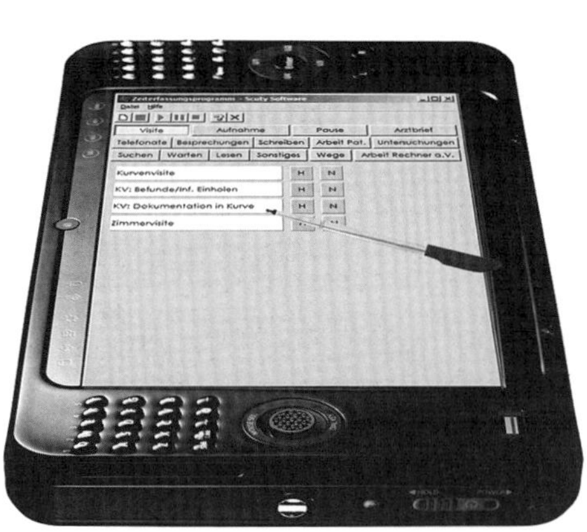


**Abbildung 1:** Ultra Mobile PC [41]

**Tabelle 2**: Beschreibung der Tätigkeitskategorien in der Gynäkologie

| Kategorie | Tätigkeitsbeschreibung |
|---|---|
| Visite | Ärztliches Gespräch mit Patienten, Untersuchung des Patienten, apparative Überwachung, Assistenz |
| Aufnahme | Anamnese, allgemeine Untersuchung |
| Ärztliches Gespräch | Ärztliches Gespräch mit Patienten, Patientenaufklärung, ärztliches Gespräch mit Angehörigen |
| Besprechungen | Besprechungen mit medizinischem Personal, Telefonate, Früh-/ Mittagsbesprechung, Fortbildung, Sonstiges |
| Administration/ Dokumentation | Arztbrief, Epikrise, Abschlussbericht, Kodieren, Dokumentation/ Anordnung, Befunde, Bürotätigkeiten, Bearbeitung von Krankenkassenanfragen, Akte und Befunde einsehen |
| Tätigkeiten am Patienten | Vor- und Nachbereitungen von medizinischen Untersuchungen, venöse Blutentnahme, Zugang, pflegerische Tätigkeiten, Konsil, apparative Überwachung |
| Gynäkologische Diagnostik | Körperliche Untersuchung, Ultraschall, Vorsorgeuntersuchung, Schwangerenberatung |
| OP | Operative Maßnahmen z.B. Hysterektomie, Sterilisation, Hysteroskopie mit Abrasio, Tumoroperation, Vor- und Nachbereitungen |
| Medizinischer Notfall | Durchführung der Maßnahmen, Assistenz bei Maßnahmen |
| Schwangeren-betreuung | Sonographie, allgemeine Untersuchung, CTG, Schwangerschafts-nachsorge |
| Forschung | Konferenzen, aktiv forschen und schreiben, Teambesprechungen zur Forschung |
| Lehrtätigkeit | Kurse/Seminare, Anleiten |
| Arbeitshindernisse | EDV, Pieper, medizinische Komplikationen, Organisationsprobleme, Wartezeit, Suchen, technische Geräte |
| Supervision | Mündlich oder praktisch erhalten, mündlich oder praktisch geben |
| Sonstiges | Weg, Pause, Sonstiges |

Mithilfe zuvor erarbeiteter Tätigkeitskategorien für die Gynäkologie und dieser Software können spezifische Haupt- und Nebentätigkeiten einem genauen Zeitwert zugeordnet werden.

Als Haupttätigkeiten wird jede Handlung aufgefasst, die zeitlich als erstes begonnen wurde. Jegliche Tätigkeit, die der Arzt danach parallel dazu beginnt, gilt als Nebentätigkeit. Definitionsgemäß sind Untersuchungen des Patienten allerdings immer Haupttätigkeiten, auch wenn diese zeitlich nach einer anderen Aktion einsetzen.

Zudem können Unterbrechungen durch medizinisches Personal, Ärzte, Angehörige, Patienten, Studenten, Telefon und durch „Sonstiges" aufgenommen werden, unter „Sonstiges" wurden Unterbrechungen durch den Pieper oder andere technische Geräte, wie beispielsweise das Alarmsignal des CTG – Computerüberwachungsprogramm im Kreißsaal – erfasst. Der entsprechende Unterbrechungsbutton wurde nur einmal für die jeweilige Unterbrechung betätigt und macht daher keine Aussage über die Dauer der Unterbrechung.

Weiterhin wurde anhand dieser Software auch der quantitative Patientenkontakt aufgenommen. Hierbei wurde die Taste jeweils zu Beginn des Patientenkontakts betätigt.

*Validitätsprüfung*

Am Anfang der Studie wurden Tätigkeitslisten aufgestellt, die alle Aufgaben eines Gynäkologen beinhalteten. Dazu wurden Experteninterviews mit den Ärzten geführt. Danach fanden erste Beobachtungen der Ärzte über fünf Arbeitsschichten statt, um die Validität der Tätigkeitskategorien zu prüfen. Die geprüften und teilweise noch modifizierten Tätigkeitslisten wurden dann für den Einsatz der Haupterhebung verwendet.

*Vorbereitendes Training und Reliabilitätsprüfung*

Vor dem Beginn der Erhebung fand eine Trainingsphase für zwei Forscher statt. Jeder Trainee verbrachte zunächst mehrere Arbeitsschichten in einer der Kliniken und begleitete die Ärzte, um sich mit dem täglichen Aufgabenspektrum der Gynäkologen vertraut zu machen.

Die objektive Tätigkeitsanalyse birgt das Risiko, dass der Beobachter subjektive Kriterien in die Analyse einfließen lässt. Daher ist es unerlässlich, die Reliabilität der erhobenen Daten zu demonstrieren.

Aus diesem Grund fand eine Reliabilitätsprüfung statt, bei der die beiden Forscher zur gleichen Zeit einen Arzt über zwei Schichten beobachteten. Dabei wurde überprüft, ob sowohl eine zeitliche als auch eine kategoriale Übereinstimmung vorlag. Es wurde eine Kongruenz von durchschnittlich 89 % erreicht.

*Datenerhebungsprozess*

Die Datenerhebung wurde an Wochentagen (Montag–Freitag) ausgeführt. Dabei wurde jeder Gynäkologe über drei vollständige Arbeitsschichten begleitet. Während der Begleitung befand sich der Datenerhebende in einer Entfernung von mindestens 2 Metern, zudem war es ihm untersagt, Gespräche mit dem Arzt zu führen. Diese Vorkehrung wurde veranlasst, um das Verhalten des Arztes so wenig wie möglich zu beeinflussen.

*Datenanalyse*

Alle Tätigkeiten wurden in Echtzeit dokumentiert und nach der Erfassung in den Datenauswertungsprogrammen Access und Excel (Microsoft Cooperation®) verwendet. Alle Daten wurden anonymisiert erhoben und ausgewertet.

## Ergebnisse

### Allgemeine Arbeitszeiten und Patientenanzahl

Es wurden insgesamt 867 Stunden (Std.) ärztlicher Tätigkeiten beobachtet. Die Gesamtdauer eines Arbeitstages betrug im Durchschnitt 9:19 Std. (StA = 1:08 Std.). Das Maximum lag bei 12:55 Std. und das Minimum bei 8:04 Std.

Es wurden pro Tag durchschnittlich 16 Patienten während des Beobachtungszeitraums betreut (StA = 8,97).

### Haupttätigkeitskategorien

Die Besprechungen beanspruchten 2:43 Std. eines durchschnittlichen Tages (StA = 00:34 Std.). Administrative Aufgaben beanspruchten 2:09 Std. (StA = 00:31 Std.), das ärztliche Gespräch nahm dagegen nur 00:39 Std. (StA = 00:20 Std.) des Arbeitstages eines Gynäkologen ein. 1:21 Std. stand der Arzt im Durchschnitt im OP (StA = 00:55 Std.).

Von allen Haupttätigkeitskategorien nahm die Visite durchschnittlich 00:22 Std. eines Arbeitstages ein (StA = 00:14 Std.). 00:06 Std. waren Ärzte durchschnittlich mit der Aufnahme beschäftigt (StA = 00:06 Std.). Die Kategorie „Tätigkeiten am Patienten" ging mit 00:11 Std. (StA = 00:10 Std.) in die durchschnittliche Tageserhebung ein.

Ein Gynäkologe verbrachte durchschnittlich 00:15 Std. (StA = 00:13 Std.) am Tag mit gynäkologischer Diagnostik und 00:18 Std. (StA = 00:23 Std.) mit Schwangerenbetreuung.

Die beobachteten Ärzte hatten im Durchschnitt 00:18 Std. eines Tages Pause (StA = 00:07 Std.) und verbrachten einen Zeitanteil von 00:06 Std. (StA = 00:04 Std.) mit Regulationshindernissen. Die Wege innerhalb des Krankenhauses beanspruchten 00:43 Std. (StA = 00:14 Std.). 00:22 Std. entfallen auf die Oberkategorie „Sonstiges" (StA = 00:12 Std.).

Vier Sekunden (StA = 00:00 Std.) eines durchschnittlichen Arbeitstages wurde Supervision gegeben. Soziale Unterstützung wurde an einem durchschnittlichen Tag nicht aufgezeichnet. Mit 38 Sekunden (StA = 00:23 Std.) und 00:09 Std. (StA = 00:01 Std.) gingen Forschung und Lehre in die Beobachtung ein. Die Kategorie „Medizinischer Notfall" stellte im Durchschnitt keinen Bestandteil eines Arbeitstages dar.

Somit zählen folgende Haupttätigkeitskategorien zu den häufigsten fünf Tätigkeitsbereichen: Besprechungen, Administration, Operation, Weg und ärztliches Gespräch *(Abb. 2)*.

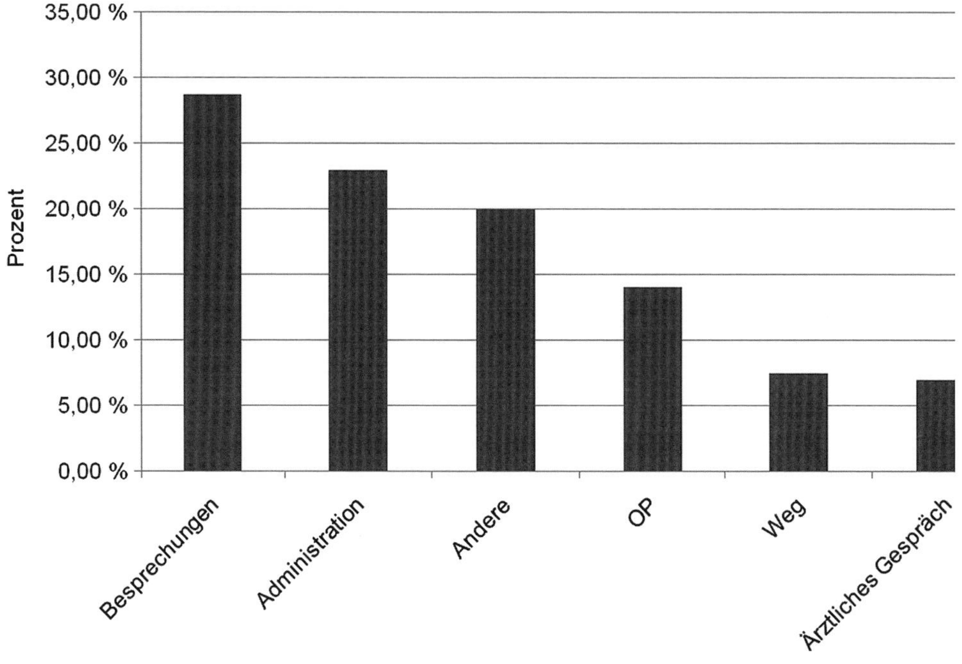


**Abbildung 2:** Die fünf häufigsten Haupttätigkeitskategorien

## Multitasking

Von 867 Std. wurden insgesamt 450 Std. Nebentätigkeiten erfasst. Am häufigsten sprachen die Ärzte als Haupttätigkeit mit einem anderen Arzt oder führten ein ärztliches Gespräch mit dem Patienten und schauten nebenbei in Akten, Bilder oder Befunde. Eine weitere, sehr häufige Tätigkeitskombination war die Haupttätigkeit „Akten, Bilder und Befunde einsehen" und nebenbei die Tätigkeit „Besprechung mit einem Arzt".

### Tätigkeitswechsel im Tagesverlauf

Im Hinblick auf den Tagesverlauf wurde in der Gesamterhebung ein Maximum von 68 Tätigkeitskombinationen bzw. Tätigkeitswechseln in der zweiten Arbeitsstunde verzeichnet, welches in der dritten Stunde bereits auf 56,58 und in der vierten Stunde auf 52,40 sank *(Abb. 3).* Im Durchschnitt ergab sich eine Anzahl von 36 verschiedenen Aufgaben pro Stunde (StA = 18,23).

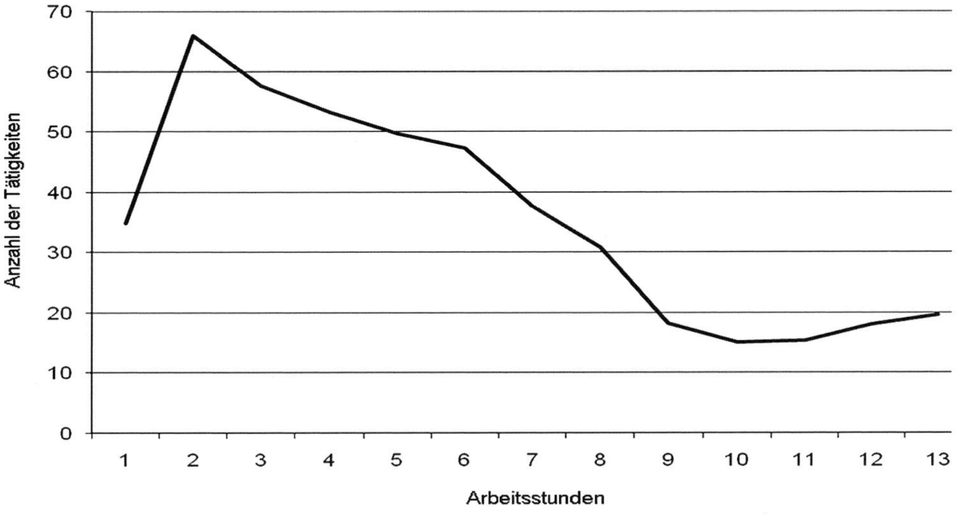


**Abbildung 3:** Tätigkeitswechsel im Tagesverlauf

## Unterbrechungen

### Allgemeine Anzahl der Unterbrechungen

Über den gesamten Zeitraum der Erhebung wurde eine Gesamtsumme von 1.441 Unterbrechungen erfasst. Der Mittelwert (M) pro Tag lag bei 15,98 (STA = 8,48), pro Stunde bei 1,26 (STA = 0,59). Im Hinblick auf die Gesamtsumme wurde in der zweiten Schicht am häufigsten (mit 358 Unterbrechungen) und in der dritten Schicht am seltensten (258) unterbrochen.

Ein Maximum von 495 Unterbrechungen erfolgte insgesamt durch das medizinische Personal. Pro Tag bedeutete dies durchschnittlich 5,2 Unterbrechungen durch medizinisches Personal. 395-mal wurde während des gesamten Beobachtungszeitraums durch das Telefon und 298-mal durch andere Ärzte unterbrochen. 98 Unterbrechungen erfolgten durch Patienten, 78-mal durch Angehörige. Es wurden 42 Unterbrechungen durch Studenten aufgezeichnet und 35 Unterbrechungen durch „Sonstiges" wie beispielsweise den Pieper.

*Telefonate*

Während der Begleitung der Gynäkologen wurden insgesamt 1.248 Telefonate verzeichnet. Pro Tag wurde durchschnittlich 13,18-mal telefoniert (StA = 8,79).

In der Gesamtdarstellung wurden 596 administrative Gespräche und 515 Konsultationsgespräche geführt. Es wurden insgesamt 61 Privatgespräche und 76 Telefongespräche mit Patienten erfasst.

*Diskussion*

Die dargestellte Untersuchung war die erste Echtzeittätigkeitsanalyse im Bereich der Gynäkologie, die sekundengenaue Angaben über die Tätigkeit von Ärzten machen kann. Es wurden aufschlussreiche Ergebnisse erzielt.

Trotz der Umstellung des Arbeitszeitsystems zeigen die erhobenen Daten, dass Gynäkologen immer noch Überstunden leisten müssen, die vor allem auf die zunehmenden Dokumentationspflichten zurückzuführen sind. Diese Aufgaben wurden größtenteils nach der gesetzlich geregelten Arbeitszeit erledigt.

Die Ergebnisse dieser Studie erlauben außerdem die Aussage, dass ärztliche Tätigkeiten der Gynäkologen vorwiegend administrativen Inhalts waren.

*Allgemeine Arbeitszeit*

Der tägliche Arbeitsaufwand der Gynäkologen belief sich auf durchschnittlich 9:24:35 Std. Eine Freiburger Studie stellte in einer Untersuchung über Internisten und Chirurgen eine Arbeitszeit von rund 11 Std. fest [32]. Hauser kam hingegen auf 8,6 Std. bei Internisten [22]. Die Studie von Rosta kam mit rund 9 Std. Arbeitszeit auf einen ähnlichen Wert [51]. Bezogen auf Gynäkologen liegen keine Vergleichsdaten vor. Es zeigte sich jedoch, dass es keine relevanten Unterschiede zur Arbeitsbelastung in anderen Fachbereichen gab.

*Administrative Tätigkeiten*

Die Ergebnisse der Tätigkeitsanalyse zeigen, dass im untersuchten gynäkologischen Arbeitsbereich administrative Tätigkeiten überwogen. Vergleicht man die drei erwähnten Arbeitsfelder direkte Patientenbetreuung, Regulationshindernisse und indirekte Patientenbetreuung miteinander, so fällt auf, dass indirekte Patientenbetreuung den größten Anteil einnimmt.

Der Begriff der indirekten Patientenbetreuung wurde eingeführt, um einen besseren Überblick über die Daten zu ermöglichen. Er beinhaltet alle Aspekte der Administration, aber auch die Besprechungen und Übergaben, da diese sich ebenfalls zumeist auf Patientenfälle bezogen. Kempf stellte 3,16 Std. reiner Dokumentation fest, während die befragten Ärzte in der Studie von Hauser 2,6 Std. für die Dokumentation aufwendeten [22, 32]. Die reine Administrationszeit betrug in der vorliegenden Studie 02:09 Std. (StA = 02:07 Std.) am Tag. Diese Zeit schließt allerdings die administrativen Tätigkeiten während der Visite oder Aufnahme nicht mit ein. Ähnliche Resultate zeigten die Untersuchungen von Gabow et al. [18]. In dieser Studie verglich man die ärztlichen Tätigkeiten mehrerer Disziplinen untereinander. Es wurden sieben Assistenzärzte (zwei Gynäkologen und Geburtshelfer) jeweils 24 Std. begleitet. Gabow et al. stellten fest, dass Gynäkologen und Geburtshelfer zweimal so viel Zeit für direkte Patientenarbeit aufbringen wie Kinderärzte, ihre Tätigkeit aber dennoch vorwiegend administrativ ist [18].

Die in der vorliegenden Studie ermittelte Zeit für Administration beinhaltete auch reine Bürotätigkeiten, beispielsweise das Faxen von Anforderungsschreiben oder das

Wegheften von Akten etc. Es handelt sich hierbei um Tätigkeiten, die auch von Sekretärinnen ausgeführt werden könnten. Auch Mitchell forderten die Einstellung von Sekretärinnen mit dem Ziel, die Ärzte zu entlasten [45]. In dieser Studie wurden ärztliche Tätigkeiten durch Medizinstudenten anhand einer Stoppuhr erfasst. Dazu wurden Ärzte in einem Zeitraum von sieben Tagen während 24-Std.-Schichten begleitet. Es ergab sich ein Zeitwert von 1:54:13 Std. in einer Schicht für die Kategorie „Arztbrief, klinische Untersuchung" [45]. Andere Untersuchungen deuten auf den Zusammenhang zwischen zunehmender Administration und dem Auftreten von Depression und Burnout unter Ärzten sowie ärztlichen Fehler hin [7, 27, 38].

*Nicht ärztliche Tätigkeiten*

Einen nicht unbeträchtlichen Zeitanteil verbrachten die begleiteten Ärzte mit sogenannten „nicht ärztlichen Tätigkeiten". Hinzu kommt die bisher kaum untersuchte Zeit für „Weg". Die Ergebnisse verdeutlichen, dass – mit 41 Minuten und 3 Sekunden (StA = 14 Minuten) durchschnittlich pro Tag – der „Weg" einen erheblicher Anteil aller Tätigkeiten innerhalb der Klinik ausmacht. Es handelt sich neben den zunehmenden administrativen Aufgaben um Zeit, die der Arzt stattdessen auch mit dem Patienten verbringen könnte [11].

*Arzt-Patienten-Kommunikation*

Studien zeigten, dass eine lückenhafte Arzt-Patienten-Kommunikation substanzielle Fehler in der medizinischen Praxis zur Folge haben kann [18, 22]. Auch in der vorliegenden Untersuchung ergaben sich nur geringe Zeitwerte für Gespräche mit dem Patienten. Ein Vergleich mit den Untersuchungen von Kempf zeigt, dass sich die Gesprächszeit weiter verringert hat [32]. In dieser Studie wurden Ärzte chirurgischer und internistischer Stationen an 34 Tagen begleitet. Weiterhin wurden Fragebögen zur Selbsteinschätzung ausgeteilt [32]. Dieses Studiendesign ähnelt demnach dem vorliegenden Studienmodell. Kempf bezog sich in der Auswertung jedoch hauptsächlich auf die Arzt-Patienten-Kommunikation [32]. Fehlenberg und Kohle lieferten erstmals 1983 Zeitdaten über Patientengespräche in der stationären Versorgung; diese betrugen durchschnittlich 3,5 Minuten [13]. Hauser und Schwebius begleiteten fünf Ärzte. Sie gaben eine Gesprächszeit von 2 Minuten in der Visite pro Tag und Patient an [22]. Diese Ergebnisse übertreffen sogar noch das Resultat der vorliegenden Studie.

Es bleibt fraglich, ob diese Zeit ausreicht, um die teilweise komplexen medizinischen und psychosozialen Probleme mit dem Patienten zu besprechen. Mehnert zeigte beispielsweise, dass 30 % der Krebspatienten ein zusätzliches Bedürfnis nach psychosozialer Zuwendung haben [44]. Nach De Lorenzo et al. bewerteten Patienten ärztliche Gespräche, die sie als zu kurz empfinden, als unbefriedigend [10]. Die Gespräche wurden aber als qualitativ hochwertig angesehen, wenn ausreichend Zeit zur Verfügung stand [10]. Die Studie von Makaryus und Friedman beschäftigte sich mit dem Patientenverständnis in Bezug auf Behandlungspläne. Die Autoren sind der Meinung, dass die mangelhafte Arzt-Patienten-Kommunikation ein wichtiger Grund für Non-

Compliance bei den Patienten darstelle [42]. Diese Ergebnisse bestärken die Vermutung, dass aufgrund zunehmender administrativer Aufgaben wichtige Informationen aus Krankengeschichte und Eigenanamnese der Patienten verloren gehen können und bedeutende Behandlungsfehler wahrscheinlicher werden. So befragten Levinson et al. in ihrer Studie 59 Ärzte, wobei sie diese in zwei Gruppen unterteilten: In solche, die bereits zwei- oder mehrfach wegen „mal practice" angeklagt worden waren und solche, die noch keine Anklage bezüglich ihrer Arbeitsweise aufwiesen. Es stellte sich heraus, dass die Zeit für die Visite der Ärzte ohne Anklage länger ausfiel [38]. Morrell et al. fanden außerdem heraus, dass mehr Zeit für die Visite vielfach zur Erfragung psychosozialer Hintergründe genutzt wird. Zudem erklärten die Ärzte dem Patienten in dieser Zeit mehr Präventionsmaßnahmen und salutogenetische Aspekte [46].

Die Daten der vorliegenden Studie zeigen, dass für das Gespräch mit den Angehörigen nur wenig Zeit zur Verfügung stand. LeClaire et al. beobachteten die Kontaktzeiten zwischen Arzt und Angehörigen von Patienten auf Intensivstationen von durchschnittlich 1,4 Minuten [36]. Nach Hickey halten Angehörige die kommunikativen Fähigkeiten von Ärzten für mindestens genauso wichtig wie ihre klinischen Fähigkeiten [25]. In der vorliegenden Studie wurden die Gynäkologen vielfach unterbrochen. Dies geschah auch während ihres Gesprächs mit dem Patienten. Dies verdeutlicht nochmals die defizitäre Kommunikationslage zwischen Arzt und Patient bzw. Angehörigen. Dennoch bleibt das Gespräch das wichtigste Informationsmedium für die Ärzte. Ein gutes Arzt-Patientengespräch kann bereits wegweisende Informationen über die tatsächliche gesundheitliche Lage des Patienten geben [39].

*Unterbrechungen*

Ein Vergleich mit der Studie von Gabow et al. verdeutlicht, dass Unterbrechungen im medizinischen Alltag sehr häufig sind [18]. Im Jahre 2008 wurden in einer australischen Studie 17 Ärzte anhand eines Handcomputers begleitet. Man fand 2,9 Unterbrechungen pro Stunde im Durchschnitt, ein Wert, der die Ergebnisse der vorliegenden Studie noch übertrifft [59]. Nach einer Unterbrechung wird zusätzlich Zeit benötigt, um wieder in den Arbeitsfluss hineinzufinden. Eine Reorientierung kann zudem durch die teilweise noch geringe Erfahrung der Assistenzärzte erschwert werden. Häufig haben junge Ärzte noch keine ausreichende Routine in ihren Arbeitsaufgaben entwickelt, sodass sie nicht nur längere Zeit benötigen, um die Tätigkeiten wieder aufzunehmen, sondern auch empfänglicher für Unterbrechungen sind [18]. So zeigten zahlreiche Studien, dass vermehrte Unterbrechungen auch einen Anstieg der ärztlichen Fehler oder falsche Entscheidungen nach sich ziehen können.

Die Arbeitszeiten von Ärzten sowie die Schichtarbeit bedingen häufig Schlafentzug. Das dadurch entstehende Aufmerksamkeitsdefizit unter Medizinern wurde vielfach als Erklärung für die zunehmende Unterbrechungsrate hinzugezogen [2, 40, 50].

*Multitasking*

Eine weitere Fehlerquelle stellt die hohe Multitaskingrate dar. Um den täglich zunehmenden Aufgaben gerecht zu werden, führen immer mehr Ärzte ihre Tätigkeiten parallel aus [15, 19, 21]. In einer Studie von Hemmer-Schanze begründete die Mehrzahl der befragten Ärzte die mangelhafte Kommunikationssituation mit dem Patienten mit dem zunehmenden Druck zu Multitasking [23].

Zu den häufigsten Nebentätigkeiten zählten die Besprechung mit einem Arzt und das Einsehen von Akten oder Befunden. Die Daten der vorliegenden Studie stimmen mit den Resultaten von Westbrook et al. überein. Diese errechneten einen Multitaskinganteil von rund 20 % [59].

Die Fähigkeit, allen Aufgaben im Rahmen des Multitasking in gleichem Maße gerecht zu werden, ist beschränkt [19]. Weiterhin wurde bisher auch nicht bewiesen, dass es die Arbeitseffektivität erhöht oder sich eine Zeitersparnis ergibt [35]. Neben den bereits beschriebenen Folgen erhöht es die Stressbelastung [26]. Verglichen mit den Resultaten von Grabow et al. wurde in der vorliegenden Studie eine höhere Anzahl von Tätigkeitswechseln unter Gynäkologen festgestellt [18]. Diese Studie zeigt somit, dass die Arbeit von Gynäkologen durch zahlreiche Wechsel charakterisiert ist. Viele Tätigkeiten werden gleichzeitig begonnen, werden dann unterbrochen und durch andere ersetzt.

Alle beschriebenen Aspekte sind wichtige Prädiktoren für Stress und Unzufriedenheit am Arbeitsplatz [27]. Rosta schloss aus seinen Daten, dass die Gynäkologie einer der Fachbereiche mit der stärksten Arbeitsbelastung ist [51]. Um diese Situation zu verbessern, könnte man Softwaresysteme etablieren, welche die Patientenübergabe vereinfachen oder Empfehlungen zu Diagnostik und Therapie (z. B. Medikamentendosierungen) geben.

## Lösungsansätze

Aus den Ergebnissen dieser Studie lassen sich Lösungsansätze in Anlehnung an die Daten von Volpp und Grande entwickeln [58]. Um die Anzahl der Unterbrechungen zu verringern und dadurch mögliche Fehler zu verhindern, könnten sogenannte Pager Verwendung finden. Die Ausstattung jedes Arztes mit solch einem Funkrufempfänger könnte den Informationsfluss innerhalb eines Krankenhauses beschleunigen und vereinfachen [58]. Daneben betonten auch weitere Autoren die Notwendigkeit, computerbasierte Organisationssysteme einzuführen [41]. Diese medizinische Technologie könnte den täglichen Arbeitsfluss erleichtern, indem standardisierte Vorgehensweisen bezüglich verschiedenerer Patientenfälle vorgegeben, Medikationen empfohlen werden und unter Umständen auf Nebenwirkungen hingewiesen wird [58]. Eine Zeitersparnis könnte es Ärzten ermöglichen, mehr Zeit in direktem Patientenkontakt zu verbringen. Zahlreiche Studien bewiesen, dass ein mangelhafter Arzt-Patientenkontakt die Compliance der Patienten einerseits, andererseits aber auch die Zufriedenheit und den Gesundheitsstatus der Ärzte deutlich beeinträchtigt [22].

Um fundiertere Aussagen über Lösungsmöglichkeiten zu treffen, sind weitere Studien notwendig. Hierbei sollten die Meinungen von Spezialisten im Bereich des politischen Gesundheitswesens, des Qualitätsmanagements sowie die Ansichten von Ärzten zusammengeführt werden.

## Literatur

[1] Arnetz BB: Psychosocial challenges facing physicians of today. Soc Sci Med 2001; 52: 203–213
[2] Barger LK, Cade BE, Ayas NT, Cronin JW, Rosner B, Speizer FE, Czeisler CA: Extended work shifts and the risk of motor vehicle crashes among interns. N Engl J Med 2005; 352: 125–134
[3] Buddeberg-Fischer B, Klaghofer R, Buddeberg C: Stress at work and well-being in junior residents. Z Psychosom Med Psychother 2005; 51: 163–178
[4] Buddeberg-Fischer B, Klaghofer R, Stamm M, Siegrist J, Buddeberg C: Work stress and reduced health in young physicians: prospective evidence from Swiss residents. Int Arch Occup Environ Health 2008; 82: 31–38
[5] Bundesärztekammer: Zunehmende Privatisierung von Krankenhäusern in Deutschland – Folgen für die ärztliche Tätigkeit, enka-druck, Berlin, 2007
[6] Büssing A, Glaser J: Das Tätigkeits- und Arbeitsanalyseverfahren für das Krankenhaus – Selbstbeobachtungsversion (TAA-KH-S), Hogrefe-Verlag, Göttingen, 2002
[7] Center C, Davis M, Detre T, Ford DE, Hansbrough W, Hendin H, Laszlo J, Litts DA, Mann J, Mansky PA, Michels R, Miles SH, Proujansky R, Reynolds CF, III, Silverman MM: Confronting depression and suicide in physicians: a consensus statement. JAMA 2003; 289: 3161–3166
[8] Cohen JS, Patten S: Well-being in residency training: a survey examining resident physician satisfaction both within and outside of residency training and mental health in Alberta. BMC Med Educ 2005; 5: 21
[9] Collier VU, McCue JD, Markus A, Smith L: Stress in medical residency: status quo after a decade of reform? Ann Intern Med 2002; 136: 384–390
[10] De Lorenzo F, Ballatori E, Di CF, Giacalone A, Ruggeri B, Tirelli U: Improving information to Italian cancer patients: results of a randomized study. Ann Oncol 2004; 15: 721–725
[11] Dugdale DC, Epstein R, Pantilat SZ: Time and the patient-physician relationship. J Gen Intern Med 1999; 14(1): 34–40
[12] Elit L, Trim K, Mand-Bains IH, Sussman J, Grunfeld E: Job satisfaction, stress, and burnout among Canadian gynecologic oncologists. Gynecol Oncol 2004; 94: 134–139
[13] Fehlenberg D, Kohle K: Inpatient physician visits between hospital routine and therapeutic discourse – analytic communication study of the difficult physician-patient interaction. Psychother Psychosom Med Psychol 1983; 33 Spec No: 45–52
[14] Finset KB, Gude T, Hem E, Tyssen R, Ekeberg O, Vaglum P: Which young physicians are satisfied with their work? A prospective nationwide study in Norway. BMC Med Educ 2005; 5: 19
[15] Firth-Cozens J, Moss F: Hours, sleep, teamwork, and stress. Sleep and teamwork matter as much as hours in reducing doctors' stress. BMJ 1998; 317: 1335–1336
[16] Fletcher KE, Davis SQ, Underwood W, Mangrulkar RS, McMahon LF, Jr., Saint S: Systematic review: effects of resident work hours on patient safety. Ann Intern Med 2004; 141: 851–857
[17] Fuss I, Nubling M, Hasselhorn HM, Schwappach D, Rieger MA: Working

conditions and Work-Family Conflict in German hospital physicians: psychosocial and organisational predictors and consequences. BMC Public Health 2008; 8: 353
[18] Gabow PA, Karkhanis A, Knight A, Dixon P, Eisert S, Albert RK: Observations of residents' work activities for 24 consecutive hours: implications for workflow redesign. Acad Med 2006; 81: 766–775
[19] Girard NJ: Multitasking: how much is too much? AORN J 2007; 85: 505–506
[20] Görg K: Wandel um jeden Preis? Klinikärzte im Spannungsfeld zwischen Ökonomie, Technik und Menschlichkeit. Dtsch Ärztebl 2001; 98: A1172–1176
[21] Haas JS, Cook EF, Puopolo AL, Burstin HR, Cleary PD, Brennan TA: Is the professional satisfaction of general internists associated with patient satisfaction? J Gen Intern Med 2000; 15: 122–128
[22] Hauser W, Schwebius P: Four minutes for the patient and one minute for the families. Physician-patient-family communication in medical departments. Psychother Psychosom Med Psychol 1999; 49: 168–170
[23] Hemmer-Schanze C, Fuessl HS: Self-evaluation of the practicing physician's communication ability. MMW Fortschr Med 2006; 148: 25–29, 31
[24] Hess R: One year of the German Health System Modernization Act and its impact on quality in medicine from the Joint Federal Committee's point of view. Z Arztl Fortbild Qualitatssich 2006; 100: 45–50
[25] Hickey M: What are the needs of families of critically ill patients? A review of the literature since 1976. Heart Lung 1990; 19: 401–415
[26] Hirst W, Kalmar D: Characterizing attentional resources. J Exp Psychol Gen 1987; 116: 68–81
[27] Hitchen L: Frequent interruptions linked to drug errors. BMJ 2008; 336: 1155
[28] Hsu K, Marshall V: Prevalence of depression and distress in a large sample of Canadian residents, interns, and fellows. Am J Psychiatry 1987; 144: 1561–1566
[29] Janus K, Amelung VE, Gaitanides M, Schwartz FW: German physicians "on strike" – shedding light on the roots of physician dissatisfaction. Health Policy 2007; 82: 357–365
[30] Jungbauer J, Alfermann D, Kamenik C, Brahler E: Psychosocial skills training unsatisfactory results from interviews with medical school graduates from seven German universities. Psychother Psychosom Med Psychol 2003; 53: 319–321
[31] Kapur N, Borrill C, Stride C: Psychological morbidity and job satisfaction in hospital consultants and junior house officers: multicentre, cross sectional survey. BMJ 1998; 317: 511–512
[32] Kempf D: Untersuchung der Gesprächszeit mit Patienten und Angehörigen unter Zugrundelegung der Arbeitszeitverteilung von Krankenhausärzten, Albert-Ludwig-Universität, Medizinische Univ.-Klinik und Poliklinik, Medizinische Fakultät/Universitätsklinikum, Freiburg im Breisgau, 2007
[33] Kopetsch T: Ärztestatistik: Moderater Zugang, Überalterung setzt sich fort. Dtsch Ärztebl 2004; 101: A1396–A1398
[34] Landon BE, Reschovsky J, Blumenthal D: Changes in career satisfaction among primary care and specialist physicians, 1997–2001. JAMA 2003; 289: 442–449
[35] Laxmisan A, Hakimzada F, Sayan OR, Green RA, Zhang J, Patel VL: The multitasking clinician: decision-making and cognitive demand during and after team handoffs in emergency care. Int J Med Inform 2007; 76: 801–811
[36] LeClaire MM, Oakes JM, Weinert CR: Communication of prognostic information for critically ill patients. Chest 2005; 128: 1728–1735
[37] Levey RE: Sources of stress for residents and recommendations for programs to assist them. Acad Med 2001; 76: 142–150
[38] Levinson W, Roter DL, Mullooly JP, Dull VT, Frankel RM: Physician-patient communication. The relationship with malpractice claims among primary care physicians and surgeons. JAMA 1997; 277: 553–559
[39] Lown B: Die verlorene Kunst des Heilens – Anstiftung zum Umdenken, Surkamp Verlag, Stuttgart, 1996

[40] Lund KJ, Teal SB, Alvero R: Resident job satisfaction: one year of duty hours. Am J Obstet Gynecol 2005; 193: 1823–1826

[41] Mache S, Scutaru C, Vitzthum K, Gerber A, Quarcoo D, Welte T, Bauer TT, Spallek M, Seidler A, Nienhaus A, Klapp BF, Groneberg DA: Development and evaluation of a computer-based medical work assessment programme. J Occup Med Toxicol 2008; 3: 35

[42] Makaryus AN, Friedman EA: Patients' understanding of their treatment plans and diagnosis at discharge. Mayo Clin Proc 2005; 80: 991–994

[43] McMurray JE, Linzer M, Konrad TR, Douglas J, Shugerman R, Nelson K: The work lives of women physicians results from the physician work life study. The SGIM Career Satisfaction Study Group. J Gen Intern Med 2000; 15: 372–380

[44] Mehnert A, Koch U: Psychosocial care of cancer patients – international differences in definition, healthcare structures, and therapeutic approaches. Support Care Cancer 2005; 13: 579–588

[45] Mitchell J, Hayhurst C, Robinson SM: Can a senior house officer's time be used more effectively? Emerg Med J 2004; 21: 545–547

[46] Morrell DC, Evans ME, Morris RW, Roland MO: The "five minute" consultation: effect of time constraint on clinical content and patient satisfaction. Br Med J (Clin Res Ed) 1986; 292: 870–873

[47] Murray A, Montgomery JE, Chang H, Rogers WH, Inui T, Safran DG: Doctor discontent. A comparison of physician satisfaction in different delivery system settings, 1986 and 1997. J Gen Intern Med 2001; 16: 452–459

[48] Nilsson K, Hertting A, Petterson IL, Theorell T: Pride and confidence at work: potential predictors of occupational health in a hospital setting. BMC Public Health 2005; 5: 92

[49 Ratanawongsa N, Wright SM, Carrese JA: Well-being in residency: effects on relationships with patients, interactions with colleagues, performance, and motivation. Patient Educ Couns 2008; 72: 194–200

[50] Rosen IM, Gimotty PA, Shea JA, Bellini LM: Evolution of sleep quantity, sleep deprivation, mood disturbances, empathy, and burnout among interns. Acad Med 2006; 81: 82–85

[51] Rosta J: Arbeitszeit der Krankenhausärzte in Deutschland: Erste Ergebnisse einer bundesweiten Erhebung im Herbst 2006. Dtsch Arztebl 2007; 104: A-2417

[52] Rovik JO, Tyssen R, Hem E, Gude T, Ekeberg O, Moum T, Vaglum P: Job stress in young physicians with an emphasis on the work-home interface: a nine-year, nationwide and longitudinal study of its course and predictors. Ind Health 2007; 45: 662–671

[53] Shanafelt TD, Bradley KA, Wipf JE, Back AL: Burnout and self-reported patient care in an internal medicine residency program. Ann Intern Med 2002; 136: 358–367

[54] Statistisches Bundesamt: Gesundheitswesen – Grunddaten der Krankenhäuser, Wiesbaden, 2006

[55] Teufel M, Matheis A, Sammet I, Zipfel S, Schrauth M: Doctors' strike 2006: psychological and physical distress of striking doctors. Dtsch Med Wochenschr 2007; 132: 1453–1458

[56] Tibussek D: Der Ärztestreik an Universitätskliniken. Pädiatrie 2007; 13–18

[57] Tyssen R: Health problems and the use of health services among physicians: a review article with particular emphasis on Norwegian studies. Ind Health 2007; 45: 599–610

[58] Volpp KG, Grande D: Residents' suggestions for reducing errors in teaching hospitals. N Engl J Med 2003; 348: 851–855

[59] Westbrook JI, Ampt A, Kearney L, Rob MI: All in a day's work: an observational study to quantify how and with whom doctors on hospital wards spend their time. Med J Aust 2008; 188: 506–509

# 15 Berufsbedingte Latexallergie – Beschwerden, Latexmeidung, Lebensqualität und Arbeitsfähigkeit

Kathrin Kromark, Rolf Merget, Vera van Kampen, Monika Raulf-Heimsoth, Albert Nienhaus


## Zusammenfassung

Die Zahl der Latexallergiker im Gesundheitswesen stieg in den 1980er bis Mitte der 1990er Jahre stark an. Studien beschrieben eine Prävalenz von bis zu 17 %. Aufgrund umfangreicher Präventionsmaßnahmen sank die Zahl seitdem. Mit der vorliegenden Studie sollen die latexbezogenen Beschwerden, das Gelingen der Latexkarenz, die Lebensqualität und die Arbeitsfähigkeit von Beschäftigten mit bestehender Latexallergie untersucht werden.

Es wurden 495 Personen angeschrieben, deren Latexallergie von der Berufsgenossenschaft für Gesundheitsdienst und Wohlfahrtspflege (BGW) als berufsbedingt anerkannt worden war. Von 267 antwortenden Personen (54 %) wurden 14 wegen unzureichender diagnostischer Informationen ausgeschlossen. Es verblieben 253 Personen, die mittels eines standardisierten Erhebungsbogens befragt wurden. Die Arbeitsfähigkeit wurde mit dem Work Ability Index (WAI), die latexbezogenen Beschwerden auf einer von Korff-Skala von 0–10 gemessen. Die Lebensqualität wurde für Latexallergiker mit Hautmanifestation mittels des Dermatology Life Quality Index (DLQI) und bei Atemwegsmanifestation mittels des Mini Asthma Quality of Life Questionnaire (MiniAQLQ) erfasst.

Bei der Befragung übten 65 % die gleiche oder eine vergleichbare Tätigkeit aus wie zum Zeitpunkt der Meldung. Die Latexmeidung gelang im privaten Umfeld häufiger als im Arbeitsumfeld (83 % vs. 62 %). In den letzten sechs Monaten vor der Befragung hatten 39 % keine latexbezogenen Symptome mehr. Wenn die Latexmeidung im Arbeitsumfeld gelang, kam es zu einer deutlicheren Verringerung der Beschwerden. Die Latexallergie beeinflusste die Lebensqualität nur wenig (Mittelwerte: DLQI = 3,7; MiniAQLQ = 6,1). Im multivariaten Modell zeigte sich: Je höher das Alter, desto niedriger war der WAI ($\beta = -0{,}540$). Personen mit einer latexbedingten allergischen Atemwegserkrankung wiesen eine geringere Arbeitsfähigkeit auf als Hauterkrankte ($\beta = -0{,}217$). Gelang die Latexkarenz im Arbeitsumfeld, verbesserte sich die Arbeitsfähigkeit ($\beta = 0{,}256$). Die Angabe von Hautbeschwerden in den sechs Monaten vor der Befragung war assoziiert mit einer Einschränkung der Arbeitsfähigkeit ($\beta = -0{,}174$).

Aufgrund des deutlichen Rückgangs der Beschwerden sind die getroffenen Maßnahmen anscheinend für den größten Teil der Befragten ausreichend. Da jedoch lediglich 39 % vollständig symptomfrei waren, sollten in künftigen Studien die Ursachen der anhaltenden Beschwerden erforscht werden.

## Einleitung

Die Zahl der Beschäftigten im Gesundheitswesen mit einer berufsbedingten Latexallergie stieg aufgrund der HIV-Pandemie in den 1980er bis Mitte der 1990erJahre deutlich an [3]. Studien beschrieben eine Prävalenz der Sensibilisierung gegen Naturlatex beim Personal im Gesundheitswesen bis zu 17 % [4, 22, 37]. 1998, dem Jahr mit der höchsten Latexallergie-Melderate, wurden der Berufsgenossenschaft für Gesundheitsdienst und Wohlfahrtspflege (BGW) 1.262 Fälle gemeldet, die als berufsbedingt anerkannt wurden [23]. Im selben Jahr wurde die TRBA/TRGS 406 (Technische Regel für Biologische Arbeitsstoffe bzw. Gefahrstoffe; früher: TRGS 540) eingeführt, die besagt, dass gepuderte Naturgummilatexhandschuhe durch puderfreie und allergenarme Latexhandschuhe oder andere geeignete Handschuhe zu ersetzen sind [5]. Diese gesetzliche Regelung und umfassende Aufklärungskampagnen führten mit einer zweijährigen Verzögerung zur deutlichen Reduzierung gemeldeter Latexallergiefälle [7, 29, 31].

Dennoch wurden der BGW 3.490 Personen mit berufsbedingter Latexallergie zwischen 1996 und 2004 als Fälle mit obstruktiver Atemwegserkrankung/Rhinopathie (BK 4301) oder Hauterkrankung (BK 5101) gemeldet. Ziel der vorliegenden Studie war die Erfassung der Auswirkungen einer Latexallergie bei Beschäftigten im Gesundheitswesen. Dazu wurde das Gelingen der Latexmeidung, die Ausprägung der latexbezogenen Beschwerden, die Beeinflussung der Lebensqualität durch die Latexallergie und die Arbeitsfähigkeit untersucht.

## Methoden

### Studienkollektiv

Bei der 2006/2007 durchgeführten Querschnittstudie wurden Versicherte der Berufsgenossenschaft für Gesundheitsdienst und Wohlfahrtspflege (BGW) mittels eines standardisierten selbst auszufüllenden Erhebungsinstruments befragt. Der Fragebogen wurde an alle 495 Personen geschickt, deren Latexallergien zwei BGW-Bezirksverwaltungen in den Jahren 1996 bis 2004 gemeldet und als berufsbedingt anerkannt worden waren. Die Teilnehmer gaben eine schriftliche Einverständniserklärung zur Studienteilnahme. Die Studie wurde von der Ethikkommission der Hamburger Ärztekammer genehmigt.

### Fragebogen

Der Fragebogen umfasste vier Teile: a) sozio-demografische Daten, Tätigkeit und allergiebedingte Beschwerden, b) Präventionsmaßnahmen, c) Lebensqualität und d) Arbeitsfähigkeit. Die latexbezogenen Beschwerden wurden mittels einer von Korff-Skala [36] von 0 bis 10 für den Zeitpunkt der stärksten Beschwerden jemals und für den Zeitraum von einer Woche vor der Befragung bewertet. Der Score 0 steht für „keine Beschwerden aufgrund der Latexallergie" und 10 „stärkste Beschwerden aufgrund der

Latexallergie". Das Gelingen der Latexmeidung wurde auf einer Skala von 0 (Latexmeidung gelingt gar nicht) bis 5 (Latexmeidung gelingt sehr gut) erfasst. In der vorliegenden Studie werden die Scores 4 und 5 als „erfolgreiche Latexmeidung" charakterisiert.

Die Angaben zur Lebensqualität wurden für den Zeitraum von zwei Wochen vor der Befragung erhoben. Latexallergiker mit Hautmanifestation beschrieben die Einschränkung ihrer Lebensqualität mittels des Dermatology Life Quality Index (DLQI) [8]. Er erfasst mittels 10 Items folgende Bereiche: Symptome, tägliche Aktivitäten, Freizeit, Arbeit und Schule, persönliche Beziehungen und Behandlung. Der DLQI-Summenscore kann Werte zwischen 0 (keine Beeinträchtigung der Lebensqualität) und 30 (maximale Beeinträchtigung) annehmen [24]. Für Latexallergiker mit Atemwegsmanifestation wurde die Einschränkung der Lebensqualität anhand des Mini Asthma Quality of Life Questionnaire (MiniAQLQ) erhoben [17]. Er umfasst 15 Items in den folgenden Kategorien: Beeinträchtigung bei Tätigkeiten, Symptome, Gefühlsleben und Umweltreize. Der beste zu erreichende Wert beträgt 7 (keine Beeinträchtigung der Lebensqualität durch Asthma); 4 bedeutet eine moderate Einschränkung und 1 steht für eine schwerwiegende Einschränkung [18].

Die Arbeitsfähigkeit (AF) wurde mit dem Work Ability Index (WAI) gemessen. Für die vorliegende Arbeit wurde die deutsche Übersetzung verwendet [33]. Der Summenscore ergibt sich aus sieben Items: derzeitige Arbeitsfähigkeit im Vergleich zur besten je erreichten Arbeitsfähigkeit, Arbeitsfähigkeit in Bezug auf die Anforderungen der Arbeitstätigkeit, Anzahl der aktuellen vom Arzt diagnostizierten Krankheiten, geschätzte Beeinträchtigung der Arbeitsleistung durch die Krankheiten, Krankenstandstage in den vergangenen zwölf Monaten, Einschätzung der eigenen Arbeitsfähigkeit in zwei Jahren, psychische Leistungsreserven. Der WAI kann Werte zwischen 7 (minimale AF) und 49 (maximale AF) annehmen. Die Kategorisierung erfolgte in vier Gruppen: 7–27 (schlechte AF), 28–36 (mäßige AF), 37–43 (gute AF) und 44–49 (sehr gute AF). Für die Darstellung der Anzahl der aktuellen vom Arzt diagnostizierten Krankheiten wurde die WAI-Kurzversion verwendet [32].

### Statistische Auswertung

Bei kategorialen Variablen wurde der $\chi^2$-Test (Pearson) verwendet. Allen statistischen Analysen liegt ein Signifikanzniveau von 0,05 zugrunde. Zur Berechnung der Abhängigkeit der Variablen WAI wurde eine multivariate lineare Regressionsanalyse durchgeführt. Die statistische Auswertung erfolgte mit SPSS 12.5 für Windows (SPSS Inc., Chicago, IL, USA).

## Ergebnisse

### Responder – Non-Responder

Die Responserate betrug 54 % (n = 267); wegen unzureichender diagnostischer Informationen wurden 14 Personen aus dem Studienkollektiv ausgeschlossen. Bei den 253 verbliebenen Probanden trat die Latexallergie bei 85 % als Hauterkrankung auf *(Tab. 1)*. Der überwiegende Teil derjenigen, die den ausgefüllten (Responder) waren weibliche Pflegekräfte. Zwischen Respondern und Non-Respondern gab es bei den Faktoren Alter, Manifestation der Latexallergie, Tätigkeit bei BK-Antrag und Geschlecht keinen statistisch signifikanten Unterschied. Der zeitliche Abstand zwischen BK-Antrag und Befragung war bei den Non-Respondern statistisch signifikant größer (p < 0,001) als bei den Respondern.

**Tabelle 1:** Kennzahlen der Responder (N = 253) und Non-Responder (N = 228)

| | Responder Mean (SD[1]) | Non-Responder Mean (SD[1]) | p |
|---|---|---|---|
| Alter (Jahre) | 41,2 (10,2) | 40,1 (10,8) | 0,371 |
| Zeitspanne BK-Antrag bis Befragung (Jahre) | 7,2 (2,2) | 8,2 (2,1) | *< 0,001* |
| | N (%) | N (%) | |
| Latexallergie als | | | |
| Atemwegserkrankung (BK 4301) | 39 (15) | 23 (10) | |
| Hauterkrankung (BK 5101) | 149 (59) | 158 (69) | 0,106 |
| beide Manifestationen | 65 (26) | 47 (21) | |
| Tätigkeit bei BK-Antrag | | | |
| Pflegekräfte | 151 (60) | 113 (50) | |
| medizinische Assistenten | 77 (30) | 82 (36) | 0,066 |
| andere[2] | 25 (10) | 33 (14) | |
| Frauen | 239 (94) | 212 (93) | 0,502 |

[1] Standardabweichung

[2] Umfasst: Ärzte, Zahnärzte, Tierärzte, Hebammen, Büroangestellte, Köche, Reinigungspersonal, Hausmeister, Schädlingsbekämpfer, Masseure, Sozialarbeiter, Küchenhilfen, Friseure, Kosmetiker, Fußpfleger und Wäscher

### Beschwerden und Latexmeidung

Die gleiche oder eine vergleichbare Tätigkeit wie zum Zeitpunkt der BK-Antragstellung wurde von 65 % der Befragten ausgeübt, während 10 % ihre Erwerbstätigkeit aufgrund der Latexallergie aufgegeben hatten *(Tab. 2)*. Die Latexmeidung gelang im privaten Umfeld besser als im Arbeitsumfeld. So gaben insgesamt 73 % der Befragten an, dass in ihrem Arbeitsumfeld auf puderfreie Handschuhe verzichtet wird bzw. ausschließlich latexfreie Produkte benutzt werden. Die finanziellen Einbußen aufgrund der Latexallergie

**Tabelle 2:** Tätigkeit, Latexmeidung, Symptome

| | N | % |
|---|---|---|
| Tätigkeit bei Befragung in Bezug zur Tätigkeit bei BK-Antrag | | |
| • gleiche oder vergleichbare Tätigkeit | 164 | 64,8 |
| • andere Tätigkeit | 25 | 9,9 |
| • Aufgabe der Erwerbstätigkeit aufgrund der Latexallergie | 25 | 9,9 |
| • Aufgabe der Erwerbstätigkeit wegen anderer Gründe | 39 | 15,4 |
| Erfolgreiche Latexmeidung | | |
| • privat | 211 | 83,4 |
| • im Arbeitsumfeld[1] | 117 | 61,9 |
| Art der Latexmeidung im Arbeitsumfeld[1] | | |
| • puderfreie Handschuhe nur für den Latexallergiker | 39 | 23,8 |
| • puderfreie Handschuhe für alle Beschäftigten | 70 | 42,7 |
| • ausschließlich latexfreie Produkte im gesamten Arbeitsumfeld | 49 | 29,9 |
| • es wurden keine Maßnahmen ergriffen | 5 | 3,0 |
| • keine Angaben | 1 | 0,6 |
| Finanzielle Einbußen aufgrund der Latexallergie | | |
| • keine | 154 | 60,9 |
| • geringfügig | 50 | 19,8 |
| • deutlich spürbar | 46 | 18,2 |
| • keine Angaben | 3 | 1,2 |
| Symptome traten erstmals auf nach Kontakt mit[2] | | |
| • Latex-Handschuhen | 242 | 95,7 |
| • latexenthaltendem Arbeitsmaterial | 63 | 24,9 |
| • sonstigem | 43 | 17,0 |
| Latexbezogene Symptome in den vergangenen 6 Monaten[2] | | |
| • keine | 99 | 39,1 |
| • Hautrötung/Hautjucken | 126 | 49,8 |
| • Quaddeln (Urtikaria) | 61 | 24,1 |
| • Niesen/Naselaufen/Nasenverstopfung | 98 | 38,7 |
| • Augenjucken/Augentränen | 98 | 38,7 |
| • Husten | 45 | 17,8 |
| • Pfeifgeräusche beim Atmen | 50 | 19,8 |
| • Kurzatmigkeit/Luftnot | 52 | 20,6 |

[1] Probanden, die bei Befragung die gleiche oder eine vergleichbare Tätigkeit ausübten wie bei BK-Antrag
[2] Mehrfachnennung möglich

waren bei 18 % deutlich spürbar. Latexbezogene Symptome traten fast ausschließlich nach Kontakt mit Latex-Handschuhen auf. In den sechs Monaten vor Befragung hatten 39 % keine latexbezogenen Symptome.

*Abbildung 1* zeigt, dass der Grad der Beschwerden zum Zeitpunkt der stärksten Beschwerden deutlich höher war als bei der Befragung (Median: 9,0 und 1,0; Standardabweichung: 2,0 und 2,7). Wenn die Latexkarenz im Arbeitsumfeld gelang, kam es zu einer statistisch signifikant deutlicheren Senkung der Beschwerden als im Vergleich mit den Personen, bei denen die Latexmeidung im Arbeitsumfeld weniger gut gelang (p = 0,032) *(Tab. 3)*.

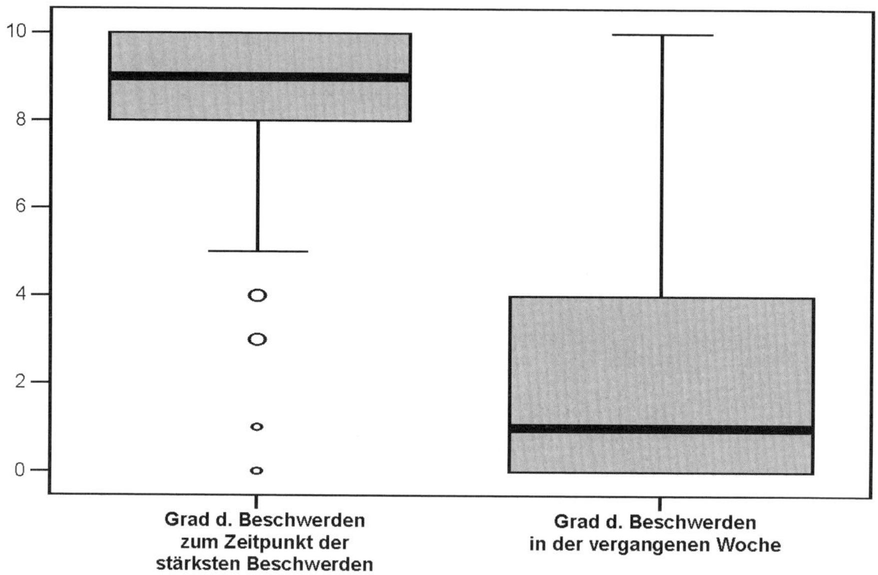


**Abbildung 1:** Veränderung des Beschwerde-Grades auf einer Skala von 0–10

**Tabelle 3:** Grad der latexbezogenen Beschwerden nach Latexkarenz bei derzeit erwerbstätigen Probanden; p = 0,032

| | Latexmeidung im Arbeitsumfeld gelingt... | |
|---|---|---|
| | **gar nicht/mäßig N[1] (%)** | **gut/sehr gut N[1] (%)** |
| Differenz: Grad der Beschwerden zum Zeitpunkt der stärksten Beschwerden in Bezug zum Grad der Beschwerden in der vergangenen Woche | | |
| keine Veränderung | 6 (9) | 2 (2) |
| Senkung um bis zu 3 Punkte | 11 (17) | 10 (9) |
| Senkung um 4–6 Punkte | 18 (28) | 36 (32) |
| Senkung um 7–10 Punkte | 30 (46) | 66 (58) |

[1] abweichendes N aufgrund fehlender Angaben

### Lebensqualität und Arbeitsfähigkeit

Der durchschnittliche DLQI-Score betrug 3,7 und der mittlere Wert für die Einschränkung der Lebensqualität durch Asthma 6,1 *(Tab. 4)*. Der Mittelwert des Work Ability Index (WAI) beträgt 37,7. Von den Probanden, die bei Befragung die gleiche oder eine vergleichbare Tätigkeit wie zum Zeitpunkt des BK-Antrags ausübten, hatten bei der Befragung 63 % eine gute bis sehr gute Arbeitsfähigkeit *(Abb. 2)*. *Tabelle 5* zeigt die Faktoren, die den WAI beeinflussen. Je höher das Alter, desto niedriger war der WAI ($\beta$ = -0,540); Personen mit einer latexbedingten allergischen Atemwegserkrankung wiesen eine niedrigere Arbeitsfähigkeit auf als Hauterkrankte ($\beta$ = -0,217). Gelang die Latexkarenz im Arbeitsumfeld, war die Arbeitsfähigkeit höher ($\beta$ = 0,256). Die Angabe von Hautbeschwerden in den sechs Monaten vor der Befragung war assoziiert mit einer Einschränkung der Arbeitsfähigkeit ($\beta$ = -0,174). Die Varianz der abhängigen Variable WAI konnte zu 38,5 % durch die genannten Variablen erklärt werden (korrigiertes R-Quadrat = 0,385).

**Tabelle 4**: Mittelwerte Lebensqualität und Arbeitsfähigkeit

| | Mittelwert | Standardabweichung |
|---|---|---|
| MiniAQLQ[1] | 6,1 | 1,5 |
| DLQI[2] | 3,7 | 6,1 |
| WAI[3] | 37,7 | 6,3 |

[1] 104 Personen mit Latexallergie als Atemwegserkrankung (BK 4301); Summenscore: 1–7 (7 = keine Beeinträchtigung der LQ, 1 = schwerwiegende Einschränkung

[2] 214 Personen mit Latexallergie als Hauterkrankung (BK 5101); Summenscore 0–30 (0 = keine Beeinträchtigung der LQ, 30 = maximale Beeinträchtigung

[3] 164 Personen, die die gleiche oder eine vergleichbare Tätigkeit ausüben wie bei BK-Antrag; Summenscore 7–49 (7 = minimale AF, 49 = maximale AF)

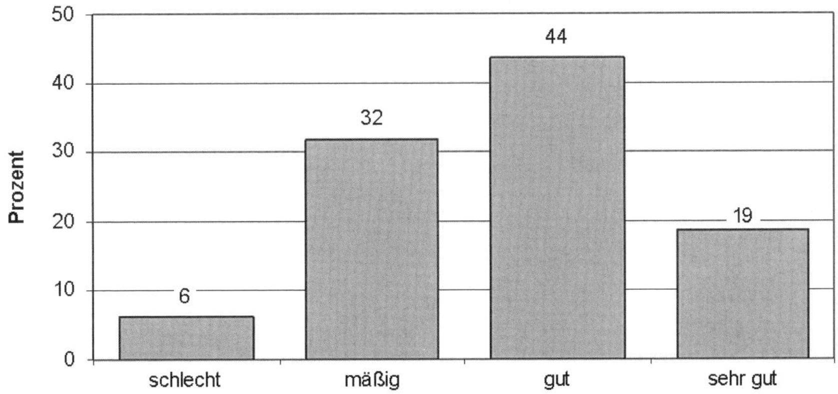


**Abbildung 2:** Kategorisierter WAI; N = 164 Personen, die bei Befragung die gleiche oder eine vergleichbare Tätigkeit ausübten wie bei BK-Antrag

**Tabelle 5**: Lineare Regressionsanalyse für die unabhängige Variable WAI; N = 164 Personen, die bei Befragung die gleiche oder eine vergleichbare Tätigkeit ausübten wie bei BK-Antrag; korrigiertes R-Quadrat = 0,385

| | N[1] | WAI-Median | 25 % (75 %) Perzentile | Standard-koeffizient β | p |
|---|---|---|---|---|---|
| Alter | | | | | |
| < 45 | 103 | 40,0 | 36,5 (44,0) | -0,540 | < 0,001 |
| ≥ 45 | 58 | 33,5 | 31,0 (39,0) | | |
| Latexallergie als | | | | | |
| Hauterkrankung (BK 5101) | 95 | 40,0 | 35,0 (43,0) | | |
| Atemwegserkrankung (BK 4301) | 28 | 35,5 | 33,0 (40,0) | -0,217 | 0,001 |
| beide Manifestationen | 38 | 37,0 | 32,0 (40,0) | | |
| Latexkarenz im Arbeitsumfeld | | | | | |
| gar nicht/wenig/mäßig | 57 | 38,0 | 33,5 (40,0) | 0,256 | <0,001 |
| gut/sehr gut | 102 | 39,0 | 34,0 (43,2) | | |
| Hautbeschwerden aufgrund der Latexallergie in den 6 Monaten vor Befragung | | | | | |
| nein | 93 | 39,0 | 33,0 (43,0) | -0,174 | 0,009 |
| ja | 68 | 38,0 | 34,0 (41,0) | | |

Folgende Faktoren hatten im Modell keinen Einfluss auf den WAI: Geschlecht, Grad d. Beschwerden zum Zeitpunkt der stärksten Beschwerden, Grad d. Beschwerden in der vergangenen Woche, Zeitspanne BK-Antrag – Befragung, Latexmeidung im privaten Umfeld, Asthma in den vergangenen 6 Monaten

[1] abweichendes N aufgrund fehlender Angaben bei WAI

# Diskussion

## Beschwerden und Latexmeidung

Während 65 % der Befragten noch immer die gleiche oder eine vergleichbare Tätigkeit ausüben, hat jeder zehnte seine Erwerbstätigkeit aufgrund der Latexallergie aufgegeben. Damit ist die Verbleibquote in der untersuchten Studienpopulation etwas höher als in anderen Studien [1, 2, 25]. Aufgrund der relativ kleinen Kollektive der genannten Studien (bis zu n = 36) ist ein Vergleich mit unserer Untersuchung allerdings nur begrenzt möglich.

Mehr als die Hälfte der Befragten weist noch immer latexbezogene Symptome auf, deren Intensität jedoch seit der BK-Antragsstellung und der damit verbundenen Sanierungsmaßnahmen deutlich sank. Die anhaltenden Symptome sind vermutlich darauf zurückzuführen, dass es nur in 62 % der Fälle gelang, Latex im Arbeitsumfeld erfolgreich zu meiden. Das zeigt sich in der deutlicheren Verringerung des Beschwerdegrads bei gelungener Latexmeidung im Arbeitsumfeld. Unterstützt wird dieser Befund dadurch, dass der prozentuale Anteil von Personen, in deren Arbeitsumfeld alle Beschäftigten puderfreie Handschuhe tragen bzw. ausschließlich latexfreie Produkte verwenden,

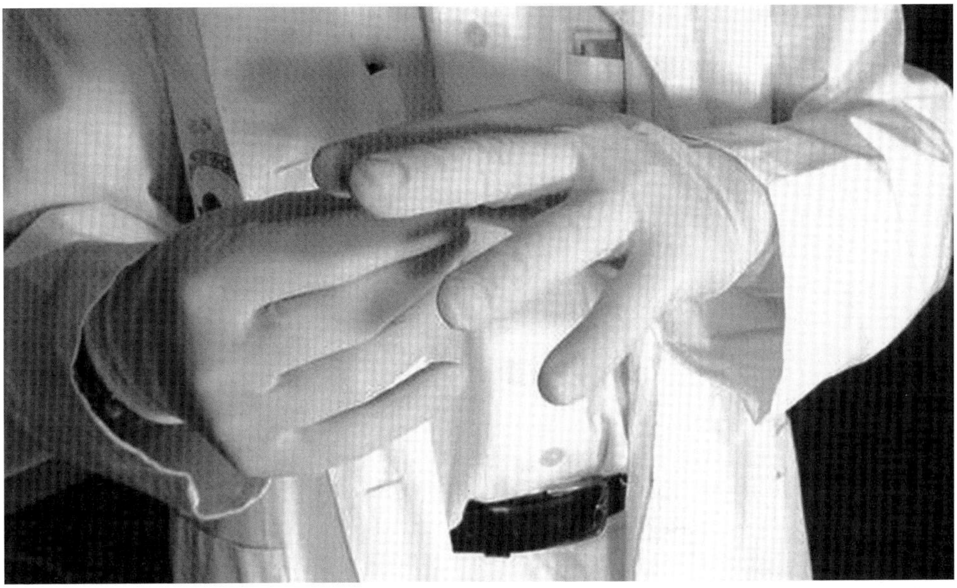

Latexhaltige Handschuhe

insgesamt bei lediglich 73 % liegt. Das heißt, dass bei über einem Viertel der erwerbstätigen Personen keine hinreichende Sanierung der Arbeitsumgebung erfolgte. Weitere Studien belegen bei gelungener Latexmeidung ebenfalls eine vergleichbare oder sogar deutlichere Reduktion der Beschwerden – auch der Sensibilisierung – bis hin zur vollständigen Eliminierung latexbezogener Symptome [6, 12, 20, 34].

## Lebensqualität und Arbeitsfähigkeit

Da sich die Intensität der latexbezogenen Beschwerden im Vergleich zum Zeitpunkt des BK-Antrags deutlich verringerte, war zu erwarten, dass der Einfluss der Latexallergie auf die Lebensqualität eher gering ist. Diese Annahme wurde durch die Ergebnisse der vorliegenden Studie bestätigt. So betrug der durchschnittliche DLQI von Personen mit einer latexbezogenen Hauterkrankung 3,7 auf einer Skala von 0 bis 30, wobei 30 die maximale Einschränkung der Lebensqualität beschreibt. Dieser Wert ist um 0,3 Punkte schlechter als der von OP-Schwestern in einer belgischen Studie [10]. Patienten mit Latexallergie hatten in einer weiteren Studie einen mittleren DLQI-Wert von 17,9 vor der Diagnosestellung und 10,9 danach [25]. Auch eine amerikanische Studie bestätigt die signifikante Verbesserung der Lebensqualität hinsichtlich der Haut- und Atemwegsbeschwerden [28]. In einer Untersuchung von 200 dermatologischen Patienten betrugen die mittleren DLQI-Werte für Patienten mit Muttermalen 1,0, für Patienten mit Psoriasis 8,0 und für Patienten mit atopischem Ekzem 12,5. Der durchschnittliche DLQI aller hauterkrankten Patienten lag bei 7,3 und der einer hautgesunden Kontrollgruppe bei 0,5

[8]. Andere Studien fanden für Patienten mit verschiedenen Hauterkrankungen Werte zwischen 6,1 und 10,7 [9, 11, 14, 19, 30].

Der mittlere MiniAQLQ-Wert der vorliegenden Studie betrug 6,1 auf einer Skala von 1 bis 7 (7 = keine Einschränkung durch Asthma). Das deutet auf eine eher geringe Einschränkung der Lebensqualität durch Asthma bei Personen mit einer latexbezogenen allergischen Atemwegserkrankung hin. Bei erwachsenen Asthmatikern wurden in verschiedenen Studien hingegen durchschnittliche Werte zwischen 4,6 und 5,4 ermittelt [16, 17, 27]. Patienten mit latexbezogenem Asthma, die den Kontakt mit Latex mindern konnten, hatten einen durchschnittlichen AQLQ-Score von 5,2 [35]. Damit war die Einschränkung größer als in der vorliegenden Studie. Da die Erfassung der Lebensqualität auf subjektiven Angaben beruht, sollte die Korrelation zwischen subjektiver Wahrnehmung und objektiven Zeichen des Schweregrades der Erkrankung in weiteren Studien ermittelt werden.

Der WAI von Personen, die noch die gleiche oder eine vergleichbare Tätigkeit ausüben wie zum Zeitpunkt des BK-Antrags war mit einem Mittelwert von 37,7 auf einer Skala von 7–49 im oberen Drittel des Wertebereiches. Lediglich 6 % dieser erwerbstätigen Personen haben eine schlechte und 19 % eine sehr gute Arbeitsfähigkeit. In einer finnischen Studie waren es 9 % bzw. ebenfalls 19 % der latexsensibilisierten Beschäftigten aus dem Gesundheitswesen [21]. Die Autoren dieser Studie belegten eine klare Assoziation zwischen der Latexallergie und einem niedrigeren WAI, die nicht durch Alter, Geschlecht, Art der Tätigkeit oder einen Atopie-Status erklärt werden kann. Dieses Ergebnis wird durch unsere Studie bestätigt. Im multivariaten Modell zeigte sich, dass Personen mit latexbedingter Atemwegserkrankung einen niedrigeren WAI aufweisen als Hauterkrankte. Wenn jedoch Hautbeschwerden in den letzten sechs Monaten aufgetreten waren, führten diese zu einer Einschränkung der Arbeitsfähigkeit. Der Trend zu einem niedrigeren WAI mit steigendem Alter wurde in weiteren Studien bestätigt [15, 26]. Erfolgreiche Latexkarenz im Arbeitsumfeld war in der vorliegenden Studie zudem mit einem höheren WAI assoziiert.

Aufgrund der retrospektiven Angaben zu den Beschwerden im Zusammenhang mit der Latexallergie kann der Einfluss eines Recall-Bias nicht ausgeschlossen werden [13]. Trotz dieser Limitierung kommen die Autoren zu dem Schluss, dass die Strategien zur Latexmeidung zu einer deutlichen Reduzierung sowohl der Anzahl von Personen mit latexbezogenen Beschwerden geführt, als auch die Intensität der latexbezogenen Beschwerden gesenkt haben.

## Schlussfolgerung

Wie in der vorliegenden Studie gezeigt wurde, gelingt die Latexmeidung im privaten Bereich besser als im beruflichen Umfeld. Daher sollten Strategien zur Latexmeidung im Arbeitskontext noch besser umgesetzt werden als bisher. Für die meisten Latexallergiker scheinen die getroffenen Maßnahmen jedoch ausreichend zu sein, da sich Anzahl und Intensität der latexbezogenen Beschwerden deutlich reduzierten. Da aber lediglich 39 % bei der Befragung symptomfrei waren, sollten in künftigen Studien die Ursachen der anhaltenden Beschwerden untersucht werden.

## Literatur

[1] Acero S, Alvarez MJ, Garcia BE, Echechipia S, Olaguibel JM, Tabar AI: Occupational asthma from natural rubber latex. Specific inhalation challenge test and evolution. J Investig Allergol Clin Immunol 2003; 13: 155–161

[2] Al-Otaibi S, Tarlo SM, House R: Quality of life in patients with latex allergy. Occup Med (Lond) 2005; 55: 88–92

[3] Allmers H, Schmengler J, Skudlik C: Primary prevention of natural rubber latex allergy in the German health care system through education and intervention. J Allergy Clin Immunol 2002; 110: 318–323

[4] Arellano R, Bradley J, Sussman G: Prevalence of latex sensitization among hospital physicians occupationally exposed to latex gloves. Anesthesiology 1992; 77: 905–908

[5] Ausschuss für Gefahrstoffe: TRGS 540, Sensibilisierende Stoffe – Technische Regeln für Gefahrstoffe. Bundesarbeitsblatt 1997; 58–63

[6] Edelstam G, Arvanius L, Karlsson G: Glove powder in the hospital environment – consequences for healthcare workers. Int Arch Occup Environ Health 2002; 75: 267–271

[7] Filon FL, Radman G: Latex allergy: a follow up study of 1040 healthcare workers. Occup Environ Med 2006; 63: 121–125

[8] Finlay AY, Khan GK: Dermatology Life Quality Index (DLQI) – a simple practical measure for routine clinical use. Clin Exp Dermatol 1994; 19: 210–216

[9] Gradwell C, Thomas KS, English JS, Williams HC: A randomized controlled trial of nurse follow-up clinics: do they help patients and do they free up consultants' time? Br J Dermatol 2002; 147: 513–517

[10] Hachem JP, de Paepe K, Sterckx G, Kaufman L, Rogiers V, Roseeuw D: Evaluation of biophysical and clinical parameters of skin barrier function among hospital workers. Contact Derm 2002; 46: 220–223

[11] Hahn HB, Melfi CA, Chuang TY, Lewis CW, Gonin R, Hanna MP, Farmer ER: Use of the Dermatology Life Quality Index (DLQI) in a midwestern US urban clinic. J Am Acad Dermatol 2001; 45: 44–48

[12] Hemery ML, Dhivert-Donnadieu H, Verdier R, Dujols P, Godard P, Demoly P: A clinical and serological follow-up study of health care workers allergic to natural rubber latex who had followed a latex avoidance programme. Allergy 2004; 59: 1013–1014

[13] Hennekens CH, Buring JE: Epidemiology in Medicine, 1. Lippincott Williams & Wilkins, Boston, Massachusetts, 1987

[14] Hutchings CV, Shum KW, Gawkrodger DJ: Occupational contact dermatitis has an appreciable impact on quality of life. Contact Derm 2001; 45: 17–20

[15] Ilmarinen J, Tuomi K, Klockars M: Changes in the work ability of active employees over an 11-year period. Scand J Work Environ Health 1997; 23(1): 49–57

[16] Ind PW, Haughney J, Price D, Rosen JP, Kennelly J: Adjustable and fixed dosing with budesonide/ formoterol via a single inhaler in asthma patients: the ASSURE study. Respir Med 2004; 98: 464–475

[17] Juniper EF, Guyatt GH, Cox FM, Ferrie PJ, King DR: Development and validation of the Mini Asthma Quality of Life Questionnaire. Eur Respir J 1999; 14: 32–38

[18] Juniper EF, Guyatt GH, Epstein RS, Ferrie PJ, Jaeschke R, Hiller TK: Evaluation of impairment of health related quality of life in asthma: development of a questionnaire for use in clinical trials. Thorax 1992; 47: 76–83

[19] Kernick D, Cox A, Powell R, Reinhold D, Sawkins J, Warin A: A cost consequence study of the impact of a dermatology-trained practice nurse on the quality of

life of primary care patients with eczema and psoriasis. Br J Gen Pract 2000; 50: 555–558

[20] Korniewicz DM, Chookaew N, El-Masri M, Mudd K, Bollinger ME: Conversion to low-protein, powder-free surgical gloves: is it worth the cost? AAOHN J 2005; 53: 388–393

[21] Kujala VM, Karvonen J, Laara E, Kanerva L, Estlander T, Reijula KE: Postal questionnaire study of disability associated with latex allergy among health care workers in Finland. Am J Ind Med 1997; 32: 197–204

[22] Lagier F, Vervloet D, Lhermet I, Poyen D, Charpin D: Prevalence of latex allergy in operating room nurses. J Allergy Clin Immunol 1992; 90: 319–322

[23] Latza U, Haamann F, Baur X: Effectiveness of a nationwide interdisciplinary preventive programme for latex allergy. Int Arch Occup Environ Health 2005; 78: 394–402

[24] Lewis V, Finlay AY: 10 years experience of the Dermatology Life Quality Index (DLQI). J Investig Dermatol Symp Proc 2004; 9: 169–180

[25] Lewis VJ, Chowdhury MM, Statham BN: Natural rubber latex allergy: the impact on lifestyle and quality of life. Contact Derm 2004; 51: 317–318

[26] Müller BH, Hasselhorn HM: Work ability among nurses in hospitals in Germany in the european context. Z Arbeitswiss 2004; 58: 167–177

[27] Pinnock H, Juniper EF, Sheikh A: Concordance between supervised and postal administration of the Mini Asthma Quality of Life Questionnaire (MiniAQLQ) and Asthma Control Questionnaire (ACQ) was very high. J Clin Epidemiol 2005; 58: 809–814

[28] Power S, Gallagher J, Meaney S: Quality of life in health care workers with latex allergy. Occup Med (Lond) 2010; 60: 62–65

[29] Raulf-Heimsoth M, Sander I, Rihs HP, Merget R, Brüning T: Latex Allergy: State of the Art. Aktuelle Derm 2003; 29: 176–184

[30] Reilly MC, Lavin PT, Kahler KH, Pariser DM: Validation of the Dermatology Life Quality Index and the Work Productivity and Activity Impairment-Chronic Hand Dermatitis questionnaire in chronic hand dermatitis. J Am Acad Dermatol 2003; 48: 128–130

[31] Rueff F, Schopf P, Putz K, Przybilla B: Effect of reduced exposure on natural rubber latex sensitization in health care workers. Ann Allergy Asthma Immunol 2004; 92: 530–537

[32] Thinschmidt M, Seibt R: Work-Ability-Index – Vergleich von Lang- und Kurzversionen der Krankheitsdiagnosen anhand einer deutschen Stichprobe. Zbl Arbeitsmed 2007; 57: 212–221

[33] Tuomi K, Ilmarinen J, Jahkola A, Katajarinne L, Tulkki A: Arbeitsbewältigungsindex – Work Ability Index, 3. Wirtschaftsverlag NW, Dortmund/Berlin/Dresden, 2006

[34] Turjanmaa K, Kanto M, Kautiainen H, Reunala T, Palosuo T: Long-term outcome of 160 adult patients with natural rubber latex allergy. J Allergy Clin Immunol 2002; 110: 70–74

[35] Vandenplas O, Jamart J, Delwiche JP, Evrard G, Larbanois A: Occupational asthma caused by natural rubber latex: outcome according to cessation or reduction of exposure. J Allergy Clin Immunol 2002; 109: 125–130

[36] Von Korff M, Ormel J, Keefe FJ, Dworkin SF: Grading the severity of chronic pain. Pain 1992; 50: 133–149

[37] Yassin MS, Lierl MB, Fischer TJ, O'Brien K, Cross J, Steinmetz C: Latex allergy in hospital employees. Ann Allergy 1994; 72: 245–249

# 16 Aggression und Gewalt gegenüber Beschäftigten im Gesundheitswesen

Simone Franz, Annett Zeh


## Zusammenfassung

Obwohl sich die internationale Forschung schon seit Jahren mit der Thematik Gewalt und Aggression im Gesundheitswesen beschäftigt, stehen die Forschungsaktivitäten in Deutschland noch am Anfang. Daher war es das Ziel dieser Studie, die Häufigkeit des Auftretens und die Folgen von aggressiven Übergriffen gegenüber Beschäftigten in verschiedenen Bereichen des Gesundheitswesens zu untersuchen. Darüber hinaus sollten Erkenntnisse über den Bedarf an Präventionsmaßnahmen gewonnen werden. Pflegekräfte und Betreuungspersonen aus zwei Altenheimen, einer psychiatrischen Klinik und einer Werkstatt für behinderte Menschen (WfB) wurden mithilfe eines standardisierten Fragebogens schriftlich befragt. Die Stichprobe umfasste 123 Personen (Response-Rate 38,8 %). Das Erhebungsinstrument beinhaltete Angaben zur Häufigkeit und Art des Übergriffes, zu Folgen sowie zu Unterstützungsangeboten.

70,7 % der befragten Personen erlebten körperliche und 89,4 % verbale Aggression in den vergangenen zwölf Monaten. Körperliche Aggression trat häufiger in Pflegeheimen (83,9 %) auf. Verbale Aggression wurde am häufigsten von Beschäftigten in der psychiatrischen Klinik erlebt (96,7 % der Beschäftigten). Dagegen war der Anteil der von Gewalt und Aggression betroffenen Personen in der WfB geringer (41,9 % bzw. 77,4 %). Die Vorfälle hatten negative Folgen für das körperliche (55 %) und das emotionale (77,2 %) Wohlbefinden der Beschäftigten. Die Häufigkeit der Übergriffe (wöchentlich: OR 2,7, CI 1,1–6,4) in Kombination mit fehlender sozialer Unterstützung (OR 2,8, CI 1,2–6,6) erhöhten die Wahrscheinlichkeit einer stärkeren Belastung durch Gewalt und Aggression.

Die Studie untermauert internationale Forschungsergebnisse, die ebenfalls von häufigen aggressiven Übergriffen gegenüber Beschäftigten im Gesundheitswesen berichten. Die vorliegende Studie stellt dabei insbesondere Unterschiede zwischen den verschiedenen Bereichen des Gesundheitswesens sowie die negativen Folgen fehlender präventiver Maßnahmen und fehlender sozialer Unterstützung am Arbeitsplatz heraus. Es besteht daher ein hoher Bedarf an zielgruppenspezifischen Angeboten der Prävention und Nachsorge aggressiver Übergriffe gegenüber Beschäftigten im Gesundheitswesen in Deutschland.


## Hintergrund

Gewalt und Aggression am Arbeitsplatz stellen weltweit ein schwerwiegendes Problem dar, dem international in der gesundheitswissenschaftlichen Forschung verstärkt Aufmerksamkeit geschenkt wird [28]. Gewalt und Aggression werden definiert als

„incidents where staff are abused, threatened or assaulted in circumstances related to their work" [14]. Die vorliegende Studie untersucht Gewalt und Aggression, die Klienten gegenüber Pflegenden oder anderem Betreuungspersonal ausüben. Unter Gewalt und Aggression wird dabei jegliche Form von verbaler, körperlicher und sexueller Gewalt oder Aggression gefasst.

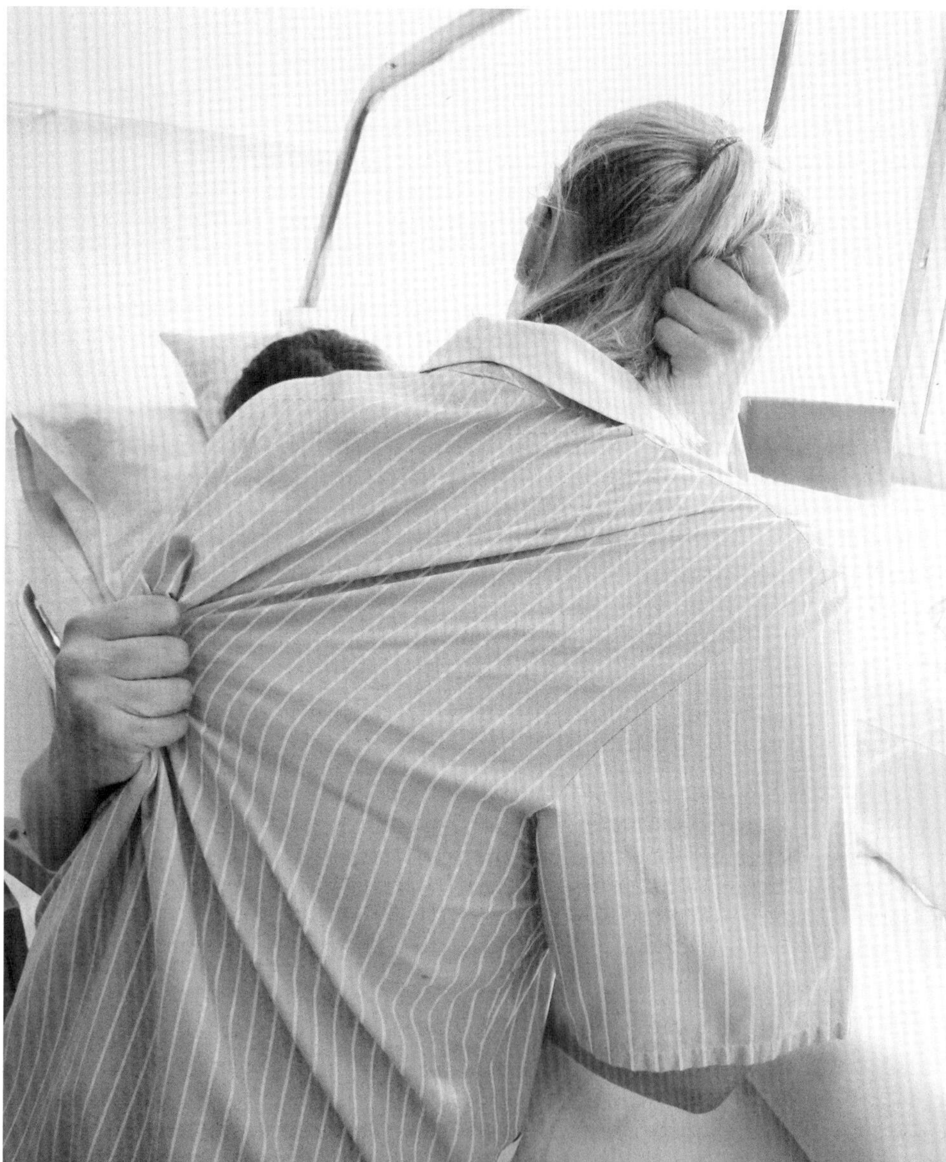

Gewalt gegenüber Pflegekräften

Internationale Studien zeigen, dass Pflegekräfte und anderes Betreuungspersonal häufig von Gewalt und Aggression betroffen sind [12, 19, 25], die das körperliche und psychische Wohlbefinden der Betroffenen beeinträchtigen können [6]. Es kann von schwerwiegenden Folgen nicht nur für die betroffenen Personen, sondern auch für die betroffenen Organisationen ausgegangen werden. Gewalt und Aggression können z. B. die Qualität der Pflege und Betreuung negativ beeinflussen, höhere Fehlzeiten nach sich ziehen oder das Arbeitsklima beeinträchtigen [7].

Es ist zudem von einer hohen Dunkelziffer auszugehen, da nur ein Teil der tatsächlichen Vorfälle auch gemeldet wird [22, 29]. Gründe für die geringen Meldezahlen sind unter anderem wenig transparente Meldeverfahren, fehlende Unterstützung durch Vorgesetzte und eine gewisse Akzeptanz von Gewalt und Aggression als Teil der pflegerischen Arbeit [13].

Eine systematische Forschung zum Auftreten, zu den Gründen und zu den Folgen von Gewalt und Aggression gegenüber Beschäftigten im Gesundheitswesen steht in Deutschland noch am Anfang. Untersuchungen beschränken sich häufig auf psychiatrische Kliniken, während andere Bereiche des Gesundheitswesens – wie z. B. die Altenhilfe und die Behindertenhilfe – bislang vernachlässigt wurden. Obwohl internationale Studien, u. a. aus Skandinavien und den USA [12, 19], hohe Prävalenzen aggressiver Übergriffe belegen, können diese Zahlen nur eingeschränkt auf die Situation in Deutschland übertragen werden. Dieses ist u. a. in den verschiedenen Strukturen der Gesundheitssysteme und der unterschiedlichen Ausbildung und Qualifikation der Pflegekräfte begründet [21]. Daher besteht ein hoher Bedarf an Untersuchungen zum Vorkommen von Gewalt und Aggression im deutschen Gesundheitswesen. Dies gilt auch deshalb, um eine Basis für die Entwicklung von Präventionsmaßnahmen einerseits und zur Nachsorge aggressiver Übergriffe durch Klienten andererseits zu schaffen [20, 21].

Bezüglich des Umgangs, d. h. der Prävention und Nachsorge von Übergriffen gegenüber Pflege- und Betreuungspersonal, bestehen ebenfalls große Forschungslücken. So gibt es zwar einzelne Trainingsprogramme zum Deeskalationsmanagement oder Weiterbildungen für die Mitarbeiter. Eine umfassende Evaluation derartiger Ansätze fehlt jedoch in den meisten Fällen [4, 10]. Darüber hinaus fehlt es an Angeboten für Betroffene, nachdem diese Situationen mit Gewalt und Aggression erlebt haben. Soziale Unterstützung am Arbeitsplatz und professionelle Angebote der Organisationen sind wichtige Elemente, um betroffenen Personen bei der Bewältigung der Übergriffe zu helfen und langfristige gesundheitliche Beeinträchtigungen zu verhindern [14]. Auch zu diesem Komplex gibt es nur wenige Untersuchungen über die Angebote in deutschen Organisationen und zu deren Effektivität.

Das Ziel der Studie ist es daher zum einen, die Häufigkeit sowie die Art und Schwere von körperlicher sowie verbaler Gewalt und Aggression gegenüber Beschäftigten in den Versorgungsbereichen Krankenpflege, Altenhilfe und Behindertenhilfe zu untersuchen. Zum anderen sollen auch die Folgen derartiger Situationen und der Einsatz von Maßnahmen zum Umgang mit Gewalt und Aggression beleuchtet werden.

## Methodik

### Studienpopulation

Im Rahmen einer retrospektiven Querschnittserhebung wurden Pflege- und Betreuungspersonen aus vier Einrichtungen im Raum Westfalen mit einem standardisierten Erhebungsinstrument zu ihren Gewalterfahrungen in den vorausgegangenen zwölf Monaten schriftlich befragt. Als Gewalterfahrung wurden dabei alle verbalen und körperlichen Angriffe durch Klienten definiert. Zur Rekrutierung der Einrichtungen wurde zunächst eine Internetrecherche durchgeführt. Ziel war es, Einrichtungen aus verschiedenen Bereichen des Gesundheitswesens für die Studie zu gewinnen. Es ist sinnvoll, diese verschiedenen Bereiche separat zu betrachten, da die Beschäftigten mit sehr unterschiedlichen Klienten zusammenarbeiten. Daher kann davon ausgegangen werden, dass sich die Häufigkeit, die Art und die Folgen von Gewalt und Aggression in den Bereichen unterscheiden. 20 Einrichtungen wurden angeschrieben, von denen vier an der Studie teilnahmen. Beteiligt waren zwei stationäre Alten- und Pflegeheime, eine psychiatrische Klinik sowie eine Werkstatt für behinderte Menschen (WfB). Zu Beginn der Studie wurde den Einrichtungen das Projekt und die Ziele der Studie vorgestellt, um auch die Motivation der Pflegekräfte zur Teilnahme an der Studie zu erhöhen. In die Studie wurden alle Beschäftigten einbezogen, die in ihrer Arbeit in direktem Kontakt mit den Klienten stehen. In den untersuchten Bereichen wurden neben Pflegekräften auch andere Professionen befragt. Im Weiteren wird daher zwischen pflegerischen/medizinischen Berufen (Pflegekräfte, Therapeuten), pädagogischen Berufen (u. a. Erzieher, Sozialpädagogen) und anderen Berufen (u. a. Personen im freiwilligen sozialen Jahr, Auszubildende) unterschieden. Insgesamt nahmen 123 Pflegekräfte an der Befragung teil. Dies entspricht einer Responserate von 38,8 %, was zufriedenstellend für eine schriftliche Befragung ist. In den Einrichtungen der Altenhilfe lag der Rücklauf bei 32,0 % bzw. 15,0 %, in der psychiatrischen Klinik bei 50,8 % und in der WfB bei 60,0 %. Zu den Nonrespondern liegen keine Informationen vor.

### Datenerhebung

Die Erfahrungen mit Gewalt und Aggression sowie die eingesetzten Maßnahmen zum Umgang mit derartigen Situationen wurden mit einem eigens entwickelten Fragebogen erhoben. Es handelt sich um eine modifizierte und ergänzte Form der Staff Observation Scale Revised (SOAS-R) von Nijman und Kollegen aus dem Jahr 1999 [18]. Dieses Instrument zeichnet sich durch eine gute Handhabbarkeit und Verständlichkeit sowie psychometrische Qualität aus. Der Fragebogen enthält 20 Fragen aus drei Themenblöcken. Der erste Fragenblock umfasst Fragen zur Person und zur Berufstätigkeit: d. h. zum Geschlecht und Alter, zum Versorgungsbereich, in dem die Pflegekräfte und Betreuungspersonen tätig sind, zum Beruf und zur Berufserfahrung. In dem zweiten Bereich werden Erfahrungen mit Gewalt und Aggression erhoben. Diese werden zunächst getrennt nach körperlicher und verbaler Aggression retrospektiv erfragt: „Haben

Sie in den letzten zwölf Monaten körperliche Aggression erlebt? Wenn ja, wie häufig?" und „Haben Sie in den letzten zwölf Monaten verbale Aggression erlebt? Wenn ja, wie häufig?". Weitere Fragen beziehen sich auf die Art und das Ziel der Aggression, auf die eingesetzten Maßnahmen, um die Aggression zu stoppen, und auf die Meldung der Vorfälle. Der letzte Fragenblock erfasst den Bedarf an Angeboten zum Umgang mit Gewalt und Aggression. Er beinhaltet Fragen zu körperlichen und emotionalen Folgen sowie zur Belastung durch Übergriffe, zu Angeboten, die in Einrichtungen bereits bestehen, und deren Inanspruchnahme sowie zu sozialer Unterstützung.

### Datenanalyse

Die Daten wurden in SPSS Version 13 erfasst und analysiert. Deskriptive Statistiken wurden eingesetzt, um die Stichprobe zu beschreiben. Die 10-stufigen Skalen zur Erfassung der Belastung, der sozialen Unterstützung und der Vorbereitung durch die Einrichtung auf Gewalt und Aggression wurden in 3-stufige Skalen umkodiert: gering oder wenig (1–3), mittel (4–7) und gut oder hoch (8–10). Logistische Regressionen wurden angewandt, um Einflussfaktoren auf das Belastungsempfinden zu bestimmen. Eine dichotome Variable wurde für das Belastungsempfinden gebildet: 0 = nicht beeinträchtigt oder Belastungsgrad ist gering bis mittel ausgeprägt (1–7); 1 = Belastungsempfinden ist hoch (8–10 auf der 10-stufigen Skala). Das Signifikanzniveau betrug $p < 0{,}05$, alle Tests waren zweiseitig.

## Ergebnisse

Die Studienpopulation ist in *Tabelle 1* beschrieben. Die meisten Teilnehmer sind pflegerisch-medizinisch tätig (74,8 %). Eine Berufserfahrung von mehr als 15 Jahren haben 51,2 % der Teilnehmer.

### Häufigkeit von Gewalt und Aggression

Verbale Gewalt erlebten 89,4 % und körperliche Gewalt 70,7 % der Teilnehmer in den vergangenen 12 Monaten *(Abb. 1)*. Mit 41,9 % waren Mitarbeiter in der WfB weniger häufig von körperlicher Gewalt betroffen als die Beschäftigten in den anderen Bereichen (78,7 % in der psychiatrischen Klinik und 83,9 % in den Pflegeheimen).

Pflegekräfte erfahren häufig körperlicher Gewalt. 78,3 % der Personen mit einem pflegerisch-medizinischen Beruf berichten, dass sie in den vergangenen 12 Monaten Opfer von körperlicher Gewalt geworden seien. Im Vergleich dazu sind es bei den pädagogischen Berufen 45,5 % und bei den weiteren Berufen 55,6 %. Hinsichtlich der Erfahrungen mit verbaler Aggression gibt es keine signifikanten Unterschiede zwischen den Berufsgruppen.

Zwei Drittel der befragten Personen (66,7 %) haben in dem vorausgegangenen Jahr beide Aggressionsformen erlebt, hingegen lediglich 23,6 % nur verbale Aggression.

**Tabelle 1:** Charakteristika der Stichprobe (n = 123)

| | | n (= 123) | % |
|---|---|---|---|
| **Geschlecht** | Männlich | 44 | 35,8 |
| | Weiblich | 79 | 64,2 |
| **Alter** | bis 29 Jahre | 21 | 17,1 |
| | 30–39 Jahre | 35 | 28,5 |
| | 40–49 Jahre | 50 | 40,7 |
| | über 50 Jahre | 17 | 13,8 |
| **Bereich** | Psychiatrische Klinik | 61 | 49,6 |
| | Altenheim | 31 | 25,2 |
| | WfB | 31 | 25,2 |
| **Beruf** | Pflegerisch-medizinisch | 92 | 74,8 |
| | Pädagogisch | 22 | 17,9 |
| | Sonstiges | 9 | 7,3 |
| **Berufserfahrung** | 0 bis 5 Jahre | 18 | 14,6 |
| | 6 bis 10 Jahre | 18 | 14,6 |
| | 11 bis 15 Jahre | 24 | 19,5 |
| | länger als 15 Jahre | 63 | 51,2 |

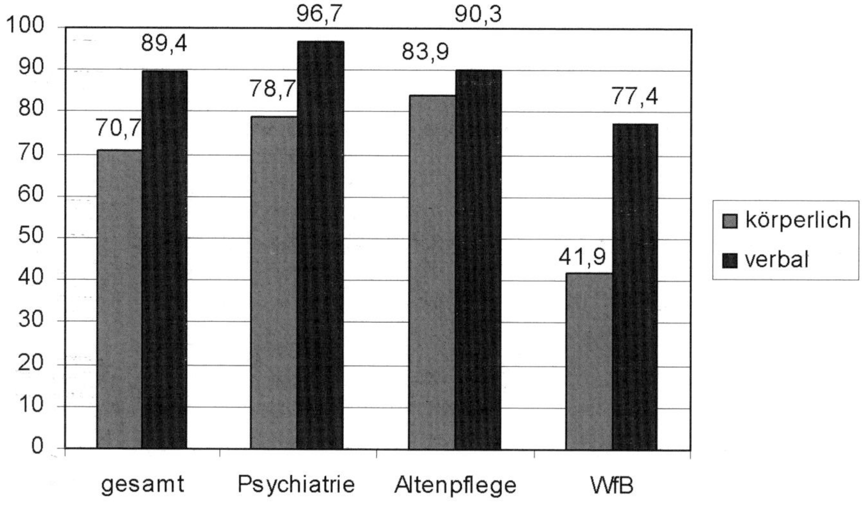


**Abbildung 1:** Prävalenz körperlicher und verbaler Aggression (in %) gesamt und nach Versorgungsbereich

Ein sehr geringer Anteil der Stichprobe berichtet nur von körperlicher Gewalt (4,1 %) oder überhaupt keiner Gewalterfahrung (5,7 %). 44,8 % der Befragten erlebten einmal im Monat oder häufiger körperliche Aggression. 82,9 % der Personen sind einmal im Monat oder häufiger verbale Aggression widerfahren.

### Meldung der Vorfälle

60,3 % der befragten Personen gaben an, Vorfälle mit aggressiven Übergriffen durch Klienten gemeldet zu haben. Fand eine Meldung statt, erfolgte diese in fast allen Fällen (97,1 %) an den Vorgesetzten. In einem Fünftel der Fälle (20,0 %) gab es eine direkte Berichterstattung an den Unfallversicherungsträger.

### Art der Aggression

Die befragten Pflegekräfte und Betreuungspersonen haben vor allem Beschimpfungen (92,2 %), bedrohliche Gesten (59,2 %), Bedrohungen (55,2 %), Schläge (47,4 %), Tritte (34,5 %) oder Bisse (26,7 %) erlebt. Weniger häufig wurde von dem Einsatz von Gegenständen (22,4 %), sexueller Belästigung (20,7 %) und rassistischen Äußerungen (11,2 %) berichtet. Weitere Aggressionsformen waren Kratzen, Kneifen, Spucken, Boxen, Schubsen und auch selbstgerichtete Aggression. Das Ziel der aufgeführten Aggressionsformen war zum größten Teil die befragte Person selbst (78,4 %), gefolgt von Kollegen (59,5 %), anderen Patienten, Bewohnern oder Beschäftigten (57,4 %) und der aggressiven Person selbst (25,9 %). Zu jeweils einem Viertel waren auch Gegenstände das Ziel oder das Ziel der Aggression konnte nicht klar ausgemacht werden.

### Folgen von Gewalt und Aggression

Körperliche Beeinträchtigungen erfuhren 44,7 % *(Tab. 2)*. Am häufigsten wurden kurzfristige Schmerzen (60,0 %) genannt. Sechs Personen (10,9 %) wurden nach einem Übergriff ärztlich behandelt. Ärger oder Wut nennen 58,5 % derjenigen, die emotionale Reaktionen angeben. Mit Unsicherheit, Selbstzweifel und/oder Angst reagieren 42,3 % der Befragten. Aufgrund eines erlebten Übergriffes sind 22,0 % angespannter oder ängstlicher bei der Arbeit. Vereinzelt wurden auch positive Reaktionen angegeben: Zunahme an Empathie und Einfühlungsvermögen.

Die Belastung, mit der die körperlichen und verbalen Angriffe in der Regel einhergingen, sollte von den Betroffenen eingeschätzt werden *(Tab. 3)*. Jeweils 36,2 % fühlten sich wenig oder mittelmäßig durch solche Situationen belastet, während 27,6 % eine hohe Belastung angaben.

62,1 % der befragten Personen bewerten die soziale Unterstützung am Arbeitsplatz als gut. Aber nur 30,1 % geben an, dass die Vorbereitung durch die Einrichtung auf Situationen mit Gewalt und Aggression gut sei. Arbeitskollegen stellen die wichtigste Quelle sozialer Unterstützung dar (83,6 %). Vorgesetzte (38,8 %) und Personen außerhalb des Arbeitsplatzes (25,0 %) sind von geringerer Bedeutung. Ein höherer Anteil der männlichen (32,6 %) als der weiblichen Befragten (13,9 %) fühlt sich schlecht unterstützt (p-Wert = 0,05).

**Tabelle 2:** Folgen von Gewalt und Aggression für die Studienteilnehmer (n = 123)

| | n | % |
|---|---|---|
| **Körperliche Beeinträchtigungen** | **55** | 44,7 |
| **Davon erlebten:** | | |
| Schmerzen weniger als ca. 10 Minuten | 33 | 60,0 |
| Sichtbare Verletzung | 27 | 49,1 |
| Nicht-ärztliche Behandlung nötig | 27 | 49,1 |
| Schmerzen mehr als ca. 10 Minuten | 16 | 29,1 |
| Nicht-sichtbare Verletzung | 14 | 25,5 |
| Ärztliche Behandlung nötig | 6 | 10,9 |
| **Emotionen** | **95** | 77,2 |
| **Davon erlebten:** | | |
| Ärger, Enttäuschung, Wut | 72 | 75,8 |
| Hilflosigkeit | 33 | 34,7 |
| Angst, Selbstzweifel, Unsicherheit | 52 | 54,7 |
| Traurigkeit | 16 | 21,3 |
| Sonstiges[1] | 8 | 8,4 |
| **Einfluss auf die Arbeit** | **75** | 61,0 |
| **Davon erlebten:** | | |
| Ich bin vorsichtiger | 55 | 73,3 |
| Ich bin angespannter, ängstlicher, habe weniger Spaß an der Arbeit | 27 | 22,0 |
| Anderes[2] | 11 | 14,7 |

[1] Erschöpfung, Anspannung, Erschrockenheit, Mitgefühl, Verständnis, Verwunderung
[2] Ich bin empathischer, nur kurzfristig verunsichert und angespannt, ich handle vorausschauender, ich bin einfühlsamer, ich gucke genauer hin, ich bin gelassener und abwartender, ich bin unkonzentrierter, ich reflektiere mehr

**Tabelle 3:** Angaben zur Belastung (n = 116), sozialen Unterstützung (n = 116) und Vorbereitung durch die Einrichtung (n = 123) getrennt nach Versorgungsbereichen

| | WfB | | Pflegeheim | | Psychiatrische Klinik | | Gesamt | |
|---|---|---|---|---|---|---|---|---|
| | n | % | n | % | n | % | n | % |
| **Belastung durch Übergriffe** | **26** | | **31** | | **59** | | **116** | |
| Wenig | 11 | 42,3 | 12 | 38,7 | 19 | 32,2 | 42 | 36,2 |
| Mittel | 10 | 38,5 | 8 | 25,8 | 24 | 40,7 | 42 | 36,2 |
| Hoch | 5 | 19,2 | 11 | 35,5 | 16 | 27,1 | 32 | 27,6 |
| **Unterstützung am Arbeitsplatz** | **26** | | **31** | | **59** | | **116** | |
| Schlecht | 6 | 23,1 | 9 | 29,0 | 10 | 16,9 | 25 | 21,6 |
| Mittel | 4 | 15,4 | 5 | 16,1 | 10 | 16,9 | 19 | 16,4 |
| Gut | 16 | 61,5 | 17 | 54,8 | 39 | 66,1 | 72 | 62,1 |
| **Vorbereitung durch Einrichtung** | **31** | | **31** | | **61** | | **123** | |
| Schlecht | 8 | 25,8 | 13 | 41,9 | 14 | 23,0 | 35 | 28,5 |
| Mittel | 13 | 41,9 | 12 | 38,7 | 26 | 42,6 | 51 | 41,5 |
| Gut | 10 | 32,3 | 6 | 19,4 | 21 | 34,4 | 37 | 30,1 |

## Umgang mit Gewalt und Aggression

Am häufigsten wurden „mildere" Interventionen eingesetzt, um Aggression und Gewalt zu beenden: Gespräche mit dem Klienten (81,0 %), Aufforderung zur Verhaltensänderung (58,6 %), Entfernen vom Klienten (56,0 %), Anforderung personeller Unterstützung (49,1 %), ruhiges Wegführen des Klienten (47,4 %). Aber auch rigorose Interventionen wurden eingeleitet: Medikation des Klienten (46,6 %), eine Fixierung (37,9 %) sowie das Festhalten des Klienten unter Krafteinsatz (33,6 %) und das Wegführen der aggressiven Person unter Krafteinsatz (31,0 %). In 18,1 % der Fälle wurde die Polizei gerufen.

Die Pflegekräfte und Betreuungspersonen wurden gefragt, welche Angebote in ihren Einrichtungen zum Umgang mit Gewalt und Aggression bestehen und welche sie nach Übergriffen in Anspruch genommen haben *(Tab. 4)*. Vor allem Weiterbildungsangebote und Fallbesprechungen existieren in den Einrichtungen. Besonders in Einrichtungen der Altenpflege gibt es jedoch häufig keinerlei Angebote (67,7 %, im Vergleich zur psychiatrischen Klink [8,2 %] und der Wfb [9,7 %], p-Wert = 0,001). Weiterbildungen und Fallbesprechungen werden auch am stärksten nach Übergriffen genutzt (37,9 % bzw. 40,5 %). Ein großer Anteil der befragten Personen hat keinerlei Angebote nach derartigen Situationen in Anspruch genommen (37,9 %). Wiederum sind es in den

**Tabelle 4**: Angebote zum Umgang mit Gewalt und Aggression (n = 123)

| | **Angebote in der Einrichtung** | | **Inanspruchnahme nach Übergriffen** | |
|---|---|---|---|---|
| | **n** | **%** | **n** | **%** |
| **Weiterbildungsangebote** | 73 | 59,3 | 41 | 37,9 |
| **Fallbesprechungen** | 56 | 45,5 | 47 | 40,5 |
| **Handlungsanleitungen** | 20 | 16,3 | 18 | 15,5 |
| **Nachsorgegespräche** | 23 | 18,7 | 21 | 18,1 |
| **Andere Angebote** | 13 | 10,6 | 7 | 6,0 |
| **Keine Angebote** | 29 | 23,6 | 44 | 37,9 |

Einrichtungen der Altenpflege besonders viele Personen, die dieses angeben (54,8 %). In der psychiatrischen Klinik haben 34,4 % der Beschäftigten keinerlei Angebote nach Übergriffen genutzt, in der WfB sind es 19,4 % (p-Wert = 0,01).

Das Ausmaß der Belastung durch verbale und körperliche Aggression wurde von den befragten Personen auf einer Skala von 1 bis 10 eingeschätzt. Die Ergebnisse wurden anschließend in eine 3-stufige Skale umkodiert: geringe, mittlere, hohe Belastung. Es gab keine statistisch signifikanten Unterschiede zwischen Männern und Frauen *(Tab. 5)*. Das Alter der befragten Personen hatte keinen Einfluss auf die wahrgenommene Belastung. Der Zusammenhang zwischen der Belastung und der Dauer der Beschäftigung war statistisch signifikant. Jedoch waren die Odds Ratios für die einzelnen Kategorien für die Dauer der Beschäftigung nicht statistisch signifikant. Die Beschäftigten in der WfB berichten eher selten von einer hohen Belastung (16,1 %). Der Unterschied zwischen den Versorgungsbereichen war ebenfalls nicht statistisch signifikant. Die Häufigkeit der Übergriffe (wöchentlich: OR 2,7; 95 % CI 1,1–6,4) und fehlende oder schlechte soziale Unterstützung (OR 2,8; 95 % CI 1,2–6,6) erhöhten die Wahrscheinlichkeit einer hohen Belastung durch aggressives Verhalten.

## Diskussion

In der Forschungsliteratur bewegt sich die Prävalenz verbaler und körperlicher Aggression zwischen 0,4 % und 91 % [1, 5, 11, 19, 27]. In der vorliegenden Studie haben 70,7 % der befragten Personen körperliche Aggression erlebt, 89,4 % berichten von verbaler Aggression. Aufgrund der breiten Spannweite der Prävalenz verbaler und körperlicher Aggression und den verschiedenen Gesundheitssystemen, die in Studien untersucht wurden, ist es schwierig, Vergleiche mit anderen Studienergebnissen anzustellen. Es kann aber festgehalten werden, dass die vorliegende Untersuchung bisherige Studienergebnisse und die Wichtigkeit der Thematik unterstreicht.

**Tabelle 5**: Einflussfaktoren auf die Belastung der von Gewalt und Aggression Betroffenen

| | Beeinträchtigung durch Übergriffe | | | | | |
|---|---|---|---|---|---|---|
| | niedrig | | hoch | | | |
| | n | % | n | % | OR | 95 %CI |
| **Frauen** | 57 | 72,2 | 22 | 27,8 | 1 | – |
| **Männer** | 34 | 77,3 | 10 | 22,7 | 0,6 | 0,3–1,6 |
| **Alter** | | | | | | |
| 20–29 J | 17 | 81,0 | 4 | 19,0 | 1 | – |
| 30–39 J | 26 | 74,3 | 9 | 25,7 | 1,9 | 0,5–8,1 |
| 40–49 J | 35 | 70,0 | 15 | 30,0 | 1,6 | 0,4–5,9 |
| ≥ 50 J | 13 | 76,5 | 4 | 23,5 | 1,8 | 0,3–9,5 |
| **Dauer der Beschäftigung** | | | | | | |
| 0–5 J | 16 | 88,9 | 2 | 11,1 | 1 | – |
| 6–10 J | 14 | 77,8 | 4 | 22,2 | 1,7 | 0,3–11,4 |
| 11–15 J | 18 | 75,0 | 6 | 25,0 | 2,4 | 0,4–14,2 |
| > 15 J | 43 | 68,3 | 20 | 31,7 | 2,9 | 0,6–14,8 |
| **Setting** | | | | | | |
| Psych. Klinik | 45 | 73,8 | 16 | 26,2 | 1 | – |
| Altenheim | 20 | 64,5 | 11 | 35,5 | 1,1 | 0,4–3,0 |
| WfB | 26 | 83,9 | 5 | 16,1 | 0,6 | 0,2–2,1 |
| **Unterstützung** | | | | | | |
| Gut | 64 | 81,0 | 15 | 19,0 | 1 | – |
| Mittel bis schlecht | 27 | 61,4 | 17 | 38,6 | 2,8 | 1,2–6,6 |
| **Gewalt** | | | | | | |
| Weniger häufig | 49 | 83,1 | 10 | 16,9 | 1 | – |
| Wöchentlich | 42 | 65,6 | 22 | 34,4 | 2,7 | 1,1–6,4 |

Die Prävalenz aggressiver Übergriffe variiert in Einrichtungen der stationären Altenhilfe zwischen 11,4 % und 40,0 % [2, 3]. In der vorliegenden Untersuchung liegt die Prävalenz von Gewalt und Aggression gegenüber Beschäftigten in Pflegeheimen überraschend hoch. 83,9 % der Beschäftigten in diesem Bereich wurden Opfer von körperlicher Aggression, verbale Aggression erlitten 90,3 %.

Beschäftigte in der psychiatrischen Klinik sind sehr häufig mit körperlicher sowie mit verbaler Aggression konfrontiert (78,7 % bzw. 96,7 %). Das Instrument SOAS-R wurde bereits in vielen Studien eingesetzt, die in psychiatrischen Kliniken durchgeführt wurden. In diesen Untersuchungen variiert die Häufigkeit aggressiver Übergriffe zwischen 0,4 und 89,0 % [12, 17]. Daher ist die Prävalenz in der vorliegenden Untersuchung zwar nicht unerwartet, aber doch als recht hoch zu bewerten.

Beschäftigte in der WfB wurden weniger häufig Opfer von körperlicher Gewalt (77,4 %) und verbaler Aggression (41,9 %) als die befragten Personen aus den anderen zwei Versorgungsbereichen. Es konnte in der nationalen und internationalen Literatur keine Studie identifiziert werden, in der ebenfalls Gewalt gegenüber Beschäftigten in einer WfB untersucht wurde. Vergleiche können an dieser Stelle nur mit Untersuchungen in Wohnheimen für behinderte Menschen angestellt werden. Hier liegt der Anteil der Personen, die Gewalt während ihrer Arbeit in einem Wohnheim erlebt haben, zwischen einem Drittel und 80 % [16, 23].

Neben dem Pflegepersonal wurden in der vorliegenden Untersuchung auch andere Professionen zu ihren Erfahrungen mit Gewalt und Aggression befragt. Wie in anderen Studien beschrieben [15], sind Pflegekräfte auch in dieser Untersuchung am stärksten von Gewalt und Aggression betroffen. Aber auch Personen mit einem pädagogischen Beruf oder andere Berufsgruppen, z. B. Auszubildende, berichten von einer hohen Prävalenz aggressiver Übergriffe. Diese Ergebnisse unterstreichen auf der einen Seite die Wichtigkeit, sich mit der Thematik Gewalt und Aggression gegenüber dem Pflegepersonal zu beschäftigen. Auf der anderen Seite zeigen die Ergebnisse aber auch, dass andere Berufsgruppen, die ebenfalls einen häufigen Kontakt zu Klienten haben, nicht vernachlässigt werden sollten.

In der internationalen Forschung konnte ein schwerwiegender Einfluss von Gewalt und Aggression auf das Wohlbefinden der Betroffenen festgestellt werden. Angefangen von Emotionen wie Ärger oder Angst [24] bis hin zu Abhängigkeiten von Substanzen [7] und psychischen Erkrankungen wie beispielsweise Burnout [9, 26]. Im Hinblick auf die körperlichen Folgen ist kein hoher Bedarf an Nachsorgemaßnahmen zu sehen, da es sich größtenteils nur um kleinere Verletzungen handelt [3, 21]. Die vorliegende Studie zeigt, dass viele der befragten Pflegekräfte und Betreuungspersonen Emotionen wie Wut, Ärger, Enttäuschung, Hilflosigkeit und Angst nach Übergriffen empfanden. Weiterhin beeinflussten diese Situationen sie in ihrer Arbeit mit ihren Klienten, indem sie unter anderem angespannter und vorsichtiger waren. Die generelle Belastung durch solche Vorfälle wurde zwar größtenteils als mittelmäßig eingestuft. Sie stieg aber bei häufigen Übergriffen und schlechter sozialer Unterstützung an. Die Ergebnisse der vorliegenden Untersuchung bestärken andere Studienergebnisse und weisen auf einen hohen Bedarf an Interventionen im Bereich der Prävention und Nachsorge von aggressiven Übergriffen gegenüber Pflege- und Betreuungspersonal hin.

In der Studie sahen Pflegekräfte neben negativen Einflüssen teilweise ebenfalls positive Aspekte nach Übergriffen, z. B. eine stärkere Reflexion des eigenen Handelns oder eine stärkere Empathie. Die Antworten deuten auf einen möglichen konstruktiven Umgang mit derartigen Erfahrungen mit Gewalt und Aggression hin. Diese Reaktionen könnte eine Ressource für eine erfolgreiche Prävention von Gewalt und Aggression sowie für Nachsorgestrategien nach Übergriffen darstellen. Derartige Erfahrungen oder Ressourcen sollten in Zukunft berücksichtigt und weiter erforscht werden.

Die Effektivität präventiver Maßnahmen wurde bislang nur in sehr wenigen Studien untersucht [4, 10]. Obwohl die befragten Personen angaben, dass in den Einrichtungen Weiterbildungsangebote oder Fallbesprechungen vorgehalten werden, fühlt sich ein großer Teil der Befragten nicht ausreichend durch die Einrichtung auf Situationen mit Gewalt und Aggression durch zu Pflegende oder Betreuende vorbereitet. Besonders Personen, die in der stationären Altenhilfe tätig sind, schätzten die Angebote und die Vorbereitung durch die Einrichtung auf Übergriffe eher schlecht ein. Die Forschung zu präventiven Maßnahmen sollte daher intensiviert werden. Darüber hinaus sollten Angebote besser in der jeweiligen Organisation implementiert werden.

Neben den Angeboten in den Einrichtungen ist es auch wichtig, sich die soziale Unterstützung am Arbeitsplatz anzuschauen. Forschungsergebnisse zeigen, dass Pflegekräfte, die von Gewalt und Aggression betroffen sind, weniger soziale Unterstützung zu erhalten scheinen, was wiederum einen negativen Einfluss auf den Umgang und die Bewältigung derartiger Übergriffe haben kann [8]. Die Studienergebnisse unterstützen diese Aussage. Die befragten Personen erhalten vornehmlich soziale Unterstützung durch ihre Kollegen, jedoch nur selten durch Vorgesetzte. Ein weiterer Teil der Befragten erhielt keine soziale Unterstützung, nachdem sie Gewalt und Aggression erlebt hatten. Dieses Ergebnis ist von großer Bedeutung, da die Studie auch zeigt, dass fehlende soziale Unterstützung die Belastung durch derartige Übergriffe erhöhen kann.

Im Hinblick auf die Bewertung der Studienergebnisse ist auf die geringe Rücklaufquote in den Einrichtungen der stationären Altenpflege hinzuweisen. Diese könnte zu Selektionsfehlern geführt haben. Es wäre denkbar, dass Pflegekräfte teilgenommen haben, die von der Thematik betroffen sind. Die hohen Prävalenzen in der stationären Altenpflege sind daher mit einer gewissen Vorsicht zu betrachten. Sie können aber als Trend angesehen werden. Eine weitere methodische Einschränkung stellt die relativ kleine Stichprobe von 123 Personen dar. Weitere Forschung in größeren Populationen wird notwendig sein.

## Schlussfolgerungen

Zum ersten Mal wurde eine Studie in Deutschland durchgeführt, die Gewalt und Aggression in verschiedenen Versorgungsbereichen des Gesundheitssystems untersucht. Die Studie unterstreicht bisherige Forschungsergebnisse. Gewalt und Aggression stellen in den untersuchten Versorgungsbereichen ein großes Problem dar. Pflegekräfte und Betreuungspersonen in der stationären Altenhilfe und in psychiatrischen Kliniken sind besonders stark von Gewalt und Aggression betroffen. Fehlende soziale Unterstützung erhöht die Belastung nach derartigen Übergriffen. Daher zeigen die Ergebnisse der Studie einen hohen Bedarf an zielgruppenspezifischen Präventionsmaßnahmen und Nachsorgestrategien in Deutschland auf. Bei der Entwicklung dieser Maßnahmen sollten Unterschiede zwischen den Versorgungsbereichen, aber auch zwischen verschiedenen Berufsgruppen berücksichtigt werden.

## Literatur


[1] Abderhalden C, Needham I, Dassen T, Halfens R, Fischer JE, Haug HJ: Frequency and severity of aggressive incidents in acute psychiatric wards in Switzerland. Clin Pract Epidemol Ment Health 2007; 3: 1–30

[2] Aström S, Bucht G, Eisemann M, Norberg A, Saveman BI: Incidence of violence towards staff caring for the elderly. Scand J Caring Sci 2002; 16: 66–72

[3] Aström S, Karlsson S, Sandvide A, Bucht G, Eisemann M, Norberg A, Saveman BI: Staff's experience of and the management of violent incidents in elderly care. Scand J Caring Sci 2004; 18: 410–416

[4] Beech B, Leather P: Workplace violence in the health care sector : A review of staff training and integration of training evaluation models. Aggress Violent Behav 2006; 11: 27–43

[5] Crocker AG, Mercier C, Lachapelle Y, Brunet A, Morin D, Roy ME: Prevalence and types of aggressive behaviour among adults with intellectual disabilities. J Intellect Disabil Res 2006; 50: 652–661

[6] Deans C: Nurses and occupational violence: the role of organisational support in moderating professional competence. Aust J Adv Nurs 2004; 22: 14–18

[7] Di Martino V: Workplace violence in the health sector – Relationship between work stress and workplace violence in the health sector, Geneva, 2003

[8] Duxbury J, Whittington R: Causes and management of patient aggression and violence: staff and patient perspectives. J Adv Nurs 2005; 50: 469–478

[9] Evers W, Tomic W, Brouwers A: Aggressive behaviour and burnout among staff of homes for the elderly. Int J Ment Health Nurs 2002; 11: 2–9

[10] Farrell G: Nurses under threat: a comparison of content of 28 aggression management programs. Int J Ment Health Nurs 2005; 14: 44–53

[11] Gates DM, Ross CS, McQueen L: Violence against emergency department workers. J Emerg Med 2006; 31: 331–337

[12] Gerberich SG, Church TR, McGovern PM, Hansen HE, Nachreiner NM, Geisser MS, Ryan AD, Mongin SJ, Watt GD: An epidemiological study of the magnitude and consequences of work related violence: the Minnesota Nurses' Study. Occup Environ Med 2004; 61: 495–503

[13] Habermann M: Introductory remarks: violence in nursing – international perspectives. In: Habermann M, Uys L (Hrsg.): Violence in Nursing. International perspectives. Peter Lang Publisher 2003: 13–27

[14] Interational Labour Office: Framework Guidelines for Addressing Workplace Violence in the Health Sector, International Labour Office, Geneva, 2002

[15] Lanza ML, Zeiss RA, Rierdan J: Non-physical violence: a risk factor for physical violence in health care settings. AAOHN J 2006; 54: 397–402

[16] Lundström M, Saveman BI, Eisemann M, Astrom S: Prevalence of violence and its relation to caregivers' demographics and emotional reactions: an explorative study of caregivers working in group homes for persons with learning disabilities. Scand J Caring Sci 2007; 21: 84–90

[17] Nijman H, Bowers L, Oud N, Jansen G: Psychiatric nurses' experiences with inpatient aggression. Aggress Behav 2005; 31: 217–227

[18] Nijman HL, Muris P, Merckelbach H, Palmstierna T, Wistedt B, Vos A, van Rixtel A, Allertz W: The staff Observation Aggression Scale – Revised (SOAS-R). Aggress Behav 1999; 25: 197–209

[19] Nijman HL, Palmstierna T, Almvik R, Stolker JJ: Fifteen years of research with the

Staff Observation Aggression Scale: a review. Acta Psychiatr Scand 2005; 111: 12–21

[20] Richter D: Das Gesundheitswesen. In: Bundesanstalt für Arbeitsschutz und Arbeitsmedizin (Hrsg.): Gewalt am Arbeitsplatz – Fachgespräch vom 26. Februar 2002 in Dresden. Wirtschaftsverlag NW, 2002: 81–92

[21] Richter D: Violence in psychiatric care: German experiences. In: Habermann M, Uys L (Hrsg.): Violence in Nursing. International perspectives. Peter Lang Publisher, 2003: 99–112

[22] Rippon TJ: Aggression and violence in health care professions. J Adv Nurs 2000; 31: 452–460

[23] Strand M, Benzein E, Saveman BI: Violence in the care of adult persons with intellectual disabilities. J Clin Nurs 2004; 13: 506–514

[24] Voyer P, Verreault R, Azizah GM, Desrosiers J, Champoux N, Bedard A: Prevalence of physical and verbal aggressive behaviours and associated factors among older adults in long-term care facilities. BMC Geriatr 2005; 5: 1–13

[25] Weigl M, Hornung S, Glaser J: Psychische Beanspruchungen durch Klientenaggressionen in den personenbezogenen Dienstleistungen Altenpflege und Lehrer. In: Bärenz P, Metz AM, Rothe HJ (Hrsg.): Psychologie der Arbeitssicherheit und Gesundheit. Arbeitsschutz, Gesundheit und Wirtschaftlichkeit. Asanger, 2007: 385–388

[26] Winstanley S, Whittington R: Violence in a general hospital: comparison of assailant and other assault-related factors on accident and emergency and inpatient wards. Acta Psychiatr Scand Suppl 2002; 144–147

[27] Winstanley S, Whittington R: Aggression towards health care staff in a UK general hospital: variation among professions and departments. J Clin Nurs 2004; 13: 3–10

[28] World Health Organisation: World Report on violence and health, Geneva, 2002

[29] Zeh A, Schablon A, Wohlert C, Richter D, Nienhaus A: Gewalt und Aggression in Pflege- und Betreuungsberufen – Ein Literaturüberblick. Gesundheitswesen 2009; 8–9: 449–459

# 17 Harnblasenkrebs bei Friseuren: eine Meta-Analyse

Melanie Harling, Anja Schablon, Grita Schedlbauer, Madeleine Dulon, Albert Nienhaus

**Zusammenfassung**

Berufsbedingte Risiken für Harnblasenkrebs bei Friseuren aufgrund der Verwendung von Haarfärbeprodukten wurden in mehreren epidemiologischen Studien untersucht. Doch wegen kleiner Stichproben und dem daraus resultierenden Mangel an statistischer Aussagekraft waren die Ergebnisse dieser Studien inkonsistent und signifikante Zusammenhänge konnten nur selten erkannt werden. Deshalb führten wir ein systematisches Literaturreview einschließlich Meta-Analyse durch. In der Meta-Analyse wurde das summarische Relative Risiko (SRR) für Harnblasenkrebs bei Friseuren berechnet. Die relevanten Studien wurden sowohl über MEDLINE, EMBASE und CENTRAL als auch in den Quellenverzeichnissen von Artikeln und Reviews ermittelt. Statistische Signifikanztests wurden zur Untersuchung auf Publikationsverzerrungen, Heterogenität sowie für die Sensitivitätsanalyse angewendet. Die Studienqualität und das Risiko für systematische Fehler wurden zusätzlich anhand von sechs Kriterien bewertet.

In der Meta-Analyse, in der 42 Arbeiten berücksichtigt wurden, zeigten sich statistisch signifikant erhöhte Risiken für Harnblasenkrebs bei Friseuren. Mit der Beschäftigungsdauer erhöhte sich das Risiko von 1,30 (95 % CI 1,15–1,48) für „jemals als Friseur tätig" auf 1,70 (95 % CI 1,01–2,88) für „≥ 10 Jahren als Friseur tätig". Zwischen Studien, bei denen nach dem Faktor Rauchen adjustiert wurde (SRR 1,35, 95 % CI 1,13–1,61), und Studien, bei denen nicht adjustiert wurde (SRR 1,33, 95 % CI 1,18–1,50), konnte kein Unterschied festgestellt werden. Studien, die mit hoher Qualität (n = 11) und Studien, die mit moderater Qualität (n = 31) bewertet wurden, zeigten ebenfalls ähnliche SRR. Keine der Analysen ergab Hinweise auf Publikationsverzerrungen oder Heterogenität.

Zusammenfassend zeigten unsere Ergebnisse ein erhöhtes und statistisch signifikantes Risiko für Harnblasenkrebs bei Friseuren, insbesondere bei einer Beschäftigung von mehr als zehn Jahren. Seit 1980 werden zwei aromatische Amine, von denen bekannt ist, dass sie krebserzeugend sind, nicht mehr in Haarfärbemitteln verwendet. Aufgrund der langen Latenzzeit von Harnblasenkrebs bleibt offen, ob Friseure mit einer Beschäftigung nach 1980 weiterhin ein erhöhtes Risiko für Harnblasenkrebs haben.

## Einleitung

Bis Ende der 1970er Jahre wurden verschiedene aromatische Amine (4-Aminobiphenyl, Benzidine, 2-Naphthylamin, 4-Chloro-O-Toluidine), die für Urothelzellkarzinome als karzinogen gelten [2, 5], in Haarfärbemitteln und anderen Haarpflegeprodukten verwendet. Hinsichtlich dieser Amine gelten seit 1978 neue Rechtsvorschriften und in der Europäischen Union werden dieser Stoffe nicht mehr als Inhaltsstoffe von Haarfärbemitteln verwendet. Andere aromatische Amine sind jedoch nach wie vor in Haarfärbemitteln enthalten. Aufgrund der Vermeidung kanzerogener Amine in Haarfärbemitteln geht man heute davon aus, dass kein relevantes Harnblasenkrebsrisiko beim Gebrauch solcher Mittel mehr besteht. Doch Urothelkarzinome beim Menschen, die durch aromatische Amine chemisch induziert sind, haben Latenzzeiten von 30 bis 40 Jahren [4, 5, 22, 54]. Daher muss auch heute noch die Möglichkeit eines Blasenkrebses bei Friseuren, die vor 1980 mit diesen Haarfärbemitteln gearbeitet haben, berücksichtigt werden. Zudem demonstrierte eine von Turesky et al. [50] durchgeführte Studie, dass aromatische Amine mit karzinogenem Effekt (Derivate von 4-Aminobiphenyl) in einigen kommerziellen Haarfärbemitteln noch vorhanden sind.

Das Risiko für einen Harnblasenkrebs bei Friseuren wurde in mehreren epidemiologischen Studien untersucht. Doch aufgrund der kleinen Stichproben und dem daraus resultierenden Mangel an statistischer Aussagekraft waren die Ergebnisse dieser Studien inkonsistent und statistisch signifikante Zusammenhänge wurden nur selten gefunden. Zwei Reviews haben die Forschungsergebnisse zum Zusammenhang zwischen Haarfärbemitteln und Krebs zusammengefasst [5, 28], aber es wurden weder die Suchstrategien und Einschlusskriterien erläutert, noch wurden umfangreiche Meta-Analysen berechnet. Reulen et al. [34] veröffentlichten kürzlich eine Meta-Analyse zur Beziehung zwischen Harnblasenkrebs und Beruf, unter anderem bei Friseuren. In der gepoolten Analyse wurde ein geringfügiges, aber statistisch signifikant erhöhtes Risiko für Friseure gefunden, das auch nach Adjustierung für Rauchen stabil blieb. In diesem Review wurden über 60 Berufsgruppen berücksichtigt, daher war eine differenziertere Analyse für Friseure nicht möglich. Des Weiteren wurde in keinem der Reviews die Expositionsdauer berücksichtigt, anhand derer möglicherweise eine kausale Ursache-Wirkungsbeziehung abgeleitet werden kann.

Um das Harnblasenkrebs-Risiko bei Friseuren detaillierter zu untersuchen, führten wir eine Meta-Analyse durch. Es wurden gepoolte Risikoschätzer stratifiziert nach Studiendesign, Geschlecht, Studienqualität und Dauer der Beschäftigung berechnet.

## Material und Methoden

### Suchstrategie und Screening-Instrument

Im Oktober 2008 (Update Februar 2009) wurde eine Datenbankrecherche in MEDLINE, EMBASE, CENTRAL durchgeführt. Die Suchkriterien umfassten die Begriffe „Urinary Bladder Neoplasms" [MeSH], „occupation", „occupational exposure" oder „hairdresser" und „hair dye" oder „hair color/colour" „hair colourant/colorant". In Form einer Sekundärsuche wurden aus der Referenzliste eingeschlossener Artikel und anderer Reviews weitere Literaturstellen entnommen. Im Vorfeld der Studie wurde ein Screening-Instrument entwickelt, das folgende Einschlusskriterien enthält:

- Studiendesign: Randomisierte klinische Studie (RCT), Fall-Kontroll- oder Kohorten-Studie
- Studienpopulation: Friseure waren in die Population einbezogen
- Analyse: Die berufliche Tätigkeit wurde als Risikofaktor ermittelt
- Endpunkt: Klinisch bestätigte Diagnose Harnblasenkrebs
- Sprachen: Englisch und Deutsch

Studien, die die Einschlusskriterien nicht erfüllten, wurden ausgeschlossen und die Gründe dafür vermerkt. Wenn es anhand der Zusammenfassung nicht möglich war, über Ein- oder Ausschluss zu entscheiden, wurde der Volltext evaluiert.

### Auswertung der Studienqualität und das Risiko von systematischen Fehlern

In Übereinstimmung mit der Literatur zur Beschreibung der Studienqualität von Beobachtungsstudien [14, 24, 44, 51, 55] generierten wir sechs Kriterien. Jedes dieser Kriterien wurde mit 1, 2 oder 3 Sternen bewertet:

1. Eindeutig formuliertes Ziel [44, 51]: berichtet und angemessen (***), berichtet, aber nicht ausführlich (**), nicht berichtet (*).
2. Rücklaufquote/Nachverfolgungsrate bei Registerdatenstudien [24, 55]: ≥ 70 % (***), ≥ 50 % (**), < 50 % (*).
3. Vergleichbarkeit der Studiengruppen [24, 44, 55]: populationsbasierte Kontrollen (***), Auswahl der Kontrollen durch Matching (**), Auswahl der Kontrollen ohne Matching (*).
4. Erhebung der Exposition [55]: Definition der Beschäftigungsdauer ≥ 5 Jahre (***), Definition der Beschäftigungsdauer < 5 Jahre (**), Definition für „jemals als Friseur registriert" oder nicht berichtet (*).
5. Adäquate statistische Analyse und Kontrolle für Verzerrungen (Confounding) [14, 24, 44]: adjustiert nach dem Faktor Rauchen (***), teilweise adjustiert (**), nicht-adäquat oder nicht adjustiert (*).
6. Übertragbarkeit der Ergebnisse [51]: wurde diskutiert (***), teilweise diskutiert (**), nicht diskutiert (*).

Zwei der Autoren klassifizierten die Studienqualität getrennt voneinander mit einem vordefinierten Fragebogen. In einer Konsensuskonferenz wurden die Ergebnisse verglichen und bei Unstimmigkeiten in einer gemeinsamen Diskussion eine Neubewertung der Studienqualität vorgenommen. In Anlehnung an den Methodological Index for Non-Randomized Studies (MINORS) [44] wurde im Vorfeld der Studie ein Bewertungssystem festgelegt. Insgesamt konnten 18 Sterne erreicht werden. Nach Addition der Sterne wurden die Studien gemäß ihrer Qualität qualifiziert:

- 17– 18 Sterne = hohe Qualität
- ≤ 16 Sterne = moderate Qualität

### Statistische Analyse

Die Daten für die statistische Analyse wurden durch einen vordefinierten Fragebogen aus den einzelnen Studien extrahiert. Es wurde der Stichprobenumfang, die Größe der Fall- und Kontrollgruppe, der Risikoschätzer Odds Ratio (OR) oder Standardized Mortality Ratio (SMR) mit dem 95 % Konfidenzintervall (95 % CI) aus den Einzelstudien entnommen. Bei Bedarf kontaktierten wir die Autoren einiger Studien. Der Datenauszug wurde von zwei Autoren getrennt voneinander vorgenommen.

Ein gewichtetes, summarisches Relatives Risiko (SRR) wurde unter Anwendung des „generic inverse variance approach" berechnet. Die Gewichtung des SRR wird hierbei durch die Stichprobengröße der eingeschlossenen Studien anhand des Standardfehlers ($1/SE_i^2$) bestimmt. Das SRR wird anhand der nachfolgenden Formel berechnet [24]:

$$SRR = \frac{\sum (T_i/SE_i^2)}{\sum (1/SE_i^2)}$$

$SRR$ = Summarisches Relatives Risiko

$T_i$ = Risikoschätzer in Studie i

$SE_i$ = Standardfehler des Risikoschätzers in Studie i

Wenn $SE$ in den einzelnen Studien nicht genannt wurde, schätzten wir den Standardfehler anhand folgender Formel [24]:

$$SE = \sqrt{(1/A + 1/C)}$$

$SE$ = Standardfehler

$A$ = Anzahl der Fälle in der Fallgruppe

$C$ = Anzahl der Fälle in der Kontrollgruppe

Für Studien, in denen nur stratifizierte Daten zum Geschlecht angegeben wurden, fassten wir die Daten zusammen und errechneten die Effektschätzer (OR oder SMR) für beide Geschlechter, um das SRR zu errechnen. Alle Analysen wurden mit dem Review Manager 5 und Microsoft Excel 2007 durchgeführt.

## Evaluation der Heterogenität

Heterogenität entsteht durch methodische Unterschiede zwischen einzelnen Studien, die den gleichen Untersuchungsgegenstand haben. Diese Heterogenität kann dazu führen, dass Studien mit dem gleichen Untersuchungsgegenstand unterschiedliche Ergebnissen zeigen, die nicht allein durch Zufall erklärt werden können. Die Heterogenität wurde mit dem Chi-Quadrat-Test ($Chi^2$) geprüft, wobei als Signifikanzniveau ein p-Wert $< 0.10$ gewählt wurde. Das heißt, dass ein statistisch nicht signifikantes Ergebnis das Fehlen der Heterogenität (also Homogenität) belegt. Falls die Studien heterogen sind, wird eine Variation des „generic inverse variance approach" mit einem „random effect model" berechnet, wobei der Effekt der Heterogenität der Studien berücksichtigt wird [24].

## Stratifizierung

In der stratifizierten Analyse wurde das SRR getrennt nach Studiendesign, Geschlecht, Studienzeitraum (definiert als Jahresmittel bei gesicherter Diagnose der Blasenkrebsfälle), Studienort, Adjustierung nach dem Faktor Rauchen und Studienqualität berechnet. Studien, die keine Adjustierung vorgenommen haben, wurden ausgeschlossen. Des Weiteren wurde untersucht, ob die Beschäftigungsdauer im Friseurberuf einen Einfluss auf das SRR hat. Für die Beschäftigungsdauer wurden drei Kategorien, die überlappend sind, definiert: Jemals im Friseurberuf tätig (d. h. mind. einen Tag als Friseur gemeldet), Beschäftigungsdauer $\geq 5$ Jahre und Beschäftigungsdauer $\geq 10$ Jahre. Ein Ausschluss aus der Analyse erfolgte, wenn keine Definition für die Beschäftigungsdauer angegeben wurde.

## Sensitivitätsanalyse

Die Sensitivitätsanalyse wurde mittels einer Neuberechnung des SSR durchgeführt, wobei jede einzelne Studie bei der gepoolten Analyse im Wechsel ausgeschlossen wurde. Durch diese Methode der Sensitivitätsanalyse wird die Bedeutung jeder einzelnen Studie in der gepoolten Meta-Analyse ermittelt und somit überprüft, ob einzelne Studien einen unverhältnismäßig großen Einfluss auf das Ergebnis der Meta-Analyse haben [24].

## Publikationsfehler

Publikationsfehler in Meta-Analysen können entstehen, wenn in gelisteten und internationalen Fachzeitschriften vorzugsweise Studien publiziert werden, die statistisch signifikante Ergebnisse erzielen. Das bedeutet, dass Studien mit einer geringen Stichprobengröße häufig nicht oder lediglich in nationalen und nicht gelisteten Zeitschriften veröffentlicht werden. Um diesen Publikationsfehler zu vermeiden, wurde neben der Datenbankrecherche eine Sekundärsuche durchgeführt. Des Weiteren wurde nach Egger et al. die Wahrscheinlichkeit für einen solchen systematischen Fehler anhand der linearen Regression statistisch überprüft [17]. Hierbei wird zunächst ein Funnel-Plot auf der natürlichen Logarithmus-Skala des Risikoschätzers mit der Präzision des Risikoschätzers ($1/SE_i$) erstellt, wobei eine Asymmetrie dieses Funnel-Plot auf einen

Publikationsfehler hindeutet. Anhand der linearen Regression wird dann die Funnel-Plot-Asymmetrie überprüft, wobei der Achsenabschnitt als ein Maß für Asymmetrie verwendet wird. Je mehr der Achsenabschnitt von 0 abweicht, desto größer ist die Asymmetrie [17].

## Ergebnisse

### Ausgewählte Studien und Bewertung der Studienqualität

Bei der Datenbank-Recherche wurden 309 Abstracts ermittelt, weitere 27 wurden aus anderen Quellen durch die Sekundärsuche hinzugefügt. 258 Abstracts wurden ausgeschlossen, weil sie die Einschlusskriterien nicht erfüllten. 78 Studien durchliefen als Volltext-Artikel ein Screening. Insgesamt 42 Artikel erfüllten die Einschlusskriterien *(Abb. 1)*.

Insgesamt 28 der einbezogenen Arbeiten waren Fall-Kontroll-Studien und 14 waren retrospektive Kohortenstudien in Form einer Registerdatenstudie. RCTs oder prospektive Kohortenstudien wurden nicht gefunden. Die OR bzw. SMR für Harnblasenkrebs bei Friseuren variierten zwischen 0,40 und 17,84. Insgesamt 11 Studien waren qualitativ hochwertig, wobei alle diese Studien ein Fall-Kontroll-Design aufwiesen. 31 Studien wurden als qualitativ moderat eingeschätzt, hiervon waren 17 Fall-Kontroll-Studien und 14 retrospektive Kohortenstudien (*Tab. 1a, 1b*).

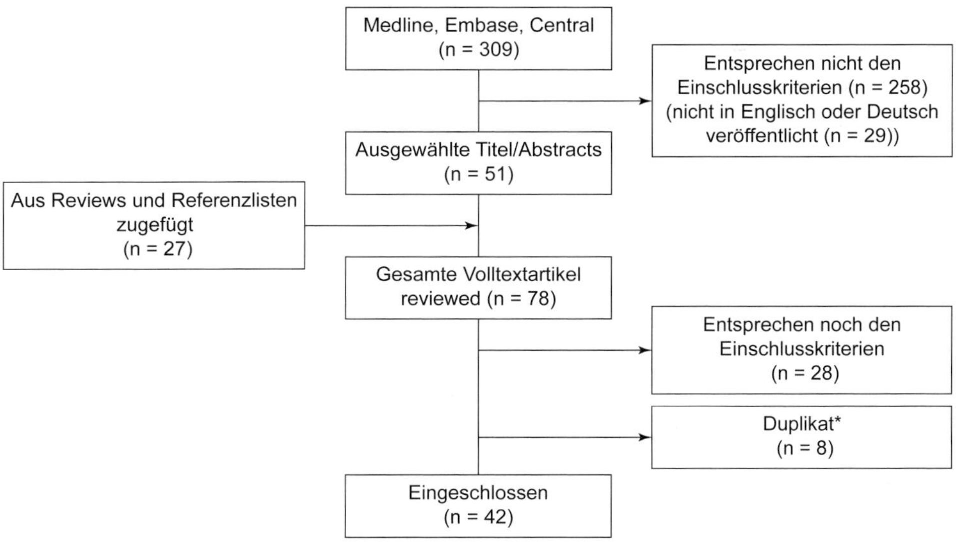


**Abbildung 1:** Flussdiagramm der Studienauswahl.
* Duplikat: Wenn die Studienpopulation in mehr als einer Studie beschrieben wurde, ist nur die Studie mit der höchsten Fallzahl eingeschlossen. Alle anderen wurden als Duplikat ausgeschlossen.

**Tabelle 1a:** Einzelstudien mit hoher Studienqualität: Abstrahierte Studieninformation und Risikoschätzungen für Blasenkrebs

| Qualitätslevel: | | | | | Friseure: | | Hauptrisikoschätzer[2] | Grading-Kriterien | | | | | |
|---|---|---|---|---|---|---|---|---|---|---|---|---|---|
| Hoch | Studien-design | Studien-Ort | Studien-zeitraum[1] | Studien-pop. | Fälle | Ge-schlecht | (95%-CI oder p-Wert) | (1) | (2) | (3) | (4) | (5) | (6) |
| Schoenberg 1984 [37] | Fall-Kon. | USA | 1978 | 1916 | 12 | M | 1,27 (0,59-2,73)[3] | *** | *** | *** | ** | *** | *** |
| Schumacher 1989 [38] | Fall-Kon. | USA | 1980 | 1294 | 2 | M<br>F | 0,45 (0,01-4,08)<br>0,69 (0,01-8,59) | *** | *** | *** | *** | *** | *** |
| Silverman 1989 [41] | Fall-Kon. | USA | 1977 | 5974 | 7 | M | 2,80 (0,70-11,60)[3] | *** | *** | *** | ** | *** | *** |
| Silverman 1990 [40] | Fall-Kon. | USA | 1977 | 1918 | 17 | F | 1,40 (0,70-2,90)[3] | *** | *** | *** | ** | *** | *** |
| Siemiatycki 1994 [39] | Fall-Kon. | Kanada | 1982 | 2897 | 4 | M | 1,00 (0,30-2,90)[3] | *** | *** | *** | *** | *** | *** |
| Teschke 1997 [47] | Fall-Kon. | Kanada | 1990 | 244 | 3 | F/M | 3,2 (0,20-179,00)[3] | *** | *** | *** | *** | *** | *** |
| Gago-Dominguez 2001 [19] | Fall-Kon. | USA | 1992 | 3028 | 20 | F/M | 1,5 (0,70-3,20)[3] | *** | *** | *** | *** | *** | *** |
| Zheng 2002 [56] | Fall-Kon. | USA | 1988 | 2736 | 5 | M | 1,8 (0,40-8,00)[3] | *** | *** | *** | *** | *** | *** |
| Colt 2004 [11] | Fall-Kon. | USA | 1997 | 331 | 4 | F | 2,1 (0,50-8,00)[3] | *** | ** | *** | *** | *** | *** |
| Gaertner 2004 [18] | Fall-Kon. | Kanada | 1996 | 3734 | 8<br>6 | M<br>F | 3,42 (1,09-10,80)[3]<br>0,75 (0,28-2,01)[3] | *** | ** | *** | *** | *** | *** |
| Samanic 2008 [36] | Fall-Kon. | Spanien | 1999 | 2079 | 12 | M | 1,24 (0,51-3,01)[3] | *** | *** | ** | *** | *** | *** |

Fall-Kon.= Fall-Kontroll-Design; Kohorten= retrospektives Kohortendesign einschließlich Registerdaten; M=männlich; W=weiblich;
Grading Kriterien= (1) eindeutig genanntes Ziel; (2) Rücklaufquote/Nachverfolgungsquote; (3) Vergleichbarkeit der Studiengruppen; (4) Erhebung der Exposition; (5) adäquate statistische Analyse und Confounding; (6 ) Limitierungen und Übertragbarkeit; NP= nicht dargelegt; fett= statistisch signifikant;
[1]Jahresmittel der Diagnose der Harnblasenkrebsfälle; [2]Hauptrisikoschätzer für die Gesamt-Meta-Analyse, stratifizierte Daten in der Tabelle nicht dargelegt; [3]nach Rauchen adjustiert (nicht adjustierte Daten nicht genannt),
*wenn die Anzahl in der exponierten Gruppe 0 war, wurden Risikoschätzer und SE unter Zusatz einer Korrektur von 0,5 Events berechnet, um die Studie in die Meta-Analyse einbeziehen zu können, wie von der Cochrane Collaboration vorgeschlagen [24].

**Tabelle 1b:** Einzelstudien mit moderater Studienqualität: Abstrahierte Studieninformation und Risikoschätzungen für Blasenkrebs

| Qualitätslevel: | | | | | Friseure: | | Hauptrisikoschätzer[2] | Grading-Kriterien | | | | | |
|---|---|---|---|---|---|---|---|---|---|---|---|---|---|
| **Moderat** | **Studien-design** | **Studien-Ort** | **Studien-zeitraum[1]** | **Studien-pop.** | **Fälle** | **Ge-schlecht** | **(95%-CI oder p-Wert)** | **(1)** | **(2)** | **(3)** | **(4)** | **(5)** | **(6)** |
| Cole 1972 [10] | Fall-Kon. | USA | NP | 946 | 4<br>1 | M<br>W | 0,56 (NP)<br>1,18 (NP) | *** | *** | *** | *** | * | ** |
| Viadana 1976 [52] | Fall-Kon. | USA | 1960 | 35428 | 5 | M | 1,49 p>0,05[4] | *** | * | * | *** | *** | * |
| Howe 1980 [25] | Fall-Kon. | Kanada | 1975 | 1264 | 3<br>2 | M<br>W | 4,04*<br>6,03* | *** | *** | *** | * | *** | *** |
| Alderson 1980 [1] | Kohorten | England | 1970 | 504 | 7 | M | 1,23 p=0,33 | *** | *** | *** | * | * | *** |
| Cartwright 1982 [9] | Fall-Kon. | England | 1979 | 2329 | 4 | W/M | 0,9 (0,30-3,20) | *** | * | ** | * | ** | *** |
| Teta 1984 [48] | Kohorten | USA | 1956 | 11845 | 14 | W | 1,6 (0,74-2,27) | *** | *** | *** | *** | * | *** |
| Dubrow 1984 [16] | Kohorten | USA | 1972 | 16629 | 4 | M | 1,16 p<0,001 | *** | *** | *** | * | * | *** |
| Gubéran 1985 [23] | Kohorten | Schweiz | 1962 | 1380 | 10<br>2 | M<br>W | 2,56 (1,39-4,35)<br>2,00[3] | *** | *** | *** | ** | * | *** |
| Morrison 1985 [31] | Fall-Kon. | Boston<br>Manches-ter<br>Nagoya | 1977 | 2388 | 7<br>2<br>1 | M<br>M<br>M | 1,00 (0,00-2,60)[4]<br>NP<br>NP | *** | *** | *** | * | *** | ** |
| Vineis 1985 [53] | Fall-Kon. | Italien | 1981 | 1108 | 9 | M | 0,90 (0,40-2,30)[4] | *** | * | * | ** | *** | *** |
| Pearce 1986 [32] | Kohorten | Neusee-land | 1976 | 5356 | 2 | M | 17,84 (2,00-64,40) | *** | *** | *** | * | * | *** |
| Risch 1988 [35] | Fall-Kon. | Kanada | 1987 | 1618 | 9<br>11 | W<br>M | 1,44 (0,22-11,80)[4]<br>0,65 (0,13-2,98)[4] | *** | ** | *** | ** | *** | *** |

**Tabelle 1b:** Einzelstudien mit moderater Studienqualität: Abstrahierte Studieninformation und Risikoschätzungen für Blasenkrebs *(Forts.)*

| Qualitätslevel: | | | | | Friseure: | | Hauptrisikoschätzer[2] | Grading-Kriterien | | | | | |
|---|---|---|---|---|---|---|---|---|---|---|---|---|---|
| **Moderat** | **Studien-design** | **Studien-Ort** | **Studien-zeitraum[1]** | **Studien-pop.** | **Fälle** | **Ge-schlecht** | **(95%-CI oder p-Wert)** | **(1)** | **(2)** | **(3)** | **(4)** | **(5)** | **(6)** |
| Lynge 1988 [30] | Kohorten | Dänemark | 1975 | 14371 | 7 | W | 1,76 (0,71-3,36) | *** | *** | * | * | *** | |
| | | | | | 41 | M | 2,05 (1,51-2,78) | | | | | | |
| Steineck 1990 [46] | Fall-Kon. | Schweden | 1968 | 541 | 1 | M | 0,40 (0,00-4,70)[4] | *** | *** | * | *** | *** | |
| Skov 1990 [42] | Kohorten | Norwegen | 1972 | 6505 | 23 | M | 1,50 (1,00-2,30) | *** | *** | * | * | *** | |
| | | | | | 11 | W | 1,50 (0,80-2,80) | | | | | | |
| | | Schweden | 1970 | 23464 | 54 | M | 1,50 (1,10-1,90) | | | | | | |
| | | | | | 6 | W | 0,40 (0,20-1,00) | | | | | | |
| | | Finnland | 1975 | 9566 | 0 | M | 1,67 (NP) | | | | | | |
| | | | | | 3 | W | 1,70 (0,40-5,10) | | | | | | |
| | | Gesamt | | 39535 | 97 | W/M | 1,30[3] | | | | | | |
| Burns 1991 [8] | Fall-Kon. | USA | NP | 6139 | 11 | W/M | 0,90 (0,40-1,90)[4] | *** | * | *** | *** | ** | |
| Kunze 1992 [27] | Fall-Kon. | Deutschland | 1981 | 1062 | 10 | M | 1,70 (0,60-4,50) | *** | ** | ** | ** | * | |
| Pukkala 1992 [33] | Kohorten | Finnland | 1979 | 247 | 1 | W | 0,40 (0,01-2,24) | *** | *** | * | * | *** | |
| Trögner 1992 [49] | Fall-Kon. | Deutschland | 1987 | 546 | 2 | M | 1,00 (1,14-7,10) | *** | ** | ** | *** | *** | |
| | | | | | 0 | W | 0,25 (NP) | | | | | | |
| Bolm-Audorff 1993 [3] | Fall-Kon. | Deutschland | 1990 | 600 | 7 | W/M | **6,48 (1,15-36,61)**[4] | *** | ** | ** | *** | ** | |
| Burnett 1994 [7] | Kohorten | USA | 1975 | 133560 | 6 | M | 1,42 (NP) | *** | *** | ** | * | *** | |
| Golka 1995 [20] | Fall-Kon. | Deutschland | 1986 | 824 | 3 | M | 0,73 (0,15-3,48)[4] | *** | ** | ** | *** | ** | |

**Tabelle 1b:** Einzelstudien mit moderater Studienqualität: Abstrahierte Studieninformation und Risikoschätzungen für Blasenkrebs *(Forts.)*

| Qualitätslevel: | | | | | Friseure: | | Hauptrisikoschätzer[2] | Grading-Kriterien | | | | | |
|---|---|---|---|---|---|---|---|---|---|---|---|---|---|
| **Moderat** | **Studien-design** | **Studien-Ort** | **Studien-zeitraum[1]** | **Studien-pop.** | **Fälle** | **Ge-schlecht** | **(95%-CI oder p-Wert)** | **(1)** | **(2)** | **(3)** | **(4)** | **(5)** | **(6)** |
| Skov 1994 [43] | Kohorten | Dänemark | 1979 | 4337 | 67<br>12 | M<br>W | 1,58 (1,24-2,01)<br>1,23 (0,64-2,15) | *** | * | *** | * | * | * |
| Sorahan 1998 [45] | Fall-Kon. | England | 1992 | 2938 | 11 | W/M | 1,70 (0,74-3,89)[4] | *** | ** | *** | * | *** | *** |
| Lamba 2001 [29] | Kohorten | USA | 2001 | 9495 | 6<br>88 | M<br>W | 0,59 (0,27-1,31)<br>1,36 (1,10-1,68) | *** | * | ** | ** | * | *** |
| Bouchardy 2002 [6] | Kohorten | Schweiz | 1987 | 58134 | 24 | M | 1,50 (1,00-2,20) | *** | *** | * | * | * | ** |
| Czene 2003 [13] | Kohorten | Schweden | 1979 | 45690 | 51<br>87 | W<br>M | 1,09 (0,81-1,43)<br>1,22 (0,98-1,51) | *** | *** | *** | *** | * | *** |
| Ji 2005 [26] | Kohorten | Schweden | 1984 | 24041 | 88 | M | 1,10 (0,88-1,34)[4] | *** | * | *** | *** | ** | *** |
| Dryson 2008 [15] | Fall-Kon. | Neuseeland | 2003 | 684 | 6<br>2<br>4 | W/M<br>M<br>W | **9,15 (1,60-52,22)[4]**<br>5,41[3]<br>9,95 (1,37-72,21) | *** | * | *** | ** | *** | *** |
| Golka 2008 [21] | Fall-Kon. | Deutschland | 1993 | 492 | 4 | M | 4,9 (0,85-28,39)[4] | *** | ** | ** | ** | *** | *** |

Fall-Kon.= Fall-Kontroll-Design; Kohorten= retrospektives Kohortendesign einschließlich Registerdaten; M=männlich; W=weiblich;
Grading Kriterien= (1) eindeutig genanntes Ziel; (2) Rücklaufquote/Nachverfolgungsquote; (3) Vergleichbarkeit der Studiengruppen; (4) Erhebung der Exposition; (5) adäquate statistische Analyse und Confounding; (6) Limitierungen und Übertragbarkeit; NP= nicht dargelegt; fett= statistisch signifikant;
[1]Jahresmittel der Diagnose der Harnblasenkrebsfälle; [2]Hauptrisikoschätzer für die Gesamt-Meta-Analyse, stratifizierte Daten in der Tabelle nicht dargelegt; [3]errechnet aus Daten der Originalstudie; [4]nach Rauchen adjustiert (nicht adjustierte Daten nicht genannt),
*wenn die Anzahl in der exponierten Gruppe 0 war, wurden Risikoschätzer und SE unter Zusatz einer Korrektur von 0,5 Events berechnet, um die Studie in die Meta-Analyse einbeziehen zu können, wie von der Cochrane Collaboration vorgeschlagen [24].

## Ergebnisse der Meta-Analyse

Die Meta-Analyse aller einbezogenen Studien (n = 42) ergab ein signifikant erhöhtes SRR von 1,34 (95 % CI 1,21–1,48). Der $Chi^2$-Test ergab keinen Hinweis auf Heterogenität ($Chi^2$ 39,88, p = 0,52) *(Tab. 2)*. Der Funnel-Plot zur Beurteilung des Publikationsfehlers

**Tabelle 2:** Gepoolte Schätzungen von Harnblasenkrebs bei Friseuren: Stratifizierte Analyse

| Stratifizierte Analyse | Anzahl | | | Heterogenität | |
|---|---|---|---|---|---|
| Subgruppen | Studien | SRR | 95%-CI | $Chi^2$ | p-Wert |
| Alle Studien | 42 | 1,34 | 1,21–1,48 | 39,88 | 0,52 |
| Geschlecht | | | | | |
| Daten weiblicher Friseure [10, 11, 13, 15, 18, 23, 25, 29, 30, 33, 35, 38, 40, 42, 43, 48, 49] | 17 | 1,25 | 1,05–1,50 | 15,55 | 0,48 |
| Daten männlicher Friseure [1, 6, 7, 10, 12, 13, 15, 16, 18, 20, 21, 23, 25-27, 29-32, 35-39, 41-43, 46, 49, 52, 53, 56] | 32 | 1,52 | 1,34–1,72 | 36,14 | 0,24 |
| Studienzeitraum* | | | | | |
| Diagnose der Fälle < 1979 [1, 7, 9, 13, 16, 23, 25, 30-33, 37, 40-43, 46, 48, 52] | 19 | 1,37 | 1,19–1,58 | 12,35 | 0,83 |
| Diagnose der Fälle 1980-1989 [6, 12, 20, 26, 27, 35, 38, 39, 53, 56] | 11 | 1,24 | 1,00–1,53 | 7,15 | 0,71 |
| Diagnose der Fälle > 1990 [3, 11, 15, 18, 19, 21, 29, 36, 45, 47] | 10 | 1,42 | 1,16–1,75 | 13,82 | 0,13 |
| Studienort** | | | | | |
| USA/Kanada [10, 11, 16, 18, 19, 25, 31, 37-41, 47, 48, 52, 56] | 20 | 1,28 | 1,08–1,52 | 10,69 | 0,93 |
| Europa/Skandinavien [1, 3, 6-9, 12, 13, 20, 21, 23, 26, 27, 29-31, 33, 35, 36, 42, 43, 45, 46, 49, 53] | 20 | 1,34 | 1,19–1,52 | 21,20 | 0,33 |
| Adjustierte Daten | | | | | |
| Adjustiert nach Rauchen [11, 18, 19, 31, 35-37, 39-41, 46, 47, 52, 53, 56] | 23 | 1,35 | 1,13–1,61 | 28,81 | 0,19 |
| keine Adjustierung [1, 6, 7, 9, 10, 13, 16, 23, 25, 27, 29, 30, 32, 33, 38, 42, 43, 48, 49] | 19 | 1,33 | 1,18–1,50 | 14,05 | 0,78 |
| Qualitätslevel der Studie | | | | | |
| Hohe Qualität [11, 18, 19, 36-41, 47, 56] | 11 | 1,35 | 1,03–1,77 | 4,77 | 0,91 |
| Moderate Qualität [1, 3, 6-10, 12, 13, 15, 16, 20, 21, 23, 25-27, 29-33, 35, 42, 43, 45, 48, 49, 52, 53] | 31 | 1,34 | 1,20–1,49 | 35,11 | 0,24 |

* zwei Studien wurden ausgeschlossen [8, 52], da der Studienzeitraum in der Originalstudie nicht genannt wurde,
** zwei Studien aus Neuseeland [15,53] wurden aus der Analyse ausgeschlossen

zeigte keinen systematischen Zusammenhang zwischen der Stichprobengröße und der Stärke des Effektschätzers (OR/SMR). Auch der angewendete statistische Test zur Überprüfung des Publikationsfehlers wies keine signifikante Funnel-Plot-Asymmetrie auf (Achsenabschnitt 0,37; 95 % CI 0,14–0,88). Damit ist die Wahrscheinlichkeit eines Publikationsfehlers gering.

### Sensitivitätsanalyse

Die Sensitivitätsanalyse durch Ausschluss jeder Studie im Wechsel modifizierte die Ergebnisse der Meta-Analyse unwesentlich. Das SRR lag zwischen 1,33 bis 1,37. Alle SRR waren statistisch signifikant (*Abb. 2*).

### Stratifizierte Analyse

In *Abbildung 3* ist das Forest-Plot von Fall-Kontroll- und Kohortenstudien dargestellt. Für Fall-Kontroll-Studien beträgt das SRR 1,41 (95 % CI 1,51–1,74) und für Kohortenstudien 1,32 (95 % CI 1,17–1,48). Beide Plots zeigen keinen Hinweis auf Heterogenität (Fall-Kontroll-Studien: $Chi^2$ 29,86, p = 0,32; Kohortenstudien: $Chi^2$ 9,73, p = 0,72).

In der stratifizierten Analyse zeigten sich signifikant erhöhte Risiken von 1,34 bis 1,52. Hinweise auf Heterogenität wurden auch hier nicht gefunden. Geringe Unterschiede wurden zwischen nach Geschlecht stratifizierten Studien gefunden: Das Risiko für männliche Friseure war etwas höher (SRR 1,52, 95 % CI 1,34–1,72) als das Risiko weiblicher Friseure (SRR 1,25, 95 % CI 1,05–1,50). Statistisch signifikant erhöhte Risiken, jedoch kein zeitlicher Trend, wurden für nach Studienzeit stratifizierte Studien gefunden. Das SSR für Studien mit Einschluss der Fälle ≤ 1979 war 1,37 (95 % CI 1,19–1,58), zwischen 1980 und 1989 1,24 (95 % CI 1,00–1,53) und ≥ 1990 1,42 (95 % CI 1,16–1,75). Zwischen den Studien aus den USA und Kanada sowie aus Europa und Skandinavien sowie zwischen den Studien mit und ohne Adjustierung für Rauchen bestand nahezu kein Unterschied. Dieses gilt ebenso für Studien, deren Qualität hoch oder nur moderat war *(Tab. 2)*.

### Beschäftigungsdauer im Beruf

Mit der Dauer der Beschäftigung stieg das Harnblasenkrebsrisiko an. Bei Studien mit Friseuren, die jemals diesen Beruf ausübten (n = 19) zeigte sich ein SRR von 1,30 (95 % CI 1,15–1,48). Für Studien mit einer Berufsdauer ≥ 5 Jahre (n = 3) zeigte das SRR ein erhöhtes, aber nicht statistisch signifikantes Risiko von 1,52 (95 % CI 0,79–2,93), für Studien mit einer Berufsdauer ≥ 10 Jahre (n = 6) wurde ein erhöhtes und statistisch signifikantes SRR von 1,70 (95 % CI 1,01–2,88) berechnet (*Abb. 4*).

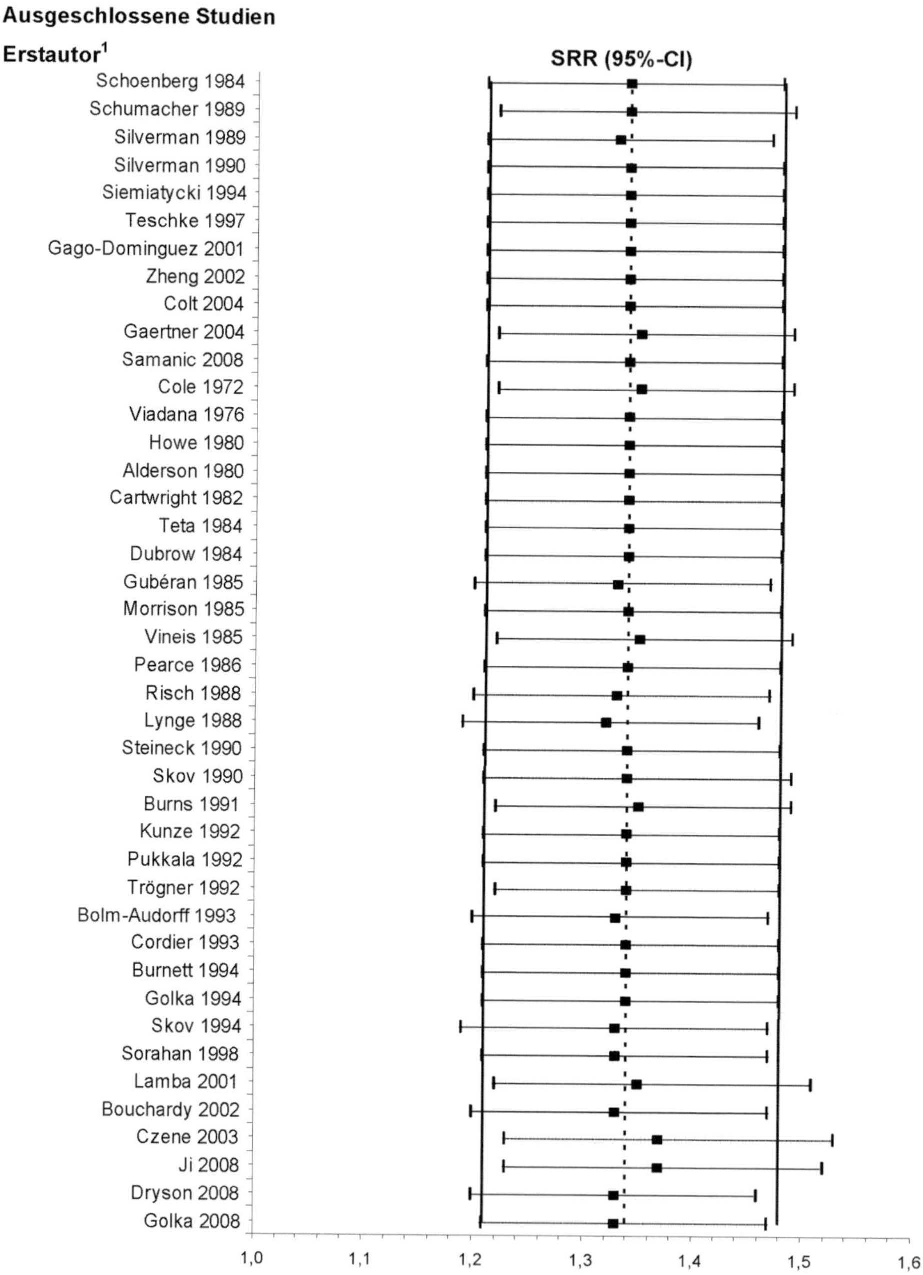


**Abbildung 2:** Sensitivitätsanalyse.
Im Forest Plot ist der Einfluss jeder einzelnen Studie auf das SRR dargestellt.
Vertikal gestrichelte Linie =SRR unter Einbeziehung aller Studien,
vertikal durchgezogene Linien = 95 %-CI des SRR unter Einbeziehung aller Studien,
Kästchen mit Linie =SRR mit 95 %-CI durch Auslassen der genannten Einzelstudie.
[1] Aus Übersichtsgründen wurde nur der Erstautor genannt.

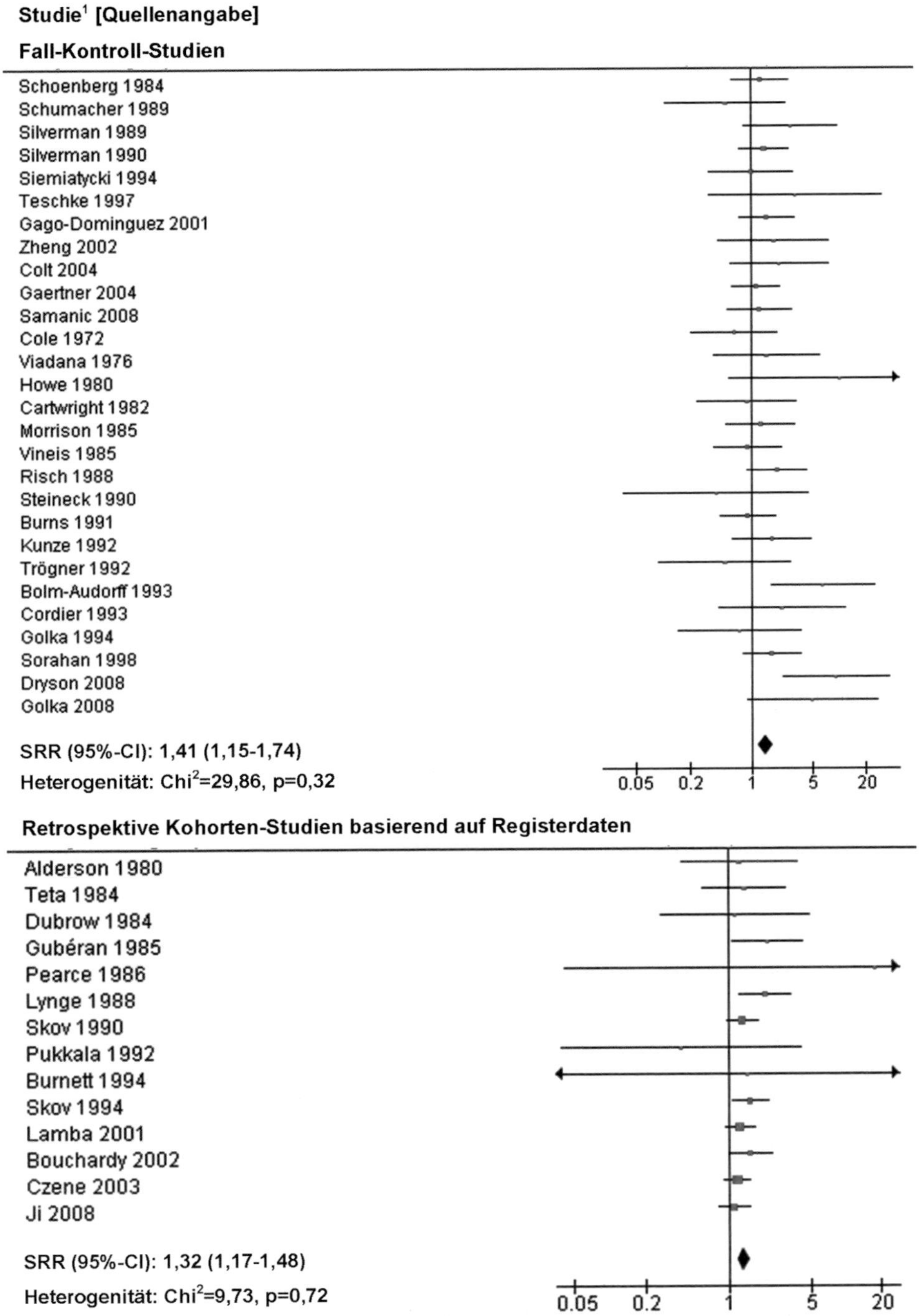


**Abbildung 3:** Forest Plot für Studien nach Studiendesign.
Kasten = Risikoschätzungen (Größe zeigt Gewichtung), Linie = 95 %CI.
[1] Aus Übersichtsgründen wurde nur der Erstautor genannt.

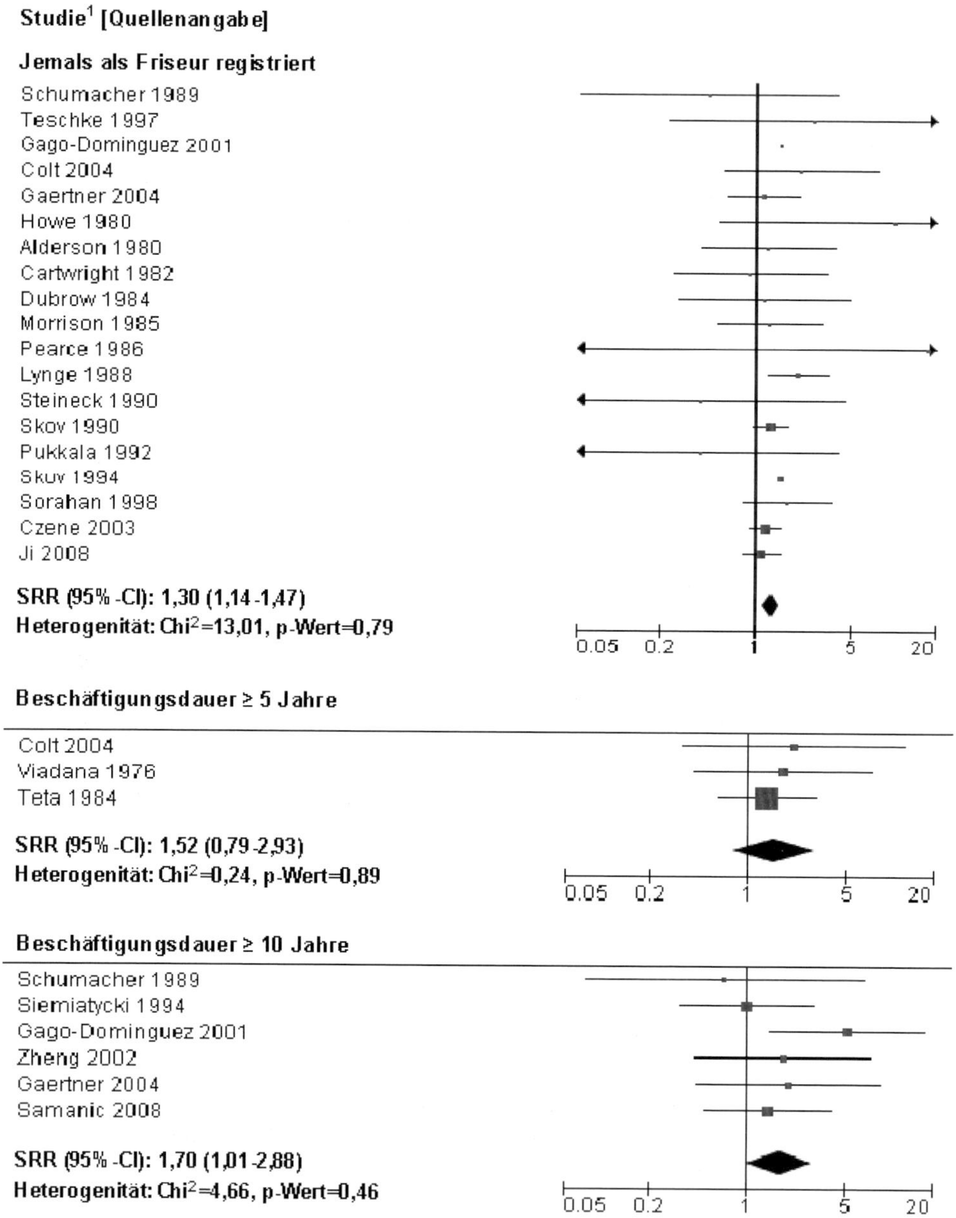


**Abbildung 4:** Forest plot für Studien nach Dauer der Beschäftigungsdauer als Friseur. Kasten = Risikoschätzungen (Größe zeigt Gewichtung), Linie = 95%CI.

[1] Aus Übersichtsgründen ist nur der Erstautor genannt.

Studien [3, 6-8, 10, 12, 15, 20, 21, 23, 27, 29, 35, 40, 41, 49, 53] ohne oder mit ungeeignet. Definition für die Beschäftigungsdauer wurden aus der Analyse ausgeschlossen.

# Diskussion

Es wurden statistisch signifikant erhöhte Risiken für Harnblasenkrebs bei Friseuren in nahezu allen Analysen gefunden. Unseres Wissens nach ist dies die erste Meta-Analyse, die Harnblasenkrebs bei Friseuren untersuchte und neben der Evaluation von Heterogenität auch Publikationsfehler testete. Darüber hinaus wurde erstmals die Dauer der Tätigkeit als Friseur berücksichtigt und ein vordefiniertes Qualitätsbewertungsinstrument angewendet.

### Relevante Literatur und Publikationsfehler

Es wurden 42 Studien gefunden, die die Einschlusskriterien erfüllten. Reulen et al. [34] ermittelte 29 Studien, die diesen Zusammenhang analysierten. Das Risiko von Harnblasenkrebs bei Friseuren kann methodisch am besten mit RCTs oder prospektiven Studien beobachtet werden. Solche Studien wurden aber bisher nicht durchgeführt. Die Ergebnisse einer Meta-Analyse können von Publikationsfehlern beeinflusst sein. Publikationsfehler können sich ergeben, wenn Studien mit statistisch signifikantem Effekt eher in Zeitschriften publiziert werden, die in Datenbanken wie MEDLINE gelistet sind, und Studien, die keine signifikanten Ergebnisse ermitteln, eher in nationalen und nicht gelisteten Zeitschriften veröffentlicht werden. Um solche Publikationsfehler zu vermeiden, schlossen wir auch Studien ein, die in deutscher Sprache und in nicht gelisteten Zeitschriften publiziert wurden (z. B. Ergebnisse von Dissertationen [49] und Berichte von Bundesanstalten [3]). Des Weiteren testeten wir formal auf Publikationsfehler, fanden jedoch keinen Hinweis auf eine Asymmetrie des Funnel-Plots und – demzufolge – auf Publikationsfehler.

# Ergebnisse der Meta-Analyse und Studienqualität

Das SRR aller eingeschlossenen Studien war 1.34. In der Sensitivitätsanalyse wurde kein Hinweis auf einen disproportionalen Einfluss einzelner Studien gefunden. Reulen et al. [34] fanden in ihrer Meta-Analyse ein signifikantes, aber geringfügig niedrigeres Risiko von 1,24 (keine Überprüfung auf Heterogenität oder Publikationsfehler). Zusätzlich wurden im Review von La Vecchia und Tavani [28] die beobachteten (O) und erwarteten Fälle (E) von sieben Kohorten-Studien zusammengefasst und ein Risiko von 1,4 durch Teilung von O/E errechnet (keine Überprüfung auf Signifikanz).

Wir poolten die Daten für Fall-Kontroll- und Kohorten-Studien getrennt, da das Studiendesign einen Einfluss auf die methodische Qualität der Studien hat. Die SRR bei Fall-Kontroll-Studien und bei Kohortenstudien waren mit statistisch signifikanten 1,3 und 1,4 sehr ähnlich. Es bestand keine Heterogenität und kein Anzeichen von Publikationsfehlern. Reulen et al. [34] fanden ebenfalls keine unterschiedlichen Ergebnisse bei Fall-Kontroll- und Kohortenstudien, aber mit 1,2 war das SRR etwas niedriger (keine Überprüfung auf Heterogenität oder Publikationsfehler).

Zusätzlich untersuchten wir die Qualität der Studien und das Risiko für systematische Fehler bei den eingeschlossenen Studien. In der Literatur wurden verschiedene Checklisten zur Einstufung der Qualität einer Stufe veröffentlicht, aber keine schien uns für die Studienfrage geeignet [14, 44]. Daher entwickelten wir auf Grundlage der Literatur [14, 24, 44, 51, 55] ein eigenes Qualitätsbewertungsinstrument.

Von den relevanten Studien wurden mit dem Bewertungsinstrument nur die Fall-Kontroll-Studien als qualitativ hochwertig eingestuft. Dieses Ergebnis überrascht nicht, da Registerdatenstudien eine Anzahl von methodischen Einschränkungen aufweisen, die zumeist der Grund für eine Herabstufung der Studienqualität sind. Zum einen sind nicht alle Informationen zur Berufstätigkeit in Registern in vollem Umfang enthalten [7]. Zum Beispiel enthalten Registerdaten keine Zusatzinformationen zur Beschäftigung, z. B. über die Dauer der ausgeübten Tätigkeit [6, 7, 29]. Zum anderen fehlen oft die Angaben zu potenziellen Störvariablen (Confoundern) wie Rauchen. Doch gut konzipierte Studien, die auf Registrierdaten beruhen, können auch Vorteile haben. Sie bieten eine große Datenmenge mit nur wenigen fehlenden Angaben und sie erlauben die Analyse verschiedener Gründe für Tod oder Krankheiten [7]. Daher können Registrierdatenstudien wichtige Informationen zu einigen – besonders berufsbedingten – potenziellen Gesundheitsproblemen liefern.

Auch bei einigen Fall-Kontroll-Studien bestanden methodische Mängel. Diese wurden daher mit moderater Qualität bewertet. Die Gründe dafür waren meist eine relativ geringe Rücklaufquote und die fehlende Stratifizierung für die Dauer der Beschäftigung. Ferner war die Kontrollgruppe einiger Fall-Kontroll-Studien krankenhausbasiert oder die Kontrollgruppe wurde nicht passend ausgewählt. Dennoch fanden wir nahezu die gleichen Risiken mit einem signifikanten SRR um 1,35 für Studien mit hoher oder moderater Qualität. Ungeachtet des Studiendesigns und der Qualität ermittelten wir konstante Risiken mit signifikantem SRR um 1,3–1,4. Das spricht für die Robustheit der Ergebnisse.

## Stratifizierte Daten

In allen Subgruppenanalysen wurden signifikant erhöhte Risiken ermittelt. Das Risiko für weibliche und männliche Friseure unterschied sich unwesentlich mit signifikanten SRR von 1,25 für Frauen und 1,52 für Männer. Faktisch dieselben Resultate wurden von Reulen et al. beschrieben [34]. Es wurde ebenfalls ein geringfügig höheres Risiko für Männer gefunden. Einige Autoren, die höhere Risiken für männliche als für weibliche Friseure fanden, vermuten, dass das Risiko für Harnblasenkrebs hauptsächlich in der Exposition mit Brillantine begründet ist [13, 18]. Allerdings fanden andere Studien ein höheres Risiko für weibliche als für männliche Friseure [10, 15, 29]. Nur ein geringer Unterschied hinsichtlich des Risikos bestand zwischen Studien aus den USA oder Kanada und Studien aus Europa bzw. Skandinavien.

Tabakkonsum ist ein bekannter Risikofaktor für Harnblasenkrebs [9, 10, 13, 25, 31]. Das SRR für Daten, die adjustiert waren für Rauchen, war in unserer Meta-Analyse mit 1,35 nahezu identisch mit dem SRR für nicht adjustierte Daten (beide statistisch signifikant). Reulen et al. [34] fanden ein signifikantes Risiko von 1,29 für nach dem Faktor Rauchen adjustierte Daten bei Friseuren und ein erhöhtes, jedoch nicht signifikantes Risiko von 1,20 für nicht nach Rauchen adjustierte Daten. Aufgrund der Ergebnisse kann vermutet werden, dass Verzerrungen (Confounding) durch Rauchen bei den Studien zum Harnblasenkrebs bei Friseuren eher von untergeordneter Bedeutung sind. Dennoch kann Confounding nicht gänzlich ausgeschlossen werden, da etliche der Studien (n = 19) nicht nach dem Faktor Rauchen adjustierten.

## Risiko nach Beschäftigungsdauer

Der Zusammenhang zwischen der Beschäftigungsdauer als Friseur und dem Harnblasenkrebsrisiko wurde bisher nicht in einer Meta-Analyse untersucht. Das Risiko von Harnblasenkrebs erhöhte sich mit der Beschäftigungsdauer, besonders bei Friseuren mit einer Tätigkeitsdauer von zehn oder mehr Jahren. Die gepoolten Daten für die Tätigkeitsdauer von fünf oder mehr Jahren ergaben ebenfalls erhöhte SRR, doch der Effekt war statistisch nicht signifikant. Da in vielen Studien die Tätigkeitsdauer nicht eindeutig beschrieben wurde, war es nicht möglich, überschneidungsfreie Kategorien für die Beschäftigungsdauer in der Meta-Analyse anzuwenden.

So ist es möglich, dass in der Kategorie „jemals als Friseur gemeldet" auch Friseure enthalten sind, die mehr als fünf bzw. zehn Jahre in ihrem Beruf tätig waren. Dennoch zeigen unsere Ergebnisse, dass ein Zusammenhang zwischen der Dauer der Beschäftigung und dem Risiko für Harnblasenkrebs besteht. Die Überlappung der Expositionskategorien führt zu einer Unterschätzung der beobachteten Dauer-Häufigkeitsbeziehung und kann diese nicht fälschlicherweise vortäuschen.

## Zeitliche Aspekte und das Harnblasenkrebsrisiko

Einige aromatische Amine mit kanzerogenen Eigenschaften wurden nach 1980 in der Europäischen Union als Inhaltsstoffe von modernen Haarfärbemitteln nicht mehr verwendet. Aufgrund der langen Latenzzeit (30 oder 40 Jahre) bei Harnblasenkrebs bleibt jedoch bisher ungeklärt, ob durch den Umgang mit modernen Haarfärbemitteln weiterhin ein erhöhtes Risiko für Harnblasenkrebs besteht. Um diesen Zusammenhang zu überprüfen, ist es notwendig zu untersuchen, ob Friseure, die nach 1980 tätig waren, ein erhöhtes Harnblasenkrebsrisiko aufweisen. Lediglich die schwedische, retrospektive Kohortenstudie von Czene et al. [13] untersuchte verschiedene Expositionsperioden. Hierbei zeigte sich, dass sich das Risiko im Zeitverlauf verringerte. Das Risiko für Friseure, die zwischen 1960 und 1965 tätig waren, betrug 2,56 (statistisch signifikant). Dieses Risiko verringerte sich auf 1,35 für den Zeitraum von 1970–1979, auf 1,25 für den Zeitraum von 1980–1989 und auf 0,92 für den Zeitraum von 1990–1998 (alle nicht statistisch signifikant). Bisher ist jedoch unsicher, ob dieser Risikorückgang durch die langen Latenzzeiten bei Harnblasenkrebs oder durch eine tatsächliche Abnahme des Risikos durch den Umgang mit modernen Haarfärbemitteln erklärt werden kann. Daher ist ein weiteres Monitoring der Situation notwendig.

## Fazit

Unsere Ergebnisse sprechen für einen kausalen Zusammenhang zwischen Harnblasenkrebs und einer Tätigkeit als Friseur, die zehn oder mehr Jahre dauerte. Diese Schlussfolgerung beruht auf 42 Studien, die in dieser Meta-Analyse eingeschlossen wurden. Publikationsfehler oder Fehlinterpretationen aufgrund von Heterogenität der Studien sind unwahrscheinlich. Verzerrungen (Confounding) durch Rauchen können nicht ausgeschlossen werden, sie sind jedoch ebenfalls nicht wahrscheinlich. Es bleibt offen, ob durch den Umgang mit modernen Haarfärbemitteln für Friseure weiterhin ein erhöhtes Risiko für Harnblasenkrebs besteht. Daher ist ein weiteres Monitoring der Situation notwendig.

## Literatur

[1] Alderson M: Cancer mortality in male hairdressers. J Epidemiol Community Health 1980; 34: 182–185
[2] Ames BN, Kammen HO, Yamasaki E: Hair dyes are mutagenic: identification of a variety of mutagenic ingredients. Proc Natl Acad Sci USA 1975; 72: 2423–2427
[3] Bolm-Audorff U, Jöckel KH, Kilguss B, Pohlabeln H, Siepenkothen T: Bösartige Tumoren der ableitenden Harnwege und Risiken am Arbeitsplatz, 1. Wirtschaftsverlag NW, Dortmund, 1993
[4] Bolt HM, Golka K: Occupational cancer – burdens of the past or actual threat? Dtsch Med Wochenschr 2007; 132: 133–134
[5] Bolt HM, Golka K: The debate on carcinogenicity of permanent hair dyes: new insights. Crit Rev Toxicol 2007; 37: 521–536
[6] Bouchardy C, Schuler G, Minder C, Hotz P, Bousquet A, Levi F, Fisch T, Torhorst J, Raymond L: Cancer risk by occupation and socioeconomic group among men – a study by the Association of Swiss Cancer Registries. Scand J Work Environ Health 2002; 28(1): 1–88
[7] Burnett CA, Silverman DT, Lalich NR: A comparison of analyses of occupational bladder cancer: death certificate vs. population-based case-control interview data. Am J Ind Med 1994; 25: 677–688
[8] Burns PB, Swanson GM: Risk of urinary bladder cancer among blacks and whites: the role of cigarette use and occupation. Cancer Causes Control 1991; 2: 371–379
[9] Cartwright R: Occupational bladder cancer and cigarette smoking in West Yorkshire. Scand J Work Environ Health 1982; 8(1): 79–82
[10] Cole P, Hoover R, Friedell GH: Occupation and cancer of the lower urinary tract. Cancer 1972; 29: 1250–1260
[11] Colt JS, Baris D, Stewart P, Schned AR, Heaney JA, Mott LA, Silverman D, Karagas M: Occupation and bladder cancer risk in a population-based case-control study in New Hampshire. Cancer Causes Control 2004; 15: 759–769
[12] Cordier S, Clavel J, Limasset JC, Boccon-Gibod L, Le MN, Mandereau L, Hemon D: Occupational risks of bladder cancer in

France: a multicentre case-control study. Int J Epidemiol 1993; 22: 403–411
[13] Czene K, Tiikkaja S, Hemminki K: Cancer risks in hairdressers: assessment of carcinogenicity of hair dyes and gels. Int J Cancer 2003; 105: 108–112
[14] Downs SH, Black N: The feasibility of creating a checklist for the assessment of the methodological quality both of randomised and non-randomised studies of health care interventions. J Epidemiol Community Health 1998; 52: 377–384
[15] Dryson E, T'Mannetje A, Walls C, McLean D, McKenzie F, Maule M, Cheng S, Cunningham C, Kromhout H, Boffetta P, Blair A, Pearce N: Case-control study of high risk occupations for bladder cancer in New Zealand. Int J Cancer 2008; 122: 1340–1346
[16] Dubrow R, Wegman DH: Cancer and occupation in Massachusetts: a death certificate study. Am J Ind Med 1984; 6: 207–230
[17] Egger M, Davey Smith G, Schneider M, Minder C: Bias in meta-analysis detected by a simple, graphical test. BMJ 1997; 315: 629–634
[18] Gaertner RR, Trpeski L, Johnson KC: A case-control study of occupational risk factors for bladder cancer in Canada. Cancer Causes Control 2004; 15: 1007–1019
[19] Gago-Dominguez M, Castelao JE, Yuan JM, Yu MC, Ross RK: Use of permanent hair dyes and bladder-cancer risk. Int J Cancer 2001; 91: 575–579
[20] Golka K, Bandel T, Urfer W, Bolt HM: Berufliche Risikofaktoren für Tumoren der Harnblase und der Prostata, 1. Wirtschaftsverlag NW, Verlag für neue Wissenschaft, Bremerhaven, 1995
[21] Golka K, Heitmann P, Gieseler F, Hodzic J, Masche N, Bolt HM, Geller F: Elevated bladder cancer risk due to colorants – a statewide case-control study in North Rhine-Westphalia, Germany. J Toxicol Environ Health A 2008; 71: 851–855
[22] Golka K, Schops W, Kierfeld G, Bolt HM: Urothelial diseases as an occupational disease. Versicherungsmedizin 1994; 46: 158–161
[23] Guberan E, Raymond L, Sweetnam PM: Increased risk for male bladder cancer among a cohort of male and female hairdressers from Geneva. Int J Epidemiol 1985; 14: 549–554
[24] Higgins JPT, Green S: Cochran Handbook for Systematic Reviews of Interventions 4.2.6, 4. John Wiley & Sons, Chichester, UK, 2006
[25] Howe GR, Burch JD, Miller AB, Cook GM, Esteve J, Morrison B, Gordon P, Chambers LW, Fodor G, Winsor GM: Tobacco use, occupation, coffee, various nutrients, and bladder cancer. J Natl Cancer Inst 1980; 64: 701–713
[26] Ji J, Granstrom C, Hemminki K: Occupation and bladder cancer: a cohort study in Sweden. Br J Cancer 2005; 92: 1276–1278
[27] Kunze E, Chang-Claude J, Frentzel-Beyme R: Life style and occupational risk factors for bladder cancer in Germany. A case-control study. Cancer 1992; 69: 1776–1790
[28] La Vecchia C, Tavani A: Epidemiological evidence on hair dyes and the risk of cancer in humans. Eur J Cancer Prev 1995; 4: 31–43
[29] Lamba AB, Ward MH, Weeks JL, Dosemeci M: Cancer mortality patterns among hairdressers and barbers in 24 US states, 1984 to 1995. J Occup Environ Med 2001; 43: 250–258
[30] Lynge E, Thygesen L: Use of surveillance systems for occupational cancer: data from the Danish National system. Int J Epidemiol 1988; 17: 493–500
[31] Morrison AS: Advances in the etiology of urothelial cancer. Urol Clin North Am 1984; 11: 557–566
[32] Pearce NE, Howard JK: Occupation, social class and male cancer mortality in New Zealand, 1974–78. Int J Epidemiol 1986; 15: 456–462
[33] Pukkala E, Nokso-Koivisto P, Roponen P: Changing cancer risk pattern among Finnish hairdressers. Int Arch Occup Environ Health 1992; 64: 39–42
[34] Reulen RC, Kellen E, Buntinx F, Brinkman M, Zeegers MP: A meta-analysis on the association between bladder cancer and

occupation. Scand J Urol Nephrol Suppl 2008; 64–78
[35] Risch HA, Burch JD, Miller AB, Hill GB, Steele R, Howe GR: Occupational factors and the incidence of cancer of the bladder in Canada. Br J Ind Med 1988; 45: 361–367
[36] Samanic CM, Kogevinas M, Silverman DT, Tardon A, Serra C, Malats N, Real FX, Carrato A, Garcia-Closas R, Sala M, Lloreta J, Rothman N, Dosemeci M: Occupation and Bladder Cancer in a Hospital-Based Case-Control Study in Spain. Occup Environ Med 2008; 65: 347–353
[37] Schoenberg JB, Stemhagen A, Mogielnicki AP, Altman R, Abe T, Mason TJ: Case-control study of bladder cancer in New Jersey. I. Occupational exposures in white males. J Natl Cancer Inst 1984; 72: 973–981
[38] Schumacher MC, Slattery ML, West DW: Occupation and bladder cancer in Utah. Am J Ind Med 1989; 16: 89–102
[39] Siemiatycki J, Dewar R, Nadon L, Gerin M: Occupational risk factors for bladder cancer: results from a case-control study in Montreal, Quebec, Canada. Am J Epidemiol 1994; 140: 1061–1080
[40] Silverman DT, Levin LI, Hoover RN: Occupational risks of bladder cancer among white women in the United States. Am J Epidemiol 1990; 132: 453–461
[41] Silverman DT, Levin LI, Hoover RN, Hartge P: Occupational risks of bladder cancer in the United States: I. White men. J Natl Cancer Inst 1989; 81: 1472–1480
[42] Skov T, Andersen A, Malker H, Pukkala E, Weiner J, Lynge E: Risk for cancer of the urinary bladder among hairdressers in the Nordic countries. Am J Ind Med 1990; 17: 217–223
[43] Skov T, Lynge E: Cancer risk and exposures to carcinogens in hairdressers. Skin Pharmacol 1994; 7: 94–100
[44] Slim K, Nini E, Forestier D, Kwiatkowski F, Panis Y, Chipponi J: Methodological index for non-randomized studies (minors): development and validation of a new instrument. ANZ J Surg 2003; 73: 712–716
[45] Sorahan T, Hamilton L, Wallace DM, Bathers S, Gardiner K, Harrington JM: Occupational urothelial tumours: a regional case-control study. Br J Urol 1998; 82: 25–32
[46] Steineck G, Plato N, Gerhardsson M, Norell SE, Hogstedt C: Increased risk of urothelial cancer in Stockholm during 1985-87 after exposure to benzene and exhausts. Int J Cancer 1990; 45: 1012–1017
[47] Teschke K, Morgan MS, Checkoway H, Franklin G, Spinelli JJ, van BG, Weiss NS: Surveillance of nasal and bladder cancer to locate sources of exposure to occupational carcinogens. Occup Environ Med 1997; 54: 443–451
[48] Teta MJ, Walrath J, Meigs JW, Flannery JT: Cancer incidence among cosmetologists. J Natl Cancer Inst 1984; 72: 1051–1057
[49] Trögner A: Untersuchungen zur Epidemiologie des Harnblasenkarzinoms – Ergebnisse einer Falk-Kontrollstudie im Ruhrgebiet. Dissertation zur Erlangung des Grades eines Doktors der Medizin. Aus dem Medizinischen Institut an der Heinrich-Heine-Universität; Düsseldorf, 1991
[50] Turesky RJ, Freeman JP, Holland RD, Nestorick DM, Miller DW, Ratnasinghe DL, Kadlubar FF: Identification of aminobiphenyl derivatives in commercial hair dyes. Chem Res Toxicol 2003; 16: 1162–1173
[51] Vandenbroucke JP, von Elm E, Altman DG, Gotzsche PC, Mulrow CD, Pocock SJ, Poole C, Schlesselman JJ, Egger M: Strengthening the Reporting of Observational Studies in Epidemiology (STROBE): explanation and elaboration. PLoS Med 2007; 4: e297
[52] Viadana E, Bross ID, Houten L: Cancer experience of men exposed to inhalation of chemicals or to combustion products. J Occup Med 1976; 18: 787–792
[53] Vineis P, Magnani C: Occupation and bladder cancer in males: a case-control study. Int J Cancer 1985; 35: 599–606
[54] Weistenhofer W, Blaszkewicz M, Bolt HM, Golka K: N-acetyltransferase-2 and medical history in bladder cancer cases

with a suspected occupational disease (BK 1301) in Germany. J Toxicol Environ Health A 2008; 71: 906–910

[55] West S, King V, Carey TS, Lohr KN, McKoy N, Sutton SF, Lux L: Systems to rate the strength of scientific evidence. Evid Rep Technol Assess (Summ) 2002; 1–11

[56] Zheng T, Cantor KP, Zhang Y, Lynch CF: Occupation and bladder cancer: a population-based, case-control study in Iowa. J Occup Environ Med 2002; 44: 685–691

# 18 Fertilitätsstörungen und Schwangerschaftskomplikationen bei Friseurinnen

Claudia Peters, Melanie Harling, Madeleine Dulon, Albert Nienhaus


**Zusammenfassung**

*Hintergrund*: Beschäftigte im Friseurhandwerk kommen durch ihre Tätigkeit häufig in Kontakt mit diversen chemischen Substanzen, die in Haarpflegeprodukten zum Waschen, Färben, Blondieren, Stylen, Sprayen und für Dauerwellen enthalten sind. Diese Expositionen können zu gesundheitlichen Beeinträchtigungen führen, die sich vor allem in Haut- und Atemwegserkrankungen zeigen. Seit Längerem werden in der Literatur auch Auswirkungen auf das Reproduktionsgeschehen diskutiert.

*Methode*: Um die Auswirkungen auf Fertilität und Schwangerschaft genauer zu untersuchen, wurde ein systematisches Review erstellt, in dem Veröffentlichungen aus dem Zeitraum 1990–2009 berücksichtigt wurden. Die Ergebnisse der Arbeiten wurden getrennt nach Studienart sowie nach den untersuchten Ereignissen summarisch dargestellt.

*Ergebnisse*: Insgesamt fanden sich zwei Reviews und 25 Originalarbeiten in den einschlägigen Datenbanken sowie durch Handsuche in den Referenzlisten zu Fertilitätsstörungen und Schwangerschaftskomplikationen bei Friseurinnen. Wiederholt berichten Studien über erhöhte Reproduktionsrisiken bei Friseurinnen. Allerdings sind die Untersuchungen in der Gesamtschau widersprüchlich, sodass keine eindeutigen Aussagen über einen Zusammenhang zwischen der Exposition als Friseurin und der Wirkung auf das Reproduktionsgeschehen möglich sind. Erhöhte Risiken werden zu Infertilität, Fehlbildungen, zu klein (SGA) und zu leicht (LBW) geborenen Kindern, zu Krebserkrankungen von Kindern ebenso wie zu Effekten durch einzelne Substanzen beschrieben.

*Schlussfolgerung*: Fertilitätsstörungen und Schwangerschaftskomplikationen bei Friseurinnen können auf der Grundlage der gefundenen epidemiologischen Studien nicht ausgeschlossen werden. Obwohl die Evidenz für diese Risiken gering ist, sollten aufgrund des hohen Public-Health-Interesses weitere Studien zu Reproduktionsrisiken bei Friseurinnen durchgeführt werden.


## Einleitung und Hintergrund

Arbeitnehmer sind in ihrem Berufsalltag unterschiedlichen Anforderungen und Belastungen ausgesetzt. Im Friseurhandwerk sind die Beschäftigten einerseits betroffen von körperlichen und psychischen Anstrengungen durch langes Stehen und Stress, andererseits kommen sie aufgrund ihrer Tätigkeit häufig in Kontakt mit Chemikalien, die als Bestandteile in Haarpflegeprodukten enthalten sind. Die Substanzen sind vor allem in Mitteln für das Färben oder Blondieren der Haare, in Präparaten für die Dauerwelle und in Stylingprodukten zu finden. Der Umgang mit diesen Anwendungen stellt einen wesentlichen Bestandteil der Friseurtätigkeit dar. Gesundheitliche Beeinträchtigungen können aufgrund der Exposition mit den Chemikalien hervorgerufen werden. Die Aufnahme erfolgt dabei vor allem inhalativ und/oder dermal und äußert sich insbesondere in Haut- oder Atemwegs-, aber auch in Krebs- und anderen Erkrankungen [16, 20]. Zu den anerkannten Berufskrankheiten von Friseuren und Friseurinnen gehören Hauterkrankungen sowie toxische und allergische obstruktive Atemwegserkrankungen [4, 10]. Zu diesen Themenbereichen gibt es zahlreiche Studien und Veröffentlichungen, in denen verschiedene Krankheitsbilder und auslösende Stoffe beschrieben werden [9, 27, 38]. Die Auswirkungen der beruflichen Exposition auf die Fertilität und Schwangerschaft von Friseurbeschäftigten und die fetale Entwicklung ihrer Kinder werden hingegen seltener beschrieben, obwohl es seit Längerem Hinweise auf den Einfluss ungünstiger Effekte auf das Reproduktionsgeschehen gibt [22].

Im Jahr 2007 waren in Deutschland 277.000 Personen im Friseurhandwerk beschäftigt, davon befanden sich 75 % in der Altersgruppe bis 45 Jahre. 90 % aller dort Tätigen sind Frauen, Friseurinnen stellen somit eine wichtige Gruppe im Bereich der berufstätigen Frauen dar [36]. Das Wissen über mögliche berufliche Gesundheitsgefährdungen durch Expositionen am Arbeitsplatz ist von wesentlichem Interesse, um Schwangerschaftskomplikationen, Fehlbildungen der Neugeborenen oder ungewollte Kinderlosigkeit vermeiden oder minimieren zu können.

Diese systematische Übersichtsarbeit gibt einen Überblick über Veröffentlichungen epidemiologischer Untersuchungen zum Zusammenhang von beruflicher Exposition im Friseurhandwerk und deren Auswirkungen auf die Fertilität und Schwangerschaft der Frauen dieser Berufsgruppe.

## Material und Methoden

Für die Suche nach epidemiologischen Studien zu gesundheitlichen Gefährdungen von Friseurinnen wurde eine Recherche in MEDLINE für den Zeitraum von 1990 bis 2009 durchgeführt. Die Schlüsselwörter betreffen die Berufsbezeichnungen sowie die verschiedenen Reproduktionsstörungen. Diagnosen im Bereich des Reproduktionsgeschehens beziehen sich vor allem auf negative Ereignisse wie In- und Subfertilität, verlängerte Zeit bis zum Eintritt einer gewünschten Schwangerschaft (Time To Pregnancy – TTP), Fehl-, Früh- und Totgeburten, geringes Geburtsgewicht (< 2.500 g = Low Birth Weight – LBW), Wachstumsretardierung (Small for Gestational Age – SGA), angeborene Fehlbildungen sowie die verzögerte Entwicklung der Kinder. Daraus ergaben sich die folgenden Suchbegriffe: *hairdresser/s, hair stylist/s, hairdressing occupation, hairdressing profession, professional hairdressing* oder *professional hair care* in Kombination mit *reproductive disorders, reproductive outcomes, fertility, infertility, subfertility, menstrual disorders, pregnancy outcomes, malformations, preterm birth, stillbirth, perinatal death, low birth weight/LBW, small for gestational age/SGA, spontaneous abortion* sowie *time to pregnancy/TTP.*

Anschließend wurden weitere Veröffentlichungen aus den Literaturverzeichnissen identifiziert und in die Arbeit einbezogen.

Die Auswahl der Studien erfolgte aufgrund folgender a priori definierter Kriterien:

- Studiendesign: Begrenzung auf Originalarbeiten – Reviews und empirische Studien
- Studieninhalt: bezogen auf den Beruf als Risikofaktor oder die berufliche Exposition
- Studienpopulation: Tätigkeit als Friseur bzw. Friseurin
- Outcome: beruflich bedingte Gesundheitsrisiken im Reproduktionsbereich

Die Studien werden unterteilt in allgemeine berufsbezogene Studien *(Occupational Studies)* und Friseurstudien *(Hairdresser Studies)*. Berufsbezogene Studien untersuchen alle Teile der arbeitenden Bevölkerung hinsichtlich einer definierten Erkrankung oder Exposition und differenzieren die Risiken für verschiedene Berufsgruppen. Friseurstudien dagegen definieren die Beschäftigten des Friseurhandwerks als Untersuchungspopulation und vergleichen deren gesundheitliche Risiken mit denjenigen anderer Bevölkerungs- oder Berufsgruppen.

Die wichtigsten Charakteristika und Daten aller eingeschlossenen Studien werden in *Tabelle 1 und 2* dargestellt. Hier werden Angaben zum Studiendesign, Untersuchungsort und -zeit sowie zum Studienziel und der untersuchten Population aufgeführt. Des Weiteren werden die Expositionssituation und die Ergebnisse für Friseure/Friseurinnen zusammengefasst dargestellt. Sofern einzelne Stoffe als mögliche Ursachen für Reproduktionsstörungen im Friseurhandwerk erwähnt wurden, werden sie in der *Tabelle* angeführt. Beschreibungen zu den einzelnen Veröffentlichungen sind im Ergebnisteil zu finden.

Zusätzlich werden in einer weiteren *Tabelle (Tab. 3)* die Risikoschätzer zu den Zieldiagnosen aller Einzelstudien dargestellt und unterteilt in statistisch signifikant, nicht statistisch signifikante Abweichung von eins (Risikoschätzer ≥ 1,5 bzw. ≤ 0,5) und kein Zusammenhang.

**Tabelle 1**: Berufsbezogene Studien zum Risiko von Fertilitätsstörungen und Schwangerschaftskomplikationen bei Friseurinnen

| Autor/Jahr | Studien-design | Studienort/-zeit | Studienziel/ Outcome | Studien-population | Exposition | Ergebnis |
|---|---|---|---|---|---|---|
| Thulstrup 2006 [11] | Review | Medline, 1966–2004 | berufliche Exposition in Gravidität und kindliche Fehlbildung | berufstätige Frauen; 26 Studien | Berufstätigkeit während der Schwangerschaft | Hinweis auf Zusammenhang Fehlbildung und organische Lösemittel besteht; Evidenz fehlt |
| Garlantézec 2009 [12] | Kohortenstudie | Frankreich, 2002–2005 | Risiko von Fehlbildungen durch Lösemittel | 3.399 Frauen (55 Friseurinnen) vor 19. SSW | Selbsteinschätzung Exposition (nie/gelegentlich/regulär), JEM (Job-Exposure-Matrix) keine/medium/hohe Expos. | Friseurin<br>Selbsteinschätzung – regelmäßige Exposition Lösemittel,<br>JEM – medium Exposition |
| Goulet 1991 [13] | Fall-Kontroll-Studie | Kanada, 1982–1984 | Totgeburten und berufliche Chemikalienexposition Mutter | 227 Totgeburten (> 20. SSW), 227 Lebendgeburten | Arbeitszeit > 30 h/Woche, Beginn Gravidität, Beruf, spezifische chemische Exposition, häufig/gelegentlich/selten | Friseurin<br>OR 0,1[2] (CI 0,0–0,3)[1] P = .05 |
| Kuijten 1992 [14] | Fall-Kontroll-Studie | USA, 1980–1986 | Astrozytom bei Kindern < 15 Jahre und elterlicher Beruf | 163 Fälle, 163 Kontrollen | Berufsgruppen Vater/Mutter, Beruf vor/während/nach Gravidität | Mutter Friseurin<br>präkonzeptionell OR 2,5 (CI 0,4–26,2)<br>während Gravidität OR 1,5 (CI 0,2–18)<br>postnatal OR 3,0 (CI 0,2–157,7) |

[1] Beim Konfidenzintervall (CI) handelt es sich um das 95 % CI, wenn nicht anders angegeben.
[2] Adjustiert für Rauchen

**Tabelle 1**: Berufsbezogene Studien zum Risiko von Fertilitätsstörungen und Schwangerschaftskomplikationen bei Friseurinnen *(Forts.)*

| Autor/Jahr | Studien-design | Studienort/-zeit | Studienziel/ Outcome | Studien-population | Exposition | Ergebnis |
|---|---|---|---|---|---|---|
| Cordier 2001 [15] | Fall-Kontroll-Studie | IARC koordinierte Studie in 7 Ländern, 1976–1994 | kindlicher Hirntumor und elterlicher Beruf | 1.218 Fälle, 2.223 Kontrollen | beruflicher Werdegang in den 5 Jahren vor Kindesgeburt | Mutter Friseurin OR 1,1 (CI 0,7–2,0) |
| Olshan 1999 [16] | Fall-Kontroll-Studie | Kanada/USA, 1992–1996 | Neuroblastom bei Kindern < 19 Jahren und elterlicher Beruf | 538 Fälle, 504 Kontrollen | beruflicher Werdegang, Berufsgruppen | Mutter Friseurin OR 2,8 (CI 1,2–6,3)<br>Vater Friseur OR 3,3 (CI 0,2–45,7) |
| Bianchi 1997 [17] | Fall-Kontroll-Studie | Italien, 1982–1989 | angeborene Fehlbildung und mütterlicher Beruf | 1.791 Fälle, 3.223 Kontrollen | Berufstätigkeit während Schwangerschaft | Friseurin<br>orofaziale Fehlbildung OR 2,2 (99 % CI 0,4–10,7);<br>Fehlbildung Extremität OR 2,2 (99 % CI 0,8–6,1);<br>multiple Fehlbildung OR 1,7 (99 % CI 0,7–4) |
| Lorente 2000 [18] | Fall-Kontroll-Studie | Frankreich/ UK/Italien/ Niederlande, 1989–1992 | Lippen-Kiefer-Gaumenspalte und mütterliche Arbeitsplatz-exposition | 100 Fälle (4 Friseurinnen), 751 Kontrollen (9 Friseurinnen) | Beruf vor und während Gravidität, Tätigkeiten, Umgang Produkte, Häufigkeit Anwendung | Friseurin/Kosmetikerin<br>Gaumenspalte OR 5,1 (CI 1,01–25,9)<br>Lippenspalte OR 1,86 (CI 0,36–9,65) |

**Tabelle 1:** Berufsbezogene Studien zum Risiko von Fertilitätsstörungen und Schwangerschaftskomplikationen bei Friseurinnen *(Forts.)*

| Autor/Jahr | Studien-design | Studienort/-zeit | Studienziel/ Outcome | Studien-population | Exposition | Ergebnis |
|---|---|---|---|---|---|---|
| Ngyen 2007 [19] | Fall-Kontroll-Studie | Norwegen, 1996–2001 | Orofaziale Fehlbildung und elterliche Berufstätigkeit in früher Gravidität | 574 Fälle (4 Friseure), 763 Kontrollen (3 Friseure) | Berufsbezeichnung, Industriezweig, Arbeitszeit, Arbeitsstatus während erster 3 Monate Gravidität | Friseurin<br>Lippenspalte OR 4,82[2] (CI 0,99–23)<br>Gaumenspalte OR 2,3[2] (CI 0,21–25) |
| Ormond 2009 [20] | Fall-Kontroll-Studie | England, 2000–2003 | Hypospadie und mütterlicher Beruf, Exposition endokriner Chemikalien | 471 Fälle, 490 Kontrollen | Berufsbezeichung, JEM (Job-Exposure-Matrix) und Selbstauskunft | Friseurin<br>OR 2,59 (CI 0,7–12,3)<br>berufliche Exposition<br>Haarspray OR 2,39[2] (CI 1,4–4,17)<br>Phtalate OR 3,12[2] (CI 1,04–11,46) |
| Mutanen 2001 [21] | Registerstudie | Schweden, 1958–1996 | Krebs bei Kindern und elterlicher Beruf | 8.185 Fälle (45 Friseure) < 15 Jahre | Berufsbezeichnung | Friseure, Nieren-Ca.<br>(Vater) SIR 10,6 (CI 2,9–27,2)<br>(Mutter) SIR 1,0 (CI 0,1–3,7) |
| Vrjiheid 2003 [22] | Registerstudie | Großbritannien, 1980–1996 | Hypospadie und mütterlicher Beruf, Exposition endokriner Chemikalien | 3.471 Fälle (98 Friseurinnen), 35.962 Kontrollen alle Fehlbildungen | Berufsbezeichnung, Einstufung Exposition unwahrscheinlich/möglich/wahrscheinlich | Friseurin<br>O/E 0,99 (CI 0,81–1,19)<br>(1980–89) O/E 0,94 (CI 0,74–1,17)<br>(1992–96) O/E 1,18 (CI 0,8–1,64) |

1 Beim Konfidenzintervall (CI) handelt es sich um das 95 % CI, wenn nicht anders angegeben.
2 Adjustiert für Rauchen
SIR – Standardized Incidence Ratio; O/E – Observed/ Expected Ratio

**Tabelle 2**: Friseurstudien zum Risiko von Fertilitätsstörungen und Schwangerschaftskomplikationen

| Autor/Jahr | Studien-design | Studienort/-zeit | Studienziel/ Outcome | Studien-population | Exposition | Ergebnis |
|---|---|---|---|---|---|---|
| Kersemaekers 1995 [9] | Review | Medline, 1985–1993 | Reproduktionsstörungen und Chemikalienexposition | Friseurinnen; 9 Studien | Haare waschen, Blondieren, Dauerwelle, Haarstyling, Lösemittel | Studien inkonsistent, Risiken nicht auszuschließen, wenig Evidenz |
| Kersemaekers 1997 [23] | Kohortenstudie | Niederlande, 1986–1988, 1991–1993 | Reproduktionsstörungen | 4.236 Friseurinnen, 2.932 Textil-verkäuferinnen | Arbeit mindestens 10 Stunden/ Woche in ersten zwei Monaten der Schwangerschaft | erste Studienphase:<br>Spontanabort OR 1,6 (CI 1,0–2,4)[1]<br>TTP > 12 Monate OR 1,5 (CI 0,8–2,8)<br>LBW OR 1,5 (CI 0,7–3,1)<br>zweite Phase: Abort OR 0,9 (0,7–1,1) |
| Kersemaekers 1997 [24] | Kohortenstudie | Niederlande, 1986–1988, 1991–1993 | neurologische Entwicklung der Kinder | 4.236 Friseurinnen, 2.932 Textil-verkäuferinnen | | erste Phase:<br>1. Wort > 15 Monate RR 2,4 (CI 1,1–5,1)<br>1. Satz > 24 Monate RR 4,1 (CI 1,2–13,6)<br>Fieberkrämpfe RR 2,6 (CI 1,0–6,9)<br>zweite Phase: Risikoverringerung Krämpfe, keine Entwicklungsverzögerung |
| Rylander 2002 [25] | Kohortenstudie | Schweden, 1973–1994 | Ergebnis Gravidität | 3.706 Friseurinnen, 3.462 Kontrollen Bevölkerung | Arbeitszeit, Dauerwelle, Haarefärben, Blondieren, Shampoonieren, Haarspray | SGA OR 1,4 (CI 1,1–1,7)<br>schwere Fehlbildungen OR 1,3 (CI 1,1–1,6)<br>LBW OR 1,2 (CI 1,0–1,5)<br>Frühgeburt OR 1,1 (CI 0,9–1,3) |
| Zhu 2006 [26] | Kohortenstudie | Dänemark, 1997–2003 | Ergebnis Gravidität + Entwicklungsschritte Kinder | 550 Friseurinnen, 3.216 Verkäuferinnen | Arbeitszeit/Woche, Berufsbezeichnung, Arbeitshaltung | SGA OR 1,0[2] (CI 0,7–1,3)<br>Frühgeburt OR 1,0[2] (CI 0,7–1,6)<br>Fehlbildung OR 0,8[2] (CI 0,6–1,2)<br>Fetal loss (Fehl- + Totgeburt) OR 0,7[2] (0,3–1,8)<br>keine Unterschiede in kindlicher Entwicklung |

**Tabelle 2**: Friseurstudien zum Risiko von Fertilitätsstörungen und Schwangerschaftskomplikationen *(Forts.)*

| Autor/Jahr | Studien-design | Studienort/-zeit | Studienziel/ Outcome | Studien-population | Exposition | Ergebnis |
|---|---|---|---|---|---|---|
| Blatter 1993 [27] | Quer-schnitts-studie | Niederlande, 1990 | Prävalenz Menstruations-störungen | 64 Friseurinnen, 130 Textilver-käuferinnen | | irregulärer Zyklus OR 2,4 (CI 1,1–5,2)<br>Oligomenorrhoe OR 3,0 (CI 1,1–8,4)<br>lange Blutung OR 5,1 (CI 1,7–15,4)<br>Schmerzen OR 2,6 (CI 1,2–5,9) |
| Gan 2003 [28] | Quer-schnitts-studie | China | Menstruations-störungen, mutagene Effekte durch Dauerwellen | 57 Friseurinnen, 64 Lehrerinnen | Dauerwellenanwendung > 1 Jahr | Menstruationsstörungen Friseurinnen 22,81 % vs. Kontrollen 9,38 % ($p < 0{,}05$) |
| Ronda 2009 [29] | Quer-schnitts-studie | Spanien, 2006 | Subfertilität und Menstruations-störungen | 310 Friseurinnen, 310 Verkäuferinnen + Büroange-stellte | Jahre im Beruf, Arbeitszeit im letzten Jahr | Subfertilität OR 2,17[2] (CI 0,91–5,17)<br>Menstruationsstörungen OR 1,87[2] (CI 0,99–3,91) |
| Axmon 2006 [30] | Quer-schnitts-studie | Schweden, 2000 | Fertilität / Zeit bis zur 1. Schwangerschaft, Fehlgeburtsrisiko | 1.678 Friseurinnen, 1.578 Kontrollen Bevölkerung | Exposition vor + während Gravidität, spezielle Friseurtätigkeiten, Salonbelüftung | Fertilität FR 0,91 (CI 0,83–0,99)<br>Abort OR 1,12 (CI 0,88–1,42) |
| Baste 2008 [31] | Quer-schnitts-studie | Norwegen, 1997–1999 | Infertilität, Aborte und Assoziation zum Rauchen | 136 Friseurinnen, 593 Verkäufe-rinnen/ 6.734 andere Berufe | Einkommen für mind. 100 h/ Berufstätigkeit vergangenes Jahr | Infertilität RR 1,3[2] (CI 1,08–1,55)<br>Spontanabort RR 1,31[2] (CI 1,07–1,6)<br>Friseurinnen, Nichtraucher:<br>Infertilität RR 2,01 (CI 1,45–2,8)<br>Spontanabort RR 2,0 (CI 1,48–2,72) |

[1] Beim Konfidenzintervall (CI) handelt es sich um das 95 % CI, wenn nicht anders angegeben.
[2] Adjustiert für Rauchen
TTP – Time To Pregnancy; LBW – Low Birth Weight ≤ 2.500 g; SGA – Small for Gestational Age; FR – Fecundability Ratio; POF – Premature Ovarian Failure; RR – Risk Ratio; LGA – Large for Gestational Age

**Tabelle 2**: Friseurstudien zum Risiko von Fertilitätsstörungen und Schwangerschaftskomplikationen *(Forts.)*

| Autor/Jahr | Studiendesign | Studienort/-zeit | Studienziel/ Outcome | Studienpopulation | Exposition | Ergebnis |
|---|---|---|---|---|---|---|
| Gallicchio 2009 [32] | Querschnittsstudie | USA, 2005–2008 | Vorzeitige Ovarialinsuffizienz (POF) | 443 Friseurinnen, 508 Kontrollen | beruflicher Hintergrund, Beschäftigungsstatus, Arbeitszeit (Voll-/Teilzeit) | RR 1,9[2] (CI 0,76–4,72)<br>weiße Friseure (Caucasian)<br>RR 3,24[2] (CI 1,06–9,91) |
| Rylander 2005 [33] | Registerstudie | Schweden, 1983–2001 | Ergebnis Gravidität | 8.384 Friseurinnen,<br>Kontrollen:<br>alle Geburten 1983–2001 | Arbeitszeit in Schwangerschaft (Voll-/Teilzeit) | SGA OR 1,19[2] (CI 1,07–1,33)<br>LBW OR 1,10[2] (CI 0,99–1,21)<br>Frühgeburt OR 1,05[2] (0,96–1,14) |
| Hougaard 2006 [34] | Registerstudie | Dänemark, 1998–2002 | Risiko von Infertilität | 68 Friseurinnen, arbeitende Bevölkerung + Verkäuferinnen | Berufsbezeichnung | Infertilität RR 1,01 (CI 0,77–1,29) im Vergleich Verkäufer,<br>RR 0,93 (CI 0,72–1,18) im Vergleich Bevölkerung |
| Axmon 2009 [35] | Registerstudie | Schweden, 1996 | Vergleich Geburtsgewichte | 3.137 Friseurinnen und ihre Schwestern (3.952) | Abschluss Berufsschule 1970–1995 | LGA OR 0,60[2] (CI 0,39–0,92)<br>LBW OR 0,72[2] (CI 0,5–1,03)<br>SGA OR 0,85[2] (CI 0,54–1,34) |
| Halliday-Bell 2009 [36] | Registerstudie | Finnland, 1990–2004 | Risiko von LBW, Frühgeburt, SGA, perinatale Sterblichkeit | 10.622 Friseurinnen, 2.490 Kosmetikerinnen, 18.594 Lehrerinnen | Arbeit als Friseurin | LBW OR 1,44[2] (CI 1,23–1,69)<br>Frühgeburt OR 1,21[2] (CI 1,07–1,38)<br>SGA OR 1,65[2] (CI 1,38–2,07)<br>perinatale Sterblichkeit OR 1,62[2] (CI 1,01–1,60) |

[1] Beim Konfidenzintervall (CI) handelt es sich um das 95 % CI, wenn nicht anders angegeben.
[2] Adjustiert für Rauchen
TTP – Time To Pregnancy; LBW – Low Birth Weight ≤ 2.500 g; SGA – Small for Gestational Age; FR – Fecundability Ratio; POF – Premature Ovarian Failure; RR – Risk Ratio; LGA – Large for Gestational Age

**Tabelle 3**: Zusammenfassung der epidemiologischen Studien zum beruflichen Risiko von Friseuren und Friseurinnen im Reproduktionsbereich

| Zieldiagnose/ Outcome | statistisch signifikant | nicht signifikant* | kein Zusammenhang | Studie |
|---|---|---|---|---|
| Infertilität | + | | | Baste [31] |
| | | | ± | Hougaard [34] |
| Subfertilität | | + | | Ronda [29] |
| TTP | | + | | Kersemaekers [23] |
| Menstruations-störungen | + | | | Blatter [27] |
| | | + | | Ronda [29] |
| POF | | + | | Gallicchio [32] |
| Fehlgeburt | 1. Phase + | | 2. Phase ± | Kersemaekers [23] |
| | | | ± | Zhu [26] |
| | | | ± | Axmon [30] |
| | + | | | Baste [31] |
| Frühgeburt | | | ± | Rylander [25] |
| | | | ± | Zhu [26] |
| | + | | | Halliday-Bell [36] |
| Totgeburt | – | | | Goulet [13] |
| | | | ± | Zhu [26] |
| perinatale Mortalität | + | | | Halliday-Bell [36] |
| SGA | + | | | Rylander [25] |
| | + | | | Rylander [33] |
| | | | ± | Zhu [26] |
| | | | ± | Axmon [35] |
| | + | | | Halliday-Bell [36] |
| LGA | – | | | Axmon [35] |
| LBW | | + | | Kersemaekers [23] |
| | + | | | Rylander [25] |
| | | | ± | Rylander [33] |
| | | | ± | Axmon [35] |
| | + | | | Halliday-Bell [36] |
| Fehlbildung | | + | | Bianchi [17] |
| | + | | | Rylander [25] |
| | | | ± | Zhu [26] |
| Hypospadie | | | ± | Vrijheid [22] |
| | | + | | Ormond [20] |
| orofaziale Fehlbildung | | + | | Bianchi [17] |
| | | + | | Ngyen [19] |
| Gaumenspalte | + | | | Lorente [18] |
| Lippenspalte | | + | | Lorente [18] |

**Tabelle 3**: Zusammenfassung der epidemiologischen Studien zum beruflichen Risiko von Friseuren und Friseurinnen im Reproduktionsbereich *(Forts.)*

| Zieldiagnose/ Outcome | statistisch signifikant | nicht signifikant* | kein Zusammenhang | Studie |
|---|---|---|---|---|
| Krebserkrankung | | | | |
| Nieren-Ca. | Vater + | | Mutter ± | Mutanen [21] |
| Astrozytom | | Mutter + | | Kuijten [14] |
| Neuroblastom | Mutter + | Vater + | | Olshan [16] |
| Hirntumor | | | Mutter ± | Cordier [15] |
| kindliche Entwicklungsverzögerung | 1. Phase + | | 2. Phase ± | Kersemaekers [24] |
| | | | ± | Zhu [26] |

\+ positiver Zusammenhang
− negativer Zusammenhang
± kein Zusammenhang
* Risiko ≥ 1,5 bzw. ≤ 0,5

## Ergebnisse

Die Suchabfrage ergab insgesamt 33 Literatureinträge, davon wurden 20 Originalstudien in das Review eingebunden. Die restlichen Studien erfüllten die Einschlusskriterien nicht und konnten deshalb nicht berücksichtigt werden. Zusätzlich wurden sieben relevante Arbeiten aus den Literaturverzeichnissen der gefundenen Studien für die Übersichtsarbeit herangezogen.

Insgesamt finden sich 27 Veröffentlichungen zu Fertilitätsstörungen und Schwangerschaftskomplikationen bei Friseurinnen. Dabei werden hauptsächlich Frauen in die Untersuchungen einbezogen.

Ein Review sowie 11 Originalarbeiten betreffen allgemeine berufsbezogene Studien *(Occupational Studies, Tab. 1)* und wiederum ein Review und 14 Originalarbeiten betreffen Friseurstudien *(Hairdresser Studies, Tab. 2).*

### Berufsbezogene Studien

Thulstrup et al. [37] untersuchten in ihrem Review die Risiken von spezifischen Fehlbildungen im Zusammenhang mit der beruflichen Exposition von Frauen während der Schwangerschaft. 26 Studien wurden auf die Diagnosen Neuralrohrdefekte, orofaziale Spalten, angeborene Herzfehler, Harnwegs- und Extremitätenfehlbildungen untersucht. Die Autoren fanden Hinweise auf ein erhöhtes Risiko für eine Lippen- oder Kiefer-Gaumenspalte der Kinder von Friseurinnen. Eine ausreichende Evidenz für die Assoziation von Fehlbildungen der Kinder und der Exposition der Mutter am Arbeitsplatz während der Schwangerschaft kann im Ergebnis zwar nicht festgestellt werden, jedoch gibt es Anhaltspunkte für die teratogene Wirkung von organischen Lösemitteln und Glykolether.

*Kohortenstudien*

Eine französische prospektive Kohortenstudie [13] ist der Fragestellung zu Risiken von Fehlbildungen durch Lösemittel nachgegangen. Dabei sind Frauen vor der 19. Schwangerschaftswoche in die Studie einbezogen und die Exposition anhand von zwei unterschiedlichen Methoden eingeschätzt und ausgewertet worden. Zum einen wurden die Selbstangaben zum Arbeitsplatz erfragt sowie eine Job-Exposure-Matrix (JEM) angewendet. Bei der JEM wurde die Wahrscheinlichkeit der Lösemittelexposition für einzelne Berufe im Vergleich zur allgemeinen Bevölkerung in verschiedenen Stufen angegeben. Beide Methoden ergeben deutliche Expositionen mit Lösemitteln bei Friseurinnen. Die Autoren zeigen, dass Lösemittel insbesondere mit Fehlbildungen der Kinder im Lippen-Kiefer-Gaumen-Bereich, der Harnwege und der männlichen Genitalien in Verbindung gebracht werden können. Der Anteil der Friseurinnen an der Studie war mit 55 sehr gering. Sie waren entsprechend der JEM mittelmäßig exponiert, ob deren Kinder aber auch von Fehlbildungen betroffen waren, kann der Studie nicht entnommen werden.

*Fall-Kontrollstudien*

Eine kanadische Fall-Kontrollstudie [14] beschäftigte sich mit der Frage, ob eine berufliche Chemikalienexposition während der Schwangerschaft das Risiko von Totgeburten erhöht. Die Exposition der Mütter wurde durch ihren Beruf und den Umgang mit spezifischen Substanzen definiert und in häufig/gelegentlich/selten kategorisiert. Für Friseurinnen zeigt sich ein statistisch signifikant verringertes Risiko für Totgeburten ab der 20. Schwangerschaftswoche. Die Autoren vermuten einen Zusammenhang dieses Ergebnisses mit anderen beruflichen oder ergonomischen Faktoren.

In drei amerikanischen Bundesstaaten [25] wurden die Berufe der Eltern im Zusammenhang mit einem Hirntumor (Astrozytom) ihrer Kinder untersucht. Dabei werden für die Beschäftigung als Friseurin vor, während und nach der Schwangerschaft erhöhte, aber nicht statistisch signifikante Risiken für eine Erkrankung des Kindes sichtbar. Um wie viele Friseurinnen es sich dabei handelt, wird jedoch nicht angegeben.

Demgegenüber wurde in einer von der International Agency for Research on Cancer (IARC) koordinierten Studie in Europa [8] keine Assoziation zwischen einem Hirntumor bei einem Kind und dem Beruf der Eltern als Friseur oder Friseurin gefunden.

In einer weiteren Fall-Kontrollstudie [31] wurde das Risiko für die Erkrankung an einem Neuroblastom, einer häufigen, bösartigen Neubildung bei Kindern, in Beziehung zur Berufstätigkeit der Eltern genauer betrachtet. Kinder von Friseurinnen haben ein fast dreifach höheres, statistisch signifikantes Risiko an einem Neuroblastom zu erkranken im Vergleich zu Kindern, deren Mütter einen anderen Beruf ausüben. Die Tätigkeit des Vaters als Friseur zeigt demgegenüber keine signifikante Risikoerhöhung für diese Erkrankung des Kindes.

Den möglichen Zusammenhang des Berufs während der Schwangerschaft mit teratogenen Risiken analysierten Bianchi et al. [5] von 1982–1989 in Italien. Für Friseurinnen zeigen sich erhöhte Risiken im statistisch nicht signifikanten Bereich für orofaziale und multiple Fehlbildungen sowie Anomalien der Extremitäten bei ihren Kindern.

Das Risiko einer Lippen-Kiefer-Gaumen-Fehlbildung bei Kindern im Zusammenhang mit der Arbeitsplatzexposition der Mütter wurde in einer multinationalen europäischen Studie [26] untersucht. Die Angaben zum Beruf vor und während der Schwangerschaft, spezielle berufliche Tätigkeiten, der Umgang mit verschiedenen Produkten und die Häufigkeit der Anwendung geben die möglichen Arbeitsplatzbelastungen wieder. Die Analyse für einzelne Spaltformen zeigt für die Gruppe der Friseurinnen und Kosmetikerinnen ein fünffach erhöhtes, statistisch signifikantes Risiko für die Geburt eines Kindes mit einer Gaumenspalte. Das Risiko für eine Lippenspalte ist fast zweifach erhöht, jedoch nicht statistisch signifikant. Der Anteil der Friseurinnen an der Studienpopulation ist mit insgesamt 13 (vier Fälle, neun Kontrollen) recht gering.

Zu einem vergleichbaren Ergebnis kommen Nguyen et al. [29], die eine deutliche Risikoerhöhung bei Friseurinnen für eine Fehlbildung ihrer Kinder im orofazialen Bereich feststellen. Allerdings ist auch hier der Anteil für Friseurinnen mit vier Fällen und drei Kontrollen sehr gering.

In einer englischen Studie [32] wurde die berufliche Exposition der Mutter mit endokrin wirkenden Stoffen im Hinblick auf Hypospadie, einer angeborenen Entwicklungsstörung der männlichen Harnröhre, untersucht. Im Ergebnis zeigen Friseurinnen als Berufsgruppe ein erhöhtes, jedoch statistisch nicht signifikantes Risiko für diese Fehlbildung ihrer Kinder. Erhöhte Risiken sind auch für eine selbstberichtete berufliche Exposition mit Haarspray im ersten Trimenon der Schwangerschaft im Vergleich zu nicht exponierten Frauen zu erkennen (OR 2,39; 95 % CI 1,4–4,17). Der Kontakt mit Phtalaten, die u.a. als Trägersubstanz in kosmetischen Produkten wie Haarsprays Verwendung finden, zeigt eine mehr als dreifache Risikoerhöhung für Hypospadie. Dagegen weist eine Folsäuresubstitution auf einen protektiven Effekt hin (OR 0,64; 95 % CI 0,44–0,93).

*Registerstudien*

Eine Auswertung des schwedischen Krebsregisters [28] zu Krebserkrankungen von Kindern und dem Beruf der Eltern zeigt eine erhöhte Inzidenz für Nierenkrebs bei Kindern von männlichen Friseuren. Bei Friseurinnen ist kein Zusammenhang zwischen dem Beruf und einer Krebserkrankung der Kinder zu erkennen.

Vrijheid et al. [39] analysierten Daten des nationalen Anomalieregisters von Wales und England zum Risiko von Hypospadie in Beziehung zum Beruf der Mütter und deren Exposition mit endokrin wirkender Substanzen (EDCs). Als Kontrollgruppe wurden alle im Register aufgenommenen Neugeborenen von 1980 bis 1996 einbezogen. Die Auswertung dieser Studie ergab keinen Hinweis auf ein erhöhtes Risiko für Hypospadie bei den Kindern von Friseurinnen. Die Autoren weisen aber darauf hin, dass Friseurinnen gegenüber EDCs (insbesondere mit Phtalaten) exponiert sind.

Von den 11 berufsbezogenen Studien, in denen auch Friseure untersucht wurden, fanden vier Studien ein statistisch signifikantes Risiko für eine Reproduktionsstörung. Allerdings sind diese Störungen sehr unterschiedlich: Risikoerhöhungen betreffen das Nieren-Karzinom bei Tätigkeit des Vaters als Friseur [28] sowie Neuroblastom [31] und orofaziale Fehlbildungen, wobei dieses nur auf die Gaumenspalte zutraf [26], bei Tätigkeit der Mutter als Friseurin. Außerdem wurde eine statistisch signifikante Risikoverringerung von Totgeburten [14] gezeigt. Die Auswertung der Exposition einzelner Substanzen auf das Risiko von Friseurinnen ist in den vorliegenden Studien nicht erfolgt, dennoch werden Hinweise auf teratogene Effekte durch den Umgang mit Lösemitteln [13] angegeben. Durch die berufliche Exposition mit endokrin wirksamen Substanzen in Haarspray und anderen Produkten erhöhte sich das Risiko einer Hypospadie des Kindes [32].

## Friseurstudien

Im Rahmen eines Reviews widmeten sich Kersemaekers et al. [22] der Frage nach Reproduktionsstörungen bei Friseuren und Friseurinnen durch die Exposition mit Chemikalien. Dabei wurde die Literatur auf Risiken wie In- und Subfertilität, spontane Fehlgeburten, angeborene Fehlbildungen, Totgeburten, Krebserkrankungen und Entwicklungsstörungen der Kinder im Zusammenhang mit Haarbehandlungsprodukten untersucht. Für die berufstypischen Tätigkeiten wurde die Zusammensetzung der Produkte evaluiert und Reproduktionseffekte auch zu einzelnen Substanzen näher betrachtet. Es zeigt sich jedoch, dass die Ergebnisse der vorhandenen Studien inkonsistent sind. Dennoch sind Risiken bei Fertilität und Schwangerschaft für Friseure und Friseurinnen nicht auszuschließen, obwohl zum Zeitpunkt des Reviews (1985–1993) nur zwei auf Friseure und sieben auf alle Berufe bezogene Studien vorlagen.

### *Kohortenstudien*

Eine in den Niederlanden durchgeführte retrospektive Kohortenstudie ([23] hat sich mit den möglichen Störungen der Reproduktion bei 4.236 Friseurinnen und 2.932 Textilverkäuferinnen befasst, die in den ersten zwei Monaten der Schwangerschaft eine berufliche Tätigkeit von mindestens 10 Stunden pro Woche ausgeübt haben. Dabei ist eine mögliche Veränderung der Exposition durch die Beschränkung bestimmter Substanzen und die Veränderung der Arbeitsbedingungen in Friseursalons durch verbesserte Ventilation und Handschuhgebrauch in die Auswertung einbezogen worden. Im ersten Untersuchungszeitraum von 1986–1988 besteht für Friseurinnen ein statistisch signifikant erhöhtes Risiko für spontane Fehlgeburten. In dem Zeitraum 1991–1993 sowie auf den Gesamtzeitraum der Studie bezogen kann dieses Risiko nicht bestätigt werden.

In einer weiteren Auswertung dieser Kohorte haben Kersemaekers et al. [24] die neurologische Entwicklung der Kinder anhand des Alters beim Erreichen von bedeutenden Entwicklungsphasen verglichen: erster Schritt, erstes Wort und erster Satz. Außerdem ist das Auftreten von Fieberkrämpfen als möglicher Indikator für eine nicht normale neurologische Entwicklung in die Analyse eingeflossen. In der ersten Studienphase zeigt sich die Sprachentwicklung der Kinder von Friseurinnen verzögert und die Krämpfe während einer Fieberphase sind erhöht und steigen mit der Dauer der beruflichen Tätigkeit der Mütter während der Schwangerschaft. Im zweiten Zeitraum hingegen sind keine Entwicklungsverzögerungen mehr erkennbar und auch die Risiken für Fieberkrämpfe sind nur noch statistisch signifikant erhöht, wenn die Mutter bis zum Eintritt in den Mutterschutzurlaub weiter gearbeitet hat.

Eine schwedische retrospektive Kohortenstudie [34] hat das Schwangerschaftsgeschehen von Friseurinnen mit einer Kontrollgruppe aus der allgemeinen Bevölkerung im Zeitraum 1973–1994 untersucht. Hierbei wurden die Arbeitszeit und einzelne Friseurtätigkeiten im Hinblick auf das Geburtsergebnis betrachtet. Im Vergleich zu den Frauen der Kontrollgruppe ist das Risiko für eine intrauterine Wachstumsverzögerung (SGA) der Kinder bei Friseurinnen erhöht und ihre Kinder haben häufiger eine schwere angeborene Fehlbildung. Keine eindeutigen Assoziationen sind bei individuellen Expositionseinschätzungen und Fehlbildungen zu erkennen. Für die Auswirkung von häufigem Shampoonieren auf Frühgeburten (OR 1,5, 95 % CI 1,0–2,3) wie auch von der Länge der wöchentlichen Arbeitszeit (> 30 Stunden) auf ein niedriges Geburtsgewicht (OR 1,8, 95 % CI 1,0–3,3) lassen sich tendenzielle Zusammenhänge erkennen.

Anhand einer dänischen, prospektiven bevölkerungsbasierten Kohortenstudie [40] wurden der Schwangerschaftsausgang bei Friseurinnen und die besonderen Entwicklungsschritte ihrer Kinder untersucht. Die Expositionseinschätzung der Probanden erfolgte aufgrund der wöchentlichen Arbeitszeit und ihrer Arbeitshaltung (Stehen, Gehen und Stehen, wechselnd, Sitzen). Als Vergleichsgruppe wurden Verkäuferinnen befragt. Es finden sich keine Unterschiede zwischen den beiden Gruppen bei Fehl-, Früh- und Totgeburten sowie Fehlbildungen. Auch die Entwicklung der Kinder lässt keine perinatalen Probleme oder Verzögerungen in der frühen Kindheit erkennen.

*Querschnittsstudien*

In den Niederlanden sind von Blatter et al. [6] Menstruationsstörungen durch Chemikalienexposition als Indikator für Reproduktionsstörungen untersucht worden. Dabei verglichen die Autoren Beschäftigte im Friseurhandwerk mit Textilverkäuferinnen als Kontrollgruppe. Es wurden nur Frauen im Alter von 20–45 Jahren in die Studie einbezogen, die keine Einnahme von Kontrazeptiva angegeben hatten, sodass sich die ursprünglich ausgewählte Studienpopulation von 1.200 Friseurinnen und 1.200 Kontrollen aufgrund dieses Ausschlusskriteriums, aber auch wegen einer geringen Responserate stark reduzierte. Für die Analyse konnten lediglich die Angaben von 64 Friseurinnen bzw. 130 Verkäuferinnen Verwendung finden. Dennoch zeigen die Auswertungen für Friseurinnen ein erhöhtes Risiko für Menstruationsstörungen. Statistisch signifikante Ergebnisse weisen auf Risiken wie irreguläre Zyklen, Oligomenorrhoe, ungewöhnliche Zykluslänge, lange Blutungen, starke und langanhaltende Menstruationsschmerzen bei Frauen im Friseurgewerbe hin.

Die Untersuchung von Menstruationsstörungen durch Dauerwellenanwendung und die Exposition mit dem Inhaltsstoff Thioglycolsäure (TGA) waren das Studienziel von Gan et al. [12]. Sie verglichen Friseurinnen mit Lehrerinnen und zeigen, dass Menstruationsstörungen bei exponierten Friseurinnen signifikant häufiger als bei der Kontrollgruppe auftreten. Die Autoren vermuten, dass das Reproduktionsgeschehen bei Friseurinnen durch die Langzeitexposition mit Dauerwellprodukten durch die Substanz TGA negativ beeinflusst wird.

Mithilfe einer Querschnittsstudie wurden in Spanien die Auswirkungen der beruflichen Tätigkeiten auf die reproduktive Gesundheit bei Friseurinnen im Vergleich zu Verkäuferinnen und Büroangestellten untersucht [33]. Dabei standen Menstruationsstörungen wie kurzer, langer, irregulärer oder gänzlich fehlender Zyklus und Zwischenblutungen sowie Subfertilität, d.h. dem Ausbleiben einer Schwangerschaft innerhalb von 12 Monaten mit ungeschütztem Geschlechtsverkehr, im Vordergrund des Interesses. Als Ursache für die erhöhten, aber statistisch nicht signifikanten Risiken für Menstruationsstörungen und Subfertilität werden Chemikalien in Friseursalons vermutet.

Axmon et al. [2] stellten die Frage, ob die berufliche Exposition als Friseurin einen negativen Einfluss auf die Fertilität, gemessen anhand der Zeit bis zum Erreichen der ersten Schwangerschaft, oder das Fehlgeburtsrisiko hat. Die Ergebnisse zeigen eine verlängerte Zeit bis zum Beginn einer Schwangerschaft bei Friseurbeschäftigten im Vergleich zur Allgemeinbevölkerung, wohingegen bei den Fehlgeburten kein deutlicher Effekt zu erkennen ist. Bei der Analyse spezieller Friseurtätigkeiten und stressiger Arbeitssituationen werden durch die Expositionen erhöhte Risiken im nicht signifikanten Bereich sichtbar.

Die Assoziation von Friseurarbeit und Rauchen zu Infertilität und spontaner Fehlgeburt wurde in Norwegen [3] untersucht. Die Analyse erfolgte auf der Datengrundlage einer regionalen Querschnittsstudie zu kardiovaskulären Erkrankungen und Risikofaktoren. Ausgeschlossen waren die Probanden, die im vorausgegangenen Jahr weniger als 100 Stunden einer bezahlten Beschäftigung nachgegangen sind. Erhöhte Risiken zeigen sich nach Adjustierung für Rauchen bei Friseurinnen im Vergleich zu anderen Berufsgruppen bezüglich Infertilität und Fehlgeburten. Nach Differenzierung des Rauchstatus lassen sich überraschenderweise höhere Risiken für nichtrauchende Friseurinnen im Vergleich zu ihren rauchenden Kolleginnen erkennen.

Frauen im Friseurhandwerk sind aufgrund ihrer Arbeitsplatzexposition mit anderen Berufsgruppen von Gallicchio et al. [11] in einer amerikanischen Studie zur vorzeitigen Ovarialinsuffizienz (POF – Premature Ovarian Failure) verglichen worden. Die Autoren verweisen auf Tierversuche, die von einer Assoziation zwischen chemischer Exposition und POF ausgehen. Diese Erkrankung hat für Frauen häufig eine Infertilität sowie kardiovaskuläre Erkrankungen und Osteoporose zur Folge. Für Friseurinnen zeigt sich eine nicht signifikante Risikoerhöhung gegenüber Frauen anderer Berufsgruppen. Bei weiterer Differenzierung nach Bevölkerungsgruppen erhöht sich das Risiko von weißen Friseurinnen (Caucasian) für POF auf mehr als das Dreifache, für die Altersgruppe der 40- bis 55-Jährigen kann ein für Alter und Rauchen adjustiertes Relatives Risiko (RR) von 5,58 (95 % CI 1,24–25,22) gezeigt werden. Als Limitierung werden geringe Responseraten (21 bzw. 35 %) sowie eine fehlende Nonresponderanalyse genannt. Erklärungen für die Ergebnisse können aufgrund fehlender Expositionsabschätzungen nicht gegeben werden.

*Registerstudien*

Bei einer Auswertung des schwedischen Geburtenregisters im Zeitraum 1983–2001 [35] wurde die Tätigkeit als Friseurin während der Schwangerschaft in Beziehung zum Schwangerschaftsergebnis betrachtet. Dabei sind die Angaben zum Beruf und zur Arbeitszeit (Voll-/Teilzeit) in der frühen Schwangerschaft während des ersten Besuches bei der Schwangerenbetreuung erhoben worden. Als Kontrollen galten alle anderen Geburten der Studienzeit, wenn für die Mütter die benötigten Informationen zum Beschäftigungsstatus vorhanden waren. Bei Friseurinnen zeigt sich ein erhöhtes Risiko für eine intrauterine Wachstumsverzögerung der Neugeborenen in der Gesamtgruppe sowie bei den Vollzeitbeschäftigten. Die Frage nach der Ursache konnte jedoch nicht geklärt werden, da es im Geburtsregister keine Angaben zur Tätigkeit in der späteren Schwangerschaft oder zu spezifischen Expositionen gab.

Ein etwas anderer Ansatz wurde für eine krankenhausbasierte Registerstudie in Dänemark [19] verwandt. Für diese Studie wurden Frauen mit der Diagnose Infertilität ausgewählt. Diese Diagnose beinhaltet ein Nichteintreten einer Schwangerschaft nach mindestens 12 Monaten Kinderwunsch. Als Vergleichsgruppen sind alle zu Beginn der Studie berufstätigen Frauen in Dänemark im Alter von 20–44 Jahren und als weitere Kontrollen Verkäuferinnen ausgewählt worden. Es bestanden keine Unterschiede zwischen den Gruppen bezüglich der Häufigkeit der Behandlung wegen Infertilität.

Für eine schwedische Friseurkohorte sind über eine Registerdatensuche zunächst die Eltern und anschließend Schwestern identifiziert worden [1]. Für die Friseurinnen und ihre Schwestern wurden dann Informationen zum Geburtsgeschehen aus dem Geburtenregister zugeordnet und miteinander verglichen. Im Hintergrund stand die Überlegung, dass genetische Faktoren oder Expositionen in der Kindheit bei der Fortpflanzung eine Rolle spielen können. Als Ergebnis zeigt die Studie einen eher protektiven Effekt bei Friseurinnen für zu groß geborene Kinder (Large for Gestational Age – LGA). Für zu klein (SGA) und mit zu geringem Geburtsgewicht geborenen Säuglinge wurden keine Risiken aufgrund der Tätigkeit als Friseurin gefunden.

In Finnland wurden die Daten von Friseurinnen, Kosmetikerinnen und Lehrerinnen aus dem nationalen Geburtenregister ausgewählt und ihre Gefährdungen für negative Schwangerschaftsergebnisse im beruflichen Zusammenhang berechnet [15]. Die Lehrerinnen wurden hier als Kontrollen gewählt, weil bei ihnen nur von einer geringen oder keiner beruflichen Exposition ausgegangen wird. Die Ergebnisse sind für mögliche Confounder wie Alter, Familienstand und Rauchen während der Schwangerschaft adjustiert worden. Im Vergleich zu den Lehrerinnen zeigen sich bei Friseurinnen statistisch signifikante Risiken für geringes Geburtsgewicht, Frühgeburten, SGA und die perinatale Sterblichkeit.

Für die Friseurstudien lassen sich in der Zusammenfassung statistisch signifikante Risikoerhöhungen im Reproduktionsgeschehen ebenso wie fehlende oder nicht signifikante Zusammenhänge zeigen *(Tab. 3)*. Im Bereich der Fertilität sind signifikante Risiken für Infertilität [3] und Menstruationsstörungen [6] zu sehen. Bei den Schwangerschaftsergebnissen finden sich drei Studien zum Risiko von SGA [15, 34, 35], zwei zu LBW [15,

34] und zwei zu Spontanaborten [3], wobei sich dieser Zusammenhang bei Kersemaekers et al. [23] nur in der frühen Studienphase zeigen lässt. Weiterhin sind signifikante Ergebnisse für Frühgeburten [15], für perinatale Mortalität [15], für Fehlbildungen [26, 34], ein negativer Zusammenhang für LGA [1] sowie Entwicklungsverzögerungen in der frühen Studienphase [24] beschrieben.

## Diskussion

Die systematische Übersichtsarbeit zu den Auswirkungen der beruflichen Exposition mit chemischen Substanzen in Haarpflegeprodukten auf die Fertilität und Schwangerschaft bei Friseurinnen lässt in der Zusammenfassung der Ergebnisse widersprechende Aussagen erkennen. Eine eindeutige Assoziation zwischen der Exposition am Arbeitsplatz und dem Risiko von Reproduktionsstörungen kann aus den beschriebenen Untersuchungen nicht abgeleitet werden. Allerdings sind wiederholt Hinweise auf eine mögliche Risikoerhöhung bei Friseurinnen zu erkennen. So werden verschiedene Fehlbildungen, zu kleine (SGA) und zu leichte (LBW) Neugeborene [15, 26, 34], Fertilitätsstörungen [3] und bösartige Neubildungen bei Kindern [28, 31] ebenso wie teratogene Effekte organischer Lösemittel und endokrin wirkender Stoffe [32] beschrieben. Eine mögliche Gesundheitsgefährdung im Bereich der Fertilität und Schwangerschaft kann für Friseurbeschäftigte daher nicht ausgeschlossen werden.

In der vorliegenden Arbeit wurden die bisher gewonnenen Erkenntnisse über den Zusammenhang des Reproduktionsgeschehens mit der beruflichen Exposition im Friseurhandwerk zusammengetragen. Auch wenn die Anzahl der Studien zum Reproduktionsgeschehen von Friseurinnen geringer ausfällt als zu Haut- oder Atemwegserkrankungen, liegen dennoch zahlreiche Untersuchungen zum Bereich von Fertilität und Schwangerschaft vor. Meist richtet sich die Aufmerksamkeit auf einzelne Diagnosen und das Vorkommen und die Häufigkeit wird mit denen anderer Bevölkerungsgruppen verglichen. Seltener stehen die Auswirkungen bestimmter Substanzen auf die Fertilität oder Schwangerschaft im Vordergrund.

Für die Analyse der Risiken werden zwei verschiedene Untersuchungsmethoden angewandt. Die berufsbezogenen Studien richten ihr Augenmerk auf Berufstätige oder bestimmte Expositionen im Allgemeinen. Bei diesem Studiendesign werden viele Berufsgruppen untersucht, mit der Folge, dass Friseurinnen häufig nur mit geringer Probandenzahl in die Auswertung einfließen. Kleine Stichproben führen zu einer geringen statistischen Power und dies könnte eine Erklärung dafür sein, dass in einigen Studien deutlich erhöhte Risiken [5, 28, 29] bei Friseuren oder Friseurinnen auftraten, diese aber nicht statistisch signifikant waren. Auch die Expositionsabschätzung kann aufgrund der Vielzahl von Berufen nur sehr grob erfolgen, da diese überwiegend durch Zuordnung einer spezifischen Exposition zu der jeweiligen Berufsgruppe erfolgt und weniger aufgrund der tatsächlich ausgeübten Tätigkeiten. Dennoch sind solche Studien wichtig, da sie zumindest Hinweise auf mögliche Gesundheitsgefährdungen geben und diesen durch weiterführende Untersuchungen nachgegangen werden kann.

Die sog. Friseurstudien fokussieren hingegen auf die Gruppe der Friseurinnen und vergleichen sie mit anderen Berufs- und/oder Bevölkerungsgruppen zu ihrem beruflichen Risiko im Reproduktionsbereich. Als Kontrollgruppe werden bevorzugt Verkäuferinnen ausgewählt, da eine gute Vergleichbarkeit hinsichtlich des Bildungslevels, sozioökonomischen Status und der physiologischen und psychischen Arbeitsbelastungen vermutet wird. Zudem kann von unterschiedlichen Expositionen am Arbeitsplatz ausgegangen werden, so dass gesundheitliche Risiken für Friseurinnen aufgrund berufstypischer Tätigkeiten erkannt werden können. Für die Unterschiede beim Alter oder Rauchverhalten wird vielfach durch Adjustierung kontrolliert. Diese Studienform lässt für Friseurinnen – abgesehen von methodischen Mängeln – deutlichere Aussagen bezüglich ihrer Risiken zu. Die Studienpopulation der Friseurinnen ist bei diesen Untersuchungen meist zahlreicher vertreten und die Exposition kann genauer eingeschätzt werden.

Für die Gruppe der Kosmetikerinnen werden vergleichbare Expositionen zu den Friseurinnen angenommen. Auch für sie können in Studien Risikoerhöhungen für Spontanaborte [21] und geringe Geburtsgewichte ihrer Kinder [17] sowie orofaziale Fehlbildungen [26] gezeigt werden.

Die Expositionsabschätzung stellt bei Untersuchungen zu Belastungen am Arbeitsplatz ein wesentliches Problem dar. Sie wird in den einzelnen Studien sehr unterschiedlich gehandhabt und reicht von der einfachen Berufsbezeichnung Friseur bis zur differenzierten Tätigkeitsbeschreibung bei der Verwendung einzelner Haarkosmetika sowie ihrer Anwendungszeiten. Für eine genaue Expositionsermittlung ist die Angabe der Berufsbezeichnung als Surrogat für die Exposition alleine jedoch nicht ausreichend, da die berufliche Exposition so nur sehr grob wiedergegeben wird und auch innerhalb der Beschäftigten variieren kann. Daraus folgend ist die Schätzung des tatsächlichen Risikos für Friseurbeschäftigte nur sehr ungenau und kann möglicherweise zur Unter- oder Überschätzung der Risiken der Friseurarbeit führen.

Die Tätigkeit im Friseurhandwerk kann mit vielfältigen chemischen Kontakten assoziiert sein, die durch die Anwendung von Haarpflegeprodukten zum Waschen, Färben, Blondieren, Stylen, Sprayen sowie für Dauerwellen und Mitteln für die Reinigung und Desinfektion der Arbeitsplätze entstehen. Die Exposition erfolgt dabei überwiegend dermal und inhalativ und ist vor allem abhängig von der Dauer und Häufigkeit der durchgeführten Arbeiten und deren Intensität. Neben dem zeitlichen Umfang der Tätigkeiten ist auch die Einbeziehung möglicher Schutzmaßnahmen wichtig. Eine ausreichende Raumlüftung und das Tragen von Schutzhandschuhen können die Belastungen am Arbeitsplatz reduzieren [18, 30].

Ein weiterer wesentlicher Aspekt ist der Untersuchungszeitraum. Die Arbeitswelt und auch das Friseurhandwerk sind ständigen Veränderungen unterworfen, ältere Produkte werden vom Markt genommen und Neuentwicklungen gelangen zur Anwendung. Gesetzliche Regelungen und Empfehlungen (z. B. zur Belüftung, zum Handschuhgebrauch oder dem Austausch bzw. Verbot von Inhaltsstoffen) werden aufgrund neuer Erkenntnisse geändert und können somit einen Einfluss auf die Belastungen am Arbeitsplatz und die gesundheitlichen Risiken der Beschäftigten haben. Durch die Auswertung von zwei Zeiträumen vor und nach der Änderung von Vorschriften in den Niederlanden lässt sich anhand der Untersuchung von Kersemaekers et al. [23, 24] zeigen, dass sich aufgrund verbesserter Arbeitsbedingungen die Risiken von Schwangerschaftskomplikationen und Entwicklungsstörungen der Kinder bei Friseurinnen deutlich reduziert haben.

Neben der chemischen Exposition haben die tägliche Arbeitszeit und physikalische Anstrengungen wie langes Stehen und ungünstige Arbeitshaltung zusätzlich Einfluss auf die Gesundheit der Beschäftigten. Bonzini et al. [7] konnten in einem systematischen Review zeigen, dass sich das Risiko für Frühgeburten und LBW-Kinder durch diese Einflüsse erhöht. In dieser Studie wurden allerdings Friseurinnen nicht berücksichtigt.

## Schlussfolgerung

Risiken für Fertilitätsstörungen und Schwangerschaftskomplikationen bei Friseurinnen können aufgrund der gefundenen epidemiologischen Studien nicht ausgeschlossen werden. Die Evidenz für vermehrte Reproduktionsstörungen ist zum jetzigen Zeitpunkt jedoch gering. Weitere Untersuchungen zu einzelnen Diagnosen oder zu im Friseurhandwerk verwendeten Substanzen und deren Wirkung auf das Reproduktionsgeschehen sind daher notwendig.

## Literatur

[1] Axmon A, Rylander L: Birth weight and fetal growth in infants born to female hairdressers and their sisters. Occup Environ Med 2009; 66: 198–204

[2] Axmon A, Rylander L, Lillienberg L, Albin M, Hagmar L: Fertility among female hairdressers. Scand J Work Environ Health 2006; 32: 51–60

[3] Baste V, Moen BE, Riise T, Hollund BE, Oyen N: Infertility and spontaneous abortion among female hairdressers: the Hordaland Health Study. J Occup Environ Med 2008; 50: 1371–1377

[4] Baur X, Latza U: Non-malignant occupational respiratory diseases in Germany in comparison with those of other countries. Int Arch Occup Environ Health 2005; 78: 593–602

[5] Bianchi F, Cianciulli D, Pierini A, Seniori CA: Congenital malformations and maternal occupation: a registry based case-control study. Occup Environ Med 1997; 54: 223–228

[6] Blatter BM, Zielhuis GA: Menstrual disorders due to chemical exposure among hairdressers. Occup Med (Lond) 1993; 43: 105–106

[7] Bonzini M, Coggon D, Palmer KT: Risk of prematurity, low birthweight and preeclampsia in relation to working hours and physical activities: a systematic review. Occup Environ Med 2007; 64: 228–243

[8] Cordier S, Mandereau L, Preston-Martin S, Little J, Lubin F, Mueller B, Holly E, Filippini G, Peris-Bonet R, McCredie M, Choi NW, Arsla A: Parental occupations and childhood brain tumors: results of an international case-control study. Cancer Causes Control 2001; 12: 865–874

[9] Dickel H, Kuss O, Schmidt A, Diepgen TL: Impact of preventive strategies on trend of occupational skin disease in hairdressers: population based register study. BMJ 2002; 324: 1422–1423

[10] Dickel H, Kuss O, Schmidt A, Schmitt J, Diepgen TL: Incidence of occupation-related skin diseases in skin-exposure occupational groups. Hautarzt 2001; 52: 615–623

[11] Gallicchio L, Miller S, Greene T, Zacur H, Flaws JA: Premature ovarian failure among hairdressers. Hum Reprod 2009; 24: 2636–2641

[12] Gan HF, Meng XS, Song CH, Li BX: A survey on health effects in a human population exposed to permanent-waving solution containing thioglycolic acid. J Occup Health 2003; 45: 400–404

[13] Garlantezec R, Monfort C, Rouget F, Cordier S: Maternal occupational exposure to solvents and congenital malformations: a prospective study in the general population. Occup Environ Med 2009; 66: 456–463

[14] Goulet L, Theriault G: Stillbirth and chemical exposure of pregnant workers. Scand J Work Environ Health 1991; 17: 25–31

[15] Halliday-Bell JA, Gissler M, Jaakkola JJ: Work as a hairdresser and cosmetologist and adverse pregnancy outcomes. Occup Med (Lond) 2009; 59: 180–184

[16] Harling M, Schablon A, Schedlbauer G, Dulon M, Nienhaus A: Bladder cancer among hairdressers: a meta-analysis. Occup Environ Med 2010; 67: 351–358

[17] Herdt-Losavio ML, Lin S, Druschel CM, Hwang SA, Mauer MP, Carlson GA: The risk of having a low birth weight or preterm infant among cosmetologists in New York State. Matern Child Health J 2009; 13: 90–97

[18] Hollund BE, Moen BE, Egeland GM, Florvaag E: Prevalence of airway symptoms and total serum immunoglobulin E among hairdressers in Bergen: a four-year prospective study. J Occup Environ Med 2003; 45: 1201–1206

[19] Hougaard KS, Hannerz H, Bonde JP, Feveile H, Burr H: The risk of infertility among hairdressers. Five-year follow-up of female hairdressers in a Danish national registry. Hum Reprod 2006; 21: 3122–3126

[20] IARC. Occupational exposures of hairdressers and barbers and personal use of hair colourants. IARC Monogr Eval Carcinog Risks Hum 1993; 57: 43–118

[21] John EM, Savitz DA, Shy CM. Spontaneous abortions among cosmetologists. Epidemiology 1994; 5: 147–155

[22] Kersemaekers WM, Roeleveld N, Zielhuis GA: Reproductive disorders due to chemical exposure among hairdressers. Scand J Work Environ Health 1995; 21: 325–334

[23] Kersemaekers WM, Roeleveld N, Zielhuis GA: Reproductive disorders among hairdressers. Epidemiology 1997; 8: 396–401

[24] Kersemaekers WM, Roeleveld N, Zielhuis GA, Gabreels FJ: Neurodevelopment in offspring of hairdressers. Dev Med Child Neurol 1997; 39: 358–362

[25] Kuijten RR, Bunin GR, Nass CC, Meadows AT: Parental occupation and childhood astrocytoma: results of a case-control study. Cancer Res 1992; 52: 782–786

[26] Lorente C, Cordier S, Bergeret A, De Walle HE, Goujard J, Ayme S, Knill-Jones R, Calzolari E, Bianchi F: Maternal occupational risk factors for oral clefts. Occupational Exposure and Congenital Malformation Working Group. Scand J Work Environ Health 2000; 26: 137–145

[27] Moscato G, Galdi E. Asthma and hairdressers. Curr Opin Allergy Clin Immunol 2006; 6:91-95

[28] Mutanen P, Hemminki K: Childhood cancer and parental occupation in the Swedish Family-Cancer Database. J Occup Environ Med 2001; 43: 952–958

[29] Nguyen RH, Wilcox AJ, Moen BE, McConnaughey DR, Lie RT: Parent's occupation and isolated orofacial clefts in Norway: a population-based case-control study. Ann Epidemiol 2007; 17: 763–771

[30] Nienhaus A, Rojahn K, Skudlik C, Wulfhorst B, Dulon M, Brandenburg S: Secondary Individual Prevention and Rehabiltation in Female Hairdressers Sufferin from Skin diseases. Gesundheitswesen 2004; 66: 759–764

[31] Olshan AF, De Roos AJ, Teschke K, Neglia JP, Stram DO, Pollock BH, Castleberry RP: Neuroblastoma and parental occu-

pation. Cancer Causes Control 1999; 10: 539–549

[32] Ormond G, Nieuwenhuijsen MJ, Nelson P, Toledano MB, Iszatt N, Geneletti S, Elliott P: Endocrine disruptors in the workplace, hair spray, folate supplementation, and risk of hypospadias: case-control study. Environ Health Perspect 2009; 117: 303–307

[33] Ronda E, Garcia AM, Sanchez-Paya J, Moen BE: Menstrual disorders and subfertility in Spanish hairdressers. Eur J Obstet Gynecol Reprod Biol 2009; 147: 61–64

[34] Rylander L, Axmon A, Toren K, Albin M: Reproductive outcome among female hairdressers. Occup Environ Med 2002; 59: 517–522

[35] Rylander L, Kallen B: Reproductive outcomes among hairdressers. Scand J Work Environ Health 2005; 31: 212–217

[36] Statistisches Bundesamt: Angaben zur Anzahl der Erwerbstätigen im Friseurhandwerk und deren Alters- und Geschlechtsverteilung. 2010; persönliche Kommunikation

[37] Thulstrup AM, Bonde JP: Maternal occupational exposure and risk of specific birth defects. Occup Med (Lond) 2006; 56: 532–543

[38] Uter W, Lessmann H, Geier J, Schnuch A: Contact allergy to hairdressing allergens in female hairdressers and clients – current data from the IVDK, 2003–2006. J Dtsch Dermatol Ges 2007; 5: 993–1001

[39] Vrijheid M, Armstrong B, Dolk H, van TM, Botting B: Risk of hypospadias in relation to maternal occupational exposure to potential endocrine disrupting chemicals. Occup Environ Med 2003; 60: 543–550

[40] Zhu JL, Vestergaard M, Hjollund NH, Olsen J: Pregnancy outcomes among female hairdressers who participated in the Danish National Birth Cohort. Scand J Work Environ Health 2006; 32: 61–66

# 19 Psychische Belastung und Beanspruchung von Beschäftigten in Dialyse-Einrichtungen – ein systematisches Review

Maren Böhmert, Saskia Kuhnert, Albert Nienhaus

**Zusammenfassung**

Die Arbeit in Dialyse-Einrichtungen ist gekennzeichnet durch eine intensive und langfristige Beziehung zwischen dem Personal und den Patienten. Auch die Konfrontation mit Leid und Tod gehört für die Beschäftigten von Dialyse-Einrichtungen zu ihrer Tätigkeit ebenso wie der Umgang mit hochmoderner Technik.

Vor diesem Hintergrund ist zu vermuten, dass sich Erkenntnisse zur psychischen Belastung und Beanspruchung aus anderen Bereichen der Pflege nicht einfach auf die Arbeit in Dialyse-Einrichtungen übertragen lassen.

Daher wurden in den Online-Datenbanken Pubmed und Medpilot nach Studien gesucht, mit denen zum Thema psychische Belastung und Beanspruchung von Beschäftigten in Dialyse-Einrichtungen geforscht wurde. Insgesamt wurde 19 Fachartikel recherchiert, die als Grundlage für dieses Review dienten.

Die vorliegende Arbeit zeigt heterogene Studienergebnisse hinsichtlich Stress, Arbeitsbedingungen und -belastungen sowie Burnout von Dialyse-Mitarbeitern. Zudem lässt die bisherige Forschung Schlüsse auf positive wie negative Aspekte der Dialyse-Tätigkeit zu. Zusammenfassend weisen die Daten auf ein moderates Stress- und Burnout-Niveau für die Beschäftigten im Dialysebereich hin.

## Einleitung

Die Situation im Dialyse-Sektor wird aktuell durch mehrere Entwicklungen beeinflusst: Die Anzahl der Dialysepatienten nimmt stetig zu [12, 23]. Dieser Anstieg erklärt sich durch die steigende Lebenserwartung von Dialysepatienten [15] und das Altern der Allgemeinbevölkerung [5, 10]. Darüber hinaus steigt mit zunehmendem Alter die Inzidenz von Nierenerkrankungen. Daraus ergeben sich Konsequenzen für die Arbeitssituation in Dialyse-Einrichtungen: Mit steigendem Lebensalter erhöht sich auch die Gefahr von Multimorbidität, was das Dialyse-Personal vor neue berufliche und psychische Herausforderungen stellt. Zudem wächst mit zunehmenden Patientenzahlen der Bedarf an kompetenten Mitarbeitern [25], sodass aufgrund des gleichzeitig zu erwartenden

Nachwuchsmangels Mitarbeiter möglichst lange gesund bleiben und in ihrem Beruf gehalten werden müssen.

Die Arbeit in Dialyse-Einrichtungen ist gekennzeichnet durch einen intensiven und langfristigen Kontakt zu häufig frustrierten oder depressiven Patienten, die Konfrontation mit Leid und Tod, Personalkürzungen und den Umgang mit hochmodernen Technologien [1, 4, 6, 18, 20, 22, 26]. Unter Berücksichtigung dieses besonderen Hintergrunds können die Studienergebnisse zu berufsbedingter psychischer Belastung und Beanspruchung anderer Beschäftigter im Gesundheitswesen, z. B. in Krankenhäusern oder in der Altenpflege, nicht vorbehaltlos auf die Situation der Dialyse-Mitarbeiter übertragen werden [13, 14, 24].

Bisher haben nur wenige Studien die Arbeitsbedingungen Beschäftigter in Dialyse-Einrichtungen untersucht [28]. Ein systematisches Review zu Forschungsergebnissen auf diesem Gebiet existiert bisher nicht. Daher gibt dieser Artikel einen Überblick über die vorhandene Literatur zu psychischer Belastung und Beanspruchung von Mitarbeiter/innen in der Dialyse.

## Methoden

### Suchstrategie

Im November 2009 wurde in den Datenbanken PubMed und Medpilot nach Publikationen zur psychischen Belastung und Beanspruchung von Mitarbeitern im Fachgebiet Nephrologie gesucht. Ziel war es, alle relevanten Originalstudien, Reviews oder Meta-Analysen, die zwischen 1990 und 2009 in internationalen Fachzeitschriften publiziert wurden, zu identifizieren. 1.381 Artikel wurden mit folgenden Suchbegriffen ermittelt: Dialyse und psychische Belastung von Beschäftigten im Gesundheitswesen (BiG); Arbeitsbelastung von BIG *und* Dialyse; psychische Belastung bei Krankenschwestern *und* Dialyse; Verhaltensstudie; Survey *und* Dialyse; Arbeitnehmerfragebogen *und* Dialyse; Analyse psychischer Belastung *und* Dialyse; Mitarbeiterfragebogen *und* Dialyse; Stressfragebogen für Mitarbeiter *und* Dialyse; Arbeitsbelastung von BIG *oder* Stress *und* Dialyse *oder* Nephrologie; psychische Belastungen BIG *und* Dialyse; Stress bei Krankenschwestern *oder* Arbeitsbelastung *und* Dialyse *oder* Nephrologie; Mitarbeiter-Survey *und* Dialyse; psychische Belastung *und* Dialyse; Arbeitsbelastung BIG *und* Dialyse; Belastung *und* Beanspruchung von Krankenschwestern in der Dialyse; psychische Verfassung BIG *oder* Krankenschwestern *und* Dialyse; Gesundheit BIG *oder* Krankenschwestern *und* Dialyse; Arbeitssituation Dialyse. Die händische Suche in den Referenzlisten der geeigneten Artikel brachte fünf ergänzende Funde.

### Artikelauswahl

Nur in Fachzeitschriften mit Peer-Review publizierte Artikel in deutscher und englischer Sprache wurden eingeschlossen *(Tab. 1)*. Nach Sichtung der Überschriften und Abstracts wurden 26 Artikel bestellt und ihre Relevanz durch die Autoren des vorliegenden Artikels unabhängig voneinander bewertet. Doppelpublikationen, Artikel, die nicht über Studienergebnisse berichteten oder sich mit Stress und Belastungen pflegender Angehöriger beschäftigten, wurden ausgeschlossen. Letztlich wurden 19 Publikationen in dieses Review eingeschlossen *(Abb. 1)*.

**Tabelle 1**: Einschlusskriterien

| Einschlusskriterien | |
|---|---|
| Sprache | Englisch oder Deutsch |
| Publikationsort | Zeitschriften mit Peer-Review |
| Zeitpunkt der Veröffentlichung | 1990 bis 2009 |
| Inhalt | Studienergebnisse zur psychischen Belastung und Beanspruchung bei der Arbeit |
| Zielgruppe | (Hämo-)Dialysemitarbeiter (klinisch und nicht klinisch) |

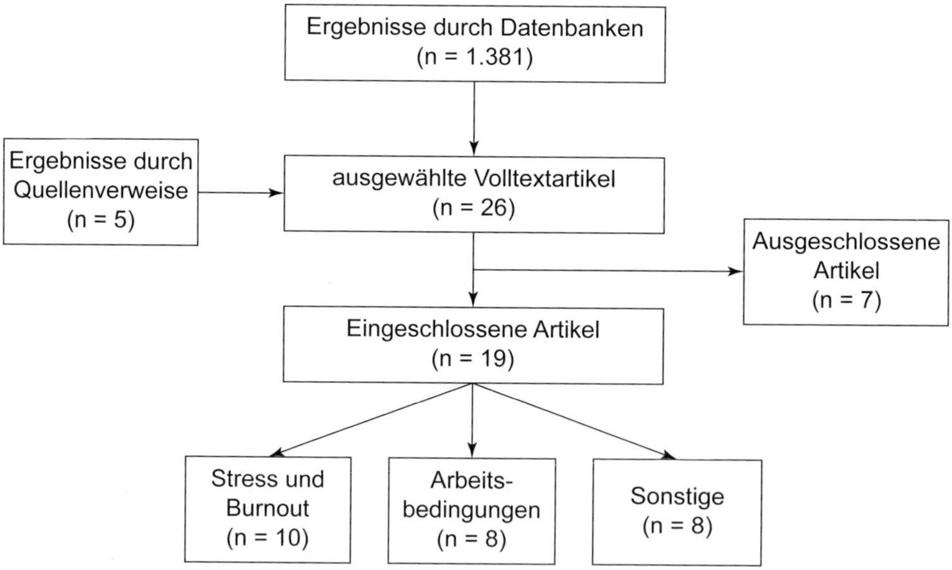


**Abbildung 1:** Flussdiagramm zur Literatursuche und -auswahl

Die Studien wurden gemäß ihres Forschungsschwerpunktes geclustert. Die Hauptkategorien sind „Stress und Burnout" (zehn Ergebnisse) und „Arbeitsbedingungen/Beschäftigungssituation allgemein" (acht Ergebnisse). Nur eine Studie passte nicht in diese Kategorisierung und wurde unter „Sonstiges" zusammengefasst.

## Ergebnisse

Neun der Studien wurden in Europa durchgeführt, sieben in den USA und jeweils eine in Australien, Israel und Japan. Die Studienpopulation variierte von zehn bis 1.665 Personen, mehrheitlich waren es unter 500 Teilnehmer. Sowohl Krankenschwestern, Ärzte, Sozialarbeiter, Assistenzärzte und Techniker, die in die Patientenversorgung eingebunden waren, als auch nicht klinisches Personal in der Hämodialyse oder in peritonealen Dialyse-Einheiten wurden eingeschlossen. In zwei Studien nahmen auch Patienten und in einer Studie Krankenschwestern anderer Einrichtungen des Gesundheitswesens teil. Bis auf eine Ausnahme handelt es sich bei allen um Querschnittsstudien.

Zehn Studien ließen sich der Kategorie „Stress und Burnout" zuordnen *(Tab. 2)*.

Acht weitere Studien befassen sich mit positiven und negativen Aspekten der Tätigkeit, allgemeiner Arbeitszufriedenheit und Wechselabsichten *(Tab. 4)*. Eine Studie analysierte den Bedarf der Dialyse-Mitarbeiter nach Selbsthilfegruppen und wurde daher in der Kategorie „Sonstige" zusammengefasst *(Tab. 5)*.

### Stress und Burnout

Zehn Studien fokussierten sich auf Stress und Burnout von Beschäftigten in Dialyse-Einheiten. Stress wurde durch unterschiedliche Faktoren verursacht. Als „patientenbasiert" können Aspekte wie das Kontaminationsrisiko und das Verhalten oder der Tod von Patienten zusammengefasst werden [6, 8, 20, 23]. Eine andere Kategorie betrifft die „eigene Rolle" und befasst sich mit Stressoren wie höherer Verantwortung und einem geringeren beruflichen Status [6, 21]. Weitere Kategorien sind „Arbeitsbedingungen" wie ein Mangel an Pflegekräften, das Arbeitspensum, die Arbeitseinteilung, eine geringe Berufserfahrung, die unzureichende Ausstattung mit Materialien [6, 20, 23] und die „Zusammenarbeit der Mitarbeiter" wie eine schlechte Kommunikation mit Kollegen und Vorgesetzten [19–21]. Erwähnenswert in dieser letzten Kategorie ist, dass der Kontakt zu anderen Mitarbeitern sowohl Stressor als auch Ressource sein konnte [21].

In einigen Studien wurden Einflussfaktoren, die Stress begünstigen, gesucht. Hierbei wurden soziodemografische Variablen, Arbeitsbedingungen und (zwischen-)menschliche Aspekte berücksichtigt. Eine statistische Beziehung zwischen Stress und soziodemografischen Variablen wie Alter, Kinderzahl, Ausbildung und berufliche Erfahrung konnte von Lewis et al. [20] nicht bestätigt werden. Diese Ergebnisse widersprechen jedoch zum Teil den Resultaten anderer Studien. So bestätigten Lewis et al. [19] in ihrer zweiten Studie einen Einfluss des Alters und einer geringen Berufserfahrung als Dialyse-Krankenschwester auf das Stressempfinden. Ross et al. [28] fanden heraus, dass ein höheres Lebensalter der Mitarbeiter ein Prädiktor für Stress war. Die Analyse berufsbedingter Gründe für Stress zeigte einen Zusammenhang zwischen der Tätigkeit in Einrichtungen mit mehr als 50 Patienten und den Stresssubskalen „Mangel an Unterstützung durch Mitarbeiter" und „Konflikte mit anderen Krankenschwestern" (r = .51) [20].

Hinsichtlich intrapersonaler Faktoren wurde ein negativer Zusammenhang zwischen Kohärenzgefühl (SOC) und Stress ermittelt. Mit zunehmendem Stress vergrößerte sich der positive Effekt des Kohärenzgefühls auf den bestehenden Zusammenhang zwischen Stress und Burnout [20]. In ihrer zweiten Studie fanden Lewis et al. [19] eine positive Beziehung zwischen persönlichem und berufsbedingtem Stress. Weitere persönliche Stress-Prädiktoren waren geringe emotionale und soziale Bewältigungsressourcen [19].

Ein schlechter Gesundheitszustand – erfasst mit dem General Health Questionnaire (GHQ) – stand in Zusammenhang mit hoher emotionaler Erschöpfung (r = .53) und niedriger Allgemeinzufriedenheit (r = -.50) [28].

Sieben Studien nutzten zur Erfassung von Burnout Maslachs Burnout Inventory (MBI). Die entsprechenden Ergebnisse werden in *Tabelle 3* dargestellt. Höhere Werte für emotionale Erschöpfung (EE) und Depersonalisation (DP) sowie niedrigere Werte für die persönliche Leistungsfähigkeit (PL) weisen auf ein höheres Burnoutniveau hin. Einschränkend dazu ist anzumerken, dass Burnout hier zwar mit den drei Subskalen EE, DP und PL erfasst, jedoch unterschiedliche Antwortskalen genutzt wurden. So wurde Burnout in fünf Studien mittels einer siebenstufigen Skala gemessen [2, 11, 16, 17, 19, 20]. Kapucu et al. [16] verwendeten eine fünfstufige Skala und in zwei Studien gab es keine Informationen zur verwendeten Antwortskalierung [3, 28]. Daher lassen sich nur die Burnoutergebnisse aus vier Studien direkt vergleichen. Dennoch ist ersichtlich, dass die Ergebnisse hinsichtlich der Prävalenz von Burnout teilweise inkonsistent sind *(Tab. 3)*. Dies gilt besonders für die Ergebnisse hinsichtlich der persönlichen Leistungsfähigkeit der Teilnehmer. Außer in den Studien von Lewis et al. [19, 20] und der Studie von Flynn et al. [11] fanden sich moderate Werte für EE und DP bei Mitarbeitern in Dialyse-Einrichtungen. Ergänzend klassifizierten Flynn et al. 31 % der Teilnehmer als „an Burnout leidend".

Verglichen mit anderen italienischen BIG oder der italienischen Bevölkerung hatten im Dialyse-Bereich tätige Ärzte und Krankenschwestern vorteilhaftere MBI-Scores [17]. Türkische Dialyse-Krankenschwestern zeigten im Vergleich zu Intensivstationsschwestern ebenfalls positivere MBI-Scores [3]. Die Burnout-Werte von Nephrologie-Krankenschwestern waren ähnlich wie die anderer Krankenschwestern [19], ebenso die Ergebnisse von (nicht) klinischem Hämodialyse-Mitarbeitern verglichen mit anderem medizinischem Personal [28]. Alles in allem wurden hinsichtlich Burnout keine signifikanten Unterschiede zwischen Nephrologen und Krankenschwestern gefunden, außer dem Umstand, dass Krankenschwestern ein höheres EE-Risko aufwiesen (OR 2,4; 95 % CI 1,36–4,19) [2, 17]. Nur in zwei Studien [19, 20] wiesen Dialyse-Krankenschwestern – allerdings mit eher geringen Unterschieden – im Vergleich zu anderen BIG ungünstigere MBI-Scores auf.

**Tabelle 2**: Übersicht der Studien der Kategorie „Stress und Burnout" (sortiert nach Ländern)

| Autor (Jahr) Land | Studienfrage | Studienpopulation (Rücklaufquote) | Studiendesign-/ instrument | Ergebnisse |
|---|---|---|---|---|
| Dermody u. Bennett [8] [1] Australien | Untersuchung auf Stress bei Krankenschwestern in großen Dialyse-Zentren und kleineren Satelliten-Einheiten | 12 Zentrums- und 7 Satelliten-Dialyse-Krankenschwestern (55 %) | • Fokusgruppendiskussion<br>• Fragebogen (basierend auf Ergebnissen der Fokusgruppe) | • Stress entstand bei Krankenschwestern in Satelliten-Einheiten aus dem Verhalten und den unrealistischen Erwartungen der Patienten<br>• Hauptstressor der Krankenschwestern in großen Zentren war der Zeitmangel<br>• In Abhängigkeit vom Patientenverhalten führte ein Mangel an Unterstützung und Ausbildung in beiden Einrichtungen zu größerem Stress |
| Brokalaki et al. [6] [1] Griechenland | Untersuchung spezifischer berufsbedingter Faktoren, die Stress bei Pflegepersonal verursachen | 598 Dialyse-Krankenschwestern (Nierendialyse) und 84 Dialyse-Krankenschwestern (Bauchfelldialyse) (insgesamt 70 %) | • selbstentwickelter Fragebogen | • Insgesamt hohe Arbeitszufriedenheit<br>• Stress entstand aus Faktoren der Kategorien „Patienten" (Kontaminationsrisiko/Tod von Patienten), „eigene Rolle " (gestiegene Verantwortung/geringe Beteiligung an Eintscheidungsfindung/geringer beruflicher Status) und „Arbeitsbedingungen" (Mangel an Pflegekräften/begrenzte Materialien/geschlossene Räume/ tägliche Arbeitsroutine) |
| Murphy [21] [1] Irland | Stress bei Nephrologie-Krankenschwestern | 10 Nephrologie-Krankenschwestern (unbekannt) | • qualitative Interviews | • Ursachen für Stress: Tätigkeitsinhalte, Probleme mit Ressourcen, berufliche Sorgen, schlechte Kommunikaton mit Kollegen/Vorgesetzten und extrinsische Faktoren<br>• Krankenschwestern berichteten über hohe Arbeitszufriedenheit<br>• Der Kontakt zu anderen Mitarbeitern kann sowohl ein Stressor als auch eine Ressource sein<br>• Krankenschwestern entwickelten ihre eigenen Anpassungsmechanismen zur Stressbewältigung |

[1] = Querschnittstudie

**Tabelle 2**: Übersicht der Studien der Kategorie „Stress und Burnout" (sortiert nach Ländern) *(Forts.)*

| Autor (Jahr) Land | Studienfrage | Studienpopulation (Rücklaufquote) | Studiendesign-/instrument | Ergebnisse |
|---|---|---|---|---|
| Klersy et al.* [17] [1]<br>Italien | Vergleich der Burnout-Werte von Krankenschwestern und Ärzten aus Dialyse-Einheiten und ihr Einfluss auf die Lebensqualität | 61 Ärzte (92 %)<br>273 Nephrologie-Krankenschwestern (83 %) | • Maslachs Burnout Inventory (MBI)<br>• General Health Questionnaire (GHQ)<br>• MOS 36 Short Form Health Survey<br>• Sozialdemografischer Fragebogen | • Verglichen mit der Normstichprobe niedrigere EE und DP und höhere PL<br>• Arbeitsbedingungen, Geschlecht und Familienverhältnisse waren unabhängige Prädiktoren von Burnout<br>• 50 % wiesen geringe Burnout-Werte auf<br>• Burnout-Situation bei Krankenschwestern und Ärzten war ähnlich<br>• Zwischen Lebensqualität und Burnout wurde keine Korrelation gefunden<br>• Ein Drittel der Befragten wies problematische GHQ-Werte auf |
| Argentero et al.* [2] [1]<br>Italien | Analyse des Zusammenhangs zwischen Burnout bei Nephrologen und Krankenschwestern und Patientenzufriedenheit | 68 Ärzte (87 %)<br>334 Nephrologie-Krankenschwestern (83 %)<br>556 Patienten (80 %) | • MBI<br>• selbstentwickelter Fragebogen | • Burnout-Werte waren niedriger als bei italienischer Normstichprobe<br>• Burnout-Werte von Krankenschwestern und Ärzten unterschieden sich nicht signifikant (außer bei zwei Dialyse-Einheiten)<br>• Folgende Korrelationen wurden ermittelt: positive Korrelation zwischen PL und Patientenzufriedenheit und negative Korrelation zwischen EE und Patientenzufriedenheit |

[1] = Querschnittstudie / [2] = Längsschnittstudie
EE = Emotionale Erschöpfung DP = Depersonalisation PL = Persönliche Leistungsfähigkeit
* Obwohl die Studien von Klersy et al. und Argentero et al. Teil desselben Forschungsprojekts waren und über identische Burnout-Scores berichten *(s. Tab. 3)*, bezeichnen beide Studien eine unterschiedliche Studienpopulation. Daher werden beide Publikationen separat dargestellt.

**Tabelle 2**: Übersicht der Studien der Kategorie „Stress und Burnout" (sortiert nach Ländern) *(Forts.)*

| Autor (Jahr) Land | Studienfrage | Studienpopulation (Rücklaufquote) | Studiendesign-/instrument | Ergebnisse |
|---|---|---|---|---|
| Arikan et al. [3] [1] Türkei | Vergleich zwischen Krankenschwestern auf Intensivstationen, anderen Stationen und im Dialyse-Bereich hinsichtlich berufsbedingtem Stress, Burnout und Arbeitszufriedenheit | 100 Krankenschwestern auf Intensivstationen (94 %)<br>49 Stationsschwestern (85 %)<br>31 Nephrologie-Krankenschwestern (94 %) | • Work-Related Strain Inventory<br>• MBI<br>• Minnesota Work Satisfaction-Questionnaire (MSQ)<br>• Soziodemografische Fragen | • Dialyse-Krankenschwestern berichteten über niedrigeren Arbeitsstress und Burnout, eine höhere Arbeitszufriedenheit und eine geringere Wechselabsicht |
| Kapucu et al. [16] [1] Türkei | Analyse von Burnout und Erschöpfungsgrad von Krankenschwestern im Hämodialyse-Bereich | 95 Nephrologie-Krankenschwestern (63 %) | • MBI | • 68 % gaben an, dass ihre Aufgaben klar definiert sind<br>• 85 % arbeiteten gern in der Einheit<br>• Krankenschwestern, die sich selbst als ungeeignet für die Tätigkeit einstuften wiesen – verglichen mit denen, die sich als geeignet bezeichneten – eine höhere EE auf (19,07 ± 7,00)<br>• Krankenschwestern, die erwogen, den Beruf aufzugeben, berichteten im Vergleich zu denen, die verbleiben wollen, über eine höhere EE (19,04 ± 6,92)<br>• Die Daten zeigten keine statistischen Unterschiede zwischen dem Erschöpfungsgrad der Krankenschwestern in Abhängigkeit von Alter, Familien- und Bildungsstand, Beschäftungsdauer, Dauer der Tätigkeit in der Einrichtung, Schichtarbeit, Dialyse- oder Anstellungsstatus |

**Tabelle 2**: Übersicht der Studien der Kategorie „Stress und Burnout" (sortiert nach Ländern) *(Forts.)*

| Autor (Jahr) Land | Studienfrage | Studienpopulation (Rücklaufquote) | Studiendesign-/ instrument | Ergebnisse |
|---|---|---|---|---|
| Lewis et al. [20] [1] USA | Untersuchung berufsbedingter Stressoren und Burnout bei Dialyse-Krankenschwestern und der Einfluss des Kohärenzgefühls auf Stress und Burnout | 238 Nephrologie-Krankenschwestern (60 %) | • Nursing Stress Scale<br>• MBI<br>• Instrument zur Erfassung des Kohärenzgefühls | • Hauptursachen für Stress waren: Arbeitsbelastung, Interaktion mit Patienten/Umgang mit Tod und Sterben und mangelnde Unterstützung durch Mitarbeiter<br>• Es bestand eine positive Beziehung zwischen der Beschäftigung in großen Einrichtungen mit über 50 Patienten und zwei Stress-Unterskalen<br>• Verglichen mit anderem medizinischen Personal waren die Werte für EE und DP bei Nephrologie-Krankenschwestern zwar höher, hinsichtlich der PL jedoch niedriger<br>• Die Korrelation zwischen Burnout-Skalen und Stress war schwach<br>• Mehrere soziodemografische Faktoren und ein schwaches Kohärenzgefühl standen in Verbindung mit Burnout<br>• Ein hohes Kohärenzgefühl korrelierte mit einem geringen Stressempfinden<br>• Mit zunehmendem Stress wuchs der protektive Effekt des SOC auf die Beziehung von Stress und Burnout |

[1] = Querschnittstudie / [2] = Längsschnittstudie
EE = Emotionale Erschöpfung DP = Depersonalisation PL = Persönliche Leistungsfähigkeit

**Tabelle 2**: Übersicht der Studien der Kategorie „Stress und Burnout" (sortiert nach Ländern) *(Forts.)*

| Autor (Jahr) Land | Studienfrage | Studienpopulation (Rücklaufquote) | Studiendesign-/ instrument | Ergebnisse |
|---|---|---|---|---|
| Lewis et al. [19] [1] USA | Analyse des Zusammenhangs zwischen Persönlichkeitstypen, persönlichem und berufsbedingtem Stress, Copingfähigkeiten, Kohärenzgefühl und Burnout | 49 Nephrologie-Krankenschwestern (48 %) | • Myers-Briggs Typen-Indikator<br>• Perceived Stress Scale<br>• Nursing Stress Scale<br>• Instrument zur Erfassung des Kohärenzgefühls Coping Resources Inventory<br>• MBI | • Hauptursachen für Stress waren: Alter, niedrige emotionale und soziale Copingfähigkeiten und eine geringe Berufserfahrung im Dialyse-Bereich, wobei die Analyse der Subskalen andere Gründe für Stress anzeigten<br>• Die Regressionsanalyse bestätigte einen positiven Zusammenhang zwischen persönlichem und berufsbedingtem Stress (r = .439)<br>• Krankenschwestern mit hohem Kohärenzgefühl berichteten über weniger persönlichen und berufsbedingten Stress<br>• Burnout wurde beeinflusst durch Copingfähigkeiten und das Kohärenzgefühl<br>• Trotz ähnlicher Burnout-Werte von Nephrologie- und anderen Krankenschwestern, unterschieden sich die beiden Berufsgruppen hinsichtlich ihrer Persönlichkeitstypen |

[1] = Querschnittstudie

**Tabelle 2**: Übersicht der Studien der Kategorie „Stress und Burnout" (sortiert nach Ländern) *(Forts.)*

| Autor (Jahr) Land | Studienfrage | Studienpopulation (Rücklaufquote) | Studiendesign-/ instrument | Ergebnisse |
|---|---|---|---|---|
| Flynn et al. [11] [1]<br>USA | Untersuchung des Zusammenhanges zwischen Arbeitsbelastung, Arbeitsumfeld und Pflegeprozessen auf Burnout bei Krankenschwestern und der Zusammenhang zwischen Burnout und Wechselabsichten | 422 Nephrologie-Krankenschwestern (unbekannt) | • Skala zur EE des MBI<br>• Subskala der Arbeitsbelastung aus der Workload Perception Scale<br>• Practice Environment Scale (PES) des Nursing Work Index-Revised<br>• selbstentwickelte Items | • 31 % der Teilnehmer wurden als „an Burnout leidend" klassifiziert<br>• Etwa 42 % hatten (un-)konkrete Wechselabsichten<br>• Burnout stand in Zusammenhang mit der Wechselabsicht der Krankenschwestern<br>• Ein Zusammenhang zwischen demografischen Variablen und Burnout oder Wechselabsichten konnte nicht ermittelt werden<br>• Prädiktoren für Burnout waren: hohe Arbeitsbelastung, ein nur wenig unterstützendes Arbeitsumfeld und suboptimale Pflegeprozesse |

[1] = Querschnittstudie / [2] = Längsschnittstudie
EE = Emotionale Erschöpfung DP = Depersonalisation PL = Persönliche Leistungsfähigkeit

**Tabelle 3**: Burnout-Scores unterschiedlicher Studien

| Quelle | (Studien) Population | Emotionale Erschöpfung (SD) | Depersonalisation (SD) | Persönliche Leistungsfähigkeit (SD) |
|---|---|---|---|---|
| **Dialyse-Mitarbeiter** | | | | |
| Klersy et al. [17] | Ärzte + Krankenschwestern im Dialyse-Bereich | 17,15 (2,53) | 4,64 (1,06) | 36,51 (1,63) |
| Argentero et al. [2] | Ärzte + Krankenschwestern im Dialyse-Bereich | 17,15 (2,53) | 4,64 (1,06) | 36,51 (1,63) |
| Lewis et al. [20] | Dialyse-Krankenschwestern | 24,70 (11,7) | 8,2 (6,1) | 35,20 (7,0) |
| Lewis et al. [19] | Dialyse-Krankenschwestern | 21,40 (8,4) | 7,6 (5,2) | 37,10 (6,4) |
| Arikan et al. [3] | Dialyse-Krankenschwestern | 13,19 (6,12) | 2,77 (2,51) | 22,39 (3,40) |
| Kapucu et al. [16] | Hämodialyse-Krankenschwestern | 16,03 (6,28) | 4,72 (3,20) | 20,97 (4,61) |
| Ross et al. [28] | (Nicht)klinisches Hämodialyse-Personal | 19,40 (11,83) | 6,50 (5,19) | 35,20 (7,39) |
| Flynn et al. [11] | Dialyse-Krankenschwestern | 21,30 (11,1) | / | / |
| **Anderes medizinisches Personal / Gesamtbevölkerung (Referenzwerte)** | | | | |
| Klersy et al. [17] | Italienisches medizinisches Personal | 20,18 (11,29) | 7,03 (5,90) | 35,52 (8,66) |
| | Italienische Gesamtbevölkerung | 19,47 (11,33) | 5,34 (5,44) | 33,99 (8,28) |
| Arikan et al. [3] | Intensivstations-Krankenschwestern | 20,21 (6,41) | 6,79 (3,41) | 19,23 (4,34) |
| | Krankenschwestern auf anderen Stationen | 20,31 (5,68) | 6,69 (3,30) | 19,98 (3,92) |
| Lewis et al. [20] | Medizinisches Personal (Ärzte, Krankenschwestern) | 22,19 (9,53) | 7,12 (5,22) | 36,53 (7,34) |

Krankenschwestern, die sich selbst als ungeeignet für diesen Beruf erachteten, wiesen höhere EE-Werte auf als Krankenschwestern, die beabsichtigen, den Beruf aufzugeben [16]. Argentero et al. [2] beobachteten eine positive Korrelation zwischen dem Maß an persönlicher Leistungsfähigkeit und der Zufriedenheit der Patienten und eine negative Korrelation zwischen der emotionalen Erschöpfung der Mitarbeiter und der Patientenzufriedenheit.

Lewis et al. [20] ermittelten die folgenden Prädiktoren für Burnout: männliches Geschlecht und unverheiratet sein, keine administrativen und Ausbildungsaufgaben besitzen, mehr als 40 Wochenarbeitsstunden, über zehn Jahre Berufserfahrung in Dialyse-Einrichtungen und die Arbeit in Abteilungen mit mehr als 50 Patienten oder mehr als elf Mitarbeitern. Hohe Burnout-Werte waren zudem wahrscheinlicher bei geringem Kohärenzgefühl (SOC), geringer Unterstützung durch Kollegen, hohem persönlichem Stress und einer hohen Arbeitsbelastung [19]. Laut Klersy et al. ist die Wahrscheinlichkeit von emotionaler Erschöpfung größer, je länger die Arbeitszeiten der Mitarbeiter sind und je mehr Monate sie in den vergangenen zwei Jahren in Dialyseeinrichtungen tätig waren [17]. DP wurde durch die Zugehörigkeit zum männlichen Geschlecht und eine schlechte Beziehung zu den Kollegen vorhergesagt. Eine niedrige PL wurde mit der Familiensituation (kinderlos) und einem befristeten Arbeitsverhältnis assoziert. Weitere Prädiktoren waren eine hohe Arbeitsbelastung (OR 5,2), ein wenig unterstützendes Arbeitsumfeld (OR 4,6) und drei oder mehr unerledigte Pflegetätigkeiten pro Tag (OR 2,7) [11].

### Arbeitsbedingungen/allgemeine Arbeitssituation

Acht Studien gehören zur Kategorie „Arbeitsbedingungen" und befassen sich mit positiven und negativen Aspekten der Tätigkeit, der allgemeinen Arbeitszufriedenheit und der Wechselabsicht der Dialyse-Mitarbeiter *(Tab. 4)*.

Positive Aspekte der Tätigkeit in Dialyse-Einrichtungen waren die Möglichkeit, Gutes für Menschen zu tun (84 %), die Freiheit, nach eigenem Ermessen (84 %) und bestem Gewissen (84 %) zu handeln, und die Arbeitsplatzsicherheit (82 %) [28]. In einem Survey von Ridley et al. [27] antworteten 86 % der Teilnehmer, dass die Leitung hohe Standards/Pflegequalität erfülle, 88 % schätzten ihre Kollegen als kompetent ein, 84 % berichteten von einer guten Zusammenarbeit mit den Kollegen und 81 % hatten die Möglichkeit zur Gremienarbeit. Krankenschwestern nahmen ihre Arbeit als sehr sinnvoll wahr und waren sehr interessiert an fachlichen Details [23]. Assistenzärzte berichteten über eine gute bis ausgezeichnete Beziehung zu ihren Arbeitskollegen, zum Pflegepersonal sowie zu den Patienten und eine hohe bis sehr hohe Arbeitszufriedenheit [1]. In einer kanadischen Studie sagten die befragten Dialyse-Krankenschwestern, dass sie ihre täglichen Aufgaben gut bewältigen können [27].

Negative Aspekte der Tätigkeit in Dialyse-Einrichtungen wurden in einem japanischen Survey folgendermaßen zusammengefasst: Krankenschwestern berichteten über begrenztes Wissen zum fachlichen Hintergrund und Behandlungsmethoden, wünschten sich eine aktivere Einbindung in die Behandlungsentscheidungen und wollten mehr

**Tabelle 4**: Übersicht der Studien der Kategorie „Arbeitsbedingungen/Arbeitssituation allgemein" (sortiert nach Ländern)

| Autor (Jahr) Land | Studienfrage | Studienpopulation (return rate) | Studiendesign/ Instrument | Ergebnisse |
|---|---|---|---|---|
| Di Iorio et al. [9] [1]<br>Italien | Analyse der Arbeitszufriedenheit von Dialyse-Personal | 72 Ärzte<br>(24 %)<br>226 Nephrologie-Krankenschwestern<br>(76 %)<br>125 Patienten<br>(6 %) | • selbstentwickelter Fragebogen | • Insgesamt wurden die arbeitsbedingten Aspekte positiv eingeschätzt, wobei sich Unterschiede in der Einschätzung hinsichtlich Alter und Geschlecht der Befragten zeigten<br>• Die Studie machte deutlich, dass der Großteil des Personals mit Unsicherheiten, unklaren Erwartungen und geringen Beteiligungsmöglichkeiten konfrontiert ist<br>• Es bestand eine hohe Korrelation zwischen der Einschätzung seitens des Personals und der Patienten |
| Nakahara et al. [23] [1]<br>Japan | Analyse der derzeitigen Situation der Pflege in Dialyse-Einrichtungen | 154 Oberschwestern in der Nephrologie-<br>(51 %)<br>1.511 Nephrologie-Krankenschwestern<br>(52 %) | • selbstentwickelter Fragebogen | • Krankenschwestern nahmen ihre Tätigkeit als sinnvoll wahr und zeigten Interesse an Fachwisssen, schätzten jedoch ihr bisheriges Wissen hierzu als begrenzt ein<br>• Krankenschwestern wünschten sich eine aktivere Einbindung in Behandlungsentscheidungen und mehr Verantwortung in Behandlung und Pflege<br>• Krankenschwestern fühlten einen starken Druck durch viele Pflichten, wenig Zeit mit dem einzelnen Patienten, monotone Tätigkeiten und blutübertragbare Krankheiten |

[1] = Querschnittstudie

**Tabelle 4**: Übersicht der Studien der Kategorie „Arbeitsbedingungen/Arbeitssituation allgemein" (sortiert nach Ländern) *(Forts.)*

| Autor (Jahr) Land | Studienfrage | Studienpopulation (return rate) | Studiendesign/ Instrument | Ergebnisse |
|---|---|---|---|---|
| Ross et al. [28] [1] Großbritannien | Untersuchung von Stress, Arbeitszufriedenheit und Burnout bei Hämodialyse-Personal | 50 nicht-/klinische Mitarbeiter in Hämodialyse-Einheiten (52 %) | • MBI<br>• GHQ-12<br>• MSQ | • Die Mehrheit der Teilnehmer litt nicht unter Burnout (niedrige EE- und DP-Werte)<br>• Die Burnout-Werte unterschieden sich nicht signifikant von denjenigen anderen medizinischen Personals<br>• Die Mehrheit der Krankenschwestern war zufrieden mit ihrer Tätigkeit<br>• 16 % berichteten über psychischen Distress<br>• Höheres Alter und lange Beschäftigungsdauer in der Nephrology waren Prädiktoren für psychischen Distress, eine niedrigere PLund (allgemeine) Zufriedenheit<br>• GHQ-Werte korrelierten mit EE und der allgemeinen Zufriedenheit |

[1] = Querschnittstudie

**Tabelle 4**: Übersicht der Studien der Kategorie „Arbeitsbedingungen/Arbeitssituation allgemein" (sortiert nach Ländern) *(Forts.)*

| Autor (Jahr) Land | Studienfrage | Studienpopulation (return rate) | Studiendesign/ Instrument | Ergebnisse |
|---|---|---|---|---|
| Ridley et al. [27] [1] Großbritannien | Untersuchung, ob die Größe der Krankenhäuser, des Empowerments und die organisatorische Unterstützung einen Einfluss auf die Arbeitszufriedenheit der Krankenschwestern, Behandlungsergebnisse und die wahrgenommene Qualität der Pflege hat | 129 Nephrologie-Krankenschwestern (48 %) | • Nursing Work Index<br>• Conditions of Works Effectiveness Questionnaire<br>• Pressure Management Indicator<br>• MBI | • Positive Aspekte des Beschäftigungsumfeldes: hohe Standards/Qualität der Pflege, gutes Verhältnis zu Vorgesetzten, kompetente Kollegen, Möglichkeit zur Gremienarbeit, Einarbeitungsprogramme für neue Krankenschwestern, unterstützende Vorgesetzte<br>• Negative Aspekte: nicht präsente Pflegedienstleitung (72 %), Mangel an aktualisierten Pflegeplänen (68 %), fehlende Bemühungen um eine kontinuierliche Pflege (62 %), geringe Anerkennung für Innovationen, geringe Flexibilität bei der Tätigkeit und geringe Auswirkungen der eigenen Tätigeit innerhalb der Organisation<br>• Krankenschwestern kamen gut mit ihren Aufgaben zurecht und wiesen gute Copingfähigkeiten auf (gute Ergebnisse hinsichtlich des Umgangs mit Druck/ Burnout)<br>• Die Mehrheit der Krankenschwestern (76,7 %) hatte keine Wechselabsichten |
| Anderson et al. [1] [1] USA | Untersuchung der Beschäftigungssituation von Assistenzärzten in Dialyse-Abteilungen und Nephrologie | 67 Arzthelfer/innen (65 %) | • selbstentwickelter Fragebogen | • Assistenzärzte berichteten über eine gute/exzellente Beziehung zu den Ärzten, dem Pflegepersonal und den Patienten<br>• Sie berichteten über eine hohe/sehr hohe Arbeitszufriedenheit |

[1] = Querschnittstudie

**Tabelle 4**: Übersicht der Studien der Kategorie „Arbeitsbedingungen/Arbeitssituation allgemein" (sortiert nach Ländern) *(Forts.)*

| Autor (Jahr) Land | Studienfrage | Studienpopulation (return rate) | Studiendesign/ Instrument | Ergebnisse |
|---|---|---|---|---|
| Bogatz et al. [4] [1]<br>USA | Ermittlung der Arbeitssituation und Fallzahlen von Sozialarbeitern | 98 Sozialarbeiter (66 %) | • selbstentwickelter Fragebogen | • Die Fallzahlenquote waren am höchsten bei privatwirtschaftlichen geführten Unternehmensketten und am niedrigsten in Krankenhäusern<br>• Sozialarbeiter bei unabhängigen Dialyse-Einrichtungen hatten keine ausreichende Zeit für ihre Kernaufgaben<br>• Sozialarbeiter in Krankenhäusern mussten länger arbeiten |
| Perumal u. Sehgal [25] [1]<br>USA | Analyse der Arbeitszufriedenheit und Behandlungsmethoden von Hämodialyse-Krankenschwestern und -Technikern | 131 Krankenschwestern<br>109 Techniker in der Patientenpflege<br>(42 %) | • selbstentwickelter Fragebogen | • Bereiche mit geringer Zufriedenheit [Grad der Zufriedenheit von Krankenschwestern (N) und Technikern (T)]: Gehalt (N: 12 %, T: 5 %), Karrieremöglichkeiten (N: 9 %, T: 8 %] Arbeitsbelastung (N: 7 %, T: 17 %)<br>• Bereiche mit hoher Zufriedenheit: direkte Pflege von Patienten (N: 37 %, T: 50 %), Chance, etwas für andere zu tun (N: 50 %, T: 49 %), Arbeitsplatzsicherheit (N/T: 47 %)<br>• Bereiche, in denen Verbesserungen gewünscht wurden: mehr Personal, bessere Entlohnung und Optimierung der Beziehungen zwischen den Mitarbeitern<br>• 72 % der Krankenschwestern und 77 % der Techniker waren (sehr) zufrieden mit ihrer Tätigkeit<br>• Eine hohe Gesamtzufriedenheit stand in Zusammenhang mit der Berufserfahrung, der Möglichkeit, gut auf die Patientenbedürfnisse einzugehen und wenigen medizinischen Fehlern |

[1] = Querschnittstudie

**Tabelle 4**: Übersicht der Studien der Kategorie „Arbeitsbedingungen/Arbeitssituation allgemein" (sortiert nach Ländern) *(Forts.)*

| Autor (Jahr) Land | Studienfrage | Studienpopulation (return rate) | Studiendesign/ Instrument | Ergebnisse |
|---|---|---|---|---|
| Tai u. Robinson [29] [2] USA | Analyse der Beziehung zwischen der Wahrnehmung der Unterstützung am Arbeitsplatz und im Privatleben und den Wechselabsichten der Beschäftigten | 386 Angestellte in Dialyse-Einrichtungen (58 %) | • selbstentwickelter Fragebogen | • Die Fluktuationsrate betrug 18 % und konnte durch nachfolgende Faktoren vorhergesagt werden: geringes Alter, Zugehörigkeit zur kaukasischen Rasse, geringe Berufserfahrung und die Tätigkeit als examinierte Pflegekraft<br>• Fluktuation stand in signifikantem Zusammenhang mit der Unterstützung bei Problemen durch Familie, Freunde und Vorgesetzte |

[1] = Querschnittstudie / [2] = Längsschnittstudie

Verantwortung in Behandlung und Pflege übernehmen. Darüber hinaus fühlten sie sich durch ihre vielen Pflichten, die wenige Zeit mit dem einzelnen Patienten, monotone Tätigkeiten und die Angst vor blutübertragbaren Krankheiten unter Druck [23]. Andere negative Aspekte waren die Bezahlung (58 %), die Arbeitsbedingungen (40 %) und die Unzufriedenheit mit der Behandlung durch den Arbeitgeber (30 %) [28]. Ridley et al. [27] zufolge resultierten die negativen Aspekte der Tätigkeit im Dialyse-Bereich aus einer nicht präsenten Pflegedienstleitung (72 %), dem Mangel an schriftlichen, aktualisierten Pflegeplänen (68 %) und fehlenden Bemühungen um eine kontinuierliche Pflege (62 %). Die niedrigen Resultate in der Subskala „Arbeitstätigkeiten" (2,66) deuteten ferner die Notwendigkeit einer besseren Honorierung für Innovationen, mehr Flexibilität im Job und den Wunsch nach einer stärkeren Sichtbarkeit der eigenen Arbeit innerhalb der Organisation an. Geringe Entscheidungseinbindung erkannten zwei Studien [6, 23] als problematisch.

Di Iorio et al. [9] untersuchten die Arbeitssituation von Dialyse-Krankenschwestern und Nephrologen. Krankenschwestern bewerteten das Betriebsklima, die Ziele und die Qualität der Dienstleistung kritischer als ihre männlichen Kollegen. Die Bewertungen der Arbeitssituation unterschieden sich auf Seiten der Ärzte altersbedingt: So schätzten ältere Nephrologen die Situation ebenfalls kritischer ein. Bogatz et al. [4] untersuchten die Arbeitssituation und die Fallzahlen bei Sozialarbeitern in Abhängigkeit vom Arbeitgeber. Die Ergebnisse wiesen darauf hin, dass die höchsten Fallzahlen in privatwirtschaftlichen geführten Unternehmensketten auftraten und die niedrigsten in Krankenhäusern, wobei die Mitarbeiter hier über längere Arbeitszeiten berichteten. Sozialarbeiter bei unabhängigen Dialyse-Anbietern verrichteten ihre Kernaufgaben unter hohem Zeitdruck.

Im Allgemeinen war die Arbeitszufriedenheit von Dialyse-Krankenschwestern hoch [6, 21]. Arikan et al. [3] fassten zusammen, dass Dialyse-Krankenschwestern im Vergleich zu Schwestern auf Intensiv- oder anderen Stationen wie Kardiologie oder Orthopädie eine höhere Arbeitszufriedenheit und eine niedrigere Wechselabsicht angaben. In einer amerikanischen Studie mit 131 Krankenschwestern und 109 in die Pflege involvierten Technikern waren 18 % der Krankenschwestern sehr zufrieden mit ihrer Tätigkeit und 54 % zufrieden. Bei den Technikern waren 28 % sehr zufrieden und 49 % zufrieden [25]. 84 % der (nicht) klinischen Hämodialyse-Mitarbeiter waren generell zufrieden mit ihrer Tätigkeit [28].

Drei Studien untersuchten die Wechselabsicht der Dialyse-Mitarbeiter. Flynn et al. (2009) fanden heraus, dass 23 % der Befragten planten, sich aufgrund ihrer derzeitigen Arbeitsbelastung nach einer neuen Tätigkeit umzusehen, 11 % wollten innerhalb der nächsten zwölf Monate bei ihrem derzeitigen Arbeitgeber die Tätigkeit wechseln und 8 % wollten die Einrichtung innerhalb desselben Zeitraums verlassen. Ridley et al. [27] stellten fest, dass 23 % der Survey-Teilnehmer planten, ihre derzeitige Tätigkeit aufzugeben, die meisten von ihnen hatten jedoch keine konkreten Vorstellungen, wohin sie wechseln sollten. Die Mehrheit der Krankenschwestern (77 %) hatte jedoch nicht vor, den Arbeitsplatz aufzugeben. Eine andere Studie beschäftigte sich mit dem Zusammenhang zwischen der wahrgenommenen Unterstützung am Arbeitsplatz und im Privatleben und der Absicht der Beschäftigten, den Arbeitsplatz zu wechseln [29]. Die Fluktuationsrate, die diese Studie ermittelte, betrug 18 %. Die Fluktuation konnte durch folgende Faktoren vorhergesagt werden: Geringes Alter, die Zugehörigkeit zur kaukasischen Rasse, eine kurze Beschäftigungsdauer und die Tätigkeit als examinierte Pflegekraft. Die Fluktuationsquote stieg, sobald sich die Unterstützung durch Familie, Freunde und Vorgesetzte verringerte.

### Sonstiges

Chayu et al. [7] untersuchten in einer quantitativen Erhebung mit einem selbst-entwickelten Fragebogen das Bedürfnis nach Selbsthilfegruppen als Methode, beruflichen Stress zu verarbeiten. Die Mehrheit der befragten Dialyse-Krankenschwestern wünschten sich eine derartige Unterstützung. Verheiratete Frauen mit Kindern waren eher als Männer bereit, sich einer Gruppe anzuschließen *(Tab. 5)*.

## Diskussion

Dieses ist die erste Übersichtsarbeit zu Belastung und Beanspruchung von Mitarbeitern in Dialyse-Einrichtungen. Das systematische Review umfasst neunzehn Studien und zeigt heterogene Studienergebnisse hinsichtlich Stress, Arbeitsbedingungen und -belastungen sowie Burnout von Dialyse-Mitarbeitern. In der berücksichtigten Literatur wurden zwar keine überzeugenden Hinweise darauf gefunden, dass die Situation von Dialyse-Mitarbeitern im Vergleich mit anderen Berufsgruppen aus dem Gesundheitssektor besonders schwierig ist – trotzdem leiden Beschäftigte im Dialyse-Bereich unter Stress und anderen Belastungen.

Stress kann aus verschiedenen Faktoren bei der Arbeit entstehen: Patienten, der beruflichen Rolle, Arbeitsbedingungen und der Interaktion mit Kollegen und Vorgesetzten. Das gilt sowohl für Hämodialyse als auch für peritoneale Einheiten, obwohl die Stressfaktoren sich im Einzelnen unterscheiden können. Doch die Tätigkeit in Dialyse-Einrichtungen bietet auch Ressourcen: Die Beschäftigten betrachten ihre Arbeit als sinnvoll, berichten über gute Beziehungen zu Kollegen, eine hohe Arbeitsplatzsicherheit usw.

Statistische Zusammenhänge wurden zwischen Persönlichkeitsvariablen gefunden, wie z. B. einem hohen Kohärenzgefühl oder guten Copingfähigkeiten und einem geringeren Stressempfinden. Ein positiver Zusammenhang bestand auch zwischen der Tätigkeit in großen Abteilungen und Stress sowie zwischen persönlichem und berufsbedingtem Stress. Das Review zeigte ebenfalls eine schwache Korrelation zwischen Stress und Burnout.

Die Ergebnisse zur Prävalenz von Burnout bei Beschäftigten in Dialyse-Einrichtungen waren teilweise inkonsistent – auch im Vergleich mit anderen Berufsgruppen. In der Mehrheit der Fälle waren die Werte für EE und DP der Dialyse-Mitarbeiter im Vergleich niedriger als bei anderen medizinischen Berufsgruppen, mit Ausnahme der Studien von Lewis et al. [19, 20].

**Tabelle 5**: Übersicht der Studien in der Kategorie „Sonstiges"

| Autor (Jahr) Land | Studienfrage | Studien population (Rücklaufquote) | Studiendesign/ Instrument | Ergebnisse |
|---|---|---|---|---|
| Chayu et al. [7] [1]<br>Israel | Untersuchung des Bedarfes nach Selbsthilfegruppen für Nephrologie-Krankenschwestern zum besseren Umgang mit beruflichem Stress | 303 Nephrologie-Krankenschwestern (87 %) | • selbstentwickelter Fragebogen | • Die Mehrheit wünschte sich Selbsthilfegruppen<br>• Viele Krankenschwestern wussten nicht, dass es Selbsthilfegruppen gibt<br>• Verheiratete Frauen mit Kindern würden sich einer Gruppe eher anschließen als Männer |

[1] = Querschnittstudie

Burnout wurde durch verschiedene berufliche Faktoren wie Arbeitsbedingungen, eine wöchentliche Arbeitszeit von über 40 Stunden oder ein wenig unterstützendes Arbeitsumfeld verursacht. Weitere beeinflussende Faktoren waren soziodemografische Daten wie der Familienstand (unverheiratet), das Geschlecht (männlich) oder eine mehr als zehnjährige Beschäftigungsdauer in der Dialyse. Die Tatsache, dass Burnout nicht nur für den Einzelnen, sondern auch für die Einrichtung, in der sie/er tätig ist, ein Problem darstellt, wurde durch die Ergebnisse ebenfalls unterstrichen. Diese zeigten, dass der Grad der persönlichen Leistungsfähigkeit und der emotionalen Erschöpfung signifikant mit dem Grad der Patientenzufriedenheit zusammenhing.

Obwohl einige negative Aspekte bei der Arbeit mit Nierenkranken ausgemacht wurden, zeigte die Recherche eine allgemein hohe Arbeitszufriedenheit bei Dialyse-Krankenschwestern. Im Vergleich mit anderen Pflegeberufen wiesen die Dialyse-Krankenschwestern eine höhere Arbeitszufriedenheit und geringere Kündigungsabsichten auf. Untersuchungen mit anderen Berufsgruppen in Dialyse-Einrichtungen ergaben ähnlich gute Ergebnisse hinsichtlich der Arbeitszufriedenheit.

### Einschränkungen dieser Arbeit

Aufgrund einiger methodischer Einschränkungen müssen die Ergebnisse dieses Reviews mit Vorsicht interpretiert werden. Die Resultate sind hauptsächlich auf Nephrologie-Krankenschwestern bezogen. Belastung und Beanspruchung von anderen Berufsgruppen in Dialyse-Einrichtungen wurden nur in einigen wenigen Studien untersucht.

Die Studien umfassten überwiegend kleine Studienpopulationen und waren – mit Ausnahme einer Studie [29] – Querschnittsstudien. Dies lässt keine detaillierte Analyse kausaler Zusammenhänge zwischen verschiedenen Faktoren zu. Zudem variierte die Studienqualität z. T. erheblich. Einige Autoren bedienten sich eines qualitativen Ansatzes (z. B. Murphy [21]), andere nutzten selbstentwickelte Fragebögen ohne psychometrische Prüfung oder unterschiedliche Messmethoden für Burnout, Stress oder Arbeitsbedingungen. Das erschwert den Vergleich und die Verallgemeinerung der Ergebnisse.

### Weiterer Forschungsbedarf

Die genannten Einschränkungen hinsichtlich der Vergleich- und Generalisierbarkeit der Ergebnisse in Verbindung mit der geringen Anzahl der Studien unterstreichen die Notwendigkeit weiterer Forschung mit einem standardisierteren Vorgehen, validen Instrumenten und größeren Studiengruppen. Landesweite oder internationale Untersuchungen würden bessere Vorhersagen und Empfehlungen für Interventionen ermöglichen. So ist zu vermuten, dass die Ergebnisse zur Arbeits- und Belastungssituation von Dialyse-Personal aus anderen Ländern nicht einfach auf Deutschland übertragbar sind. Da die letzte deutsche Studie zu diesem Thema relativ alt ist [22], besteht gerade im deutschsprachigen Raum weiterer Forschungsbedarf. Weiterhin wäre es interessant zu prüfen, ob und in welchem Umfang die Arbeitszufriedenheit von Dialyse-

Mitarbeitern Auswirkungen auf den Gesundheitszustand von Patienten oder andere patientenbasierte Outcomes hat. Eine andere Fragestellung ist, welche Auswirkungen die langjährige Beziehung zu chronisch kranken Patienen auf die Arbeitszufriedenheit von Dialyse-Personal haben.

## Fazit

Das Literaturreview zeigte sowohl positive als auch negative Aspekte der Tätigkeit im Dialyse-Bereich. Insgesamt weisen die Daten auf ein moderates Stress- und Burnout-Niveau hin. Die Ergebnisse zeigen auch, dass – z. B. abhängig von der Berufsgruppe oder der spezifischen Einrichtung – Optimierungspotenziale und Handlungsbedarfe bestehen.

## Literatur

[1] Anderson JE, Torres JR, Bitter DC, Anderson SC, Briefel GR: Role of physician assistants in dialysis units and nephrology. Am J Kidney Dis 1999; 33: 647–651

[2] Argentero P, Dell'Olivo B, Ferretti MS: Staff burnout and patient satisfaction with the quality of dialysis care. Am J Kidney Dis 2008; 51: 80–92

[3] Arikan F, Köksal CD, Gökce C: Work-related stress, burnout, and job satisfaction of dialysis nurses in association with perceived relations with professional contacts. Dialysis & Transplantation 2007; 36: 182–191

[4] Bogatz S, Colasanto R, Sweeney L: Defining the impact of high patient/staff ratios on dialysis social workers. Nephrol News Issues 2005; 19: 55–60

[5] Bommer J: Prevalence and socio-economic aspects of chronic kidney disease. Nephrol Dial Transplant 2002; 17(11): 8–12

[6] Brokalaki H, Matziou V, Thanou J, Zirogiannis P, Dafni U, Papadatou D: Job-related stress among nursing personnel in Greek dialysis units. EDTNA ERCA J 2001; 27: 181–186

[7] Chayu T, Zur R, Kreitler S: Taking care of the caregiver: support groups for nephrology nurses. J Ren Care 2007; 33: 187–190

[8] Dermody K, Bennett PN: Nurse stress in hospital and satellite haemodialysis units. J Ren Care 2008; 34: 28–32

[9] Di Iorio B, Cillo N, Cucciniello E, Bellizzi V: Burn-out in the dialysis unit. J Nephrol 2008; 21 Suppl 13: 158–162

[10] Eisenmeier M, Pötzsch O, Sommer B: Bevölkerung in Deutschland bis 2050 – 11. Koordinierte Bevölkerungsvorausberechnung, Wiesbaden, 2006

[11] Flynn L, Thomas-Hawkins C, Clarke SP: Organizational traits, care processes, and burnout among chronic hemodialysis nurses. West J Nurs Res 2009; 31: 569–582

[12] Frei U, Schober-Halstenberg HJ: Nierenersatztherapie in Deutschland – Bericht über Dialysebehandlung und Nierentransplantation in Deutschland 2006/2007, Berlin, 2008

[13] Glaser J, Lampert B, Weigl M: Arbeit in der stationären Altenpflege – Analyse und Förderungern von Arbeitsbedingungen, Interaktion, Gesundheit und Qualität, 1. Wirtschaftsverlag NW – Verlag für neue Wissenschaft, Dortmund, Berlin, Dresden, 2008

[14] Hasselhorn HM, Müller BH, Tackenberg P: NEXT Scientific Report, Wuppertal, 2005

[15] Jassal SV, Trpeski L, Zhu N, Fenton S, Hemmelgarn B: Changes in survival

among elderly patients initiating dialysis from 1990 to 1999. CMAJ 2007; 177: 1033–1038

[16] Kapucu SS, Akkus Y, Akdemir N, Karacan Y: The burnout and exhaustion levels of nurses working in haemodialysis units. J Ren Care 2009; 35: 134–140

[17] Klersy C, Callegari A, Martinelli V, Vizzardi V, Navino C, Malberti F, Tarchini R, Montagna G, Guastoni C, Bellazzi R, Rampino T, David S, Barbieri C, Dal Canton A, Politi P: Burnout in health care providers of dialysis service in Northern Italy – a multicentre study. Nephrol Dial Transplant 2007; 22: 2283–2290

[18] Kotzabassaki S, Parissopoulos S: Burnout in renal care professionals. EDTNA ERCA J 2003; 29: 209–213

[19] Lewis SL, Bonner PN, Campbell MA, Cooper CL, Willard A: Personality, stress, coping, and sense of coherence among nephrology nurses in dialysis settings. ANNA J 1994; 21: 325–335

[20] Lewis SL, Campbell MA, Becktell PJ, Cooper CL, Bonner PN, Hunt WC: Work stress, burnout, and sense of coherence among dialysis nurses. ANNA J 1992; 19: 545–553, discussion

[21] Murphy F. Stress among nephrology nurses in Northern Ireland. Nephrol Nurs J 2004; 31: 423–431

[22] Muthny FA: Job strains and job satisfaction of dialysis nurses. Psychother Psychosom 1989; 51: 150–155

[23] Nakahara N, Morita N, Uchida M, Kishimoto T, Miura K: Nursing care for dialysis patients in Japan. EDTNA ERCA J 2004; 30: 217–221

[24] Nübling M, Vomstein M, Schmidt SG, Gregersen S, Dulon M, Nienhaus A: Psychological work load and stress in the geriatric care. BMC Public Health 2010; under Review

[25] Perumal S, Sehgal AR: Job satisfaction and patient care practices of hemodialysis nurses and technicians. Nephrol Nurs J 2003; 30: 523–528

[26] Richmond IJ. Dialysis nurses coping with stress through a peer support group. J Nephrol Nurs 1986; 3: 52–54

[27] Ridley J, Wilson B, Harwood L, Laschinger HK: Work environment, health outcomes and magnet hospital traits in the Canadian nephrology nursing scene. CANNT J 2009; 19: 28–35

[28] Ross J, Jones J, Callaghan P, Eales S, Ashman N: A survey of stress, job satisfaction and burnout among haemodialysis staff. J Ren Care 2009; 35: 127–133

[29] Tai TW, Robinson CD: Reducing staff turnover: a case study of dialysis facilities. Health Care Manage Rev 1998; 23: 21–42

# 20 MRSA als Berufskrankheit

Frank Haamann, Madeleine Dulon, Albert Nienhaus

**Zusammenfassung**

MRSA-bedingte Infektionen bei Beschäftigten im Gesundheitsdienst (BiG) gewinnen zunehmend an Bedeutung. Bisher wurden in der Literatur allerdings noch keine MRSA-bedingten Infektionen bei BiG beschrieben. Deshalb wird hier eine Fallserie von MRSA-bedingten Infektionen bei BiG dargerstellt. Als Berufskrankheit (BK) anerkannte Fälle von berufsbedingten MRSA-Infektionen zwischen 2006 und 2007 wurden aus der BK-Dok-Datenbank extrahiert und nach den Variablen Tätigkeit, Arbeitsplatz, Infektionsrisiko am Arbeitsplatz und Gründe für die Anerkennung als Berufskrankheit analysiert. Sieben charakteristische Fälle wurden ausgewählt und als Kasuistik dargestellt. Insgesamt wurden 17 von 389 MRSA-Fällen als Berufskrankheit anerkannt, Fälle von MRSA-Kolonisation wurden abgelehnt. Mit Ausnahme von zwei Fällen arbeiteten die Beschäftigten in Pflegeheimen und Krankenhäusern. Die häufigsten Infektionsherde kamen im Bereich Hals-, Nasen-, Ohren (HNO) und Rachen vor gefolgt von Hautinfektionen. In fünf Fällen wurden zusätzliche Risiken außerberuflicher Infektionen ermittelt. In drei Fällen handelte es sich um eine Sekundärinfektion als Folge von Hautverletzungen, alle durch Traumata verursacht. In einem Fall wurde ein genetischer Zusammenhang zwischen MRSA-infiziertem Indexpatienten und der Erkrankung eines BiG dokumentiert. Anerkennungskriterien von MRSA-Infektionen als BK sind Kontakt zu einem MRSA-positiven Patienten oder Tätigkeitsbereiche, bei denen ein erhöhtes MRSA-Risiko vermutet wird. In vier Fällen bestand infolge der MRSA-bedingten Infektion eine langjährige Arbeitsunfähigkeit. Das Risiko einer berufsbedingten MRSA-Infektion scheint bei 17 Fällen in zwei Jahren eher gering zu sein. Die Konsequenzen einer Infektion können jedoch schwerwiegend sein und sogar zu langjähriger Arbeitsunfähigkeit führen. Da die Anerkennung als BK von den Charakteristika des Arbeitsplatzes abhängt, kann eine verbesserte Surveillance die Entdeckung berufsbedingter MRSA-Infektionen erleichtern.

## Einleitung

Nosokomial übertragene Infektionen von methicillin-resistenten (oder multi-resistenten) Staphylococcus aureus (MRSA) verzeichnen einen Anstieg [4, 7]. Die erhöhte Prävalenz von MRSA in Einrichtungen des Gesundheitswesens birgt ein erhöhtes Expositionsrisiko für BiG [1]. In der Literatur finden sich verschiedene Untersuchungen zur Häufigkeit von MRSA-Kolonisierungen bei Beschäftigten in medizinischen und pflegerischen Einrichtungen, allerdings wurden sie überwiegend im Rahmen von Ausbruchuntersuchungen durchgeführt. Sie basieren nur selten auf Routinedaten von MRSA-Fällen in medizinischen Einrichtungen [1, 14]. Ferner unterscheiden diese

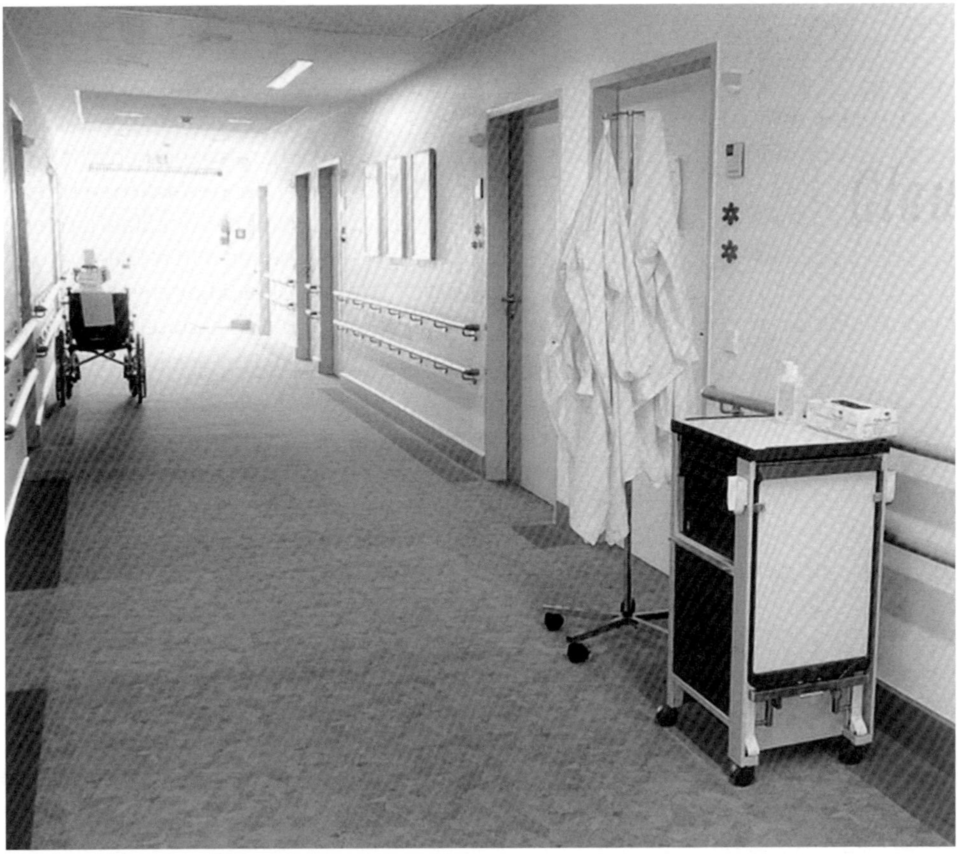

Bereitstellung persönlicher Schutzmaßnahmen für den Umgang mit MRSA-Patienten

Untersuchungen nicht zwischen einer reinen Kolonisierung und einer Infektion mit möglichen Erkrankungsfolgen.

Beruflich bedingte Infektionen können nach deutschem Gesetz als Berufskrankheit anerkannt und entsprechend entschädigt werden, wenn der Zusammenhang zwischen beruflicher Tätigkeit und Erkrankung wahrscheinlich ist (Sozialgesetzbuch, SGB VII). Nach einem gesetzlich definierten Verfahren wird die Meldung der Berufskrankheit (Verdachtsmeldung) geprüft und bei Vorliegen einer beruflichen Ursache als Berufskrankheit anerkannt. In diesem Fall ist die zuständige Berufsgenossenschaft der Leitungsträger. Die Anerkennung einer beruflich erworbenen Infektionskrankheit als Berufskrankheit setzt voraus, dass die Übertragungswege nachvollzogen werden können, z. B. durch die Identifizierung eines Indexpatienten, um die haftungsbegründende Kausalität zu belegen. In dem Fall, dass ein Indexpatient nicht nachweisbar ist, kann dennoch eine Berufskrankheit anerkannt werden, wenn das Infektionsrisiko im Tätigkeitsbereich des Versicherten erhöht ist und keine vergleichbaren außerberuflichen

Infektionsrisiken bestehen (SGB VII, § 9 Abs. 3). Diese gesetzlich festgelegte Regelung setzt voraus, dass epidemiologische Daten zur Risikobewertung des Arbeitsbereiches vorliegen.

Verdachtsmeldungen zu beruflich verursachten Infektionskrankheiten bei Beschäftigten im Gesundheitsdienst werden in Deutschland an die Berufsgenossenschaft für Gesundheitsdienst und Wohlfahrtspflege (BGW), dem Träger der gesetzlichen Unfallversicherung für den nicht öffentlichen Gesundheitsdienst und die Wohlfahrtspflege gemeldet und dort registriert. Die Daten der beruflich erworbenen MRSA-Fälle werden bei der BGW seit 2006 gesondert von den übrigen Infektionskrankheiten erfasst. Eine Identifizierung der Fälle und die Darstellung einer Fallserie wurde dadurch erleichtert.

## Methoden

Anerkannte Fälle von berufsbedingten MRSA-Infektionen aus den Jahren 2006 und 2007 wurden aus der BGW-Dok-Datenbank der BGW extrahiert. Der begrenzte Informationsgehalt dieser routinemäßig gesammelten Daten (Alter, Geschlecht, Erkrankung und Anerkennung als BK) erforderte eine detaillierte Analyse der einzelnen anerkannten MRSA-bezogenen Angaben nach den Variablen Tätigkeit, Arbeitsplatz, Infektionsrisiko am Arbeitsplatz und Gründe für die Anerkennung als Berufskrankheit.

Die Akten standen nur in Papierform zur Verfügung. Sie wurden zur Ermittlung der Angaben zu Exposition, Indexpatient, Krankheitsverlauf, Befund, infizierten Körperregionen und konkurrierende außerberufliche Risiken oder Infektionen anhand einer Checkliste ausgewertet. Ursachen für die Anerkennung von MRSA als Berufskrankheit wurden aus den Zusammenhangsgutachten der jeweiligen Fälle gesammelt. Sieben Fälle wurden aufgrund ihrer besonderen Anamnese und ihrer speziellen Charakteristik hinsichtlich der Anerkennungskriterien ausgewählt und detailliert beschrieben.

Um die Studienpopulation korrekt wiederzugeben, wurde eine beschreibende Grundstatistik (z. B. Häufigkeit) angewendet. Die Daten wurden im Januar 2009 gesammelt. Zwischen Januar 2006 und Dezember 2007 wurden der BGW insgesamt 389 Verdachtsfälle einer Berufskrankheit aufgrund von MRSA gemeldet. Der Begutachtung folgend wurden 17 Fälle (4,4 %) als Berufskrankheit anerkannt, während die verbliebenen 372 Anträge abgelehnt wurden, weil in diesen Fällen nur eine Kolonisation vorlag. Mit einer Ausnahme bestand das Kollektiv aus Frauen zwischen 35 und 55 Jahren. Diese arbeiteten größtenteils in Gesundheitsberufen wie Krankenschwester, Altenpflegerin und Pflegehelferin *(Tab. 1)*. Eine Angestellte war Ärztin, eine andere Heilerziehungspflegerin. Mehr als zwei Drittel der Beschäftigten arbeitete in Altenpflegeheimen oder in Krankenhäusern; andere Tätigkeitsbereiche waren ambulante und Behindertenpflege. Bei zwei BiG wurde die Diagnose während eines Routine-Screenings gestellt, bei den Übrigen durch den behandelnden Arzt, der aufgrund von Beschwerden (n = 15) aufgesucht wurde. Die am häufigsten infizierten Körperregionen waren Hals-, Nasen-, Ohrentrakt sowie Rachen. Am zweithäufigsten lagen Infektionen der Haut vor *(Tab. 1)*. Mehr als die Hälfte der Beschäftigten hatte engen Patientenkontakt *(Tab. 2)*. Obwohl

**Tabelle 1**: Kollektiv: Beschäftigte mit beruflichen MRSA-Infektionen (n = 17)

| | |
|---|---|
| Geschlecht, weiblich (n) | 16 (94 %) |
| Alter (Mittelwert ± Standardabweichung) | 44 ± 11.6 |
| Berufsgruppe (n) | |
| Krankenschwester | 8 (47 %) |
| AltenpflegerIn | 4 (23 %) |
| PflegehelferIn | 23 (18 %) |
| Arzt/Ärztin | 1 (6 %) |
| HeilerziehungspflegerIn | 1 (6 %) |
| Arbeitsplatz (n) | |
| Altenpflegeheim | 8 (47 %) |
| Krankenhaus (Intensivstation [3 ×], medizinische, geriatrische und orthopädische Station) | 6 (35 %) |
| Ambulante Pflege | 2 (12 %) |
| Behinderteneinrichtung | 1 (6 %) |
| MRSA-Diagnosestellung (n) | |
| Screening der Beschäftigten | 2 (12 %) |
| Medizinische Untersuchungen anlässlich Infektionssymptomen | 15 (88 %) |
| MRSA-infizierte Körperregionen (Mehrfachnennungen möglich) (n) | |
| Hals, Nasen, Ohren, Rachen, Nasennebenhöhlen | 9 (53 %) |
| Haut | 7 (41 %) |
| Knochen (Nasenscheidewand, dental – Zahnwurzel) | 3 (18 %) |
| Gelenke (Schulter, DIP und PIP-Gelenke) | 3 (18 %) |
| Atemwege (Lunge, Bronchien) | 2 (11 %) |

alle 17 Fälle als Berufskrankheit anerkannt wurden, bestanden bei fünf Fällen außerberufliche Infektionsrisiken.

In drei Fällen traten sekundäre Gelenkinfektionen mit Hautschäden auf, die bei Verletzungen während privater Aktivitäten entstanden waren. In neun Fällen wurde die Anerkennung als BK auf den Kontakt zu einem bekannten Indexpatienten zurückgeführt *(Tab. 2)*. Bei einem der neun BiG wurde ein genetischer Zusammenhang mit der MRSA des Indexpatienten bestätigt und bei einem anderen wurde die MRSA-Infektion eines Indexpatienten für möglich gehalten; dieser Befund lag jedoch bei der BK-Bearbeitung nicht vor. Vier Fälle wurden aus Gründen einer vermutlich erhöhten MRSA-Prävalenz im

**Tabelle 2**: Kriterien des Beurteilungsverfahrens zu BK-Anzeigen (n = 17)

| Kriterien | n (%) |
|---|---|
| Berufliche Aktivitäten mit engem Patientenkontakt | 10 (59) |
| Zusätzliche außerberufliche Infektionsrisiken | 5 (29) |
| Bestätigung der MRSA-Infektion des betroffenen Mitarbeiters | 17 (100) |
| **Begründung für die Anerkennung als Berufskrankheit** | |
| Genetischer Zusammenhang zwischen MRSA des Indexpatienten und BiG | 1 (6) |
| Durch Kultur bestätigter Kontakt | 7 (41) |
| Kontakt zu MRSA-positivem Patienten, ohne Nachweis | 1 (6) |
| Arbeitsplatz mit mutmaßlich erhöhter MRSA-Exposition | 4 (24) |
| Nicht dokumentiert | 4 (24) |

Tätigkeitsbereich als BK anerkannt. In den verbleibenden vier Fällen wurden die Gründe zur Anerkennung als Berufskrankheit von den Gutachtern nicht genannt.

## Kasuistiken

### Fall 1:

Eine Krankenschwester in der ambulanten Krankenpflege versorgte zwei Patienten mit chronischen Wunden und Dauerkatheter, bei denen zum Zeitpunkt der Behandlung keine MRSA-Infektion bekannt war. Aufgrund der großen Hitze trug sie offene Schuhe. Beim Entleeren des Katheterbeutels tropfte Urin auf ihren Fuß. Wenig später bemerkte sie an der 2. Zehe rechts eine leicht gerötete Stelle, die sie zunächst als Pilzinfektion interpretierte und entsprechend behandelte. Der Befund entwickelte sich zu einer Vorfußphlegmone mit erheblicher Blasenbildung. Es erfolgte eine stationäre Behandlung, in deren Verlauf bakteriologisch eine MRSA-Infektion der Vorfußhaut nachgewiesen wurde. Einen Monat später wurde die MRSA-Infektion des Index-Patienten durch eine positive MRSA-Kultur seines Urins nachgewiesen.

### Fall 2:

Eine Altenpflegerin in einem Altenpflegeheim, die berufsbedingt Kontakt zu einem MRSA-positiven Patienten hatte, stürzte auf Schotterboden und prellte sich die rechte Schulter. Es entwickelte sich eine Schwellung, Erwärmung und Schmerzhaftigkeit der Schulter. Trotz ambulanter Antibiotika-Therapie verschlimmerte sich der Befund. Drei Wochen später erfolgte notfallmäßig die stationäre Aufnahme. Wegen Verdachts auf

Schultergelenksinfektion wurde eine Arthroskopie durchgeführt. Klinisch bestand eine ausgedehnte Schwellung, insbesondere im ventralen Schulterbereich mit Druckschmerzhaftigkeit der gesamten Schulter. Es gab eine pralle Auffüllung des Glenohumeralgelenkes mit fibrösen Massen und eine generalisierte, entzündliche Verdickung der Synovia. Die Entzündung war auf Bizepssehne und Rotatorenmanschette ausgedehnt. Am Knorpel von Glenoid und Humerus zeigten sich rasenartige Aufwerfungen. Bakteriologisch konnte MRSA im OP-Präparat nachgewiesen werden. Nach Synovektomie und Debridement wurden eine intraartikuläre Spülung angelegt und eine lokale und systemische Antibiotika- und Cortisontherapie durchgeführt. Ein Jahr später bestand noch immer eine erhebliche Bewegungseinschränkung im rechten Schultergelenk sowie eine ängstlich depressive Verarbeitungsstörung.

**Fall 3:**

Eine Ärztin auf einer herzchirurgischen Station versorgte bei einer Patientin nach einer Herz-OP eine Woche lang eine MRSA-infizierte, sekundär heilende Sternumwunde mit Vacu-Seal-Verbänden. Im Urlaub in Griechenland begab sie sich in zahnärztliche Behandlung wegen eines Wurzelspitzenabszesses. Nach antibiotischer Therapie trat eine Besserung ein, an der Mundschleimhaut befanden sich jedoch weiterhin schmerzhafte Läsionen. Nach dem Urlaub nahm sie die Arbeit auf der Intensivstation wieder auf, doch aufgrund der persistierenden Symptome wurden Abstriche von Rachen und Mund genommen. Diese waren MRSA-positiv. Im weiteren Verlauf traten verschiedene Entzündungsherde auf (Augenentzündung, Schwellung und Bläschenbildung der Mundschleimhaut, Lymphknotenschwellungen in der Leistenregion, Ausbildung mehrere Furunkel am ganzen Körper), die wiederholt antibiotisch behandelt wurden, mit anschließender Ausbildung einer schweren Antibiotikaallergie. Es besteht eine weiterhin anhaltende therapieresistente MRSA-Besiedlung des Nasen-Rachenraumes mit klinischen Beschwerden. Die berufliche Tätigkeit hatte die Ärztin in dem beobachteten Zeitraum nicht wieder aufgenommen.

**Fall 4:**

Eine Heilerziehungspflegerin, tätig als Gruppenleiterin in einer Einrichtung für Kinder mit schwersten Mehrfachbehinderungen musste aufgrund wiederholter MRSA-Infektionen ihre Tätigkeit aufgeben. Wiederholt waren in der Einrichtung Kinder an MRSA-Infektionen erkrankt, eines der Kinder war an einer MRSA-Sepsis verstorben. Anlässlich einer von der Pflegerin selbst veranlassten Untersuchung wurde vom Hausarzt ein positiver MRSA-Abstrich der Nase festgestellt. Nach erfolgreicher Heilung setzte die Heilerziehungspflegerin ihre berufliche Tätigkeit fort. Drei Monate später wurden bei ihr erneut positive MRSA-Befunde in Nase und Rachen diagnostiziert. Daraufhin wurde eine zweite Antibiotika-Therapie durchgeführt. Eine Woche nach Abschluss der Therapie trat erneut eine Sinusitis auf, die sich mit Auftreten von Husten, Hustenanfällen und Reizhusten komplizierte. Es wurde eine MRSA-bedingte Sinubronchitis festgestellt, die sich im weiteren Verlauf auch pulmonal manifestierte. Ein Jahr später entwickelte sich eine chronisch obstruktive Lungenerkrankung (COPD), die Heilerziehungspflegerin konnte aus gesundheitlichen Gründen die Tätigkeit nicht mehr fortsetzen und gab die Beschäftigung auf.

**Fall 5:**

Eine Pflegehelferin in einer Altenwohnanlage versorgte drei Patienten, bei denen eine MRSA-Infektion bekannt war. Den Pflegekräften standen nur wenige Informationen über die Erkrankung der Patienten zur Verfügung, sie erhielten keine Schulung. Persönliche Schutzausrüstung beim Umgang mit MRSA-Patienten war nicht in ausreichendem Maß vorhanden. Bei der privaten Gartenarbeit fiel der Pflegehelferin eine Bodenplatte auf den rechten Mittelfinger. Eine Woche später stellte sich eine Schwellung und Schmerzhaftigkeit im gesamten Mittelfinger ein. Ambulant wurde eine chirurgische Inzision durchgeführt, im Abstrich wurde bakteriologisch MRSA nachgewiesen. Drei Wochen später entwickelte sich erneut eine massive Schwellung des Fingers mit granulärer Entzündung der Operationswunde. Bei einem stationären Aufenthalt wurde eine sekundäre, handchirurgische Revision des Fingers durchgeführt. Nach antibiotischer Therapie stellte sich keine vollständige Rekonvaleszenz ein. Der Faustschluss blieb unvollständig, sie hatte Schmerzen bis in die Hohlhand, die Stellung des Endgelenkes war in 50 Grad Beugestellung fixiert.

**Fall 6:**

Eine Altenpflegerin, tätig als Dauernachtwache in einem Altenheim, pflegte eine MRSA-infizierte Patientin. Anamnestisch bestanden seit 17 Jahren „Atemwegsprobleme" mit anfallsartiger Luftnot, auch nachts. Nach einem beschwerdefreien Urlaub erkrankte sie nach Rückkehr an ihren Arbeitsplatz an einem fieberhaften Infekt. Es wurde eine antibiotische Therapie durchgeführt, die zu einer kurzfristigen Besserung führte. Eine Woche später kam es zu einem schweren Rückfall der Infektion. Im Sputum wurde MRSA nachgewiesen. Die gentechnische Untersuchung zeigte einen Erregerstamm, der identisch war mit dem eines zeitnah stationär behandelten Patienten. Im Resistogramm zeigten sich Resistenzen gegen Penicilline, Cephalosporine, Carbapeneme, Doxycyclin, Makrolide, Chinolone. Die Altenpflegerin wurde stationär behandelt. Es entwickelte sich eine COPD II nach GOLD mit schwerer respiratorischer Partialinsuffizienz unter Belastung. Stationär erfolgte eine kombinierte Antibiotikatherapie, die nicht zur Ausheilung führte. Die Pflegehelferin wurde mit einem erneuten sinubronchialen Infekt entlassen und konnte im beobachteten Zeitraum die Tätigkeit nicht fortsetzen. Wegen der Schwere der Erkrankung (Dispnoe im Ruhezustand) bestand eine Minderung der Erwerbsfähigkeit von 70 %.

**Fall 7:**

Eine Altenpflegerin auf einer Intensivstation betreute Patienten mit schweren Hirntraumata, von denen viele MRSA-infiziert waren (diagnostiziert bei Routinescreening). Die BiG litt über mehrere Jahre an Durchblutungsstörungen im Ohr und chronischer Mittelohrentzündung. Bei Routinescreenings der Beschäftigten wurden bei ihr zwei MRSA-positive Nasenabstiche gewonnen. Die MRSA-Behandlung war erfolgreich, doch einen Monat später fand man während einer medizinischen HNO-Untersuchung eine eitrige Trommelfell-Perforation, die MRSA-positiv war. In den Folgemonaten wurde unter antibiotischer Behandlung der Mittelohrentzündung eine Tympanoplasie durchgeführt. Die Hörfähigkeit des linken Ohrs blieb beeinträchtigt.

## Diskussion

Es gibt nur wenige Veröffentlichungen zu MRSA-Infektionen bei BiG [1, 2, 6, 16]. In der Literatur finden sich jedoch keine Publikationen zur MRSA-Infektion als Berufserkrankung und ihrer Bedeutung bezüglich der Haftungsübernahme nach dem Sozialgesetzbuch. Die Häufigkeit von MRSA-Infektionen hat sich sowohl in Krankenhäusern als auch in der Gesellschaft generell erhöht [4, 8, 10]. Viele Untersuchungen – vor allem die prospektiv angelegten Surveillance Studien – beschäftigen sich mit der Inzidenzdichte von MRSA bei Krankenhauspatienten und hier insbesondere auf Intensivstationen [7, 20]. Die Datenlage zur MRSA-Prävalenz bei Bewohnern in Alten- und Pflegeheimen ist eher schwach [3, 21]. Über eine erhöhte MRSA-Prävalenz in Behinderteneinrichtungen wurde bisher nicht berichtet [3, 21]. Wegen der erhöhten Prävalenz von MRSA in Einrichtungen des Gesundheitsdienstes wird ein erhöhtes Risiko für BiG [1] vermutet.

## Anamnese und Pathogenese der Infektion

Am häufigsten traten in unserer Stichprobe HNO-Infektionen (über 50 %) gefolgt von Infektionen der Haut auf. Allerdings widerspricht ein kürzlich durchgeführter Review zur Betroffenheit der BiG bei der MRSA-Übertragung diesen Ergebnissen, indem es Haut- oder Gewebeinfektionen an die Spitze der Liste setzt (71 %) [1].

In zwei Fällen streute die Infektion vom oberen in den unteren Atemwegstrakt und verursachte Komplikationen wie Bronchitis, Pneumonie und konsekutive COPD. Andere von MRSA-Infektionen betroffene Regionen waren Knochen und Gelenke. Diese werden bei Albrich and Harbarth [1] jedoch nicht erwähnt, obwohl bekannt ist, dass Knochen und Gelenke optimale Bedingungen für die hämatogene Streuung von Infektionen bieten [13]. Drei unserer Fälle wiesen sekundäre Gelenkinfektionen in Verbindung mit Hautverletzungen auf. Diese endogenen Infektionen können aufgrund von MRSA-Besiedelung entstanden sein [11, 18]. Es wird vermutet, dass die Raten der MRSA-Besiedelung bei BiG höher sind als die der Allgemeinbevölkerung [11]. Daher wurden aufgrund eines Traumas entstandene Knochen- und Gelenkinfektionen trotz einer Verletzung im häuslichen Umfeld als Berufkrankheit bei BiG anerkannt.

## Anerkennung einer MRSA-Infektion als Berufskrankheit

Für die Anerkennung einer MRSA-Infektion muss der Trägerstatus des Beschäftigten und der Indexpatient bestimmt werden. In den meisten Fällen stellt sich retrospektiv die Frage, ob die Krankheit beim BiG berufsbedingt aufgetreten ist. Es ist naturgemäß einfacher, den Übertragungsweg zu ermitteln, wenn der Zeitpunkt der MRSA-Kolonisierung präzise bestimmt werden kann. Dieses würde durch ein routinemäßiges Screenings der Beschäftigten erleichtert. Allerdings empfehlen die deutschen Richtlinien zur Prävention von MRSA-Übertragungen [12, 17] in Übereinstimmung mit nationalen und internationalen Verfahrensweisen keine Routine-Screenings von BiG [1, 5]. Zwei Fälle wurden jedoch während eines Screenings festgestellt. Um einen Indexpatienten zu ermitteln, wäre ein routinemäßiger Abstrich von Risikopatienten bei deren Aufnahme hilfreich. Da sowohl die Wirksamkeit als auch die Kosteneffektivität des Patientenscreenings nicht belegt sind und die Qualität der Beweiskraft gering ist [15], sollten andere Entscheidungskriterien für die Begutachtung der MRSA als Berufskrankheit eingeführt werden.

Beruflich bedingte Infektionen können nach den deutschen Gesetzen als Berufskrankheit anerkannt und entsprechend entschädigt werden, wenn der Zusammenhang zwischen beruflicher Tätigkeit und Erkrankung wahrscheinlich ist. Die Vermutungsklausel zur Beweiserleichterung eines BK-Falles kann angewendet werden, wenn kein Indexpatient nachgewiesen werden kann, ein erhöhtes berufliches Infektionsrisiko besteht und kein außerberufliches Risiko vorhanden ist (SGB VII, § 3, Absatz 9). In allen 17 Fällen wurde angenommen, dass die infizierten BiG einen direkten Kontakt zu Patienten hatten, bei denen eine MRSA-Besiedlung oder -Infektion bestand. Dieser unmittelbare Kontakt konnte aber nur in 53 % der Fälle bestätigt werden.

Nur in einem der MRSA-positiven Fälle zeigte die Typisierung der Erreger des Patienten und des BiG übereinstimmende Muster. In einem Viertel der Fälle basierte die Anerkennung als BK auf der Feststellung des Gutachters, dass in den betreffenden Tätigkeitsbereichen erhöhte MRSA-Prävalenzraten vorhanden waren. Bei einem weiteren Viertel der begutachteten Fälle wurde der kausaler Zusammenhang nicht explizit diskutiert.

Außerberufliche Infektionsrisiken wurden bei fünf Fällen ermittelt. Die Gutachter gingen jedoch auf diese außerberuflichen Risiken der BiG nicht ein. Vermutlich schätzten die Gutachter das Infektionsrisiko bei BiG höher ein als das endemische Risiko in der Allgemeinbevölkerung. Dennoch zeigt sich die Schwierigkeit – wenn nicht die Unmöglichkeit – zwischen beruflichen und außerberuflichen Risiken infektiöser Erkrankungen zu unterscheiden [9]. Es ist insbesondere problematisch, wenn außerberufliche Risiken berücksichtigt werden, die auch beruflich relevant für MRSA sein können, z. B. nosocomiale Infektionen während eines Krankenhausaufenthaltes und/oder chirurgische Eingriffe bei den betreffenden BiG [6], außerberufliche Risiken wie Infektion durch ein

Familienmitglied [2] oder Aufenthalt in einer Umgebung mit erhöhtem endemischen MRSA-Vorkommen. Die wenigen Studien, die das Risiko einer im Krankenhaus erworbenen Infektion bei BiG diskutieren, gehen nicht auf die spezifischen Umstände der Exposition ein [1].

Um das Anerkennungsverfahren einer MRSA-Infektion als BK zu vereinfachen, schlagen die Autoren eine Einteilung des Infektionsrisikos in verschiedene Kategorien vor *(Tab. 3)*. Bei bekannter Indexperson (*Tab. 3*, Kategorie IA oder IB) ist eine berufliche Verursachung wahrscheinlich sofern nicht außerberufliche Risiken dagegen sprechen. Wenn keine Indexperson bekannt ist (*Tab. 3*, Kategorie IIA oder IIB) beruht die Expositionsbewertung auf den Ergebnissen epidemiologischer Studien, die das endemische Vorkommen von MRSA untersuchen. Generell bei Beschäftigung im Gesundheitswesen ein erhöhtes Infektionsrisiko anzunehmen ist aufgrund der epidemiologischen Daten nicht angebracht. Für bestimmte Patientengruppen kann jedoch eine erhöhte MRSA-Prävalenz unterstellt werden [11, 19] (*Tab. 3*, Kategorie IIA). Generell muss eine individuelle Abwägung zwischen persönlichen und außerberuflichen Risiken und dem Risiko der beruflichen Übertragung (Kontakt zwischen betroffenen BiG und MRSA-positiven Patienten) erfolgen. Entscheidend ist, dass MRSA-positive Patienten in der Einrichtung behandelt wurden (*Tab. 3*, Kategorie IIB).

Diese wissenschaftliche Veröffentlichung schildert das Risiko substanzieller Gesundheitsprobleme, denen BiG durch eine MRSA-Infektion ausgesetzt sind. Wegen der steigenden Widerstandsfähigkeit des S. aureus und den wachsenden Schwierigkeiten, eine effektive Behandlung zu finden, ist es notwendig den Infektionsschutz für BiG zu verbessern.

**Tabelle 3**: Vorgehensweise bei Anerkennung beruflich bedingter MRSA-Infektionen

| **Bewertung der beruflich bedingten Voraussetzungen**[1] | | | |
|---|---|---|---|
| **IMRSA-Nachweis bei Indexpatient** | | **Beurteilung des kausalen Zusammenhangs zwischen Exposition am Arbeitsplatz und Erkrankung** | |
| A | B | A | B |
| Molekulare Typisierung – identischer Stamm (DNS-Typisierung) (PCR / PFGE) | Kultur | Ausreichender Nachweis höherer MRSA-Exposition im Tätigkeitsbereich[2] (epidemiologische Evidenz) | Tätigkeitsbereiche mit MRSA-Kontakten in der Vergangenheit ohne nachgewiesenen Kontakt mit dem betroffenen BiG |

[1] BiG mit laborbestätigten MRSA-Infektionen
[2] Einrichtungen, in denen bei der Mehrheit der Patienten Hautpunktionen (Kanülen und/oder Katheter) durchgeführt wurden [11] oder Einrichtungen mit einer hohen Zahl von dialysierten, diabetischen, über 60 Jahre alten Patienten [19].

## Literatur

[1] Albrich WC, Harbarth S: Health-care workers: source, vector, or victim of MRSA? Lancet Infect Dis 2008; 8: 289–301

[2] Allen KD, Anson JJ, Parsons LA, Frost NG: Staff carriage of methicillin-resistant Staphylococcus aureus (EMRSA 15) and the home environment: a case report. J Hosp Infect 1997; 35: 307–311

[3] Baldwin NS, Gilpin DF, Hughes CM, Kearney MP, Gardiner DA, Cardwell C, Tunney MM: Prevalence of methicillin-resistant Staphylococcus aureus colonization in residents and staff in nursing homes in Northern Ireland. J Am Geriatr Soc 2009; 57: 620–626

[4] Boucher HW, Corey GR: Epidemiology of methicillin-resistant Staphylococcus aureus. Clin Infect Dis 2008; 46(5): 344–349

[5] Dietlein E, Hornei B, Krizek L, Hengesbach B, Exner M: Recommendations for MRSA Control: In Homes for the Elderly, Nursing Homes and Rehabilitation Clinics – a Contribution to Discussion. Hyg Med 2002; 27: 131–137

[6] Downey DG, Kidd TJ, Coulter C, Bell SC: MRSA eradication in a health care worker with cystic fibrosis; re-emergence or reinfection? J Cyst Fibros 2005; 4: 205–207

[7] Gastmeier P, Sohr D, Schwab F, Behnke M, Zuschneid I, Brandt C, Dettenkofer M, Chaberny IF, Ruden H, Geffers C: Ten years of KISS: the most important requirements for success. J Hosp Infect 2008; 70(1): 11–16

[8] Grundmann H, Aires-de-Sousa M, Boyce J, Tiemersma E: Emergence and resurgence of meticillin-resistant Staphylococcus aureus as a public-health threat. Lancet 2006; 368: 874–885

[9] Haufs MG, Merget R: Begutachtung infektionsbedingter Krankheiten – Möglichkeit einer außerberuflichen Ursache kann Bewertung erschweren. BGFA-Info 2007; 1: 6–11

[10] Health Council of the Netherlands: MRSA policy in the Netherlands. Publication number: 2006/17E, The Hague (NL), 2007

[11] Kluytmans J, van Belkum A, Verbrugh H: Nasal carriage of Staphylococcus aureus: epidemiology, underlying mechanisms, and associated risks. Clin Microbiol Rev 1997; 10: 505–520

[12] KRINKO. Empfehlung zur Prävention und Kontrolle von Methicillin-resistenten Staphylococcus-aureus-Stämmen (MRSA) in Krankenhäusern und anderen medizinischen Einrichtungen – Mitteilung der Kommission für Krankenhaushygiene und Infektionsprävention am Robert-Koch-Institut. Bundesgesungheitsbl Gesundheitsforsch Gesundheitsschutz 1999; 42: 954–958

[13] Lowy FD: Infektionen durch Staphylokokken. In: Dietel M, Suttrop N, Zeitz M (Hrsg.): Harrisons Innere Medizin – Band 1. ABW Wirtschaftsverlag, 2009: 1086–1096

[14] Marshall C, Wesselingh S, McDonald M, Spelman D: Control of endemic MRSA – what is the evidence? A personal view. J Hosp Infect 2004; 56: 253–268

[15] McGinigle KL, Gourlay ML, Buchanan IB: The use of active surveillance cultures in adult intensive care units to reduce methicillin-resistant Staphylococcus aureus-related morbidity, mortality, and costs: a systematic review. Clin Infect Dis 2008; 46: 1717–1725

[16] Muder RR, Brennen C, Goetz AM: Infection with methicillin-resistant Staphylococcus aureus among hospital employees. Infect Control Hosp Epidemiol 1993; 14: 576–578

[17] Simon A, Exner M, Kramer A, Engelhart S: Umsetzung der MRSA-Empfehlung der KRINKO von 1999 – Aktuelle Hinweise des Vorstandes der DGHK. Hyg Med 2009; 34: 90–101

[18] Söderquist B, Hedström SA: Predisposing factors, bacteriology and antibiotic therapy in 35 cases of septic bursitis. Scand J Infect Dis 1986; 18: 305–311

[19] Tacconelli E, De AG, Cataldo MA, Mantengoli E, Spanu T, Pan A, Corti G, Radice A, Stolzuoli L, Antinori S, Paradisi F, Carosi

G, Bernabei R, Antonelli M, Fadda G, Rossolini GM, Cauda R: Antibiotic usage and risk of colonization and infection with antibiotic-resistant bacteria: a hospital population-based study. Antimicrob Agents Chemother 2009; 53: 4264–4269

[20] Tiemersma EW, Bronzwaer SL, Lyytikäinen O, Degener JE, Schrijnemakers P, Bruinsma N, Monen J, Witte W, Grundmann H: Methicillin-resistant Staphylococcus aureus in Europe, 1999–2002. Emerg Infect Dis 2004; 10: 1627–1634

[21] Woltering R, Hoffmann G, Daniels-Haardt I, Gastmeier P, Chaberny IF: Prevalence of methicillin-resistant Staphylococcus aureus (MRSA) in patients in long-term care in hospitals, rehabilitation centers and nursing homes of a rural district in Germany. Dtsch Med Wochenschr 2008; 133: 999–1003

# 21 Sind Helicobacter-pylori-Infektionen bei Gastroenterologen und ihren Assistenten beruflich erworben?

Albert Nienhaus, Claudia Peters

**Zusammenfassung**

Helicobacter pylori ist ein weit verbreitetes Bakterium, das sich bevorzugt in der Magenschleimhaut aufhält und zu schwerwiegenden Erkrankungen – Gastritis, Ulcus und Karzinom – führen kann. Der oral-orale Übertragungsweg scheint im Vordergrund zu stehen. Da Endoskope nach einer Gastroskopie kontaminiert sind, stellt sich die Frage, ob Gastroenterologen und Endoskopie-Schwestern ein erhöhtes Infektionsrisiko haben. Die epidemiologischen Studien, die diesen Zusammenhang untersuchten, wurden ausgewertet und zusammengefasst. Bisher wurden acht methodisch gute Studien publiziert, von denen fünf ein statistisch signifikant erhöhtes Infektionsrisiko für Gastroenterologen zeigten. Eine Erkrankung aufgrund einer Helicobacter-pylori-Infektion bei einem Gastroenterologen erfüllt daher die Voraussetzungen für die Anerkennung als Berufskrankheit, ohne dass der Nachweis der konkreten Infektionsquelle erbracht werden muss. Die Studienergebnisse für Krankenschwestern, die bei der Gastroskopie assistieren, sind weniger eindeutig. Von den sieben methodisch guten Studien fanden drei ein statistisch signifikant erhöhtes Infektionsrisiko. Möglicherweise ist das berufliche Infektionsrisiko für die Assistenten geringer als für die Gastroenterologen.

## Einleitung

Helicobacter pylori (HP) ist ein gram-negatives, spiralförmiges Bakterium, das sich bevorzugt im Schleim der Magenschleimhaut aufhält und vermehrt [17, 28]. Durch die Produktion von Urease und einer Ammonium-Hülle ist das Bakterium in der Lage, dem sauren Milieu im Magen zu widerstehen [17]. Die Prävalenz von HP-Infektionen beträgt 20 bis 70 % in der Bevölkerung [43]. HP ist mit einer Vielzahl von Erkrankungen des Magens assoziiert [17]. Die Besiedlung des Magens mit Bakterien ist schon lange bekannt [17], aber erst mit der Arbeit von Marshall und Warren [25] aus dem Jahr 1984 wurde der Zusammenhang zwischen Campylobacter pyloris, wie HP damals genannt wurde, und chronischer Gastritis erkannt und das „Verständnis von pathologischen Prozessen im Magen revolutioniert" [17]. HP-infizierte Personen haben ein um den Faktor drei erhöhtes Risiko, ein Ulcus ventriculi und ein 2,5fach erhöhtes Risiko, ein Adenokarzinom des Magens zu entwickeln [13]. Zwischen Rauchen und HP-Infektionen scheint eine Synkarzinogenese zu bestehen [6].

Die Übertragungswege von HP sind noch nicht endgültig geklärt [17, 25, 43]. Mit niedrigem Sozialstatus und damit assoziierten beengten Wohnverhältnissen insbesondere in der Kindheit steigt die Infektionswahrscheinlichkeit [30]. HP-Infektionen sind in den Industriestaaten deutlich seltener als in den Entwicklungsländern [17]. HP wurde isoliert aus Stuhl [24], Magensaft, Erbrochenem, Speichel und Zahnplaques [2, 11]. Die Übertragung erfolgt von Person-zu-Person. Der wohl wichtigste Übertragungsweg ist oral-oral. Kontakt zu Reguriertem scheint bei der Übertragung wichtiger als Kontakt zu Speichel zu sein, da Promiskuität kein Risikofaktor für eine Übertragung [13, 28] und zwischen Ehepartnern die Übertragung selten ist [23]. Zahnärzte haben engen Kontakt zum Speichel ihrer Patienten, dennoch fehlen ausreichende Belege für ein erhöhtes Infektionsrisiko [20], auch wenn höhere Risiken beobachtet wurden [27]. In Pflegeeinrichtungen für geistig Behinderte wird von einer hohen Prävalenz von HP-Infektionen berichtet, das Personal ist durch den engen Kontakt besonders gefährdet [8].

HP besiedelt die Magenschleimhaut. Deshalb sind die Endoskope, mit denen Magenspiegelungen bei betroffenen Patienten durchgeführt werden, kontaminiert. Über diese Endoskope kann die Infektion an andere Patienten weitergegeben werden. Über die erste dokumentierte nosocomiale Infektion mit HP wurde 1979 berichtet. Im Rahmen einer Studie zur Säurekonzentration im Magen entwickelten 17 von 37 gesunden Versuchspersonen nach der Endoskopie Gastritiden [34]. Durch geeignete Dekontaminierung kann eine Übertragung auf diesem Wege aber sicher verhindert werden [34, 50]. Da bei Helicobacter pylori die oral-orale Übertragung zu überwiegen scheint, stellt sich die Frage, ob Ärzte, die Gastroskopien durchführen, oder die assistierenden Schwestern ein erhöhtes Infektionsrisiko haben. In diesem Literaturreview werden die bisher zu dieser Fragestellung publizierten Studien zusammengestellt.

## Methode

Dieser Literaturreview berücksichtigt die publizierten Studien aus drei Reviewartikeln aus den Jahren 1999 [49], 2001 [10] und 2004 [9]. Ergänzt werden diese Arbeiten durch eine Medline-Recherche mit den entsprechenden Schlagwörtern: Helicobacter pylori kombiniert mit „occupational risk, endoscopy, gastroenterologist, health care worker, prevalence, or incidence" für die Jahre 1999 bis 2010.

Die Studien werden unterschieden in prospektive Inzidenzstudien und retrospektive Prävalenzstudien. Aus den Angaben in den retrospektiven Originalarbeiten werden Prävalenzraten-Ratios errechnet, die als Relative Risiken bezeichnet werden. Bei chronischen Erkrankungen mit sehr langer Erkrankungsdauer oder bei langer Persistenz von Antikörpern unterschätzen die Prävalenzraten-Ratios das relative Erkrankungsrisiko bzw. Infektionsrisiko [44]. Die Odds Ratios, die in einigen Arbeiten berechnet wurden, überschätzen allerdings bei hoher Prävalenz das relative Erkrankungs- bzw. Infektionsrisiko. Sie sind nur bei seltenen Erkrankungen bzw. Infektionen mit dem Relativen Risiko gleichzusetzen [40]. Als statistische Tests wurden 95 %-Konfidenzintervalle (95 % CI) berechnet. Ein Unterschied zwischen den Gruppen ist statistisch signifikant, wenn das 95 %-Konfidenzintervall die eins nicht einschließt [40].

Die methodische Qualität der Studien wurde im Gegensatz zu den beiden oben genannten Reviewartikeln [10, 49] bewertet. Als methodisch ungenügende Studie wurde eine Arbeit eingestuft, die nicht hinreichend für Alter und sozioökonomischen Status kontrolliert oder bei der die Herkunft der Kontrollgruppe nicht ausreichend beschrieben wurde, um ihre Verwendbarkeit zu überprüfen. Sehr kleine Studien mit weniger als 30 Probanden pro Gruppe gelten ebenfalls als methodisch ungenügend.

## Ergebnisse

In einer Schweizer Längsschnittstudie wurde die Inzidenz von HP-Infektionen bei Gastroenterologen mit derjenigen einer nach Alter und Herkunft identischen Kontrollgruppe aus der Allgemeinbevölkerung verglichen [18]. Die Follow-up-Phase bei den zu Beginn der Studie im Urease-Atemtest negativen Probanden betrug fünf bis acht Jahre. Die Responserate betrug in beiden Gruppen über 95 %. Bei den Gastroenterologen ergab sich eine Inzidenz von 2,6 % pro Jahr und in der Kontrollgruppe eine Inzidenz von 0,14 % pro Jahr. Das Neuerkrankungsrisiko für Gastroenterologen war somit 18,9fach erhöht (95 % CI 2,1–139,3 eigene Berechnung). Alle Gastroenterologen, die neu infiziert wurden, hatten bei Gastroskopien Handschuhe getragen. Die Studie von Hildebrand et al. [18] ist die methodisch beste Studie zum HP-Infektionsrisiko bei Gastroenterologen. Eine weitere Inzidenz-Studie gibt es bisher nicht.

**Tabelle 1**: Zusammenstellung von Studien zum beruflichen Infektionsrisiko bei Gastroenterologen

| | **Studien-population** | | | **HP positiv** | | | |
|---|---|---|---|---|---|---|---|
| **Land Jahr** | **Gastro** | **Kontrollen** | **Diagnose-methode** | **Gastro Kontrollen** | **RR** | **95 % CI** | **Studien-Qualität** |
| **Prospektive Studien** | | | | | | | |
| Schweiz 2000 [18] | 54 | 103 Pop | $^{13}C$-Urease-Atemtest | 2,6 %[1] 0,14 % | **18,9** | **2,3–153,3** | gut |
| **Retrospektive Studien** | | | | | | | |
| Italien 2005 [26] | 47 | 52 KH | Stuhl-antigentest | 34 % 19 % | 1,8 | 0,9–3,5 | gut |
| Israel 2004 [3] | 88 | 4.633 Patient | $^{13}C$-Urease-Atemtest | 72 % 53 % | **1,4** | **1,2–1,5** | ung |

[1] Neuinfektionen pro Jahr

**Tabelle 1**: Zusammenstellung von Studien zum beruflichen Infektionsrisiko bei Gastroenterologen *(Forts.)*

| | **Studien-population** | | | **HP positiv** | | | |
|---|---|---|---|---|---|---|---|
| **Land Jahr** | **Gastro** | **Kontrollen** | **Diagnosemethode** | **Gastro Kontrollen** | **RR** | **95 % CI** | **Studien-Qualität** |
| Schweiz 2000 [18] | 92 | 168 Pop | $^{13}C$-Urease-Atemtest | 39 % 38 % | 1,03 | 0,7–1,4 | gut |
| Indien 1999 [19] | 17 | 52 KH | Serologie | 29 % 19 % | 1,5 | 0,6–3,9 | ung |
| Japan 1998 [32] | 92 | 101 Patient | Serologie | 30 % 25 % | 1,5 | 0,7–3,0 | gut |
| Deutschland 1997 [4] | 922 | 413 KH | $^{13}C$-Urease-Atemtest | 38 % 27 % | **1,4** | **1,2–1,7** | ung |
| Kroatien 1997 [35] | 7 | 48 Ärzte | Serologie | 57 % 25 % | **2,3** | **1,02–5,1** | ung |
| Malaysia 1996 [15] | 34 | 53 Pop | $^{14}C$-Urease-Atemtest | 41 % 11 % | **3,6** | **1,6–8,5** | gut |
| Taiwan 1996 [45] | 70 | 64 Ärzte | Serologie | 80 % 52 % | **1,6** | **1,2–2,0** | gut |
| China 1996 [22] | 125 | 702 Pop | Serologie | 82 % 45 % | **1,9** | **1,7–2,1** | gut |
| Österreich 1994 [36] | 88 | 100 Kon, Blutsp | Serologie | 57 % 51 % | 1,1 | 0,9–1,5 | ung |
| Australien 1994 [21] | 39 | 195 Pop | Serologie | 69 % 37 % | **1,9** | **1,4–2,5** | gut |
| USA 1994 [7] | 111 | 510 Blutsp | Serologie | 52 % 14 % | **3,7** | **2,8–4,9** | gut |
| Australien 1989 [29] | 33 | 715 Blutsp | Serologie | 51 % 21 % | **2,4** | **1,7–3,4** | ung |
| Neuseeland 1986 [31] | 21 | 261 Pop | Serologie | 33 % 37 % | 0,9 | 0,5–1,7 | ung |

[1] Neuinfektionen pro Jahr
Gastro = Gastroenterologen oder andere Ärzte, die regelmäßig gastroskopieren,
Pop = Bevölkerungskontrollen,
KH = Krankenhausbeschäftigte,
Kon = Kongressteilnehmer,
Blutsp = Blutspender,
ung = ungenügend. Eine Studie wurde als ungenügend eingestuft, wenn die Vergleichbarkeit zwischen Kontrollgruppe und Studiengruppe bezüglich Alter, Geschlecht und sozioökonomischem Status nicht sichergestellt war.
Statistisch signifikante Ergebnisse sind fett gedruckt

Die bisher veröffentlichten Studien zum Infektionsrisiko bei Gastroenterologen oder Ärzten, die regelmäßig gastroskopieren, sind in *Tabelle 1* wiedergegeben. In neun der fünfzehn identifizierten Prävalenzstudien war die Infektionsrate bei den Gastroenterologen gegenüber den Kontrollgruppen statistisch signifikant erhöht.

Das Infektionsrisiko bei Schwestern, die in der Endoskopie assistieren, scheint entsprechend den vorliegenden dreizehn Prävalenz-Studien *(Tab. 2)* nicht stark erhöht zu sein. Fünf von den dreizehn Studien fanden ein statistisch signifikant erhöhtes Relatives Risiko, das zwischen 1,4 und 3,9 schwankte.

**Tabelle 2**: Zusammenstellung von Studien zum beruflichen Infektionsrisiko bei Endoskopie-Schwestern

| | Studien-population | | | HP positiv | | | |
|---|---|---|---|---|---|---|---|
| **Land Jahr** | **Endos** | **Kontrollen** | **Diagnosemethode** | **Endos Kontrollen** | **RR** | **95 % CI** | **Studien-Qualität** |
| Schottland 2006 [33] | 74 | 148 Schwestern | Serologie | 32 % 33 % | 0,98 | 0,7–1,5 | gut |
| Italien 2005 [26] | 45 | 52 KH | Stuhl-antigentest | 40 % 19 % | **2,1** | **1,1–4,0** | gut |
| Israel 2004 [3] | 50 | 4.633 Patient | $^{13}$C-Urease-Atemtest | 78 % 53 % | **1,5** | **1,3–1,7** | ung |
| USA 1999 [12] | 138 | 112 KH | Serologie | 14 % 18 % | 0,8 | 0,4–1,4 | ung |
| Japan 1998 [32] | 29 | 101 Patient | Serologie | 28 % 25 % | 1,1 | 0,4–2,9 | gut |
| Deutschland 1997 [4] | 169 | 413 KH | $^{13}$C-Urease-Atemtest | 37 % 27 % | **1,4** | **1,2–1,7** | ung |
| Kroatien 1997 [35] | 17 | 29 Schwestern | Serologie | 59 % 52 % | 1,1 | 0,7–1,9 | ung |
| Malaysia 1996 [15] | 48 | 53 Pop | $^{14}$C-Urease-Atemtest | 27 % 11 % | 2,4 | 0,98–5,8 | gut |
| China 1996 [22] | 45 | 702 Pop | Serologie | 78 % 45 % | **1,7** | **1,5–2,1** | gut |
| Australien 1994 [21] | 107 | 115 Pop | Serologie | 17 % 37 % | 0,6 | 0,4–1,01 | gut |
| USA 1994 [7] | 11 | 510 Blutsp | Serologie | 52 % 14 % | **3,9** | **2,1–6,9** | gut[1] |

**Tabelle 2**: Zusammenstellung von Studien zum beruflichen Infektionsrisiko bei Endoskopie-Schwestern *(Forts.)*

| | Studien-population | | | HP positiv | | | |
|---|---|---|---|---|---|---|---|
| Land Jahr | Endos | Kontrollen | Diagnose-methode | Endos Kontrollen | RR | 95 % CI | Studien-Qualität |
| Australien 1989 [29] | 68 | 715 Blutsp | Serologie | 19 % 21 % | 0,9 | 0,5–1,5 | ung |
| Neuseeland 1986 [31] | 11 | 261 Pop | Serologie | 18 % 37 % | 0,5 | 0,1–1,7 | ung |

[1]methodisch gute Studie, Untergruppe der Schwestern ist aber zu klein
Endos = Endoskopie-Schwestern
Pop = Bevölkerungskontrollen,
KH = Krankenhausbeschäftigte,
Kon = Kongressteilnehmer,
Blutsp = Blutspender,
ung = ungenügend. Eine Studie wurde als ungenügend eingestuft, wenn die Vergleichbarkeit zwischen Kontrollgruppe und Studiengruppe bezüglich Alter, Geschlecht und sozioökonomischem Status nicht sichergestellt war.
Statistisch signifikante Ergebnisse sind fett gedruckt

In einer griechischen Sero-Konversionsstudie [46] hatten Krankenschwestern von Endoskopieabteilungen und anderen Spezialabteilungen über einen Zeitraum von fünf Jahren die höchste Konversionsrate (34 % im Vergleich zu 24,8 % in der gesamten Studienpopulation). Statistisch signifikante Unterschiede ergaben sich allerdings nur beim Vergleich aller Krankenschwestern mit der Kontrollgruppe, die aus den Verwaltungsangestellten des Krankenhauses bestand (adjustierter Odds Ratio 2,3; 95 % CI 1,08–5,1). In der vorgeschalteten Prävalenz-Untersuchung hatten die Krankenschwestern von den Endoskopieabteilungen und den anderen Spezialabteilungen im Vergleich zu ambulant tätigen Krankenschwestern eine erhöhte Antikörper-Prävalenzrate (adjustierter Odds Ratio 2,13; 95 % CI 1,02–4,4, die Berechnung von Prävalenzraten ist nachträglich nicht möglich). Die Endoskopie-Schwestern sind in einer Gruppe mit Schwestern aus anderen Spezialeinrichtungen zusammengefasst. Der Anteil der Endoskopie-Schwestern in dieser 66 Personen umfassenden Gruppe kann der Veröffentlichung nicht entnommen werden. Die Ergebnisse sind deshalb für die Abschätzung des Infektionsrisikos bei Endoskopie-Schwestern nicht sehr aussagekräftig. Diese Studie wurde in *Tabelle 2* nicht berücksichtigt.

Vier Prävalenz-Studien erlaubten keine Unterscheidung zwischen Ärzten und Krankenschwestern *(Tab. 3)*. Alle vier Studien [37, 38, 41, 48] waren methodisch ungenügend. In einer deutschen Studie [38] findet sich eine erhöhte Prävalenz von IgA-Antikörpern (RR = 1,8; 95 % CI 1,3–2,5) bei Beschäftigten in der Endoskopie. Für IgG findet sich allerdings keine erhöhte Prävalenz. Diese Daten könnten für eine erhöhte Rate an frischen Infektionen sprechen. In einer älteren amerikanischen Studie [37] ist die Prävalenz von HP-Antikörpern bei Beschäftigten in der Endoskopie im Vergleich zu Blutspendern zwar erhöht (RR = 3,2; 95 % CI 0,8–12,8), wegen der kleinen Studien- und Kontrollgrup-

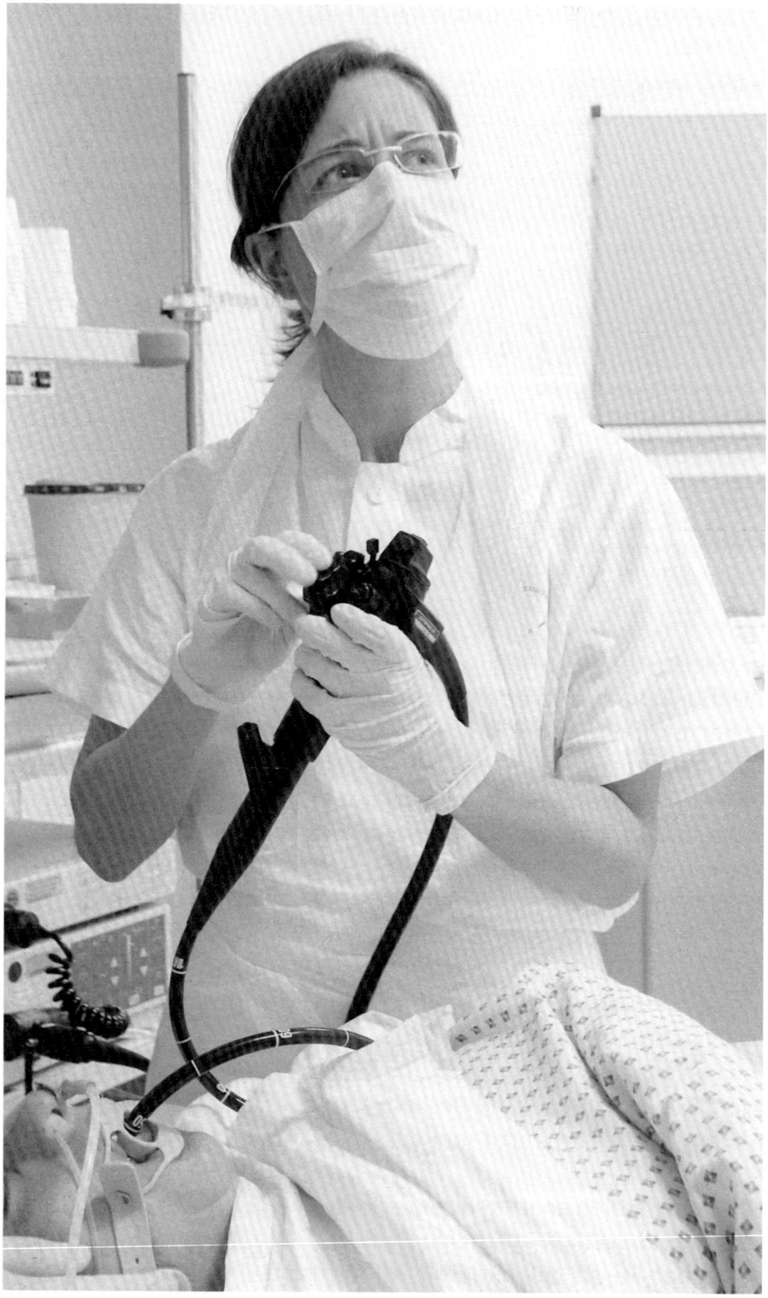

Gastroenterologin bei einer Endoskopie

**Tabelle 3**: Zusammenstellung von Studien zum beruflichen Infektionsrisiko bei Endoskopie-Personal

| | Studienpopulation | | | HP positiv | | | |
|---|---|---|---|---|---|---|---|
| **Land Jahr** | **Endos** | **Kontrollen** | **Diagnose-methode** | **Endos Kontrollen** | **RR** | **95 % CI** | **Studien-Qualität** |
| Kuba 2007 [48] | 38 | 38 Ä+KS+T | Serologie | 39 %<br>8 % | 4,9 | **1,6–15,9** | ung |
| Deutsch-land 1997 [41] | 75 | 110 KH<br>272 Ä+KS | Serologie | 24 %<br>36 % (KH)<br>35 % (Ä+KS) | <br>0,7<br>0,7 | <br>0,4–1,1<br>0,5–1,1 | ung |
| Deutsch-land 1989 [38] | 45 | 165 Pat, Blutsp, Med-stud | Serologie | IgG<br>69 %<br>65 %<br>IgA<br>57 %<br>33 % | IgG<br>1,1<br><br>IgA<br>**1,8** | <br>0,8–1,3<br><br><br>**1,3–2,5** | ung |
| USA 1987 [37] | 38 | 20 Blutsp | Serologie | 32 %<br>10 % | 3,2 | 0,8–12,8 | ung |

Endos = Endoskopie-Personal, eine getrennte Auswertung für Ärzte und Schwestern wurde von den Autoren nicht präsentiert
KH = Krankenhausbeschäftigte, die nicht medizinisch tätig sind,
Ä+KS = Ärzte und Krankenschwestern,
Ä+KS+T = Ärzte und Krankenschwestern und technisches Personal,
Pat = Patienten,
Blutsp = Blutspender,
Pop = Bevölkerungskontrollen,
ung = ungenügend. Eine Studie wurde als ungenügend eingestuft, wenn die Vergleichbarkeit zwischen Kontrollgruppe und Studiengruppe bezüglich Alter, Geschlecht und sozioökonomischem Status nicht sichergestellt war.
Statistisch signifikante Ergebnisse sind fett gedruckt

pe (38 und 20 Personen) ist dieser Unterschied aber nicht statistisch signifikant. Eine neuere deutsche Studie fand keinen Unterschied bei der HP-Antikörper-Prävalenz zwischen Beschäftigten in der Endoskopie, anderen Ärzten und Schwestern sowie nicht-medizinischen Angestellten eines Krankenhauses [41]. In einer kubanischen Studie [48] zeigte sich eine erhöhte Prävalenz bei dem Personal von Endoskopieabteilungen im Vergleich mit anderen Krankenhausmitarbeitern (RR = 4,9; 95 % CI 1,6–15,9). Da alle vier Studien methodisch ungenügend sind, leisten sie keinen verwertbaren Beitrag, um das Infektionsrisiko von Beschäftigten in der internistischen Endoskopie abzuschätzen.

## Kurzbeschreibung der einzelnen Prävalenz-Studien

In einer schottischen Querschnittsstudie [33] wurden Endoskopie-Schwestern mit ihren Kollegen/innen anderer Abteilungen zur Sero-Prävalenz von HP-Antikörpern untersucht. Dabei konnte kein Unterschied zwischen den Gruppen festgestellt werden (OR 0,97; 95 % CI 0,5–1,8; P > 0,9). Außerdem fand sich kein Hinweis für eine Assoziation zwischen beruflichen Expositionsfaktoren (Anzahl Endoskopien pro Woche, Dauer Tätigkeit in Endoskopie, Handschuhgebrauch) und einer HP-Infektion. Demgegenüber zeigt die Studie signifikante Ergebnisse für höheres Alter, Benachteiligungen in der Kindheit und größere Geschwisteranzahl.

In einer italienischen Studie [26] wurden 249 Mitarbeiter eines Universitätskrankenhauses mit einem Stuhlantigentest zum HP-Infektionsstatus untersucht. Dabei wurde zwischen Personal mit und ohne Patientenkontakt und Mitarbeiter im gastrointestinalen Endoskopiebereich (n = 92) unterschieden. Das Infektionsrisiko der drei Gruppen wurde differenziert nach Alter, Geschlecht, Bildung und beruflichen Charakteristika miteinander verglichen. Hierbei zeigt sich, dass das Endoskopie-Personal mit einem Alter ≥ 40 Jahre ein signifikant höheres Infektionsrisiko im Vergleich zu jüngeren Kollegen hat. In der multivariaten Analyse findet sich für die Endoskopie-Beschäftigten ein Odds Ratio von 3,08 (95 % CI 1,32–7,22) im Vergleich zu Mitarbeitern ohne Patientenkontakt. Bei Differenzierung nach Berufsgruppen fand sich für Endoskopie-Schwestern im Gegensatz zu den Gastroenterologen ein statistisch signifikantes Risiko (RR = 2,1; 95 % CI 1,1–4,0) einer HP-Infektion.

In Israel [3] wurde das Personal von Gastroenterologie-Abteilungen (n = 190) und das Personal in Primary-Health Care Kliniken (n = 98) mit dem Urease-Atemtest untersucht. Die Ergebnisse wurden mit denen unbehandelter Patienten mit dyspeptischer Symptomatik zur Prävalenz einer HP-Infektion verglichen. Die Prävalenzraten des Endoskopie- und allgemeinmedizinischen Personals sind statistisch signifikant erhöht (73 % bzw. 71 %) gegenüber der Prävalenz in der Kontrollgruppe (53 %). Die Ursachen vermuten die Autoren in sozioökonomischen Faktoren, für Kontrollen sind jedoch nur Angaben zu Alter, Geschlecht und Herkunft vorhanden. Bei den gastroenterologischen Mitarbeitern lassen sich signifikante Unterschiede bei den Lebensbedingungen in der Kindheit und den Arbeitsjahren im Medizinbereich zwischen dem HP positiv und negativ getesteten Personal erkennen.

In der bereits oben erwähnten Schweizer Studie [18] wurden zunächst in einer Querschnittsuntersuchung Personen ohne HP-Infektion identifiziert. Daraus lassen sich auch Aussagen zur Prävalenz von HP-Infektionen in der Studien und Kontrollgruppe ableiten. Die Prävalenzraten bei den Gastroenterologen und einer bezüglich Alter und sozioökonomischem Status vergleichbaren Kontrollgruppe aus der Bevölkerung unterschieden sich nicht (39 % versus 38 %).

In einer indischen Studie [19] wurde die Sero-Prävalenz von HP-Antikörpern bei 17 Endoskopie-Ärzten mit derjenigen von 52 Wissenschaftlern, die nicht klinisch tätig waren, verglichen. Die Kontrollgruppe hatte einen vergleichbaren sozialen Status, das Alter und das Geschlecht waren aber unterschiedlich. Gastroenterologen hatten eine 1,5fach erhöhte HP-Antikörper-Prävalenz (95 % CI 0,6–3,9), die nicht statistisch signifikant war. Die Autoren schlussfolgern, dass Endoskopieren kein Risikofaktor für eine HP-Infektion ist. Allerdings betrug die Power ihrer Studie, nach eigenen Berechnungen, unter der Annahme, dass tatsächlich ein um 50 % erhöhtes Risiko besteht, lediglich 10 % und unter der Annahme, dass ein zweifach erhöhtes Risiko besteht, nur 26 %. Eine gute Studie strebt aber eine Power von 80 % an [40]. Die Schlussfolgerung der Autoren ist daher nicht empirisch begründet, zumal die Studie nur unzureichend für Alter und Geschlecht kontrollierte.

In einer US-amerikanischen Studie [12] wurde die Sero-Prävalenz von 138 Endoskopie-Schwestern und Assistenten, die an einer Fortbildung teilnahmen, verglichen mit derjenigen einer gleich alten Gruppe von Blutspenderinnen. Es bestand kein Unterschied zwischen den Gruppen. Eine Kontrolle für den sozioökonomischen Status erfolgte nicht, deshalb wurde die Studie als methodisch ungenügend eingestuft.

In einer methodisch guten japanischen Studie [32] wurde die Sero-Prävalenz von HP-Antikörpern bei 121 Beschäftigten in der Endoskopie mit derjenigen von 101 gesunden Patienten, die zu einer Routine-Untersuchung kamen, verglichen. Die Kontrollen waren Büroangestellte eines Unternehmens aus Tokio mit gleichem Alter und sozioökonomischem Status wie die Studiengruppe. Bei den unter 40-jährigen Ärzten und Schwestern bestand im Vergleich zur Kontrollgruppe eine erhöhte Antikörper-Prävalenz (24 % vs. 12 %, $p = 0{,}042$, oder nach eigener Berechnung RR = 2,0; 95 % CI 1,0–4,2). Sowohl bei den jungen Ärzten als auch bei den jungen Schwestern bestand eine erhöhte Antikörper-Prävalenz (23 % bzw. 30 %), allerdings waren die Unterschiede in den einzelnen Untergruppen im Vergleich zur Kontrollgruppe nicht statistisch signifikant *(Tab. 2 und 3)*. Bei den über 40-jährigen Studienteilnehmern bestand ebenso wie in der gesamten Studienpopulation kein Unterschied zwischen den Gruppen bezüglich der HP-Antikörper-Prävalenz. Die sero-positiven Ärzte führten im Monat mehr Gastroskopien durch als die sero-negativen Ärzte (78,9 vs. 55,1; $p < 0{,}05$). Dieser Unterschied bestand auch bei den jüngeren Schwestern, nicht jedoch bei allen Schwestern. Das Tragen von Handschuhen und Händewaschen nach jeder Endoskopie hatten keinen protektiven Effekt.

In einer Studie am Universitätsklinikum Frankfurt [4] wurden 2.108 Beschäftigte zwischen 1993 und 1995 auf eine HP-Infektion untersucht. Der 13C-Urease-Atemtest wurde von den Probanden selber ausgeführt. Die Studienpopulation bestand aus 1.460 Ärzten, 235 Schwestern und 413 Beschäftigten ohne Patientenkontakt. Im Vergleich zur nicht medizinisch tätigen Kontrollgruppe war die Prävalenzrate für Beschäftigte, die Endoskopien durchführen, erhöht (38 % zu 27 %), im Vergleich zu medizinischem Personal, das keine Endoskopien durchführt, war die Prävalenzrate nicht erhöht (38 % zu 36 %). Die Autoren ziehen daraus den Schluss, dass nicht das Endoskopieren, sondern die Betreuung von Patienten ein Risikofaktor für eine HP-Infektion ist. Kritisch angemerkt werden muss, dass keine Responserate angegeben wird und die Beteiligung an der Studie vermutlich durch Selbstauswahl der Probanden erfolgte. Dadurch können Effekte verdeckt werden, wenn sich in der Kontrollgruppe hauptsächlich Beschäftigte gemeldet haben, die den Verdacht hatten, HP-Infiziert zu sein und dieses im Rahmen der Studie klären wollten.

In einer kroatischen Studie [35] wurde die Prävalenz von HP-Antikörpern bei 175 Beschäftigten von drei Krankenhäusern in Zagreb mit derjenigen von 2.492 Blutspendern verglichen. Die HP-Antikörper-Prävalenz war in der Bevölkerung (59 %) vergleichbar mit derjenigen der Krankenhausbeschäftigten (54 %). Ärzte hatten eine niedrigere Prävalenz (29 %) als Krankenschwestern (59 %) und Hilfspersonal (83 %). Diese Unterschiede beruhen vermutlich auf dem unterschiedlichen sozialen Status, für den die

Studie nicht kontrolliert hat. Beim Vergleich von Beschäftigten, die endoskopieren (n = 24), mit anderem medizinischem Personal (n = 77) ergibt sich eine um 1,7 erhöhte Prävalenz von HP-Antikörpern. Werden nur Ärzte miteinander verglichen, ergibt sich ein Prävalenzraten-Ratio von 2,3 (95 % CI 1,02–5,1). Diese nachträglich errechneten Daten konnten allerdings nicht für den Einfluss des Alters kontrolliert werden.

In einer malaysischen Studie [15] wurde mittels 14C-Urease-Atemtest die Prävalenz von HP-Infektionen bei Teilnehmern an einem Kongress ermittelt. Die Studiengruppe bestand aus 34 Ärzten und 48 Schwestern, die Endoskopien durchführen oder dabei assistieren. Die Kontrollgruppe bestand aus 25 Ärzten und Schwestern, die nicht endoskopieren und 28 Pharmavertretern. Die HP-Prävalenz bei den Beschäftigten, die endoskopieren, war 2,9fach höher als in der Vergleichsgruppe (95 % CI 1,3–6,6). Sowohl für Ärzte (RR = 3,6; 95 % CI 1,6–8,5) als auch für Schwestern (RR = 2,4; 95 % CI 0,98–5,8) bestand eine im Vergleich zur Kontrollgruppe erhöhte HP-Antikörper-Prävalenz, die aber nur für Ärzte statistisch signifikant war. Studien- und Kontroll-Gruppe waren bezüglich Alter, Geschlecht und Herkunft vergleichbar.

In einer Studie aus Taiwan [45] ergab der Vergleich der Antikörper-Prävalenz von 70 Ärzten, die Endoskopien durchführen, mit derjenigen von 64 anderen Ärzten eine 1,6fach erhöhte Prävalenz-Rate (95 % CI 1,2–2,0). Mit der Anzahl der Endoskopien pro Woche stieg die Antikörper-Prävalenz. Beide Gruppen waren vergleichbar bezüglich des Alters und des sozioökonomischen Status.

In einer chinesischen Studie [22], die 1.050 Beschäftigte aus 16 Krankenhäusern in Shanghai und 702 altersgleiche Kontrollen aus der Bevölkerung umfasst, bestand eine 1,9fach erhöhte HP-Antikörper-Prävalenz bei Beschäftigten (n = 170), die Endoskopien durchführen oder dabei assistieren im Vergleich zu den Bevölkerungskontrollen. Bei den Ärzten, die endoskopieren (n = 125), war unabhängig vom Alter nach einer Tätigkeit von mehr als fünf Jahren die Prävalenzrate höher als bei den Ärzten, die weniger als fünf Jahre in der Endoskopie tätig waren (adjustierter Odds ratio 3; 95 % CI 1,4–10,1). Die übrigen Krankenhausbeschäftigten (n = 880) hatten im Vergleich zur Allgemeinbevölkerung ebenfalls eine erhöhte Antikörper-Prävalenz (RR 1,5; 95 % CI 1,4–1,7), die allerdings geringer war als diejenige der Ärzte und Schwestern, die endoskopieren.

In einer österreichischen Studie [36] wurde die Antikörper-Prävalenz von 88 Teilnehmern an einem gastroenterologischen Kongress mit derjenigen von Nichtmedizinern (54 andere Kongressbesucher und 46 Blutspender) verglichen. Es fand sich kein Unterschied zwischen den Gruppen (RR = 1,1; 95 % CI 0,9–1,5). Die Gruppen waren vergleichbar bezüglich des Alters. Angaben zum sozioökonomischen Status der Kontrollgruppe fehlen. Durch einen niedrigeren sozioökonomischen Status der Kontrollgruppe könnte ein möglicher Effekt verdeckt worden sein.

In einer australischen Studie [21] wurde die Sero-Prävalenz von HP-Antikörpern bei Teilnehmern an einem nationalen internistischen Kongress verglichen mit derjenigen einer alters- und geschlechtsgleichen Bevölkerungsstichprobe, die über das Telefonverzeichnis in der Region Melbourne identifiziert wurde. Die Response-Raten betrugen 60 % bei den Gastroenterologen, 91 % bei den Gastroenterologie-Schwestern, 51 % bei den Internisten und 69 % bei den Bevölkerungskontrollen. Die Bevölkerungskontrollen hatten Eltern, die in Australien geboren waren mit anglo-keltischer Abstammung. Weitere Angaben zum sozioökonomischen Status wurden nicht erhoben. Bei den Gastroenterologen bestand eine erhöhte (RR = 2,4; 95 % CI 1,7–3,4), bei den Gastroenterologie-Schwestern, den übrigen Schwestern und den Internisten keine von der Kontrollgruppe abweichende Prävalenz an HP-Antikörpern.

In einer US-amerikanischen Studie [7] wurde die Sero-Prävalenz von HP-Antikörpern bei 122 Teilnehmern an einem Endoskopiekurs für Fortgeschrittene verglichen mit derjenigen von 510 Blutspendern gleichen Alters, Geschlechts, gleicher Herkunft und Ausbildung (College und höher). Für Beschäftigte in der Endoskopie fand sich eine erhöhte Prävalenz von HP-Antikörpern. Zwischen Ärzten (RR = 3,7; 95 % CI 2,8–4,9) und Schwestern (RR = 3,9; 95 % CI 2,1–6,9) bestanden keine Unterschiede bezüglich der Prävalenz, obwohl die Gruppe der Schwestern mit elf Personen für statistisch abgesicherte Aussagen zu klein war. Die Dauer der Beschäftigung in der Endoskopie oder die Anzahl der durchgeführten Endoskopien korrelierte nicht mit der HP-Antikörper-Prävalenz.

In einer australischen Studie [29] wurde die HP-Antikörper-Prävalenz von 33 Gastroenterologen und 68 Gastroenterologie-Schwestern verglichen mit derjenigen von 715 alters- und geschlechtsgleichen Kontrollpersonen. Die Prävalenz für Schwestern war nicht erhöht, für Ärzte war sie statistisch signifikant erhöht (RR = 2,4; 95 % CI 1,7–3,4). Eine Kontrolle für den sozioökonomischen Status erfolgte nicht. Dadurch könnte der mögliche Effekt bei den Schwestern verdeckt worden sein. Allerdings hatte die Dauer der Tätigkeit in beiden Gruppen – Schwestern und Ärzte – keinen Einfluss auf die Infektionsrate.

In einer neuseeländischen Studie [31] wurde die HP-Antikörper-Prävalenz von 32 Beschäftigten (21 Ärzte und 11 Schwestern) in der Endoskopie verglichen mit derjenigen von 261 Bevölkerungskontrollen. Für Beschäftigte in der Endoskopie ergab sich eine niedrigere Antikörper-Prävalenz (RR = 0,7; 95 % CI 0,4–1,2), die auch bei getrennter Auswertung sowohl für Ärzte (RR = 0,9; 95 % CI 0,5–1,7) als auch Schwestern (RR = 0,5; 95 % CI 0,1–1,7) bestand. Die Gastroenterologen waren im Rahmen eines Kongresses kontaktiert worden. Eine Responserate wird nicht angegeben. In der Publikation wird die Herkunft und Zusammensetzung der Kontrollgruppe nicht genügend beschrieben. Es kann also nicht beurteilt werden, ob sie als Vergleichsgruppe geeignet ist.

## Studien, die nicht zwischen Ärzten und Schwestern unterscheiden

Eine kubanische Studie [48] verglich die Häufigkeit einer HP-Infektion bei Personal gastroenterologischer Abteilungen drei verschiedener Krankenhäuser mit einer Kontrollgruppe anderer Krankenhausbeschäftigter. Neben den Variablen Alter, Geschlecht, medizinischer und Familienanamnese wurden auch Angaben zur Arbeitszeit und Hygienemaßnahmen wie Handschuhgebrauch erfragt. Diese Ergebnisse wurden nur zum Teil im Text erwähnt, weitere Beschreibungen zu einzelnen Berufsgruppen und dem sozioökonomischen Status fehlen ganz, so dass diese Studie nur als ungenügend eingestuft werden kann. Ein statistisch signifikanter Unterschied in der HP-Seroprävalenz wurde beobachtet: 39,47 % bei Endoskopiebeschäftigten gegenüber 7,89 % bei den Kontrollen *(Tab. 3)*.

In einer weiteren deutschen Studie [41] wurde die Sero-Prävalenz von HP-Antikörpern bei 75 Beschäftigten in der Endoskopie eines Krankenhauses der Akutversorgung verglichen mit derjenigen bei anderem medizinischen Personal (n = 272) und nichtmedizinischen Angestellten (n = 110). Zwischen den drei Gruppen bestand kein statistisch signifikanter Unterschied in den Prävalenzraten (24 %, 35 %, 36 %). Die Studie hat nicht zwischen Ärzten und Schwestern unterschieden. Eine Kontrolle für Geschlecht und Herkunft erfolgte nicht.

In einer dritten deutschen Studie [38] wurde die HP-Antikörper-Prävalenz in mehreren Risikogruppen untersucht und mit einer Kontrollgruppe bestehend aus Patienten der Unfallambulanz, Blutspendern und Medizinstudenten verglichen. Eine Risikogruppe bestand aus 45 Beschäftigten der Endoskopie, die eine nicht erhöhte Prävalenz für IgG-Antikörper, aber eine erhöhte Prävalenz für IgA-Antikörper hatten. Das für Alter und Geschlecht adjustierte Odds Ratio betrug 3,1 für IgA und war statistisch signifikant (p = 0,001). Ein 95 % CI lässt sich aufgrund der spärlichen Präsentation der Daten für das Odds Ratio nachträglich nicht berechnen. Das nachträglich als Prävalenzraten-Ratio berechnete Relative Risiko für IgA bei Beschäftigten in der Endoskopie beträgt 1,8 (95 % CI 1,3–2,5). Da IgA-Antikörper eine frische Infektion anzeigen, schlussfolgern die Autoren, dass Beschäftigte in der Endoskopie eine Risikogruppe für HP-Infektionen sind.

In einer amerikanischen Studie [37] wurde die HP-Antikörper-Prävalenz von 38 Beschäftigten in der Endoskopie verglichen mit derjenigen von 20 Blutspendern. Beide Gruppen waren vergleichbar bezüglich Alter und Geschlecht. Die Antikörper-Prävalenz war bei den Beschäftigten der Endoskopie 3,2fach höher (95 % CI 0,8–12,8) als in der Kontrollgruppe. Bei dieser Publikation handelt es sich um ein Abstrakt eines Kongresses. Die Datenpräsentation ist daher sehr kurz und erlaubt keine Beurteilung der Qualität der Studie.

Angtuago und andere [1] untersuchten in einer US-amerikanischen Studie die Prävalenz von HP-Antikörpern bei den Betreuern von Menschen mit geistigen Behinderungen und verglichen diese mit derjenigen beim Personal von Endoskopie-Einheiten. Die Sero-Prävalenz war etwa doppelt so hoch bei den Betreuern (47 % vs. 24 %). Die Betreuer der Menschen mit geistigen Behinderungen hatten häufiger Kontakt mit Patienten als die Beschäftigten der Endoskopie-Einheiten. Da in dieser Studie die Beschäftigten von Endoskopie-Einheiten als Kontrollen dienten, kann diese Studie zur Untersuchung des Infektionsrisikos beim Gastroskopieren nicht verwendet werden: „The primary objective of this study was to determine if those caring for the developmentally disabled had an increased rate of H. pylori infection compared to gastrointestinal endoscopy personnel" [1]. Diese Studie wurde deshalb auch in den *Tabellen 1 bis 3* nicht aufgeführt.

## Diskussion

Die Prävalenz von HP-Infektionen ist in den Industrienationen in den letzten drei Dekaden um etwa die Hälfte zurückgegangen [13]. Dieser Rückgang ist insbesondere auf die rückläufige Infektionsverbreitung bei Kindern zurückzuführen [39]. Die Prävalenz von HP-Infektionen ist abhängig vom sozioökonomischen Status. In einer amerikanischen Studie betrug bei Euro-Amerikanern im Alter von 20 bis 29 Jahren die Prävalenz 20 %, wenn sie nur die Hauptschule besuchten, und lediglich 5 %, wenn sie eine Fachhochschule oder Universität besuchten [13]. Bei älteren Personen war die Prävalenz von HP ebenfalls höher.

Eine ähnliche Verteilung der Infektion wird auch für die Bundesrepublik berichtet [43]. Im Rahmen des Bundes-Gesundheitssurveys von 1997/98 wurde für die gesamte Bevölkerung eine HP-Antikörper-Prävalenz von 40 % ermittelt. In der jüngsten Altersgruppe (18 bis 29 Jahre) betrug die Prävalenz 22 % und in der ältesten Altersgruppe 61 %. In der Unterschicht betrug die Prävalenz 51 % und in der Oberschicht 29 %. Die Anzahl der Personen im Haushalt ist positiv korreliert mit der HP-Infektionsrate [16].

Die Altersabhängigkeit beruht auf einem Kohorteneffekt; in älteren Geburtskohorten ist die Prävalenz höher als in jüngeren [28]. Anfang der 1990er Jahre ging man davon aus, dass eine einmal erworbene HP-Infektion zeitlebens bestehen bleibt. Heute ist bekannt, dass es zu einem spontanen Abklingen kommt. Entsprechend einer japanischen Studie [37] kommt es jährlich bei 1,5 % der HP-Infizierten zur spontanen Ausheilung der Infektion. Die Neuerkrankungsrate für Erwachsene beträgt in Japan 1 % [37]. In einer Literaturübersicht wird eine Neuinfektionsrate von jährlich 0,3 % angegeben [14]. Diesen Daten zufolge liegt die Abklingquote also über der Neuerwerbsquote. Eine höhere Seroreversion als Konversion stellte auch eine Studie bei türkischen Kleinkindern, die in Deutschland leben, fest [39].

In Prävalenz-Studien zum beruflichen Infektionsrisiko müssen daher das Alter und der sozioökonomische Status der Teilnehmer in der Studien- und in der Kontrollgruppe übereinstimmen. Sind die Kontrollen älter oder ist der sozioökonomische Status in der Kontrollgruppe niedriger, so wird das berufliche Infektionsrisiko unterschätzt. In der Zusammenstellung der Studien zum beruflichen Infektionsrisiko bei Gastroenterologen *(Tab. 1)* fand sich bei fünf von acht methodisch guten Prävalenzstudien ein statistisch signifikantes Relatives Risiko von 1,6 oder größer [7, 15, 21, 22, 45]. In der Inzidenzstudie [18], die zur Abschätzung des beruflichen Infektionsrisikos besser geeignet ist, fand sich ein statistisch signifikantes Relatives Risiko von 18,9. Die untere Grenze des Konfidenz-Intervalls beträgt 2,3, was immer noch ein 2,3fach erhöhtes jährliches Infektionsrisiko bedeutet. Aufgrund der Ergebnisse der Literatur-Zusammenstellung scheint es daher gesichert zu sein, dass Gastroenterologen ein mindestens etwa zweifach erhöhtes Risiko für Helicobacter-pylori-Infektionen haben. Die Bedeutung des Endoskopierens bei der beruflichen Übertragung von HP wird auch in einer englischen Studie belegt, in der HNO-Ärzte, die Laryngoskopien und Endoskopien häufiger durchführten, eine höhere HP-Infektionsrate hatten als andere HNO-Ärzte, die diese Untersuchungen seltener durchführten [47].

In einem deutschen Literaturreview aus dem Jahr 1996 zur beruflichen Infektionsgefährdung durch HP folgern die Autoren, dass Beschäftigte in gastrologischen Abteilungen (insbesondere Endoskopiker) sowie Krankenpflegepersonen vermehrt mit HP infiziert sein könnten [42]. Nun mehr sind weitere Arbeiten zum Infektionsrisiko bei Gastroenterologen erschienen *(Tab. 1)*. Sieben dieser Studien zeigen ein statistisch signifikant erhöhtes relatives Infektionsrisiko bei Gastroenterologen.

Die Studienergebnisse für Krankenschwestern, die beim Endoskopieren assistieren, sind weniger eindeutig *(Tab. 2)*. Von den sieben methodisch guten Studien verweisen nur drei auf statistisch signifikante Risiken. Allerdings lässt sich durch die geringe Anzahl guter Studien keine eindeutige Aussage treffen. Und insgesamt sprechen die Ergebnisse eher dafür, dass bei Krankenschwestern zwar wahrscheinlich ein Risiko besteht, dieses aber unter dem Verdoppelungsrisiko [44] liegt.

Infektionskrankheiten können bei Beschäftigten im Gesundheitsdienst als Berufskrankheit anerkannt werden, wenn festgestellt werden kann, dass die Infektionskrankheit durch berufliche Tätigkeit verursacht wurde. Bei Infektionskrankheiten ist die konkrete Infektionsquelle aber häufig nicht mehr zu ermitteln. Deshalb kann nach § 9 Absatz 3 des Sozialgesetzbuches (SGB) VII eine Erkrankung auch als Berufskrankheit anerkannt werden, wenn die versicherte Tätigkeit mit einem erhöhten Erkrankungsrisiko verbunden ist und keine Anhaltspunkte für eine außerberufliche Verursachung bestehen [5]. Die bisher verfügbare Literatur spricht dafür, dass Gastroenterologen, sofern sie regelmäßig Gastroskopien durchführen, „in erhöhtem Maße der Gefahr" einer Infektion mit Helicobacter pylori ausgesetzt sind. Helicobacter-pylori-Infektionen bei Gastroenterologen erfüllen daher, wenn sie mit Symptomen oder Erkrankungen (Gastritis, Ulcus) verbunden sind, die Voraussetzungen für die Anerkennung als Berufskrankheit. Diese Voraussetzungen werden von Personen, die bei der Gastroskopie assistieren, nicht erfüllt. Da die Studienergebnisse widersprüchlich sind, sollte in weiteren Studien das Infektionsrisiko von assistierenden Krankenschwestern untersucht werden.

## Literatur


[1] Angtuaco TL, Sharma VK, Corder FA, Raufman JP, Howden CW: Seroprevalence of H. pylori infection and symptoms of upper gastrointestinal tract disease in two groups of health-care workers. Dig Dis Sci 2002; 47: 292–297

[2] Banatvala N, Lopez CR, Owen R, Abdi Y, Davies G, Hardie J, Feldman R: Helicobacter pylori in dental plaque. Lancet 1993; 341: 380

[3] Birkenfeld S, Keter D, Dikman R, Shevah O, Shirin H, Niv Y: Prevalence of Helicobacter pylori infection in health-care personnel of primary care and gastroenterology clinics. J Clin Gastroenterol 2004; 38: 19–23

[4] Braden B, Duan LP, Caspary WF, Lembcke B: Endoscopy is not a risk factor for Helicobacter pylori infection – but medical practice is. Gastrointest Endosc 1997; 46: 305–310

[5] Brandenburg S: Rechtliche Voraussetzungen für die Anerkennung und Entschädigung der Tbc als Berufskrankheit. In: Nienhaus A, Brandenburg S, Teschler H (Hrsg.): Tuberkulose als Berufskrankheit – Ein Leitfaden zur Begutachtung.

Ecomed Verlagsgesellschaft, Landsberg, 2003: 61–67

[6] Brenner H, Arndt V, Bode G, Stegmaier C, Ziegler H, Stumer T: Risk of gastric cancer among smokers infected with Helicobacter pylori. Int J Cancer 2002; 98: 446–449

[7] Chong J, Marshall BJ, Barkin JS, McCallum RW, Reiner DK, Hoffman SR, O'Phelan C: Occupational exposure to Helicobacter pylori for the endoscopy professional: a sera epidemiological study. Am J Gastroenterol 1994; 89: 1987–1992

[8] De Schryver A, Cornelis K, Van Winckel M, Moens G, Devlies G, Derthoo D, van Sprundel M: The occupational risk of Helicobacter pylori infection among workers in institutions for people with intellectual disability. Occup Environ Med 2008; 65: 587–591

[9] De Schryver AA, Van Hooste WL, Van Winckel MA, Van Sprundel MP: Helicobacter pylori infection: a global occupational risk for healthcare workers? Int J Occup Environ Health 2004; 10: 428–432

[10] De Schryver AA, Van Winckel MA: Helicobacter pylori infection: epidemiology and occupational risk for health care workers. Ann Acad Med Singapore 2001; 30: 457–463

[11] Dowsett SA, Kowolik MJ: Oral Helicobacter pylori: can we stomach it? Crit Rev Oral Biol Med 2003; 14: 226–233

[12] Ellett ML, Lou Q, Chong SK: Prevalence of immunoglobulin G to Helicobacter pylori among endoscopy nurses/technicians. Gastroenterol Nurs 1999; 22: 3–6

[13] Everhart JE: Recent developments in the epidemiology of Helicobacter pylori. Gastroenterol Clin North Am 2000; 29: 559–578

[14] Feldman RA, Eccersley AJ, Hardie JM: Epidemiology of Helicobacter pylori: acquisition, transmission, population prevalence and disease-to-infection ratio. Br Med Bull 1998; 54: 39–53

[15] Goh KL, Parasakthi N, Ong KK: Prevalence of Helicobacter pylori infection in endoscopy and non-endoscopy personnel: results of field survey with serology and 14C-urea breath test. Am J Gastroenterol 1996; 91: 268–270

[16] Grimm W, Fischbach W: Helicobacter pylori infection in children and juveniles: an epidemiological study on prevalence, socio-economic factors and symptoms. Dtsch Med Wochenschr 2003; 128: 1878–1883

[17] Guarner J: The spectrum of gastric disease associated with Helicobacter pylori and other infectious gastritides. Curr Gastroenterol Rep 2004; 6: 441–446

[18] Hildebrand P, Meyer-Wyss BM, Mossi S, Beglinger C: Risk among gastroenterologists of acquiring Helicobacter pylori infection: case-control study. BMJ 2000; 321: 149

[19] Kamat AH, Mehta PR, Bhatia SJ, Koppikar GV: Seroprevalence of IgG antibodies to Helicobacter pylori among gastrointestinal endoscopists, radiologists and paramedical personnel. J Assoc Physicians India 1999; 47: 866–868

[20] Lin SK, Lambert JR, Schembri MA, Nicholson L, Johnson IH: The prevalence of Helicobacter pylori in practising dental staff and dental students. Aust Dent J 1998; 43: 35–39

[21] Lin SK, Lambert JR, Schembri MA, Nicholson L, Korman MG: Helicobacter pylori prevalence in endoscopy and medical staff. J Gastroenterol Hepatol 1994; 9: 319–324

[22] Liu WZ, Xiao SD, Jiang SJ, Li RR, Pang ZJ: Seroprevalence of Helicobacter pylori infection in medical staff in Shanghai. Scand J Gastroenterol 1996; 31: 749–752

[23] Luman W, Zhao Y, Ng HS, Ling KL: Helicobacter pylori infection is unlikely to be transmitted between partners: evidence from genotypic study in partners of infected patients. Eur J Gastroenterol Hepatol 2002; 14: 521–528

[24] Makristathis A, Pasching E, Schutze K, Wimmer M, Rotter ML, Hirschl AM: Detection of Helicobacter pylori in stool specimens by PCR and antigen enzyme immunoassay. J Clin Microbiol 1998; 36: 2772–2774

[25] Marshall BJ, Warren JR: Unidentified curved bacilli in the stomach of patients with gastritis and peptic ulceration. Lancet 1984; 1: 1311–1315

[26] Mastromarino P, Conti C, Donato K, Strappini PM, Cattaruzza MS, Orsi GB: Does hospital work constitute a risk factor for Helicobacter pylori infection? J Hosp Infect 2005; 60: 261–268

[27] Matsuda R, Morizane T: Helicobacter pylori infection in dental professionals: a 6-year prospective study. Helicobacter 2005; 10: 307–311

[28] Mitchell HM: The epidemiology of Helicobacter pylori. Curr Top Microbiol Immunol 1999; 241: 11–30

[29] Mitchell HM, Lee A, Carrick J: Increased incidence of Campylobacter pylori infection in gastroenterologists: further evidence to support person-to-person transmission of C. pylori. Scand J Gastroenterol 1989; 24: 396–400

[30] Moayyedi P, Axon AT, Feltbower R, Duffett S, Crocombe W, Braunholtz D, Richards ID, Dowell AC, Forman D: Relation of adult lifestyle and socioeconomic factors to the prevalence of Helicobacter pylori infection. Int J Epidemiol 2002; 31: 624–631

[31] Morris A, Lloyd G, Nicholson G: Campylobacter pyloridis serology among gastroendoscopy clinic staff. N Z Med J 1986; 99: 819–820

[32] Nishikawa J, Kawai H, Takahashi A, Seki T, Yoshikawa N, Akita Y, Mitamura K: Seroprevalence of immunoglobulin G antibodies against Helicobacter pylori among endoscopy personnel in Japan. Gastrointest Endosc 1998; 48: 237–243

[33] Noone PA, Waclawski ER, Watt AD: Are endoscopy nurses at risk of infection with Helicobacter pylori from their work? Occup Med (Lond) 2006; 56: 122–128

[34] Nurnberg M, Schulz HJ, Ruden H, Vogt K: Do conventional cleaning and disinfection techniques avoid the risk of endoscopic Helicobacter pylori transmission? Endoscopy 2003; 35: 295–299

[35] Presecki V, Katicic M, Marusic M, Kalenic S, Babus V, Balija M, Ticak M, Prskalo M, Sabaric B, Plecko V: Seroprevalence of Helicobacter pylori infection in health personnel in 3 hospitals in Zagreb. Lijec Vjesn 1997; 119: 219–223

[36] Pristautz H, Eherer A, Brezinschek R, Truschnig-Wilders M, Petritsch W, Schreiber F, Hammer HF, Wenzl H, Hinterleitner T, Reicht G: Prevalence of Helicobacter pylori antibodies in the serum of gastroenterologists in Austria. Endoscopy 1994; 26: 690–696

[37] Rawles JW, Harris ML, Paull G, Dick J, Yardley JH, Hendrix TR, Ravich WJ: Antibody to Campylobacter pyloridis in endoscopy personnel, patients and controls. Abstr Pap 1987; 92: 1589

[38] Reiff A, Jacobs E, Kist M: Seroepidemiological study of the immune response to Campylobacter pylori in potential risk groups. Eur J Clin Microbiol Infect Dis 1989; 8: 592–596

[39] Rothenbacher D, Schultze V, Jahnig P, Scharschmidt B, Brenner H: Evidence of a rapid decrease in prevalence of Helicobacter pylori infection in children of a high risk group living in Germany. Eur J Pediatr 2004; 163: 339–340

[40] Rothman KJ, Greenland S: Modern Epidemiology, 2. Lippincott Williams & Wilkins, Philadelphia, 1998

[41] Rudi J, Toppe H, Marx N, Zuna I, Theilmann L, Stremmel W, Raedsch R: Risk of infection with Helicobacter pylori and hepatitis A virus in different groups of hospital workers. Am J Gastroenterol 1997; 92: 258–262

[42] Schmid K, Weber A: Berufliche Infektionsgefährdung durch Helicobakter pylori im Gesundheitsdienst. Arbeitsmed Sozialmed Umweltmed 1996; 31: 203–209

[43] Seher C, Thierfelder W, Dortschy R: Helicobacter pylori-prevalence in the German population. Gesundheitswesen 2000; 62: 569–603

[44] Seidler A, Nienhaus A: Gibt es bei häufigen Krankheiten ein Verdopplungsrisiko? Arbeitsepidemiologische Anmerkungen zur Frage der Gruppentypik der Berufskrankheit Nr. 2108 BKV. Zbl Arbeitsmed 1999; 49: 74–79

[45] Su YC, Wang WM, Chen LT, Chiang W, Chen CY, Lu SN, Jan CM: High seroprevalence of IgG against Helicobacter pylori among endoscopists in Taiwan. Dig Dis Sci 1996; 41: 1571–1576

[46] Triantafillidis JK, Gikas A, Hyphantis T, Cheracakis P, Rokkas T, Konstantellou E, Antoniou A, Mallas H, Androulakis G: Helicobacter pylori infection in hospital workers over a 5-year period: correlation with demographic and clinical parameters. J Gastroenterol 2002; 37: 1005–1013
[47] Upile T, East C, Paun S, Patel N, Battacharyya A: Helicobacter pylori infection in surgical personnel. Clin Otolaryngol Allied Sci 2002; 27: 310–313
[48] Velasco Elizalde C, Fernandez Ferrer MA, Rodriguez Muniz N: Serologic diagnosis of Helicobacter pylori in endoscopy personnel. Serology in endoscopists. Rev Esp Enferm Dig 2007; 99: 88–93
[49] Williams CL: Helicobacter pylori and endoscopy. J Hosp Infect 1999; 41: 263–268
[50] Wu MS, Wang JT, Yang JC, Wang HH, Sheu JC, Chen DS, Wang TH: Effective reduction of Helicobacter pylori infection after upper gastrointestinal endoscopy by mechanical washing of the endoscope. Hepatogastroenterology 1996; 43: 1660–1664

# 22 Prävalenz latenter Tuberkulose-infektionen bei Beschäftigten einer Lungenfachklinik

Anja Schablon, Gudrun Beckmann, Melanie Harling, Roland Diel, Albert Nienhaus

**Zusammenfassung**

Über die Prävalenz latenter Tuberkuloseinfektionen (LTBI) bei Beschäftigten im Gesundheitswesen in Niedriginzidenz-Ländern – speziell in Lungenfachkliniken – ist bisher nur wenig bekannt. Mit dem Interferon-gamma release assay (IGRA) steht ein neues, spezifischeres Verfahren als der Tuberkulin-Hauttest (THT) zur Diagnose einer LTBI zur Verfügung.

Ziel der Studie war es, die LTBI-Prävalenz bei den Beschäftigten einer Lungenfachklinik, die sich routinemäßig einem TB-Screening unterziehen, zu ermitteln.

Insgesamt 270 Beschäftigte der Klinik wurden im Rahmen von Vorsorgeuntersuchungen mit dem QuantiFERON-TB Gold In Tube (QFT-GIT) untersucht. Angaben zu Geschlecht, Alter, Arbeitsplatz, Beruf, BCG-Impfung und Anamnese einer TB und THT wurden in einem standardisierten Fragebogen erfasst. Adjustierte Odds Ratios (OR) für potenzielle Risikofaktoren einer LTBI wurden berechnet.

Die Prävalenz der LTBI mit dem IGRA betrug 7,2 %. Unter 30-jährige Mitarbeiter zeigten eine LTBI-Prävalenz von 3,5 %, über 50-jährige von 22 %. Ärzte und Krankenschwestern wiesen eine höhere LTBI-Prävalenzrate als andere Berufsstände auf (10,8 % zu 4,5 %). Risikofaktoren für eine LTBI waren Alter (> 50 Jahre OR 9,3; 95 % CI 2,5–33,7), Tätigkeit als Arzt/Krankenschwester (OR 3,6; 95 % CI 1,2–10,4) sowie keine vorherige THT-Anamnese (OR 4,4; 95 % CI 1,1–18,9) im Vergleich zu Beschäftigten mit negativem THT. Eine aktive Tuberkulose wurde nicht entdeckt.

Die Prävalenz der LTBI ist niedrig. Dies gilt vor allem für die jüngeren Beschäftigten. Dies spricht für ein geringes Infektionsrisiko auch in Lungenfachkliniken. Die hohe LTBI-Prävalenz bei älteren Beschäftigten könnte auf den Kohorten-Effekt oder aber auf die längere Expositionsdauer zurückzuführen sein.

## Einleitung

Die Einführung wirksamer Kontroll- und Präventivmaßnahmen gegen Tuberkuloseübertragungen, das Aufkommen effektiver Behandlungsmethoden der Tuberkulose und die seit Langem parallel dazu verlaufende Rückläufigkeit der Tuberkulose-Inzidenz haben das Berufsrisiko bei Beschäftigten im Gesundheitswesen deutlich verringert [3]. Die berufsbedingte Tuberkulose scheint jedoch derzeit in Industrieländern wie

Deutschland aufgrund des Wiederaufflammens von Tuberkulose-Epidemien in den Staaten der ehemaligen Sowjetunion (GUS), dem dortigen Aufkommen multiresistenter Mykobakterien-Stämme und einer ansteigenden Migration aus eben diesen Staaten gesundheitspolitisch wieder an Bedeutung zu gewinnen [11]. Zusätzlich zeigten molekular-epidemiologische Studien, dass es sich selbst in Ländern mit niedriger TB-Inzidenz bei 30 bis 40 % aller Fälle um Neu-Übertragungen einer TB handelte [4, 6, 14, 20].

Nur selten wurden seit 1990 LTBI-Prävalenz-Surveys in Ländern mit hohem Bruttosozialprodukt durchgeführt. Die Untersuchungsergebnisse stimmten mit vorangegangenen Surveys, in denen die durchschnittliche Prävalenz eines positiven THT 24 %, mit einer Spannweite von 4 % bis 46 % [15], betrug, überein. Der THT war das bislang gängige Testverfahren bei konventionellen Prävalenzstudien zur LBTI bei Beschäftigten im Gesundheitswesen, das jedoch durch die niedrige Spezifität des THT, seiner Kreuzreaktivität mit der BCG-Impfung und nicht-tuberkulösen mykobakteriellen Infektionen (NTM) [13] beeinträchtigt wird.

Die spezifischen *M. tuberculosis*- Interferon-gamma (IFN-γ) -basierten Diagnosetests haben diese Situation verbessert [16, 17, 22]. Alle rezensierten Forschungserkenntnisse [1, 12, 18, 21] lassen darauf schließen, dass die IGRAs nicht durch eine vorherige BCG-Impfung und die meisten nicht-tuberkulösen Mykobakterien (NTM) beeinflusst werden und über eine höhere Spezifität und mindestens die gleiche Sensitivität wie der THT verfügen. Folglich verringern die IGRAs die Gefahr der Überschätzung einer LTBI aufgrund von Kreuzreaktionen mit BCG-Impfungen oder einer Exposition gegenüber umweltbedingten Mykobakterien, wie dies beim THT der Fall ist [18].

Bisher wurde die Prävalenz einer LTBI bei Beschäftigten im Gesundheitswesen in Niedriginzidenz-Ländern nur in wenigen Studien mit den neuen *In-vitro*-Tests ermittelt [2, 7, 9, 19, 26, 27]. Diese Prävalenzraten sind sehr viel geringer als bisher für deutsche Beschäftigte im Gesundheitsdienst angenommen (24 % mit dem THT) [10].

Mitarbeiter von Lungenfachkliniken gehören zu dem Personenkreis, der gemäß der Verordnung zur arbeitsmedizinischen Vorsorge (ArbMedVV) routinemäßig auf Tuberkulose untersucht wird [24]. Man vermutet, dass dieser Personenkreis einem erhöhten Infektionsrisiko mit dem *Mykobacteriumtuberculosis* ausgesetzt ist, da die Beschäftigten der Einrichtungen häufig TB-Patienten behandeln [15]. Unter insgesamt 247 Beschäftigten der deutschen Lungenfachklinik in Großhansdorf kam es in 30 Jahren zwischen 1950 bis 1979 jährlich durchschnittlich zu einem aktiven Tuberkulosefall. Die meisten TB-Fälle traten bei medizinisch-technischen Berufen (31,3 %) auf, gefolgt von Ärzten (23 %), Krankenschwestern (13,6 %) und anderen, nicht-medizinischen Berufen. Trotz des in diesem Zeitraum deutlich zu verzeichnenden Rückgangs der Tuberkulose-Inzidenz in der deutschen Bevölkerung gab es keine wesentliche Verringerung der Inzidenz bei Krankenhausbeschäftigten. Den Autoren zufolge wies dies auf eine „starke, fließende Infektionsquelle" hin [24]. Um die Intensität der „Infektionsquelle" mehr als 25 Jahre danach abzuschätzen, analysierten wir die Prävalenz der LTBI mit dem QFT-GIT bei den Mitarbeitern dieser Lungenfachklinik, die als Referenzzentrum für Tuberkulose-Behandlungen in Norddeutschland gilt.

## Material und Methoden

### Studiendesign

Wir führten eine Querschnittsstudie in einer norddeutschen Lungenfachklinik durch, in der jährlich etwa 8.500 stationäre und 4.500 ambulante Patienten aus ganz Norddeutschland behandelt werden. Im Durchschnitt werden jährlich etwa 60 TB-Patienten mit einer offenen Lungentuberkulose behandelt. Bis zu 10 % der TB-Fälle waren medikamentenresistent und davon wiederum fast die Hälfte war resistent gegenüber mehreren Standardmedikamenten für die Tuberkulosetherapie. Nur bei 25 % der Patienten wurde eine Tuberkulose vor Aufnahme in die Klinik diagnostiziert. Diese Patienten wurden bereits bei der Aufnahme isoliert. Die Klinik verfügt zwar über eine spezielle TB-Station, jedoch nicht über Kontrollmechanismen wie spezielle Lüftungssysteme und UV-Licht. Die Studienpopulation bestand aus 270 Beschäftigten, die zwischen Dezember 2005 und Januar 2008 an einer Vorsorgeuntersuchung teilgenommen haben.

### Diagnostisches Verfahren

Als IGRA wurde der QuantiFERON-TB Gold In-Tube-Test (QFT-GIT) verwendet (Cellestis Limited, Carnegie, Australien). Alle durchgeführten Assays erfüllten die Qualitätskontrollstandards des Herstellers.

### Fragebogenitems

Die Daten wurden mittels eines standardisierten Fragebogens mit den folgenden Variablen erfasst: Alter, Geschlecht, Anlass des Tests, berufliche TB-Exposition, Beschäftigungsdauer im Gesundheitssektor, TB-Familienanamnese, BCG-Impfung, Geburtsort, vorangegangener THT, Berufsbezeichnung, Arbeitsplatz und Ergebnisse des Thoraxröntgens. Die BCG-Impfung wurde anhand von Narben oder Impfbescheinigungen verifiziert. Das Studienprotokoll wurde von der Ethikkommission der Hamburger Ärztekammer genehmigt. Alle Teilnehmer gaben ihr schriftliches Einverständnis vor ihrer Studieneinbindung.

### Statistische Analyse

Die Analyse der Daten wurde mit SPSS, Version 14 (SPSS Inc., Chicago, Illinois) durchgeführt. Wegen nicht auswertbarer QFT-GIT wurden fünf Beschäftigte (1,9 %) von der Analyse ausgeschlossen. Adjustierte Odds Ratios für mögliche Risikofaktoren wurden mittels logistischer Regression berechnet. Die Modellbildung erfolgte schrittweise rückwärts unter Verwendung des Change-Kriteriums [8].

## Ergebnisse

Die Mehrzahl der teilnehmenden Mitarbeiter (74 %) waren weiblich und hatten ein Durchschnittsalter von 34,7 Jahren (SD ± 12,6). Eine BCG-Impfanamnese wurde bei 52,8 % der Teilnehmer aufgezeichnet. 19,2 % der Studienpopulation waren nicht in Deutschland geboren oder hatten einen Migrationshintergrund *(Tab. 1)*. 25,5 % der Beschäftigten mit Migrationshintergrund waren Ärzte oder Krankenschwestern. Die überragende Mehrzahl war in nicht-medizinischen Bereichen tätig, z. B. als Reinigungskraft (56,9 %). Keine/r der ausländischen Krankenschwestern/Ärzte war positiv (keine Tabelle).

35,5 % der gesamten Studienpopulation waren als Krankenschwestern, 6,4 % als Ärzte und 58,1 % in anderen Gesundheits- oder nicht-medizinischen Berufen tätig, darunter Reinigungspersonal, Fahrdienste, Physiotherapeuten, Praktikanten, Beschäftigte in der

**Tabelle 1**: Beschreibung der Studienpopulation

| Variable | | n | % |
|---|---|---|---|
| Geschlecht | Weiblich | 196 | 74 |
| | Männlich | 69 | 26 |
| Alter[1] | < 30 Jahre | 115 | 43,4 |
| | 30– < 40 Jahre | 41 | 15,5 |
| | 40– < 50 Jahre | 68 | 25,7 |
| | 50–67 Jahre | 41 | 15,5 |
| Geburtsland | Deutschland | 214 | 80,8 |
| | Ausland | 51 | 19,2 |
| BCG-Impfung | Nein | 125 | 47,2 |
| | Ja | 140 | 52,8 |
| THT-Anamnese | Kein THT in Anamnese | 33 | 12,5 |
| | Negativer THT in Anamnese | 151 | 57 |
| | Positiver THT in Anamnese | 81 | 30,6 |
| Berufsfeld | Krankenschwester | 94 | 35,5 |
| | Arzt | 17 | 6,4 |
| | Andere Berufe | 154 | 58,1 |
| QFT-GIT | Negativ | 246 | 92,8 |
| | Positiv | 19 | 7,2 |
| Arbeitsplatz | Aufnahmestation | 18 | 6,8 |
| | Infektionsstation | 110 | 41,5 |
| | Andere | 137 | 51,7 |
| Anlass der Untersuchung | Reihenuntersuchung | 246 | 92,8 |
| | Umgebungsuntersuchung | 19 | 7,2 |
| **Gesamt** | | **265** | **100** |

[1] Durchschnittsalter 34,7, Standardabweichung 12,6

Radiologie, Zivildienstleistende, Auszubildende und Verwaltungsangestellte. 92,8 % (n = 246) der Beschäftigten wurden nach den in der ArbMedVV vorgeschriebenen Reihenuntersuchungen für Hochrisikogruppen untersucht. 19 (7,2 %) der Teilnehmer waren QFT-GIT positiv. 19 Mitarbeiter wurden im Rahmen einer Umgebungsuntersuchung untersucht, ohne einen QFT-GIT-positiven Befund *(Tab. 1)*.

**Tabelle 2**: Häufigkeit und adjustierte Odds Ratios (OR) und 95 % Konfidenzintervall (95 % CI) für einen positiven QFT-GIT

| **QFT-GIT** | | | | |
|---|---|---|---|---|
| Charakteristika | negativ n (%) | positiv n (%) | Odds Ratio | 95 % CI |
| **Geschlecht**[2] | | | | |
| Weiblich | 182 (92,9) | 14 (7,1) | 1 | |
| Männlich | 64 (92,8) | 5 (7,2) | 1,3 | 0,4–4,2 |
| **Alter**[1] | | | | |
| > 30 Jahre | 111 (96,5) | 4 (3,5) | 1 | |
| 30–40 Jahre | 39 (95,1) | 2 (4,9) | 1,2 | 0,2–7,0 |
| 40–50 Jahre | 64 (94,1) | 4 (5,9) | 1,5 | 0,4–6,5 |
| 50–67 Jahre | 32 (78,0) | 9 (22,0) | **7,7** | **2,1–28,2** |
| **Geburtsland**[2] | | | | |
| Deutschland | 198 (92,5) | 16 (7,5) | 1 | |
| Im Ausland geboren | 48 (94,1) | 3 (5,9) | 0,9 | 0,2–3,3 |
| **Berufsfeld**[1] | | | | |
| Andere Berufe | 147 (95,5) | 7 (4,5) | 1 | |
| Arzt/Krankenschwester | 99 (89,2) | 12 (10,8) | **3,2**[1] | **1,1–9,0** |
| **BCG-Impfung**[2] | | | | |
| Nein | 114 (91,2) | 11 (8,8) | 1 | |
| Ja | 132 (94,3) | 8 (5,7) | 0,5 | 0,2–1,3 |
| **THT-Anamnese**[1] | | | | |
| Negative THT-Anamnese | 146 (96,7) | 5 (3,3) | 1 | |
| Kein THT in der Anamnese | 29 (87,9) | 4 (12,1) | **4,4** | **1,01–18,9** |
| Positive THT-Anamnese | 71 (87,7) | 10 (12,3) | 3,0 | 0,95–9,6 |
| **Arbeitsplatz**[2] | | | | |
| Andere | 124 (90,5) | 13 (9,5) | 1 | |
| Aufnahmestation | 16 (88,9) | 2 (11,1) | 1,4 | 0,3–79,2 |
| Infektionsstation/Pulmologie | 106 (96,4) | 4 (3,6) | 0,4 | 0,1–1,3 |

[1] das endgültige multivariate logistische Regressionsmodell enthält die Variablen Alter, Berufsfeld und THT-Anamnese
[2] bereinigte Odds Ratio für Alter, Berufsfeld und THT-Anamnese

Ein positiver QFT-GIT wurde bei 19 (7,2 %) Teilnehmern beobachtet und 81 Beschäftigte berichteten über ein früheres positives THT-Testergebnis *(Tab. 1)* Von 33 Teilnehmern ohne THT in der Anamnese waren vier Personen (12,1 %) positiv im QFT-GIT (TB-Antigen-Nullbereich von 0,44 bis 1,50). Von den 81 Teilnehmern, die in einem früheren THT positiv waren, wurden zehn (12,3 %) durch den IGRA (TB-Antigen-Nullbereich von 0,46 bis 270,2) bestätigt (keine Tabelle).

Die Prävalenz der LTBI mit dem QFT-GIT korrelierte mit dem Alter. In der Teilgruppe der unter 30-Jährigen betrug die LTBI-Prävalenz 3,5 %, verglichen mit 22 % in der Teilgruppe der 50- bis 67-Jährigen. Die LTBI-Prävalenz bei Ärzten und Krankenschwestern war höher (10,8 %) als bei anderen Berufsgruppen des Krankenhauses (4,5 %). Auf der Pulmologie- und Infektionsstation war der QFT-GIT seltener positiv als auf der Aufnahmestation (3,6 vs. 11 %). Die Unterschiede waren jedoch nicht statistisch signifikant *(Tab. 1)*.

Mögliche Risikofaktoren für einen positiven QFT-GIT waren Alter (> 50 Jahre OR 7,7; 95 % CI 2,1–28,2) und die Tätigkeit als Arzt/Krankenschwester (OR 3,2; 95 % CI 1,1–9,0). Es wurde keine statistisch signifikante Assoziation zu Geschlecht, einer BCG-Impfung, dem Arbeitsplatz oder einem Migrationshintergrund beobachtet *(Tab. 2)*.

Bei allen Teilnehmern mit positivem QFT-GIT wurde sowohl eine klinische als auch eine radiologische Untersuchung zum Ausschluss einer aktiven TB durchgeführt. Die Betroffenen wiesen weder klinische noch radiologische Merkmale einer aktiven TB-Erkrankung auf, infolgedessen ergab sich kein weiterer Handlungsbedarf.

## Diskussion

In unserer Studie fanden wir eine deutlich geringere LTBI-Prävalenz, als in der Vergangenheit angenommen (7,2 % vs. 24 %) [10]. Mit dem IGRA gibt es erstmals einen Test, der eine valide Aussage bezüglich der LTBI-Prävalenz und des Infektionsrisikos ermöglicht.

Die IGRAs finden bisher als Screeninginstrument bei Beschäftigten im Gesundheitswesen nur in wenigen Studien aus Niedriginzidenz-Ländern Verwendung [2, 7, 9, 19, 26, 27]. Nienhaus et al. untersuchten die Prävalenz bei 261 Beschäftigten, die routinemäßig mit dem QFT-GIT auf eine LTBI untersucht wurden. Im Vergleich zu 24,1 % mit THT waren 9,6 % der Beschäftigten im QFT-GIT positiv [19]. Soborg et al. fanden eine LTBI-Prävalenzrate von nur 1 % (n = 2) verglichen mit 34 % (n = 47) mit dem THT (cut off > 10 mm); diese Rate positiver QFT-GIT war sehr viel geringer als die geschätzte Prävalenz (7,2 %) unserer Studie [26]. Stebler et al. untersuchten die LTBI-Prävalenz bei 777 Beschäftigen der Universitätsklinik Bern mit dem IGRA. Dabei wurde ein positiver IGRA bei 59/777 (7,6 %) ermittelt [27]. Zusätzlich untersuchten Harada et al. 332 japanische Beschäftigte im Gesundheitsdienst mit dem QFT-G, Vorläufer des QFT-GIT. Insgesamt 9,9 % wiesen einen positiven QFT-G auf [7]. In ihrer Studie beobachteten Barsegian et al. unter Einsatz des T-SPOT eine LTBI-Prävalenz von 1 % bei deutschen Radiologen [2].

Die relativ geringe Rate positiver QFT-GIT bei den Beschäftigten einer deutschen Lungenfachklinik weist auf ein niedriges Infektionsrisiko in diesem Tätigkeitsbereich hin. Besonders in den Arbeitsbereichen mit einem erhöhten TB-Expositionsrisiko sind effektive Kontrollmaßnahmen ein wichtiges Instrument zur Übertragungsverringerung. Da die Behandlung der Tuberkulose einen Schwerpunkt in Lungenfachkliniken darstellt, kann vorausgesetzt werden, dass sowohl Ärzte als auch Krankenschwestern mit den entsprechenden Schutzmaßnahmen vertraut sind. Da einige Patienten erst nach einer klinischen TB-Diagnose in anderen Krankenhäusern an die Lungenfachkliniken überwiesen werden, können TB-Fälle früh oder sogar schon vor der Überweisung identifiziert und effektive Kontrollmaßnahmen ergriffen werden.

Wir fanden in unserer Studie keine Anzeichen einer „starken, fließenden Infektionsquelle". Von 1950 bis 1979 entwickelten 29 Beschäftigte der Lungenklinik in Großhansdorf eine aktive Tuberkulose, während die TB-Inzidenz in der Gesamtbevölkerung allgemein rückläufig war. Die Autoren schlossen daraus, dass die Beschäftigten dieses Krankenhauses einem höheren Risiko als die Bevölkerung Deutschlands oder anderer Industriestaaten ausgesetzt waren [24]. Innerhalb des einjährigen Beobachtungszeitraums der hier vorgestellten Untersuchung hat kein Beschäftigter eine aktive TB entwickelt. Nur 7,2 % der Beschäftigten waren positiv im QFT-GIT; das könnte auf die Optimierung des Infektionsschutzes hinweisen.

Im Gegensatz zu unseren Ergebnissen haben drei molekular-biologische Studien berufsbedingte TB-Infektionen bei Beschäftigten im Gesundheitswesen (BiG) nachgewiesen. Die erste, eine molekular-biologische Fingerprint-Studie aus Hamburg/Deutschland (n = 848), zeigt, dass das Risiko einer aktiven Tuberkulose bei BiG im Vergleich zur Gesamtbevölkerung nicht erhöht ist. Wenn die Erkrankung jedoch auftritt, ist die Infektion höchstwahrscheinlich beruflich bedingt. In der Hamburger Fingerprint-Studie erkrankten insgesamt zehn BiG an einer TB; eine berufsbedingte Infektion wurde bei acht von ihnen nachgewiesen (80 %) [6]. In der zweiten Studie fanden Ong et al. [20] einen Anstieg der TB-Rate bei BiG in San Francisco. Anteilig waren die geclusterten Fälle bei BiG (32 %) gleich denen der in der Allgemeinbevölkerung beobachteten Fälle (36 %). Bei mindestens zehn BiG (32 %) gab es genotypische und/oder epidemiologische Nachweise einer berufsbedingten Übertragung [20]. Die dritte Studie von de Vries et al. untersuchte TB-Fälle bei BiG in den Niederlanden, die sich während der Ausübung ihrer Tätigkeit infiziert hatten. Bei 67 von insgesamt 101 TB-Fällen konnten die Infektionswege untersucht werden; 42 % (28 von 67) waren berufsbedingt [4].

In unserer Studie stieg die Rate positiver QFT-GIT mit dem Alter (> 30 Jahre 3,5 %, 50–67 Jahre 22 %). Die höhere Prävalenzrate bei älteren Beschäftigten im Gesundheitswesen liegt möglicherweise am Kohorten-Effekt oder der längerfristigen Gefährdung.

In dem neuesten Review von Menzies et al. [15] wurden berufliche Risikofaktoren assoziiert mit der Tätigkeit in der Inneren- oder Atemwegsmedizin, langjähriger Tätigkeit im Gesundheitswesen, vermehrter Exposition, einschließlich der Aufnahme von TB-Fällen oder prozentual höherer Kontakt zu HIV- oder TB-Patienten [15]. Ein anderer Grund für die Übertragung im Gesundheitswesen war die verspätete Diagnose der Indexfälle, besonders bei älteren Patienten. In der Studie von de Vries et al. waren 44 % der Indexpatienten älter als 60 Jahre. Verspätete Diagnose bei älteren Patienten war der Hauptgrund für eine Patienten-Beschäftigten-Übertragung in den Niederlanden [4].

Bislang wurde das berufsbedingte LTBI-Infektionsrisiko von Krankenschwestern in mehreren konventionellen Studien untersucht. Die meisten Studien zeigten einen statistisch-signifikanten Anstieg von > 2 des Relativen Risikos [25]. Das Infektionsrisiko bei Ärzten wurde in verschiedenen Studien unterschiedlicher Qualität untersucht. Aufgrund mangelhafter Daten ist es schwierig, das Tuberkuloserisiko der verschiedenen medizinischen Fachrichtungen zu evaluieren. Die Ergebnisse sind widersprüchlich und weisen – alles in allem – nicht auf ein gestiegenes Infektionsrisiko für Ärzte hin. Krankenschwestern und Ärzte hatten in unserer Studie im Vergleich zu den übrigen Beschäftigten ein erhöhtes Risiko für eine LTBI (OR 3.2; 95 % CI 1,1–9,0). Etliche Studien ermittelten auch ein statistisch deutlich erhöhtes TB-Infektionsrisiko bei Beschäftigten auf TB-Stationen; folglich ist das erhöhte Infektionsrisiko bei Beschäftigten in Bereichen mit TB-Patienten epidemiologisch gesichert [25].

Der IGRA erweist sich in Ländern mit niedriger Inzidenz als wichtiges Screeninginstrument zur Diagnose einer LTBI, da er valide Aussagen zur Prävalenz und Inzidenz der LTBI zulässt. Der IGRA kann bei der Identifikation von Gefährdungsgruppen behilflich sein und die Indikation einer präventiven Chemotherapie verringern. Die Anwendung von IGRAs bei Reihenuntersuchungen von BiG ist noch nicht ausreichend untersucht. Weitere Studien sind notwendig, um offene Fragen zur Testvariabilität und Reproduzierbarkeit der IGRAs beantworten zu können; zum Beispiel: Wie lange bleibt ein Testergebnis positiv und welche IFN-gamma-Grenzwerte sollten für eine Konversion oder Reversion angenommen werden [23]. Zum Krankheitsverlauf nach einem positiven IGRA wurden bisher nur sehr wenige Studien durchgeführt [5, 23]. Die Daten weisen darauf hin, dass ein positiver IGRA mit einer hohen Progressionsrate korreliert, doch die Anzahl der Fälle ist immer noch gering. Die Ergebnisse sind daher mit Vorsicht zu interpretieren. Die neueste Studie von Diel et al. [5] zur Krankheitswahrscheinlichkeit nach einem positiven IGRA zeigte, dass von 41 Teilnehmern mit einem positiven IGRA-Befund 14,6 % innerhalb von 103 Wochen unter Beobachtung eine TB entwickelten. Die Progressionsrate für THT-Positive betrug 2,3 % [5]. Folglich war die bei IGRAs geschätzte Progressionsrate höher als diejenige, die bisher die WHO [28] für die Lebenszeit nach einem positiven THT (5 bis 10 %) angenommen hat.

## Schlussfolgerung

In unserer Studie war die Prävalenz einer LTBI in einem Krankenhaus für Lungenkrankheiten gering. Anders als in den Jahren vor 1980 fanden wir keine Indikation einer „starken, fließenden Infektionsquelle". Es ist besonders in Hochrisiko-Einrichtungen wichtig, die geltenden Richtlinien zur TB-Prävention am Arbeitsplatz einschließlich einer geeigneten Patienten-Risikoanalyse, einer aktiven Überwachung der im Krankenhaus aufgetretenen TB-Fälle und die Entwicklung eines effektiven institutionellen Infektionskontrollplans einzuhalten, um die TB-Übertragungsrate im Gesundheitsbereich zu verringern [4, 15, 20]. Die Erkrankungswahrscheinlichkeit von BiG mit einem positiven IGRA sollte in Langzeitstudien überprüft werden.

**Danksagung:** Wir bedanken uns bei allen Beschäftigten der Lungenfachklinik Großhansdorf, die an der Studie teilgenommen haben.

## Literatur


[1] Andersen P, Munk ME, Pollock JM, Doherty TM: Specific immune-based diagnosis of tuberculosis. Lancet 2000; 356: 1099–1104

[2] Barsegian V, Mathias KD, Wrighton-Smith P, Grosse-Wilde H, Lindemann M: Prevalence of latent tuberculosis infection in German radiologists. J Hosp Infect 2008; 69: 69–76

[3] Baussano I, Bugiani M, Carosso A, Mairano D, Barocelli AP, Tagna M, Cascio V, Piccioni P, Arossa W: Risk of tuberculin conversion among health care workers and the adoption of preventive measures. Occup Environ Med 2007; 64: 161–166

[4] De Vries G, Sebek MM, Lambregts-van Weezenbeek CS: Healthcare workers with tuberculosis infected during work. Eur Respir J 2006; 28: 1216–1221

[5] Diel R, Loddenkemper R, Meywald-Walter K, Niemann S, Nienhaus A: Predictive value of a whole blood IFN-gamma assay for the development of active tuberculosis disease after recent infection with Mycobacterium tuberculosis. Am J Respir Crit Care Med 2008; 177: 1164–1170

[6] Diel R, Schneider S, Meywald-Walter K, Ruf CM, Rusch-Gerdes S, Niemann S: Epidemiology of tuberculosis in Hamburg, Germany: long-term population-based analysis applying classical and molecular epidemiological techniques. J Clin Microbiol 2002; 40: 532–539

[7] Harada N, Nakajima Y, Higuchi K, Sekiya Y, Rothel J, Mori T: Screening for tuberculosis infection using whole-blood interferon-gamma and Mantoux testing among Japanese healthcare workers. Infect Control Hosp Epidemiol 2006; 27: 442–448

[8] Hosmer D, Lemeshow S: Applied logistic regression, 2. Wiley & Sons, New York, 2000

[9] Kobashi Y, Obase Y, Fukuda M, Yoshida K, Miyashita N, Fujii M, Oka M: Usefulness of QuantiFERON TB-2G, a diagnostic method for latent tuberculosis infection, in a contact investigation of health care workers. Intern Med 2007; 46: 1543–1549

[10] Kralj N, Hofmann F, Michaelis M: Zur Methodik der Tuberkulosefrüherkennung bei arbeitsmedizinischen Vorsorgeuntersuchungen im Gesundheitsdienst. Arbeitsmed Sozialmed Umweltmed 1997; 32: 50–54

[11] Loddenkemper R, Sagebiel D, Brendel A: Strategies against multidrug-resistant tuberculosis. Eur Respir J Suppl 2002; 36: 66s–77s

[12] Mahairas GG, Sabo PJ, Hickey MJ, Singh DC, Stover CK: Molecular analysis of genetic differences between Mycobacterium bovis BCG and virulent M. bovis. J Bacteriol 1996; 178: 1274–1282

[13] Menzies D. What does tuberculin reactivity after bacille Calmette-Guerin vaccination tell us? Clin Infect Dis 2000; 31(3): 71–74

[14] Menzies D, Fanning A, Yuan L, Fitzgerald M: Tuberculosis among health care workers. N Engl J Med 1995; 332: 92–98

[15] Menzies D, Joshi R, Pai M: Risk of tuberculosis infection and disease associated with work in health care settings. Int J Tuberc Lung Dis 2007; 11: 593–605

[16] Menzies D, Pai M, Comstock G: Meta-analysis: new tests for the diagnosis of latent tuberculosis infection: areas of uncertainty and recommendations for research. Ann Intern Med 2007; 146: 340–354

[17] Nahid P, Pai M, Hopewell PC: Advances in the diagnosis and treatment of tuberculosis. Proc Am Thorac Soc 2006; 3: 103–110

[18] Nienhaus A, Loddenkemper R, Hauer B, Wolf N, Diel R. Latent tuberculosis infection in healthcare workers – evaluation of an Interferon-gamma release assay. Pneumologie 2007; 61: 219–223

[19] Nienhaus A, Schablon A, Siano B, le Bacle C, Diel R: Evaluation of the Interferon-gamma Release Assay in Healthcare Workers. Int Arch Occup Enviro Health 2008; 81: 295–300

[20] Ong A, Rudoy I, Gonzalez LC, Creasman J, Kawamura LM, Daley CL: Tuberculosis in healthcare workers: a molecular epidemiologic study in San Francisco. Infect Control Hosp Epidemiol 2006; 27: 453–458

[21] Pai M: Alternatives to the tuberculin skin test: interferon-gamma assays in the diagnosis of mycobacterium tuberculosis infection. Indian J Med Microbiol 2005; 23: 151–158

[22] Pai M, Kalantri S, Dheda K: New tools and emerging technologies for the diagnosis of tuberculosis: part I. Latent tuberculosis. Expert Rev Mol Diagn 2006; 6: 413–422

[23] Pai M, O'Brien R: Serial testing for tuberculosis: can we make sense of T cell assay conversions and reversions? PLoS Med 2007; 4: -e208

[24] Schumacher I, Sommerwerck D: Tuberkulose als Berufskrankheit – Personalerkrankungen in einer Lungenklinik über 30 Jahre. Prax Pneumol 1981; 35: 603–605

[25] Seidler A, Nienhaus A, Diel R: Review of epidemiological studies on the occupational risk of tuberculosis in low-incidence areas. Respiration 2005; 72: 431–446

[26] Soborg B, Andersen AB, Larsen HK, Weldingh K, Andersen P, Kofoed K, Ravn P: Detecting a low prevalence of latent tuberculosis among health care workers in Denmark detected by M. tuberculosis specific IFN-gamma whole-blood test. Scand J Infect Dis 2007; 39: 554–559

[27] Stebler A, Iseli P, Muhlemann K, Bodmer T: Whole-blood interferon-gamma release assay for baseline tuberculosis screening of healthcare workers at a swiss university hospital. Infect Control Hosp Epidemiol 2008; 29: 681–683

[28] Stop TB Partnership, World Health Organisation: Global Plan to Stop TB 2006–2015 – Actions for life, towards a world free of tuberculosis, Geneva, Switzerland, 2006

# 23 Tuberkulose-Screening bei portugiesischen Beschäftigten im Gesundheitswesen unter Anwendung des Tuberkulin-Hauttests und des Interferon-γ Release Assays[1]

José Torres Costa, Albert Nienhaus


## Zusammenfassung

Die Prävalenz der latenten Tuberkulose-Infektion (LTBI) und die Inzidenz der aktiven Tuberkulose bei Beschäftigten des Gesundheitswesens wurden in einem portugiesischen Krankenhaus untersucht. Die Querschnittsstudie umfasst 4.735 Krankenhausbeschäftigte, die in der Zeit von Mai 2005 bis September 2008 an einer Tuberkulose-Vorsorgeuntersuchung teilnahmen. Insgesamt 1.219 der Beschäftigten wurden simultan mit dem Tuberkulin-Hauttest (THT) und dem Interferon-γ Release Assay (IGRA) getestet (25,7 %). Symptomatische oder test-positive Personen wurden geröntgt. Die Tests wurden – abhängig von der Risikobewertung – jährlich oder alle zwei Jahre wiederholt. Der IGRA war bei 32,6 % der Beschäftigten positiv, der THT bei 74,2 %. Eine langjährige Beschäftigung im Gesundheitsdienst war ein Risikofaktor für einen positiven IGRA, jedoch nicht für einen positiven THT. Eine wiederholte BCG-Impfung erhöhte die Wahrscheinlichkeit von THT+/IGRA-diskordanten Ergebnissen (35,4 % vs. 54,4 %). Bei den Beschäftigten, die während der Studiendauer dreifach mit dem THT getestet wurden (n = 59), stieg der mittlere Durchmesser des THT von 5 über 7 auf 10 mm. Innerhalb von drei Jahren wurde bei 31 Beschäftigten eine aktive TB diagnostiziert (jährliche Inzidenzrate 191/100.000). Bei acht Erkrankten wurden sowohl der THT als auch der IGRA zeitgleich mit der Diagnose durchgeführt und beide Tests waren jeweils positiv. Sowohl die LTBI als auch die aktive Tuberkulose sind bei Beschäftigten im Gesundheitswesen in Portugal häufig, weshalb ein entsprechendes Screening unabdingbar ist. Durch die Anwendung des IGRA kann die Anzahl der Röntgenuntersuchungen, die nötig sind, um eine aktive TB auszuschließen, um etwa die Hälfte reduziert werden, ohne jedoch einen Fall von aktiver TB zu übersehen. Daher sollte der IGRA in TB-Vorsorgeuntersuchungen eingesetzt werden.


[1] Dieser Beitrag beruht auf einer übersetzten und gekürzten Version einer Publikation im European Respiratory Journal: Torres Costa J, Sá R, Cardoso MJ, Silva R, Ferreira J, Ribeiro C, Miranda M, Plácido JL, Nienhaus A: Tuberculosis screening in Portuguese healthcare workers using the Tuberculin Skin Test and the Interferon-γ Release Assay. Eur Resp J 2009; 34(6): 1423–1428

## Einleitung

Das Screening von Beschäftigten im Gesundheitswesen (BiG) auf eine latente Tuberkulose-Infektion (LTBI) und eine aktive Tuberkulose (TB) ist ein fundamentaler Bestandteil der Infektionskontrollprogramme in Krankenhäusern [16]. In Portugal wurde bisher das TB-Screening der Beschäftigten nur als Umgebungsuntersuchung durch das Gesundheitsamt durchgeführt, während eine arbeitsmedizinische Vorsorgeuntersuchung in den portugiesischen Krankenhäusern nicht stattfand. Im Hospital S. João in Nord-Portugal wird seit 2005 eine arbeitsmedizinische Abteilung für das Krankenhauspersonal aufgebaut, in der BiG regelmäßig – abhängig von ihrer Risikobewertung gemäß der CDC-Richtlinien – auf TB untersucht werden [16].

Seit etwa einem Jahrhundert wird der Tuberkulin-Hauttest (THT) zur Erkennung einer LTBI angewendet. Der THT hat jedoch bekannte Anwendungsbeschränkungen, darunter die Kreuzreaktivität mit BCG und nicht-tuberkulösen Mycobakterien (NTM)-Infektionen [12]. Fortschritte in der Molekularbiologie haben zur Entwicklung neuer *In-vitro*-Assays geführt, die das freigesetzte Interferon sensibilisierter T-Zellen nach deren Stimulation mit *M. tuberculosis* messen. Diese Tests verwenden Antigene, die weder in BCG- Stämmen noch bei den meisten NTM (z. B. M. avium) vorkommen und daher spezifischer als der THT [1] sind. Neben der höheren Spezifizität und mindestens gleichen Sensitivität wie der THT korrelieren die IGRAs besser mit der Exposition zu *M. tuberculosis* [14, 17, 20]. Im Verlauf einer LTBI-Progression zu einer aktiven TB haben sie einen höheren prädiktiven Wert bei engem Kontakt in einem Niedrig-Inzidenz-Milieu [3].

Mehrere Studien zur LTBI unter Anwendung des IGRA bei Beschäftigten im Gesundheitswesen wurden bisher publiziert [6, 8, 15, 19, 22, 24, 25]. Keine dieser Studien bezog sich allerdings auf Portugal, einem Land, in dem die systematische arbeitsmedizinische Betreuung von BiG erst aufgebaut wird. Daher untersuchten wir die Prävalenz der LTBI und der aktiven TB bei Beschäftigen in einem Krankenhaus in Portugal und verglichen die Ergebnisse des IGRA mit denen des THT.

## Materialien und Methoden

Die Studienpopulation dieser Querschnittsstudie besteht aus allen Beschäftigten des S. João-Hospitals, die von Mai 2005 bis September 2008 an einem TB-Screening teilnahmen. Das Infektionsrisiko für BiG, die auf Infektions- und TB-Stationen tätig waren, wurde als hoch eingestuft. Für Beschäftigte anderer Stationen mit regulärem Patientenkontakt wurde das Risiko als mittel und für Beschäftigte ohne regulären Kontakt zu Patienten oder biologischem Material als niedrig eingestuft [16]. Bei Aufnahme der Tätigkeit wurden alle Beschäftigten untersucht. BiG mit einer hohen Risikoeinstufung wurden jährlich untersucht, alle anderen jedes zweite Jahr oder nach Bekanntwerden einer Exposition zu Patienten mit aktiver TB.

Das Screening wurde anfänglich ausschließlich unter Anwendung des THT durchgeführt. Seit Januar 2007 wurden THT und IGRA simultan appliziert. Der THT wurde verwendet, wenn der Diameter eines früheren THT unter 15 mm lag oder wenn kein vorheriger THT-Befund bekannt war. Ein Röntgen-Thorax wurde angeordnet, wenn der THT ≥ 10 mm betrug oder wenn typische TB-Symptome bestanden. Eine BCG-Impfung wurde anhand des individuellen Impfverzeichnisses oder Narben festgestellt. Laut Nationalem Impfplan ist die BCG-Impfung von Neugeborenen in Portugal obligatorisch und wurde bis Januar 2000 wiederholt, wenn der THT < 5 mm betrug [8]. Somit wurde jeder Beschäftigte also mindestens einmal im Laufe seines Lebens geimpft.

Der THT wurde von ausgebildetem Personal nach standardisierten Vorgaben durchgeführt. Dazu wurden 0,1 mL (2 TU) gereinigtes Proteinderivat (RT23; Statens Serum Institute, Kopenhagen, Dänemark) intradermal an der volaren Seite des Unterarms injiziert und der transversale Diameter der Induration 72 bis 96 Stunden später abgelesen. Ein Diameter von ≥ 10 mm wurde als positiv erachtet.

Der Patient wurde vor der Applikation des THT befragt und ihm wurde Blut für den IGRA entnommen. Als IGRA wurde der QuantiFERON-TB® Gold In-Tube Assay (Cellestis Limited, Carnegie, Australien) verwendet und gemäß der Herstellerangaben verarbeitet.

## Statistische Analyse

Für kategoriale Daten wurden Chi-Quadrat-Tests berechnet. Odds Ratios (OR) und 95 % Konfidenzintervalle (CI) für mögliche Einflussfaktoren auf die Testergebnisse wurden mithilfe der logistischen Regression berechnet. Die Modellbildung erfolgte schrittweise rückwärts unter Verwendung des Changekriteriums [7].

## Ergebnisse

Die Studienpopulation besteht aus 4.735 Beschäftigten. Bei 213 BiG (4,5 %) waren nur IGRA- Befunde verfügbar, da der THT kontra-indiziert war, abgelehnt wurde oder der Ablesetermin für den THT versäumt wurde *(Abb. 1)*.

Die Beschreibung der Studienpopulation (n = 1.219), die simultan mit THT und IGRA getestet wurden, ist in *Tabelle 1* dargestellt.

Der THT war bei 74,2 % und der IGRA bei 32,6 % der BiG positiv. Die Wahrscheinlichkeit eines positiven IGRA erhöhte sich mit dem Indurationsdiameter des THT *(Tab. 2)*, mit dem Alter und der Beschäftigungsdauer *(Tab. 3)*. Die OR für den THT ≥ 10 mm bei BiG mit bis zu drei BCG-Impfungen seit Geburt betrug 2,0 (95 % CI 1,29–3,02). Die Variable „Jahre seit letzter Impfung" beeinflusste die THT-Ergebnisse nicht. Ein positiver IGRA war unwahrscheinlicher, wenn nur zehn oder weniger Jahre seit der letzten Impfung vergangen waren (OR 0,2; 95 % CI 0,09–0,52). Ein Zusammenhang mit Beruf oder Risikobewertung konnte in beiden Tests nicht beobachtet werden.

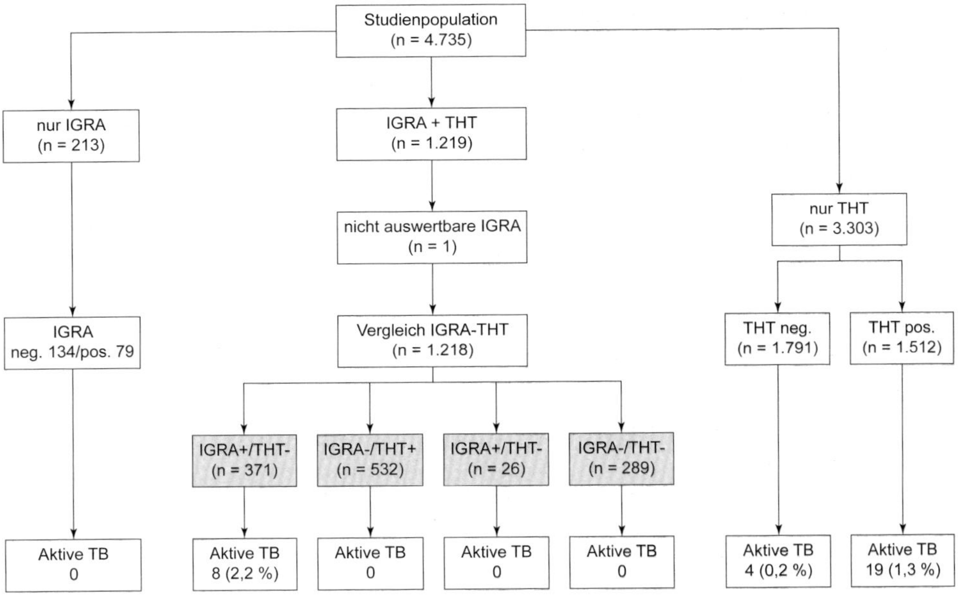


**Abbildung 1:** Studienpopulation

**Tabelle 1:** Studienpopulation beim Vergleich IGRA mit THT

| | N | % |
|---|---|---|
| **Alter** | | |
| 16–29 Jahre | 443 | 36,4 |
| 30–39 Jahre | 336 | 27,6 |
| 40–49 Jahre | 212 | 17,4 |
| 50–59 Jahre | 199 | 16,3 |
| ≥ 60 Jahre | 28 | 2,3 |
| **Geschlecht** | | |
| Weiblich | 878 | 72,1 |
| Männlich | 340 | 27,9 |
| **BCG-Impfung** | | |
| nur bei Geburt | 370 | 30,4 |
| eine zusätzlich | 426 | 35,0 |
| zwei zusätzlich | 301 | 24,7 |
| ≥ 3 zusätzlich | 121 | 9,9 |

**Tabelle 1:** Studienpopulation beim Vergleich IGRA mit THT *(Forts.)*

| | N | % |
|---|---|---|
| **Jahre seit letzter BCG** | | |
| > 15 Jahre | 920 | 75,5 |
| > 10–15 Jahre | 227 | 18,6 |
| 1–10 Jahre | 71 | 5,8 |
| **Beruf** | | |
| Verwaltung | 186 | 15,3 |
| Hilfskräfte, Reinigungspersonal | 188 | 15,4 |
| Techniker (Radiologie, Labor, etc.) | 85 | 7,0 |
| Krankenschwestern | 548 | 45,0 |
| Ärzte | 211 | 17,3 |
| **Risikobewertung** | | |
| niedriges Risiko | 173 | 14,2 |
| mittleres Risiko | 407 | 33,4 |
| hohes Risiko | 638 | 52,4 |
| **Beschäftigungszeit im Gesundheitswesen** | | |
| Beginn der Tätigkeit | 208 | 17,1 |
| < 5 Jahre | 301 | 27,7 |
| 5– < 10 Jahre | 212 | 17,4 |
| 10– < 15 Jahre | 142 | 11,7 |
| 15– < 20 Jahre | 90 | 7,4 |
| ≥ 20 Jahre | 265 | 21,8 |

**Tabelle 2**: THT-Indurationsdurchmesser nach IGRA-Befunden

| THT | IGRA | | | | | |
|---|---|---|---|---|---|---|
| | Negativ | | Positiv | | Gesamt | |
| | N | Zeilen % | N | Zeilen % | N | Spalten % |
| 0–4 mm | 133 | 97,1 | 4 | 2,9 | 137 | 11,2 |
| 5–9 mm | 156 | 87,6 | 22 | 12,4 | 178 | 14,6 |
| 10–15 mm | 341 | 70,6 | 142 | 29,4 | 483 | 39,7 |
| > 15 mm | 191 | 45,5 | 229 | 54,5 | 420 | 34,5 |
| **Gesamt** | **821** | **67,4** | **397** | **32,6** | **1.218** | **100,0** |

THT = Tuberkulin-Hauttest
IGRA = Interferon-γ Release Assay

**Tabelle 3**: Anteil von Tuberkulin-Hauttests (THT) ≥ 10 mm und positiver Interferon-γ Release Assay (IGRA) sowie die jeweiligen adjustierten Odds Ratios (OR) und 95 % Konfidenzintervall (CI) für verschiedene putative Risikofaktoren

| | THT ≥ 10 mm | | | IGRA-positive | | |
|---|---|---|---|---|---|---|
| | N (%) | OR | 95 % CI | N (%) | OR | 95 % CI |
| **Alter** | | | | | | |
| 16–29 Jahre | 212 (47,9) | 1 | – | 99 (22,3) | 1 | – |
| 30–39 Jahre | 146 (43,5) | 0,9 | 0,68–1,23 | 100 (29,8) | 1,4 | 0,97–1,91 |
| 40–49 Jahre | 88 (41,5) | 1,0 | 0,68–1,38 | 87 (41,0) | 1,8 | 1,26–2,70 |
| 50–59 Jahre | 78 (39,2) | 1,1 | 0,71–1,56 | 99 (49,7) | 2,1 | 1,40–3,17 |
| ≥ 60 Jahre | 8 (28,6) | 0,7 | 0,23–1,68 | 12 (42,9) | 1,4 | 0,63–3,28 |
| **Geschlecht** | | | | | | |
| Weiblich | 391 (44,5) | 1 | – | 278 (31,7) | 1 | – |
| Männlich | 141 (41,5) | 1,0 | 0,77–1,31 | 119 (35,0) | 0,9 | 0,70–1,24 |
| **BCG-Impfung** | | | | | | |
| nur bei Geburt | 131 (35,4) | 1 | – | 166 (44,9) | 1 | – |
| eine zusätzlich | 186 (43,7) | 1,4 | 1,02–1,82 | 137 (32,2) | 0,8 | 0,60–1,12 |
| zwei zusätzlich | 149 (49,5) | 1,6 | 1,18–2,24 | 74 (24,6) | 0,8 | 0,55–1,18 |
| 3–10 zusätzlich | 66 (54,5) | 2,0 | 1,29–3,02 | 20 (16,5) | 0,6 | 0,34–1,07 |
| **Jahre seit letzter BCG** | | | | | | |
| > 15 Jahre | 373 (40,5) | 1 | – | 355 (38,6) | 1 | – |

**Tabelle 3**: Anteil von Tuberkulin-Hauttests (THT) ≥ 10 mm und positiver Interferon-γ Release Assay (IGRA) sowie die jeweiligen adjustierten Odds Ratios (OR) und 95 % Konfidenzintervall (CI) für verschiedene putative Risikofaktoren *(Forts.)*

| | **THT ≥ 10 mm** | | | **IGRA-positive** | | |
|---|---|---|---|---|---|---|
| | **N (%)** | **OR** | **95 % CI** | **N (%)** | **OR** | **95 % CI** |
| > 10–15 Jahre | 119 (52,4) | 1,3 | 0,91–1,80 | 36 (15,9) | 0,4 | 0,28–0,67 |
| 1–10 Jahre | 40 (56,3) | 1,4 | 0,84–2,38 | 6 (8,5) | 0,2 | 0,09–0,52 |
| **Beruf** | | | | | | |
| Verwaltung | 76 (40,9) | 1 | – | 75 (40,3) | 1 | – |
| Hilfskräfte, Reinigungspersonal | 65 (34,6) | 0,7 | 0,49–1,13 | 76 (40,4) | 1,5 | 0,95–2,45 |
| Techniker (Radiologie, Labor, etc.) | 44 (51,8) | 1,4 | 0,82–2,34 | 22 (25,9) | 0,8 | 0,43–1,45 |
| Krankenschwestern | 276 (50,4) | 1,3 | 0,91–1,82 | 138 (25,2) | 0,8 | 0,52–1,21 |
| Ärzte | 71 (33,6) | 0,7 | 0,45–1,02 | 86 (40,8) | 1,6 | 0,98–2,54 |
| **Risikobewertung** | | | | | | |
| niedriges Risiko | 69 (39,9) | 1 | – | 73 (42,2) | 1 | – |
| mittleres Risiko | 177 (43,5) | 1,2 | 0,77–1,79 | 143 (35,1) | 0,9 | 0,59–1,41 |
| hohes Risiko | 286 (44,8) | 1,1 | 0,77–1,72 | 181 (28,4) | 0,7 | 0,46–1,07 |
| **Beschäftigungsdauer im Gesundheitswesen** | | | | | | |
| Beginn der Tätigkeit | 83 (39,9) | 1 | – | 43 (20,7) | 1 | – |
| < 5 Jahre | 142 (47,2) | 1,2 | 0,81–1,72 | 80 (26,6) | 1,7 | 1,08–2,69 |
| 5– < 10 Jahre | 102 (48,1) | 1,2 | 0,81–1,83 | 58 (27,4) | 1,8 | 1,08–2,86 |
| 10– < 15 Jahre | 65 (45,8) | 1,1 | 0,73–1,78 | 52 (36,6) | 2,9 | 1,34–4,87 |
| 15– < 20 Jahre | 36 (40,0) | 0,9 | 0,56–1,58 | 39 (43,3) | 3,0 | 1,68–5,26 |
| ≥ 20 Jahre | 104 (39,2) | 1,2 | 0,79–1,79 | 125 (47,2) | 2,6 | 1,64–4,13 |

Mit der Anzahl der BCG-Impfungen erhöhten sich die diskordanten THT+/IGRA- Ergebnisse *(Tab. 4)*. Der Anteil der diskordanten THT+/IGRA-Ergebnisse betrug 40,5 %, wenn die letzte Impfung vor mehr als 15 Jahre erfolgt war und 56,3 %, wenn 1–10 Jahre vergangen waren. Der Anteil der diskordanten Ergebnisse (THT+/IGRA-) bei Krankenschwestern war höher als bei anderen Berufen *(Tab. 4)*. Der THT wurde bei Krankenschwestern während der Studiendauer öfter wiederholt (30,5 %) als z. B. bei Ärzten (14,7 %). Die Risikobewertung korrelierte umgekehrt zu den positiven konkordanten Ergebnissen (niedriges Risiko 38,7 %, hohes Risiko 26,7 %). Ein Alter über 60 Jahre war mit einer erhöhten THT-/IGRA+ Dissonanz assoziiert *(Tab. 4)*.

**Tabelle 4**: Konkordante and diskordante Tuberkulin-Hauttests (THT) ≥ 10 mm und Interferon-γ Release Assay (IGRA)-Befunde, abhängig von putativen Risikofaktoren

| | THT/IGRA | | | | | | | | P |
|---|---|---|---|---|---|---|---|---|---|
| | neg/neg | | pos/neg | | neg/pos | | pos/pos | | |
| | N | % | N | % | N | % | N | % | |
| **Alter** | | | | | | | | | |
| 16–29 Jahre | 132 | 29,8 | 212 | 47,9 | 10 | 2,3 | 89 | 20,1 | |
| 30–39 Jahre | 90 | 26,8 | 146 | 43,5 | 6 | 1,8 | 94 | 28,0 | |
| 40–49 Jahre | 37 | 17,5 | 88 | 41,5 | 2 | 0,9 | 85 | 40,1 | |
| 50–59 Jahre | 22 | 11,1 | 78 | 39,2 | 5 | 2,5 | 94 | 47,2 | |
| ≥ 60 Jahre | 8 | 28,6 | 8 | 28,6 | 3 | 10,7 | 9 | 32,1 | < 0,001 |
| **Geschlecht** | | | | | | | | | |
| weiblich | 209 | 23,8 | 391 | 44,5 | 17 | 1,9 | 261 | 29,7 | |
| männlich | 80 | 23,5 | 141 | 41,5 | 9 | 2,6 | 110 | 32,4 | 0,644 |
| **BCG-Impfung** | | | | | | | | | |
| nur bei Geburt | 73 | 19,7 | 131 | 35,4 | 10 | 2,7 | 156 | 42,2 | |
| eine zusätzlich | 103 | 24,2 | 186 | 43,7 | 10 | 2,3 | 127 | 29,8 | |
| zwei zusätzlich | 78 | 25,9 | 149 | 49,5 | 5 | 1,7 | 69 | 22,9 | |
| 3–10 zusätzlich | 35 | 28,9 | 66 | 54,5 | 1 | 0,8 | 19 | 15,7 | < 0,001 |
| **Jahre seit BCG** | | | | | | | | | |
| > 15 Jahre | 192 | 20,9 | 373 | 40,5 | 24 | 2,6 | 331 | 36,0 | |
| > 10–15 Jahre | 72 | 31,7 | 119 | 52,4 | 1 | 0,4 | 35 | 15,4 | |
| 1–10 Jahre | 25 | 35,2 | 40 | 56,3 | 1 | 1,4 | 5 | 7,0 | < 0,001 |
| **Beruf** | | | | | | | | | |
| Verwaltung | 35 | 18,8 | 76 | 40,9 | 4 | 2,2 | 71 | 38,2 | |
| Reinigungskräfte | 47 | 25,0 | 65 | 34,6 | 4 | 2,1 | 72 | 38,3 | |
| Radiologie, Labor | 19 | 22,4 | 44 | 51,8 | 3 | 3,5 | 19 | 22,4 | |
| Krankenpfleger[1] | 134 | 24,5 | 276 | 50,4 | 7 | 1,3 | 131 | 23,9 | |
| Ärzte[1] | 54 | 25,6 | 71 | 33,6 | 8 | 3,8 | 78 | 37,0 | < 0,001 |

[1] Wiederholter THT während der Studienperiode: Krankenschwestern (30,5 %), Ärzte (14,7 %), p-Wert < 0,0005

**Tabelle 4**: Konkordante and diskordante Tuberkulin-Hauttests (THT) ≥ 10 mm und Interferon-γ Release Assay (IGRA)-Befunde, abhängig von putativen Risikofaktoren *(Forts.)*

| | THT/IGRA | | | | | | | | P |
|---|---|---|---|---|---|---|---|---|---|
| | neg/neg | | pos/neg | | neg/pos | | pos/pos | | |
| | N | % | N | % | N | % | N | % | |
| **Risiko** | | | | | | | | | |
| niedrig | 31 | 17,9 | 69 | 39,9 | 6 | 3,5 | 67 | 38,7 | |
| mittel | 87 | 21,4 | 177 | 43,5 | 6 | 1,5 | 137 | 33,7 | |
| hoch | 171 | 26,8 | 286 | 44,8 | 14 | 2,2 | 167 | 26,2 | 0,006 |
| **Beschäftigungsdauer** | | | | | | | | | |
| Einsteiger | 82 | 39,4 | 83 | 39,9 | 2 | 1,0 | 41 | 19,7 | |
| < 5 Jahre | 79 | 26,2 | 142 | 47,2 | 10 | 3,3 | 70 | 23,3 | |
| 5– < 10 Jahre | 52 | 24,5 | 102 | 48,1 | 6 | 2,8 | 52 | 24,5 | |
| 10– < 15 Jahre | 25 | 17,6 | 65 | 45,8 | 1 | 0,7 | 51 | 35,9 | |
| 15– < 20 Jahre | 15 | 16,7 | 36 | 40,0 | 1 | 1,1 | 38 | 42,2 | |
| ≥ 20 Jahre | 36 | 13,6 | 104 | 39,2 | 6 | 2,3 | 119 | 44,9 | < 0,001 |

[1] Wiederholter THT während der Studienperiode: Krankenschwestern (30,5 %), Ärzte (14,7 %), p-Wert < 0,0005

Eine aktive Tuberkulose wurde – basierend auf einer positiven PCR (n = 2) oder durch eine positive Kultur (n = 29) – bei 31 Studienteilnehmern *(Abb. 1)* diagnostiziert. Geht man von einer dynamischen Kohorte aus, in der jeder BiG 41 Monate (Mai 2005 bis September 2008) verbleibt, beträgt die jährliche Inzidenzrate 191,6/100.000. Bei acht BiG mit einer aktiven TB wurden THT und IGRA bei der Diagnose simultan durchgeführt, beide Tests fielen jeweils positiv aus.

Bei 16 der 31 (51,6 %) Erkrankten erfolgte die Diagnose im Rahmen des Tuberkulose-Screenings; 13 der Betroffenen stellten sich selbst mit typischen TB-Symptomen vor und bei drei Personen wurde die aktive Tuberkulose aufgrund eines positiven THT und IGRA nach einer auffälligen Röntgenaufnahme diagnostiziert.

## Diskussion

Dieses ist die umfangreichste Studie, die den THT und den IGRA beim TB-Screening von Beschäftigten im Gesundheitswesen verwendete und dadurch eine Analyse der Risikofaktoren diskordanter Ergebnisse der beiden Tests ermöglicht. Die jährliche Inzidenzrate einer aktiven TB bei portugiesischen BiG (191,6 per 100.000) war ungefähr sechsfach höher als die der Allgemeinbevölkerung in Portugal (32/100.000) in 2006 [26].

Die Prävalenz einer LTBI variierte stark abhängig vom verwendeten Test. Folglich hätte der Anteil der BiG, die eine Röntgenaufnahme benötigten, von 74,2 % mit positivem THT auf 32,6 % reduziert werden können, wenn nur IGRA-positive BiG geröntgt würden, um eine aktive Tuberkulose auszuschließen bzw. als wahrscheinlich erscheinen zu lassen.

Bisher ist nur wenig über den Effekt wiederholter BCG-Impfungen hinsichtlich der Wahrscheinlichkeit diskordanter Ergebnisse des THT+/IGRA- bekannt [5, 18]. Wiederholte BCG-Impfungen erhöhten die Wahrscheinlichkeit eines positiven THT, der durch den IGRA nicht bestätigt wurde. Eine frische oder wiederholte BCG-Impfung verringerte die Wahrscheinlichkeit eines positiven IGRA. Das liegt höchstwahrscheinlich daran, dass THT-negative BiG nachgeimpft wurden, was zu einem positiven THT ohne Veränderung des IGRA führte.

Der höhere Anteil an THT+/QFT-Ergebnissen bei Krankenschwestern könnte auf einen Boostereffekt hindeuten [11], zumal der THT bei ihnen am häufigsten wiederholt wurde. Noch liegen wenige Daten zum Einfluss wiederholter THT auf den IGRA vor. Vorläufige Ergebnisse legen nahe, dass der IGRA nicht wesentlich beeinflusst wird, wenn der THT drei Tage zuvor appliziert wurde [10].

Die Tätigkeit im Gesundheitswesen ist ein bekannter Risikofaktor für TB [13, 21, 23]. Entsprechend unseren Daten erhöht sich die Wahrscheinlichkeit eines positiven IGRA mit der Beschäftigungsdauer im Gesundheitswesen *(Tab. 3)*, während der THT diese erwartete Assoziierung nicht zeigte. Überraschend ist, dass weder die Risikobewertung [16] noch der Beruf mit einem positivem THT oder IGRA assoziiert waren. In den beiden europäischen Fingerprint-Studien [2, 4] traten die Mehrzahl der arbeitsbedingten TB-Fälle auf, wenn ein Infektionsrisiko nicht vermutet wurde und gezielte Präventivmaßnahmen nicht ergriffen wurden. Fluktuation der Beschäftigten zwischen Tätigkeiten mit unterschiedlicher Infektionsgefährdung ist eine andere mögliche Erklärung für das Fehlen dieses Zusammenhangs. Zudem könnte der erwartete Zusammenhang durch das Querschnittsstudiendesign abgeschwächt worden sein.

Beim LTBI- Screening von BiG in unserer Studienpopulation wies der THT deutliche Mängel auf. Die hohe Rate der positiven THT wurde von wiederholten BCG-Impfungen beeinflusst und führte dazu, dass zwei von drei Beschäftigten regelmäßig geröntgt werden mussten. Daher untermauern unsere Daten das Fazit einer taiwanesischen Studie [9], dass der THT bei Kontaktuntersuchungen BCG-geimpfter Beschäftigter nicht zweckdienlich ist. In der Untergruppe, die sich simultan der Untersuchung mit dem THT und dem IGRA unterzog, waren alle acht mit einer aktiven TB diagnostizierten Teilnehmer in beiden Tests positiv. Die Beschränkung der Röntgen-Thoraxuntersuchungen auf symptomatische oder IGRA-positive Beschäftigte würde die Anzahl der Röntgenuntersuchungen um mehr als die Hälfte reduzieren (THT 74,2 % vs. IGRA 32,6 %), ohne aktive TB-Fälle zu übersehen.

## Literatur


[1] Andersen P, Munk ME, Pollock JM, Doherty TM: Specific immune-based diagnosis of tuberculosis. Lancet 2000; 356: 1099–1104

[2] De Vries G, Sebek MM, Lambregts-van Weezenbeek CS: Healthcare workers with tuberculosis infected during work. Eur Respir J 2006; 28: 1216–1221

[3] Diel R, Loddenkemper R, Meywald-Walter K, Niemann S, Nienhaus A: Predictive value of a whole blood IFN-gamma assay for the development of active tuberculosis disease after recent infection with Mycobacterium tuberculosis. Am J Respir Crit Care Med 2008; 177: 1164–1170

[4] Diel R, Seidler A, Nienhaus A, Rusch-Gerdes S, Niemann S: Occupational risk of tuberculosis transmission in a low incidence area. Respir Res 2005; 6: 35–45

[5] Farhat M, Greenaway C, Pai M, Menzies D: False-positive tuberculin skin tests: what is the absolute effect of BCG and non-tuberculous mycobacteria? Int J Tuberc Lung Dis 2006; 10: 1192–1204

[6] Harada N, Nakajima Y, Higuchi K, Sekiya Y, Rothel J, Mori T: Screening for tuberculosis infection using whole-blood interferon-gamma and Mantoux testing among Japanese healthcare workers. Infect Control Hosp Epidemiol 2006; 27: 442–448

[7] Hosmer D, Lemeshow S: Applied logistic regression, 2. Wiley & Sons, New York, 2000

[8] Kobashi Y, Obase Y, Fukuda M, Yoshida K, Miyashita N, Fujii M, Oka M: Usefulness of QuantiFERON TB-2G, a diagnostic method for latent tuberculosis infection, in a contact investigation of health care workers. Intern Med 2007; 46: 1543–1549

[9] Lee SS, Liu YC, Huang TS, Chen YS, Tsai HC, Wann SR, Lin HH: Comparison of the interferon-gamma release assay and the tuberculin skin test for contact investigation of tuberculosis in BCG-vaccinated health care workers. Scand J Infect Dis 2008; 40: 373–380

[10] Leyten EM, Prins C, Bossink AW, Thijsen S, Ottenhoff TH, van Dissel JT, Arend SM: Effect of tuberculin skin testing on a Mycobacterium tuberculosis-specific interferon-gamma assay. Eur Respir J 2007; 29: 1212–1216

[11] Menzies D: Interpretation of repeated tuberculin tests. Boosting, conversion, and reversion. Am J Respir Crit Care Med 1999; 159: 15–21

[12] Menzies D: What does tuberculin reactivity after bacille Calmette-Guerin vaccination tell us? Clin Infect Dis 2000; 31(3): 71–74

[13] Menzies D, Joshi R, Pai M: Risk of tuberculosis infection and disease associated with work in health care settings. Int J Tuberc Lung Dis 2007; 11: 593–605

[14] Menzies D, Pai M, Comstock G: Meta-analysis: new tests for the diagnosis of latent tuberculosis infection: areas of uncertainty and recommendations for research. Ann Intern Med 2007; 146: 340–354

[15] Mirtskhulava V, Kempker R, Shields KL, Leonard MK, Tsertsvadze T, Del Rio C, Salakaia A, Blumberg HM: Prevalence and risk factors for latent tuberculosis infection among health care workers in Georgia. Int J Tuberc Lung Dis 2008; 12: 513–519

[16] MMWR: Guidelines for preventing the transmission of mycobacterium tuberculosis in health care settings. MMWR Morb Mortal Wkly Rep 2005; 54: 1–147

[17] Nahid P, Pai M, Hopewell PC: Advances in the diagnosis and treatment of tuberculosis. Proc Am Thorac Soc 2006; 3: 103–110

[18] Nienhaus A, Schablon A, Diel R: Interferon-Gamma Release Assay for the Diagnosis of Latent TB Infection – Analysis of Discordant Results, when Compared to the Tuberculin Skin Test. PLoS ONE 2008; 3: e2665

[19] Nienhaus A, Schablon A, Siano B, le Bacle C, Diel R: Evaluation of the Interferon-gamma Release Assay in Healthcare Wor-

kers. Int Arch Occup Enviro Health 2008; 81: 295–300

[20] Pai M, Riley LW, Colford JM, Jr. Interferon-gamma assays in the immunodiagnosis of tuberculosis: a systematic review. Lancet Infect Dis 2004; 4: 761–776

[21] Saleiro S, Santos AR, Vidal O, Carvalho T, Torres CJ, Agostinho MJ: Tuberculosis in hospital department health care workers. Rev Port Pneumol 2007; 13: 789–799

[22] Schablon A, Beckmann G, Harling M, Diel R, Nienhaus A: Prevalence of Latent Tuberculosis Infection among Health Care Workers in a hospital for pulmonary diseases. J Occup Med Toxicol 2009; 4: 1

[23] Seidler A, Nienhaus A, Diel R: Review of epidemiological studies on the occupational risk of tuberculosis in low-incidence areas. Respiration 2005; 72: 431–446

[24] Soborg B, Andersen AB, Larsen HK, Weldingh K, Andersen P, Kofoed K, Ravn P: Detecting a low prevalence of latent tuberculosis among health care workers in Denmark detected by M. tuberculosis specific IFN-gamma whole-blood test. Scand J Infect Dis 2007; 39: 554–559

[25] Vinton P, Mihrshahi S, Johnson P, Jenkin GA, Jolley D, Biggs BA: Comparison of QuantiFERON-TB Gold In-Tube Test and Tuberculin Skin Test for Identification of Latent Mycobacterium tuberculosis Infection in Healthcare Staff and Association Between Positive Test Results and Known Risk Factors for Infection. Infect Control Hosp Epidemiol 2009; 30: 215–221

[26] World Health Organization: Global Tuberculosis Control: Surveillance, Planning, Financing, WHO/HTM/TB/2008.393, Geneva, 2008

# 24 Führungsverhalten und Gesundheit: Status Quo der Forschung

Sabine Gregersen, Saskia Kuhnert, Andreas Zimber, Albert Nienhaus

**Zusammenfassung**

Der Zusammenhang zwischen Führungsverhalten und Gesundheit steht erst seit einiger Zeit verstärkt im Fokus wissenschaftlicher Untersuchungen und die vorliegenden Erkenntnisse zu diesem Thema sind bislang kaum systematisch aufbereitet und zusammengefasst worden. Dieser Artikel versucht, einen zusammenfassenden Überblick über den aktuellen Stand der Forschung zu geben. In einschlägigen Datenbanken wurden 49 Publikationen zum Zusammenhang zwischen Führungsverhalten und der Gesundheit bzw. dem Wohlbefinden von Mitarbeitern gefunden. In der Literatur wird Führungsverhalten sowohl als Stressor als auch als Ressource diskutiert. Die vorliegenden Veröffentlichungen liefern zudem erste empirische Belege zum Einfluss unterschiedlicher Führungsstile auf die Mitarbeitergesundheit. Vor allem eine transformationale und eine mitarbeiterorientierte Führung sind demnach gesundheitsförderlich. Die Frage, in welcher Weise das Führungsverhalten auf die Gesundheit Einfluss nimmt, konnte jedoch noch nicht befriedigend geklärt werden. In den meisten der berücksichtigten Veröffentlichungen wurde ein direkter Zusammenhang unterstellt und mehrheitlich auch empirisch bestätigt. Daneben erscheint aber auch eine indirekte Wirkung möglich, die z. B. über Arbeitsbedingungen und Persönlichkeitsmerkmale moderiert oder mediiert wird. Die relativ kleine Zahl von Untersuchungen zum Einfluss von Führungsverhalten auf Gesundheit und Wohlbefinden von Mitarbeitern zeigt, dass weiterer Forschungsbedarf besteht.

## Einleitung

Vor dem Hintergrund steigender fachlicher Anforderungen an die Beschäftigten, des demografischen Wandels, aber auch von Produktivitätsverlusten, z. B. durch Fehlzeiten und eine gesundheitlich eingeschränkte Leistungsfähigkeit, werden Möglichkeiten der Gesunderhaltung von Mitarbeitern diskutiert. In diesem Kontext wird in Theorie und Praxis seit einiger Zeit auch verstärkt der Zusammenhang zwischen Führungsverhalten und Mitarbeitergesundheit thematisiert [41, 66].

Es besteht weitestgehend Übereinstimmung, dass ein solcher Zusammenhang existiert, jedoch ist die bisherige Forschung hierzu eher fragmentarisch und es fehlt – vor allem im deutschsprachigen Raum – eine Zusammenfassung des aktuellen Erkenntnisstandes. Deshalb bleiben derzeit noch viele Fragen zum gesundheitsrelevanten Einfluss von Führung offen. Innerhalb der vorliegenden Veröffentlichung soll daher die bisherige Forschung zu nachfolgender Forschungsfrage zusammengefasst werden: Welches

Verhalten von Führungskräften wirkt sich positiv oder negativ auf die Gesundheit und das Wohlbefinden von Mitarbeitern aus und wie können die Wirkzusammenhänge erklärt werden?

Um diese Frage beantworten zu können, bedarf es einleitend einer Definition des zugrunde liegenden Verständnisses von Führung und Gesundheit, die nachfolgend beschrieben wird.

### Führungsverständnis

Aufgrund der Komplexität des Themas und der unterschiedlichen Betrachtungsweisen fehlt bislang eine einheitliche, „korrekte" Definition und Operationalisierung des Führungsbegriffes [46, 79, 85]. Stattdessen gibt es in der theoretischen sowie praktischen Forschung diverse Konzepte und Überlegungen, um Bedingungen, Strukturen, Prozesse, Ursachen und Konsequenzen von Führung zu beschreiben, zu erklären und zu prognostizieren [14, 22, 25, 26, 38, 39, 46, 78, 80, 84, 85]. Aufgrund der umfangreichen Literatur zum Thema und der unterschiedlichen Ansätze zur Konzeptionalisierung *(Abb. 1)* orientiert sich das dieser Literaturarbeit zugrunde liegende Führungsverständnis an den Ausführungen von Yukl [85], dessen Buch „Leadership in Organizations" einen guten Überblick über den Stand der Führungsforschung bietet.

Dieser definiert Führung als…

*„… Prozess der Beeinflussung anderer, um mit ihnen ein Einverständnis darüber herzustellen, was zu tun ist, wie dies umgesetzt werden soll und wie geeignete Bedingungen dafür geschaffen werden können, gemeinsame Ziele durch individuelle und kollektive Anstrengungen zu erreichen"* [85, Seite 8, eigene Übersetzung].

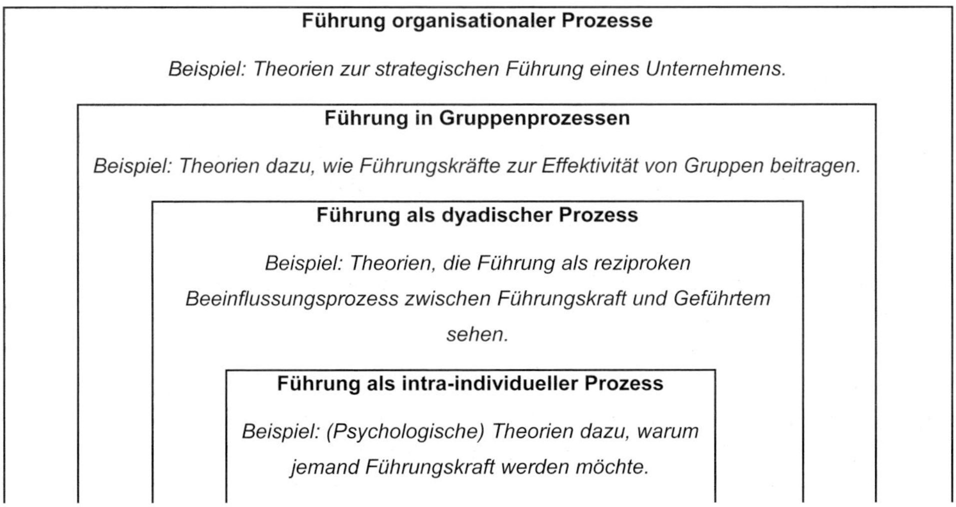


**Abbildung 1:** Unterschiedliche Analyseebenen von Führung nach Yukl [85, Seite 15]

Die meisten Führungstheorien fokussieren sich auf eine der in *Abbildung 1* dargestellten Ebenen, da sich eine Berücksichtigung sämtlicher Ebenen schwierig gestaltet. Dennoch hat Yukl versucht, aus der bisherigen Führungsforschung ein integratives Rahmenmodell abzuleiten. Damit stellt er klar, dass das gezeigte Führungsverhalten nicht unabhängig ist, sondern in Bezug zu anderen Variablen und Einflüssen steht. So gibt es intervenierende Variablen, wie beispielsweise die Motivation der Mitarbeiter, situative Faktoren, die Führung substituieren oder begünstigen, aber auch Fähigkeiten der Führungskraft selbst, ihre hierarchische Machtposition im Unternehmen und unternehmerische Erfolgskriterien, zu denen Wechselbeziehungen bestehen. Dies impliziert, dass es nicht nur *ein* erfolgversprechendes Führungsverhalten gibt, sondern dieses von unterschiedlichen Umgebungsbedingungen abhängt [85].

Yukl [85] nennt unter anderem folgende Kernaufgaben und Aspekte, die Führungskräfte beeinflussen können: die Ableitung und Festsetzung von Zielen und Strategien, die Motivation der Mitarbeiter zur Zielerreichung, die Planung und Koordination von Aufgaben sowie die Weiterentwicklung der Mitarbeiter. Der Frage, inwiefern Führung über diese Aufgaben das Wohlbefinden und die Gesundheit der Geführten beeinflussen kann, soll in der aktuellen Veröffentlichung nachgegangen werden. Führung wird dabei als dyadischer Prozess verstanden *(Abb. 1),* da die Interaktion zwischen Führungskraft und Mitarbeiter im Mittelpunkt steht. Dyadischer Prozess bedeutet, dass beide Akteure zwar abhängig voneinander sind, sie besitzen aber im Sinne eines dualen Systems auch eine jeweils eigene Macht.

### Gesundheitsverständnis und arbeitsbedingte Gesundheitsfolgen

Gesundheit wird in den beteiligten Forschungsdisziplinen aus zwei unterschiedlichen Blickrichtungen untersucht: Gesundheitliche Beeinträchtigungen und ihre Vorbeugung auf der einen, Förderung von Gesundheit und ihren Schutzfaktoren auf der anderen Seite (vgl. Salutogenesemodell von Antonovsky [1]). Einzelne Gesundheitskonzepte versuchen, diese beiden Perspektiven miteinander zu verknüpfen, indem sie den Gesundheitszustand auf einem Kontinuum zwischen den Polen Gesundheit und Krankheit abbilden [5].

Welche Bedeutung Arbeitstätigkeiten und -bedingungen für die Entstehung von Gesundheit bzw. Krankheit zukommt, wurde in den vergangenen Jahrzehnten innerhalb der epidemiologischen Arbeits- und Sozialmedizin [29, 63] sowie der Arbeitspsychologie [20, 58, 75] intensiv erforscht. Insbesondere wurden eine Reihe von Belastungen/Stressoren und daraus resultierende Beanspruchungsreaktionen, namentlich Stress, mit negativen gesundheitlichen Wirkungen in Zusammenhang gebracht [50, 53, 86]. Seit den 1990er Jahren werden Bedingungen in der Arbeitswelt auch mit Blick auf die Gesunderhaltung und -förderung analysiert [30, 74]. Dabei kann zwischen gesundheitsbeeinträchtigenden *Risikofaktoren* oder *Stressoren,* wie z. B. Regulationshindernissen, auf der einen und gesundheitsförderlichen *Ressourcen*, wie z. B. soziale Unterstützung, auf der anderen Seite differenziert werden. Darüber hinaus gibt es zahlreiche empirische Hinweise, dass der Zusammenhang zwischen den genannten Arbeitsbedingungen und den möglichen Gesundheitsfolgen durch individuelle (Mitarbeiter-)Merkmale, u. a. Persönlichkeitsmerkmale wie z. B. Neurotizismus, Bewältigungskompetenzen, Identifikation mit der Arbeit, Kohärenzsinn, Merkmale der außerberuflichen Situation sowie sozialer Status und Geschlecht, vermittelt wird [21, 86].

Hinsichtlich der Formen gesundheitlicher Wirkung von Arbeit kann zwischen individuellen Konsequenzen für die Beschäftigten, wie z. B. Burnout, und Folgen für die Organisation, wie z. B. Fehlzeiten, differenziert werden, wobei sich letztere zum Teil direkt aus den Gesundheitsfolgen für die Beschäftigten ergeben [21].

## Methodik

### Suchstrategie

In den Datenbanken PubMed, Medpilot, Psyndex, PsyContent, Medline, PsychInfo sowie Psychnet wurde nach geeigneten Studien, Metaanalysen und Reviews gesucht, deren Publikationsdatum zwischen 1990 und 2010 liegt. Zur Suche wurden unterschiedliche deutsche und englische Begriffe aus den Kategorien „Führungsverhalten" (z. B. „supervisor behavior"), „Mitarbeitergesundheit" (z. B. „employee health") sowie „Arbeitsbedingungen" (z. B. „psychosocial working environment") kombiniert. Darüber hinaus erfolgte eine händische Suche in den Literaturlisten der gefundenen Artikel, wobei hier auch Veröffentlichungen vor 1990 aufgenommen wurden.

Es wurden deutsch- und englischsprachige Artikel überwiegend aus Zeitschriften mit Peer-Review-Verfahren berücksichtigt. Anhand der Abstrakts wurden die Such-

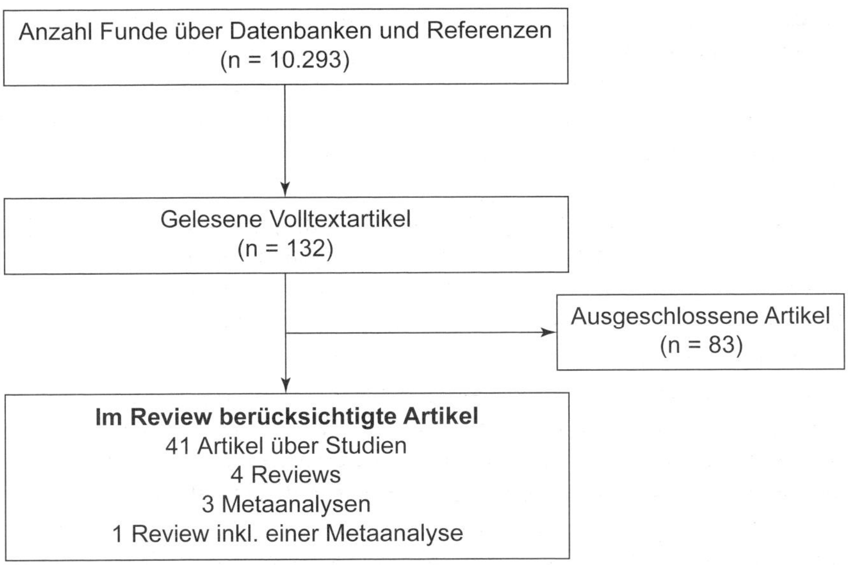


**Abbildung 2:** Fundstatistik

ergebnisse weiter eingeschränkt, so dass schließlich 132 Artikel als Volltextversionen bestellt wurden.

Die Qualität und Relevanz der verbleibenden Artikel wurde von zwei unabhängigen Beurteilern bewertet. Insgesamt entsprachen 41 Veröffentlichungen, in denen über 28 Quer- und 17 Längsschnittstudien berichtet wurde, sowie vier Reviews, drei Metaanalysen sowie ein Artikel, der die Ergebnisse eines Reviews und einer anschließenden Metaanalyse enthielt, den Anforderungen.

Als nachgewiesen betrachtet wurden Zusammenhänge, sofern sie im Rahmen der Studien auf einem Signifikanzniveau von mindestens 0,05 bestätigt wurden.

Die Veröffentlichungen verfolgten zum Teil sehr unterschiedliche Fragestellungen und bedienten sich stellenweise einer uneinheitlichen Terminologie. Bei der Durchsicht kristallisierten sich jedoch verschiedene inhaltliche (Forschungs-)Ansätze heraus, die zur Kategorisierung der Ergebnisse in der vorliegenden Übersichtsarbeit dienen sollen. So wurde Führungsverhalten zum einen als Risikofaktor bzw. Stressor und zum anderen als mögliche Ressource betrachtet. Darüber hinaus existieren einige Studien, die konkrete Führungsstile (z. B. transformationale Führung) als Grundlage haben, aber auch Studien, die selbst gebildete Führungskonstrukte untersucht haben. Gemäß dieser Kategorisierung werden die Ergebnisse in der tabellarischen Übersicht dargestellt *(Tab. 1)*.

## Ergebnisse

Neben den Reviews und Metaanalysen wurden 41 Artikel berücksichtigt, die über insgesamt 45 Studien berichteten. Davon umfassten 33 Stichproben mit weniger als 1.000 Personen, zehn mit mehr als 1.000 und zwei Studien mit mehr als 10.000. Die Studienpopulationen setzten sich in 26 Untersuchungen aus Probanden unterschiedlicher Branchen zusammen, 13 Studien beschränkten sich auf Personal im Gesundheitswesen und sechs auf Verwaltungsangestellte. In zehn Studien wurden neben Befragungsdaten der Studienteilnehmer weitere Daten beispielsweise aus den Personalabteilungen (z. B. Krankendaten, Fluktuationsraten) erhoben.

*Tabelle 1* bietet eine Übersicht über die Ergebnisse der berücksichtigten Artikel. Detaillierte Angaben z. B. zur Qualität der Reviews bzw. Metaanalysen sowie den Studiendesigns können bei den Autoren angefordert werden.

### Führungsverhalten als Risikofaktor bzw. Stressor

Zwei Längs-, eine Querschnittstudie sowie ein Review ließen sich der Kategorie „Risikofaktoren/Stressoren" zuordnen. Sie befassten sich mit der Wirkung beleidigenden Vorgesetztenverhaltens [70], Ungeduld des Vorgesetzten, Vorgesetzten, die Anmerkungen bzw. Meinungsverschiedenheiten der Mitarbeiter persönlich nehmen [16], Konflikten mit dem Vorgesetzten [76] sowie der Art der Klärung von Meinungsverschiedenheiten [24]. Diese *führungsbezogenen Stressoren* wirkten negativ auf die Arbeitszufriedenheit und den Erschöpfungs- sowie allgemeinen Gesundheitszustand der Mitarbeiter. Sie

**Tabelle 1**: Ergebnisse der Literatursuche

| Untersuchter Einflussfaktor | Untersucht in Studie | Statistischer Zusammenhang? | Untersuchte Outcomes |
|---|---|---|---|
| **Risikofaktoren/Stressoren (gesundheitsbeeinträchtigend):** | | | |
| Soziale Stressoren (bedingt durch Vorgesetztenverhalten) | Firth u. Britton [16]$^{1\,L}$<br>Tepper [70]$^{R}$<br>Vahtera et al. [76]$^{1\,L}$ | Ja, in allen Studien | Anwesenheit bzw. Krankenstand, Arbeitszufriedenheit, psychische Gesundheit |
| Unzureichendes Konfliktmanagement | Hyde et al. [24]$^{2\,Q}$ | Ja | Anwesenheit bzw. Krankenstand, psychische und physische Gesundheit, psychische Befindensbeeinträchtigungen |
| **Ressourcen (gesundheitsförderlich):** | | | |
| Mitbestimmungs- und Beteiligungsmöglichkeiten | Schmidt [59]$^{1\,L}$ | Ja | Anwesenheit bzw. Krankenstand |
| Anerkennung/Wertschätzung | Moreno-Abril et al. [43]$^{1\,Q}$<br>Tuomi et al. [73]$^{1\,L}$ | Ja, in beiden Studien | Work Ability, psychische Gesundheit |
| Gerechtigkeit | Kivimäki et al. [31]$^{2\,L}$<br>Sparr u. Sonntag [65]$^{1\,L}$ | Ja | Körperliche Erkrankungen, Arbeitszufriedenheit, psychische Befindensbeeinträchtigungen, Wechselabsicht |
| Kommunikationsmöglichkeiten | Blegen [6]$^{M}$ | Ja | Arbeitszufriedenheit |

$^{R}$ = Review, $^{M}$ = Metaanalyse, $^{1}$ = Stichprobe < 1.000, $^{2}$ = Stichprobe > 1.000, $^{3}$ = Stichprobe > 10.000, $^{Q}$ = Querschnittstudie, $^{L}$ = Längsschnittstudie

**Tabelle 1**: Ergebnisse der Literatursuche *(Forts.)*

| Untersuchter Einflussfaktor | Untersucht in Studie | Statistischer Zusammenhang? | Untersuchte Outcomes |
|---|---|---|---|
| Soziale Unterstützung durch Vorgesetzte | Bliese u. Castro [7]$^{2\,Q}$<br>Bourbonnais et al. [8]$^{2\,L}$<br>Cohen u. Wills [10]$^{R}$<br>Dormann u. Zapf [12]$^{1\,L}$<br>Firth u. Britton [16]$^{1\,L}$<br>Gelsema et al. [18]$^{1\,L}$<br>Hyde et al. [24]$^{2\,Q}$<br>Kovner et al. [32]$^{2\,Q}$<br>Malchaire et al. [40]$^{R}$<br>Moyle [44]$^{1\,L}$<br>Nijhuis u. Smulders [48]$^{1\,Q}$<br>Oxenstierna et al. [52]$^{3\,L}$<br>Rugulies et al. [57]$^{2\,L}$<br>Stansfeld et al. [67]$^{3\,L}$<br>Sundin et al. [69]$^{2\,Q}$<br>Vahtera et al. [76]$^{1\,L}$ | Ja, außer in Malchaire et al. [40]$^{R}$ | Psychische Befindensbeeinträchtigungen, Anwesenheit bzw. Krankenstand, Arbeitszufriedenheit, Burnout, psychische und physische Gesundheit |

$^{R}$ = Review, $^{M}$ = Metaanalyse, $^{1}$ = Stichprobe < 1.000, $^{2}$ = Stichprobe > 1.000, $^{3}$ = Stichprobe > 10.000, $^{Q}$ = Querschnittstudie, $^{L}$ = Längsschnittstudie

**Tabelle 1**: Ergebnisse der Literatursuche *(Forts.)*

| Untersuchter Einflussfaktor | Untersucht in Studie | Statistischer Zusammenhang? | Untersuchte Outcomes |
|---|---|---|---|
| **Konzept der transformationalen, transaktionalen und Laissez-faire-Führung** | | | |
| Transformationale Führung | Arnold et al. [3][1 Q & 1 Q]<br>Hetland et al. [23][1 Q]<br>Judge u. Piccolo [25][M]<br>Kanste et al. [27][1 Q]<br>Liu et al. [36][1 Q]<br>Munir et al. [45][1 L]<br>Nielsen et al.[47][1 L]<br>Nyberg et al. [49][R]<br>Rowold u. Heinitz [55][1 L & 2 Q]<br>Rowold u. Schlotz [56][1 Q]<br>Seltzer et al. [62][1 Q]<br>Sosik u. Godshalk [64][1 Q] | Ja, in allen Studien | Psychische Gesundheit/Befindensbeeinträchtigungen, Arbeitszufriedenheit |
| Transaktionale Führung | Hetland et al. [23][1 Q]<br>Judge u. Piccolo [25][M]<br>Kanste et al. [27][1 Q]<br>Nyberg et al. [49][R]<br>Rowold u. Heinitz [55][1 L & 2 Q]<br>Rowold u. Schlotz [56][1 Q]<br>Sosik u. Godshalk [64][1 Q]<br>Seltzer et al. [62][1 Q] | Zum Teil. Nein bei Sosik u. Godshalk [64][1 Q] und Hetland et al. [23][1 Q]. Bei Rowold u. Heinitz [55][1 L & 2 Q] uneinheitliche Ergebnisse. | Arbeitszufriedenheit, Psychische Befindensbeeinträchtigungen |
| Laissez-faire-Führung | Hetland et al. [23][1 Q]<br>Judge u. Piccolo [25][M]<br>Kanste et al. [27][1 Q]<br>Rowold u. Schlotz [56][1 Q]<br>Sosik u. Godshalk [64][1 Q] | Ja, außer bei Sosik u. Godshalk [64][1 Q]. | Psychische Befindensbeeinträchtigungen, Arbeitszufriedenheit |

[R] = Review, [M] = Metaanalyse, [1] = Stichprobe < 1.000, [2] = Stichprobe > 1.000, [3] = Stichprobe > 10.000, [Q] = Querschnittstudie, [L] = Längsschnittstudie

**Tabelle 1**: Ergebnisse der Literatursuche *(Forts.)*

| Untersuchter Einflussfaktor | Untersucht in Studie | Statistischer Zusammenhang? | Untersuchte Outcomes |
|---|---|---|---|
| **Konzept der Aufgaben-/Mitarbeiterorientierung** | | | |
| Aufgaben- und Mitarbeiter-orientierung | Judge et al. [26]^M<br>Duxbury et al. [13]^1 Q<br>Landeweerd u. Boumans [34]^1 Q<br>Melchior et al. [42]^1 Q<br>Nyberg et al. [49]^R<br>Rowold u. Heinitz [55]^1 L & 2 Q<br>Schmidt [59]^1 L<br>Seltzer u. Numerof [61]^1 Q | Ja, in allen Studien Ausnahme: Aufgabenorientie-rung bei Rowold u. Heinitz [55]^1 L & 2 Q | Psychische und physische Gesundheit, Abwesenheiten und Krankenstand, Fluktuation, Arbeitszufriedenheit, Psychische Befindensbeeinträchtigungen |
| **Sonstige Aspekte von Führung** | | | |
| Zufriedenheit mit der Führung | Gamperiene et al. [17]^1 Q | Ja | Psychische Befindensbeeinträchtigungen |
| Supervisor's Attitude | Tuomi et al. [72]^2 L<br>Tuomi et al. [73]^1 L | Ja, in beiden Studien | Work Ability |
| Vorgesetzen-/Führungsverhalten | Gilbreath u. Benson [19]^1 Q<br>Kuoppala [33]^M & R<br>Lobban et al. [37]^1 Q<br>Offermann u. Hellmann [51]^1 Q | Ja, in allen Studien | Wohlbefinden, psychische Befindens-beeinträchtigungen |
| Mitarbeiterorientierung | Wieland et al. [82]^1 Q & 1 Q & 1 Q | Ja, außer in einer der drei Studien | Psychische Beanspruchung |

R = Review, M = Metaanalyse, 1 = Stichprobe < 1.000, 2 = Stichprobe > 1.000, 3 = Stichprobe > 10.000, Q = Querschnittstudie, L = Längsschnittstudie

**Tabelle 1**: Ergebnisse der Literatursuche *(Forts.)*

| Untersuchter Einflussfaktor | Untersucht in Studie | Statistischer Zusammenhang? | Untersuchte Outcomes |
|---|---|---|---|
| Leader-Member-Exchange | Lobban et al. [37][1 Q]<br>Thomas u. Lankau [71][1 Q]<br>Sparr u. Sonnentag [65][1 L] | Ja | Psychische Befindensbeeinträchtigungen/ Gesundheit |
| Beziehung zum Vorgesetzten | Stoll et al. [68][2 Q] | Nein | Körperliche Befindensbeeinträchtigungen |
| Vertrauen in die Führung | Liu et al. [36][1 Q] | Ja | Psychische Befindensbeeinträchtigungen, Arbeitszufriedenheit |

[R] = Review, [M] = Metaanalyse, [1] = Stichprobe < 1.000, [2] = Stichprobe > 1.000, [3] = Stichprobe > 10.000, [Q] = Querschnittstudie, [L] = Längsschnittstudie können zudem zu einer Erhöhung der Fehlzeiten und Langzeitabwesenheiten sowie einer Verstärkung von Wechselabsichten führen.

### Führungsverhalten als Ressource

In insgesamt 13 Längs- und 6 Querschnittstudien sowie zwei Reviews und einer Metaanalyse wurde Führungsverhalten als gesundheitsförderliche Ressource betrachtet.

Die Ergebnisse zeigen, dass vor allem der Einfluss *sozialer Unterstützung durch Vorgesetzte* thematisiert wurde. Hierzu liegen neun Längs-, fünf Querschnittstudien sowie zwei Reviews vor. Insgesamt zeigen die Ergebnisse, dass soziale Unterstützung sowohl direkt als auch mittelbar wirkt [10].

Fünf Studien wiesen einen direkten Zusammenhang zwischen sozialer Unterstützung durch Vorgesetzte und Fehlzeiten nach [16, 24, 52, 67, 76]. Soziale Unterstützung seitens der Führungskraft korrelierte ferner mit dem Stress- und Erschöpfungsempfinden von Mitarbeitern [8, 24], der Arbeitszufriedenheit [18, 32] und hatte einen positiven Einfluss auf die psychische Gesundheit [67]. Dormann u. Zapf [12] zeigten in ihrer Längsschnittstudie, dass eine geringe soziale Unterstützung die Wirkung sozialer Stressoren verstärkt, die dann wiederum zu Symptomen von Depressivität führen. Interessant ist hierbei allerdings, dass in Situationen mit hoher sozialer Unterstützung durch Vorgesetzte sogar bei einer Zunahme sozialer Stressoren ein Rückgang depressiver Symptome zu verzeichnen war. Diese Wirkung war jedoch nur zeitversetzt nach acht Monaten messbar – nicht aber bei früheren oder späteren Messzeitpunkten.

Aufschlussreich ist bei der zusammenfassenden Betrachtung der Ergebnisse zur Wirkung sozialer Unterstützung auch die Studie von Oxenstierna und Kollegen [52], die den Einfluss der sozialen Unterstützung durch Vorgesetzte dem Einfluss der sozialen Unterstützung durch die Kollegen gegenüberstellten. Die Autoren fanden heraus, dass die Zahl der selbstberichteten Krankheitssymptome bei den Mitarbeitern am höchsten war, die weder soziale Unterstützung durch Vorgesetzte noch durch Kollegen erfuhren. Signifikant weniger Symptome gaben jene Angestellten an, die nur von einer der beiden Seiten unterstützt wurden.

Für einen mittelbaren Einfluss sozialer Unterstützung sprechen vier Untersuchungen, die auf mediierende oder moderierende Variablen wie die Unterstützung durch Kollegen [69], das Geschlecht [57], eine ausreichende Rollenklarheit [7] oder Rollenkonflikte und Kontrollspielräume [44] hinweisen.

Einzelne Studien fanden jedoch gar keinen Zusammenhang zwischen sozialer Unterstützung und gesundheitlichen Outcomes. So konnten Bourbonnais et al. [8] in ihrer Längsschnittstudie keinen moderierenden Effekt der Unterstützung durch Vorgesetzte und Kollegen auf die Beziehung zwischen Belastung und Stress bestätigen. Nicht nachgewiesen werden konnte ferner ein Zusammenhang zwischen sozialer Unterstützung durch Vorgesetzte und muskuloskelettalen Beeinträchtigungen im Nacken-/Schulter-/Handgelenkbereich [40].

Neben der Ressource „soziale Unterstützung durch Vorgesetzte" existieren noch weitere führungsbezogene Ressourcen, für die in einer Metaanalyse, einer Quer- und zwei Längsschnittstudien eine gesundheitsförderliche Wirkung bestätigt wurde. Hierzu gehören die *Bereitschaft des Vorgesetzten, Mitbestimmungs- und Beteiligungsmöglichkeiten einzuräumen, Anerkennung bzw. Wertschätzung* und *die Kommunikation mit dem Vorgesetzten* [6, 43, 59, 73]. Zwei Längsschnittstudien liegen zum möglichen Einfluss von wahrgenommener *Gerechtigkeit* auf gesundheitsbezogene Outcomes vor. Kivimäki et al. [31] machten Gerechtigkeit daran fest, ob die Mitarbeiter glauben, dass ihr Vorgesetzter ihre Ansichten berücksichtigt und sie fair/angemessen behandelt. Diese Form von Gerechtigkeit stand in Zusammenhang mit koronaren Herzerkrankungen. Sparr u. Sonnentag [65] bestätigten in ihrer Studie einen Zusammenhang zwischen der wahrgenommenen Gerechtigkeit des Feedbacks von Führungskräften und dem Wohlbefinden bei der Arbeit, wobei diese Beziehung mediiert wurde über die Qualität der Beziehung zwischen Führungskraft und Mitarbeiter.

### Gesundheitliche Wirkung von Führungsstilen – Konzept der transformationalen, transaktionalen und Laissez-faire-Führung

Ein Review, drei Längs- und neun Querschnittstudien sowie eine Metaanalyse thematisierten den Einfluss von *transformationaler, transaktionaler sowie Laissez-faire-Führung.*

Sowohl der Review von Nyberg et al. [49] als auch die Metaanalyse von Judge u. Piccolo [25] bestätigten einen positiven Zusammenhang zwischen transformationaler Führung und Arbeitszufriedenheit.

Sieben Studien untersuchten die Wirkung transformationaler Führung auf Stress. Seltzer et al. [61] zeigten, dass Stresssymptome und Burnout durch transformationale Führung reduziert werden konnten. Einzig für die Subskala „Intellectual stimulation" waren die Ergebnisse uneindeutig, da einige Items in einem positiven, andere in einem negativen Zusammenhang mit den beiden Outcomes standen. Rowold u. Heinitz [55] bestätigten in einer Querschnittstudie ebenfalls den stressreduzierenden Einfluss transformationaler Führung, was im Längsschnitt jedoch nicht gelang. Eine Untersuchung von Rowold u. Schlotz [56] zeigte ferner, dass transformationale Führung einen Beitrag zur Vermeidung von chronischem Stress leistet. In der Studie von Kanste et. al. [27] wurden transformationale und transaktionale Führung nicht als unabhängige Führungsfaktoren bestätigt. Die Ergebnisse weisen aber darauf hin, dass der Faktor „Rewarding transformational leadership" einen protektiven Effekt auf Burnout hat. In die gleiche Richtung weisen die Ergebnisse aus der Studie von Hetland et. al. [23]: eine hohe transformationale Führung stand hier in Zusammenhang mit niedriger Depersonalisation und einer hohen persönlichen Leistungsfähigkeit. Munir et. al. [45] wiesen ferner einen negativen Zusammenhang zwischen hoher transformationaler Führung und Depressionen nach.

Darüber hinaus gibt es sechs Studien, die auf einen mediierenden oder moderierenden Einfluss anderer Variablen bei der Wirkung transformationaler Führung hinweisen. Arnold et al. [3] beobachteten, dass die befragten Mitarbeiter durch eine transformationale Führung eine erhöhte Bedeutung der Arbeit erlebten, was sich wiederum positiv auf ihre Gesundheit auswirkte. In ihrer Längsschnittstudie bestätigten

Nielsen et al. [47] eine partielle Mediation des Zusammenhangs zwischen transformationaler Führung und dem Wohlbefinden der Mitarbeiter. Sie fanden einen direkten Zusammenhang zwischen beiden Aspekten zum ersten Messzeitpunkt, nicht aber bei der zweiten Messung. Als mediierende Variablen agierten zwischen den Messzeitpunkten die Arbeitsbedingungen wie Entwicklungsmöglichkeiten, Rollenklarheit und die Sinnhaftigkeit der Arbeit. Sosik u. Godshalk [64] zeigten, dass transformationale Führung einen höheren positiven Effekt auf das Stresserleben von Mitarbeitern hat, wenn diese ihre Führungskraft (hier: Mentoren) als unterstützend wahrnehmen. In der Studie von Liu et al. [36] wirkte transformationale Führung vollständig mediiert über das Vertrauen der Mitarbeiter in Führung und die Selbstwirksamkeitsüberzeugung auf wahrgenommenen Stress und Stresssymptome. Neben einem partiell mediierten Effekt auf Arbeitszufriedenheit bestand ferner ein direkter Zusammenhang zwischen transformationaler Führung und Arbeitszufriedenheit.

Der Einfluss transaktionaler Führung – operationalisiert durch die Teilaspekte „Bedingte Belohnung" sowie „Fehlermonitoring (aktiv/passiv)" – wurde in sieben Studien, einem Review und einer Metaanalyse untersucht. Ein Zusammenhang (hoher) transaktionaler Führung mit dem Stresserleben von Mitarbeitern bzw. Teilaspekten von Burnout konnte bei Sosik u. Godshalk [64] bzw. Hetland et al. [23] nicht nachgewiesen werden. Rowold u. Heinitz [55] fanden für den Teilaspekt „Bedingte Belohnung" keinen Zusammenhang mit dem Stresserleben, aber einen negativen Einfluss der Dimension „Aktives Fehlermonitoring" – zumindest in ihrer Querschnittstudie. Ähnliches galt für das passive Fehlermonitoring bzw. Fehlermonitoring allgemein [56, 61]. In der Studie von Kanste et al. [27] wurden – wie bereits zuvor erläutert – transformationale und transaktionale Führung nicht als unabhängige Führungsfaktoren bestätigt. Für die mit transaktionaler Führung zusammenhängenden Faktoren „Führung durch aktive Kontrolle" und „Rewarding transformational leadership" wurde jedoch eine protektive Wirkung auf Burnout beobachtet. In weiteren Studien konnte zudem eine negative Korrelation von „Bedingter Belohnung" mit einigen Einflussgrößen von chronischem Stress bzw. Burnout [56, 61] sowie eine positive Korrelation mit dem Outcome „Arbeitszufriedenheit" bestätigt werden [25].

Die Ergebnisse zur Wirkung von Laissez-faire-Führung sind inkonsistent. Während diese Art der Führung bei Rowold u. Schlotz [56], Hetland et al. [23] und Kanste et al. [27] zu einem höheren Stressempfinden bei den Mitarbeitern bzw. höheren Werte bei den Burnoutdimensionen „Depersonalisation" und „Emotionale Erschöpfung" führte, konnten Sosik u. Godshalk [64] keinen Zusammenhang zwischen Laissez-faire-Führung und Stress nachweisen. Die Metaanalyse von Judge u. Piccolo [25] ergab eine – wenn auch geringe – negative Korrelation mit Arbeitszufriedenheit.

### Gesundheitliche Wirkung von Führung – Konzept der Aufgaben-/Mitarbeiterorientierung

Ein weiteres, häufig im Gesundheitskontext untersuchtes Führungskonzept ist das der *Aufgaben- und Mitarbeiterorientierung*. Fünf Quer- und zwei Längsschnittstudien sowie ein Review und eine Metaanalyse bestätigten den positiven Zusammenhang zwischen mitarbeiterorientierter Führung und Arbeitszufriedenheit sowie geringen gesundheitlichen Beschwerden, Stress, Burnout und Fehlzeiten [13, 26, 34, 42, 49, 55, 59, 61]. Ebenfalls zeigte sich eine negative Wirkung eines aufgabenbezogenen Führungsstils – zumeist in Kombination mit geringer Mitarbeiterorientierung – auf gesundheitliche Beschwerden, wie z. B. Burnout [13, 34, 42, 49, 59, 61]. Die Ergebnisse zur Wirkung dieser beiden Führungsdimensionen sind jedoch nicht konsistent. So fanden Duxbury et al. [13] in ihrer Studie keinen signifikanten Zusammenhang zwischen einer hohen Aufgabenorientierung und Burnout. Auch die Quer- und Längsschnittstudien von Rowold u. Heinitz [55] zeigten, dass Aufgabenorientierung nicht im Zusammenhang mit den erfassten Stressindikatoren steht. Eine Metaanalyse [26] ergab einen positiven Zusammenhang zwischen Aufgabenorientierung und Arbeitszufriedenheit, auch wenn dieser statistisch etwas geringer ausfiel als beim Aspekt Mitarbeiterorientierung. Nyberg et al. [49] wiesen in ihrem Review zudem auf einige Studien hin, bei denen eine Führungskraft, die die Balance zwischen Aufgaben- und Mitarbeiterorientierung findet, das geringste Level an Stress oder Burnout verursacht.

### Gesundheitliche Wirkung von Führung – Weitere Erkenntnisse

Im Rahmen der Literatursuche wurden zehn Quer- und drei Längsschnittstudien sowie ein Review in Kombination mit einer Metaanalyse gefunden, die sich mit dem Einfluss von Führung auf z. B. die psychische Gesundheit befassten. Allerdings wurde in diesen Veröffentlichungen kein Führungsverständnis im Sinne der zuvor genannten Konzepte hinterlegt, sondern es wurden zumeist eigene Konstrukte gebildet oder aber Einzelaspekte von Führung aufgegriffen. Die zugrunde liegenden Konzepte sowie die Kernergebnisse hinsichtlich der Outcomes psychische Gesundheit, Arbeitszufriedenheit, Stress, Fehlzeiten und Arbeitsfähigkeit werden nachfolgend beschrieben:

Gamperiene et al. [17] ordneten der Dimension „Führung" in ihrer Querschnittuntersuchung u. a. folgende Aspekte zu: die Bereitstellung ausreichender Informationen, Unterstützung, den Umgang des Vorgesetzten mit Problemen, Konflikten und beruflichen Ambitionen der Mitarbeiter, Anerkennung, Probleme aufgrund fehlenden Coachings und fehlende Entscheidungsspielräume. Eine geringe Zufriedenheit mit dem so operationalisierten Führungsverhalten stand innerhalb dieser Studie in einem negativen Zusammenhang mit der Ängstlichkeit und Depressivität von Mitarbeitern.

Auch Offermann u. Hellmann [51] setzten ihr Führungskonstrukt aus unterschiedlichen Dimensionen (z. B. Klarheit der Aufgabenstellung, Handlungsspielraum, Delegation und Anerkennung) zusammen. Das so erfasste Führungsverhalten stand in Beziehung mit dem Stresserleben der Mitarbeiter, wobei einzelne Teilaspekte von besonderer Bedeutung waren. Bei geringem Handlungsspielraum und gleichzeitig hohem Druck durch Vorgesetzte gaben die befragten Mitarbeiter an, den größten Stress zu empfinden. Die Ergebnisse dieser Querschnittstudie lassen zudem den Schluss zu, dass Delegation nicht per se positiv oder negativ auf das Stresserleben wirkt, sondern in Abhängigkeit davon, ob beispielsweise die entsprechende Aufgabe klar umrissen wird.

Gilbreath u. Benson [19] leiteten aus der Literatur diverse Teilaspekte für Führung ab, wie z. B. die Kontrolle über die Arbeit, die Art der Kommunikation und die Sorge um das Wohlbefinden der Mitarbeiter. Ihre Querschnittstudie ergab, dass eine positive Bewertung des auf diese Weise operationalisierten Führungsverhaltens einhergeht mit einem besseren psychischen Wohlbefinden der Beschäftigten.

Tuomi et al. [72, 73] berücksichtigten in ihrer Längsschnittstudie zur „Work Ability" die Variable „supervisor's attitude". Eine gesteigerte Zufriedenheit der Befragten mit diesem Aspekt führte zu einer verbesserten Arbeitsfähigkeit.

Lobban et al. [37] fokussierten sich – abgesehen vom Leader-Member-Exchange – in ihrer Querschnittstudie auf den delegativen sowie direktiven Führungsstil. Der Leader-Member-Exchange sowie der Führungsstil waren ein größerer Prädiktor für Arbeitszufriedenheit als Faktoren wie Anforderungen, Entscheidungsspielräume und Rollenkonflikte/-ambiguität. Die Relevanz der Qualität der Beziehung zwischen Führungskraft und Mitarbeiter (LMX) für das Wohlbefinden der Mitarbeiter bei der Arbeit wurde in der Studie von Sparr u. Sonnentag [65] ebenfalls bestätigt. Die Ergebnisse von Thomas u. Lankau [71] lassen ähnliche Zusammenhänge erkennen: auch in ihrer Studie stand das Verhältnis zwischen Vorgesetzten und Beschäftigten – direkt ebenso wie indirekt – in einer positiven Beziehung mit der Sozialisation im Unternehmen und dem empfundenen Rollenstress.

Das Review und die Metaanalyse von Kuoppala et al. [33] ergab, dass eine gute Führung – festgemacht daran, dass der Vorgesetzte die Mitarbeiter rücksichtsvoll und ehrlich behandelt, diese motiviert und intellektuell fördert sowie soziale Unterstützung anbietet – die Arbeitszufriedenheit ebenso wie das arbeitsbezogene Wohlbefinden verbessert und darüber hinaus krankheitsbedingte Fehlzeiten sowie das Risiko einer Berufsunfähigkeit mindert.

Die Ergebnisse aus der Studie von Liu et al. [36] unterstreichen die Bedeutung von guter Führung, operationalisiert durch Vertrauen in Führung, auf das Wohlbefinden der Mitarbeiter. Die Studienergebnisse von Wieland et al. [82] weisen darauf hin, dass ein mitarbeiterorientierter Führungsstil die Arbeitssituation in Form von geringeren Regulationsbehinderungen bzw. Arbeitsstörungen mitbestimmt.

Es gibt jedoch nicht nur Studien, die einen Zusammenhang zwischen Führungsverhalten und Gesundheit bestätigen. Stoll et al. [68] kamen in ihrer Querschnittuntersuchung zu dem Schluss, dass die Beziehung zum Vorgesetzten – erfasst durch eine Einschätzung partizipativer bzw. autoritärer Führung sowie die Diskrepanz zwischen Soll und Ist des Führungsverhaltens – keinen Beitrag zur Aufklärung körperlicher Beschwerden seitens der Mitarbeiter leistet, sofern beispielsweise Tätigkeitsmerkmale wie der Handlungsspielraum oder Persönlichkeitsmerkmale wie die Selbstwirksamkeit miterfasst werden. Nyberg et al. [49] berichteten ebenfalls von diversen Studien, die keinen Einfluss von Führung auf die Gesundheit von Mitarbeitern, z. B. im Sinne von Burnout, nachweisen konnten.

## Diskussion

Der vorliegende Artikel leistet als erste deutschsprachige Übersichtsarbeit einen Beitrag zur Erklärung des empirischen Zusammenhangs zwischen dem Führungsverhalten und der Mitarbeitergesundheit. Zu der eingangs allgemein formulierten Forschungsfrage lassen sich aus der durchgeführten Literatursuche folgende Antworten ableiten:

- *Führungsverhalten wirkt als Ressource bzw. Stressor auf die Gesundheit der Mitarbeiter.*

In den vorliegenden Studien wurde besonders häufig die soziale Unterstützung durch Vorgesetzte als potenzielle Ressource untersucht. Die Mehrheit der Veröffentlichungen bestätigte eine gesundheitsförderliche Wirkung dieser Art von Unterstützung und untermauerte weitgehend die Annahme, dass sie sowohl direkte als auch indirekte, z. B. puffernde, Effekte auf die Gesundheit haben kann [10, 66]. Darüber hinaus wurden als führungsbezogene Ressourcen Mitbestimmungs- und Beteiligungsmöglichkeiten, Anerkennung und Wertschätzung, die Kommunikation mit dem Vorgesetzten sowie Gerechtigkeit empirisch bestätigt.

Als potenzielle Stressoren wurden Ungeduld, Konflikte mit den Vorgesetzten, Druck auf die Beschäftigten oder andere Führungsmängel, wie ein unzureichendes Konfliktmanagement, empirisch geprüft und ebenfalls bestätigt.

Die vorliegenden Befunde bestätigen somit, dass das Führungsverhalten sowohl als Ressource als auch als Stressor wirken kann.

- *Es gibt bestimmte Führungsstile, die gesundheitsbeeinträchtigend bzw. -förderlich wirken.*

Ausgehend von den Ergebnissen der vorliegenden Veröffentlichungen kann eine positive gesundheitliche Wirkung spezifischer Führungsstile angenommen werden: Transformationale, zu einem geringeren Anteil auch transaktionale Führung, wirkt ebenso positiv auf unterschiedliche gesundheitliche Outcomes wie ein mitarbeiterorientierter Führungsstil [33]. Nicht eindeutig sind dagegen die Aussagen zum Einfluss der Aufgabenorientierung: Offen ist, ob diese – um nicht gesundheitsgefährdend zu wirken – mit einer hohen Mitarbeiterorientierung kombiniert werden sollte oder ob sie gesundheitlich neutral wirkt. Zum Konzept des Leader-Member-Exchange und seiner gesundheitlichen Bedeutung lag nur eine Studie, und zwar mit positiven Effekten, vor.

Eine Reihe von Studien zum gesundheitlichen Einfluss des Führungsverhaltens orientierte sich nicht an einschlägigen Führungstheorien, sondern untersuchte die Einstellung des Vorgesetzten oder das *Verhältnis zu* bzw. die *Zufriedenheit mit* dem Vorgesetzten mithilfe eigener Konstrukte. Auch hier konnte ein Zusammenhang bestätigt werden, was eine substanzielle Bedeutung der Wahrnehmung der Führung für das Wohlbefinden der Mitarbeiter nahelegt.

- *Es gibt weitere Erkenntnisse zum Zusammenhang zwischen Führungsverhalten und Gesundheit.*

Abgesehen von den direkt für die Beantwortung der Forschungsfragen nutzbaren Erkenntnissen lieferte die Literatursuche weitere interessante Hinweise für die Interpretation des Zusammenhangs zwischen Führungsverhalten und Gesundheit. So fanden van Dierendonck et al. [77] in einer Studie im Gesundheitsbereich heraus, dass Führungsverhalten und Mitarbeiterwohlbefinden über eine Feedbackschleife verbunden sind. Mitarbeiter, die sich besser fühlten, nahmen auch die Führungsleistung positiver wahr und umgekehrt. Eine solche Wechselwirkung zwischen Führung und Geführtem wurde auch in einer Studie von Nielsen et al. [47] beobachtet und dort als „feedback loop" bezeichnet.

Darüber hinaus kommt der Arbeitszufriedenheit als kognitiver Bewertung der gesamten Arbeitssituation [21] eine wichtige Vermittlerrolle zu: Führungskräfte haben einen maßgeblichen Einfluss auf die Arbeitszufriedenheit ihrer Beschäftigten [37] und zufriedene Mitarbeiter sind wiederum gesünder [32] oder weisen geringere Fehlzeiten auf [60]. Hierbei ist zu beachten, dass bei der Wahrnehmung von Führung und ihrem Einfluss auf Arbeitszufriedenheit und Gesundheit vermutlich auch individuelle Merkmale der Beschäftigten wie Qualifizierungsstand, Geschlecht und außerberufliche Belastungen eine Rolle spielen [49].

Einige Studien [4, 36, 47, 65, 71, 82] heben ferner die Bedeutung von Arbeitsbedingungen oder Aspekten wie „Vertrauen in die Führung" und „Selbstwirksamkeitserwartung" als mediierende und moderierende Einflussgrößen auf den Zusammenhang zwischen Führungsverhalten und Gesundheit bzw. Wohlbefinden hervor. So ist beispielsweise auch eine Beeinflussung der Wahrnehmung von Führung in Abhängigkeit von Grad der Selbstwirksamkeitserwartung des jeweiligen Mitarbeiters möglich. Insgesamt kann daher nicht immer von einem direkten Einfluss von Führung auf Gesundheit ausgegangen werden, sondern auch von einem mittelbaren Einfluss z. B. über die wahrgenommenen Arbeitsbedingungen. Dies zeigt auch die Untersuchung von Richter et al. [54], bei der eine Kombination aus hoher Arbeitsintensität und geringem Tätigkeitsspielraum – die ein Prädiktor für körperliche Beschwerden sind – im Zusammenhang mit Führungsmängeln stehen. Zudem konnte in einzelnen Studien [49] kein direkter Zusammenhang zwischen Führungsverhalten und Gesundheit nachgewiesen werden, wenn andere Aspekte, wie beispielsweise Belastungen und Arbeitsplatzunsicherheit, in die Studien einbezogen wurden.

Häufig bleibt jedoch unberücksichtigt, dass die Wirkung von Führung auf Gesundheit verknüpft ist mit Bedingungsfaktoren, wie z. B. der Unternehmenskultur, den persönlichen Kompetenzen des jeweiligen Mitarbeiters oder der Führungskraft und betrieblichen Einfluss- bzw. Handlungsmöglichkeiten. In diesem Kontext haben Wilde et al. [83] in ihrer Studie beispielsweise auch die persönliche Einstellung der Führungskraft zum gesundheitsförderlichen Führen als signifikanten Bedingungsfaktor thematisiert.

Bei der Aufklärung solcher multifaktorieller Zusammenhänge steht die Forschung jedoch erst am Anfang.

- *Es wurden nur ausgewählte gesundheitliche Wirkungen untersucht und bestätigt.*

Betrachtet man die erfassten gesundheitsrelevanten Outcomes in ihrer Gesamtheit, so fällt auf, dass vor allem Aspekte der *psychischen* Gesundheit, und zwar Beeinträchtigungen wie Burnout und depressive Symptome, untersucht wurden. Aspekte der *körperlichen* Gesundheit, z. B. in Form körperlicher Beschwerden, wie Veränderungen im Hormonspiegel oder manifesten Erkrankungen (z. B. koronare Herzerkrankungen), wurden selten untersucht. In einer Reihe von Studien wurden auch organisationale Gesundheitsfolgen, allen voran Arbeitszufriedenheit und krankheitsbedingte Fehlzeiten, untersucht, wobei bei letzteren seltener auf objektive Statistiken als auf subjektive Angaben der Beschäftigten zurückgegriffen wurde.

Insgesamt stehen auf Seiten der Outcomes Beeinträchtigungen im Vordergrund. Positive Gesundheitszustände, wie z. B. Wohlbefinden, wurden seltener untersucht.

### Einschränkungen dieser Arbeit

Einschränkend auf die hier getroffenen Aussagen wirken sich verschiedene Umstände aus: Zum einen wurden die Studien zwar nach festgelegten Qualitätskriterien *(Abb. 2)* ausgewählt, im weiteren Verlauf erfolgte jedoch keine weitere Priorisierung der Studien mit Blick auf die Stärke der statistischen Effekte.

Zum anderen gestaltete sich die eindeutige Interpretation der Resultate und die Einordnung in die Ergebnisübersicht *(Tab. 1)* als schwierig, da in den Veröffentlichungen zum Teil identische Begriffe und Schlagwörter für unterschiedliche Inhalte verwendet wurden. Hierzu ein Beispiel: Anderzen u. Arnetz [2] untersuchten den Einfluss eines von den Autoren „Beteiligungsmanagement" genannten Konstrukts auf den Testosteron-Spiegel von Büroangestellten. Bei genauerer Betrachtung zeigte sich jedoch, dass sich hinter diesem Konstrukt mehrere Komponenten verbargen, die in anderen vorliegenden Studien separat untersucht wurden, i. e. Entscheidungsspielraum, Entwicklungsmöglichkeiten und Möglichkeiten zur Rücksprache mit dem Vorgesetzten. Ähnlich stellte sich die Situation beim Konstrukt „soziale Unterstützung" dar, das z. B. bei Nijhuis u. Smulders [48] die Aspekte Unterstützung, Feedback, Information und Anerkennung umfasst. Darüber hinaus verwendeten manche Autoren [17, 19, 51] innerhalb ihrer Definition von Führung einzelne Teilkonstrukte, die vermutlich auch in die Kategorien „Risikofaktoren/Stressoren" und „Ressourcen" hätten einsortiert werden können. Diese Zuordnung war jedoch auf Basis der vorliegenden Informationen aus den Veröffentlichungen nicht möglich.

Abschließend sei an dieser Stelle noch auf die geringe Schnittmenge der eigenen Literaturfunde mit denen der beiden anderen zum Thema Führung und Gesundheit vorliegenden Überblicksarbeiten hingewiesen (fünf mit Nyberg et al. [49], vier mit Kuoppala et al. [33]). Dies liegt an den unterschiedlichen, im vorliegenden Artikel umfangreicheren Suchbegriffen (z. B. für Führung neben „leadership" auch „supervisor behaviour", „superior behaviour" und „management"), differierenden Ein- und Ausschlusskriterien sowie der Nutzung weiterer bzw. abweichender Datenbanken. Zudem wurden in der vorliegenden Veröffentlichung bei den gefundenen Studien – soweit möglich – die eingesetzten Instrumente genauer betrachtet, um ihren eindeutigen Bezug zu Führung und Mitarbeitergesundheit zu prüfen.

## Fazit und weiterer Forschungsbedarf

Mitarbeitergesundheit als ein mögliches Resultat der Mitarbeiterführung steht erst seit relativ kurzer Zeit verstärkt im Fokus der arbeits- und organisationswissenschaftlichen Forschung. Als Ergebnisse erfolgreicher Führung wurden bisher vor allem die Leistungsfähigkeit und Produktivität, in zweiter Linie auch Arbeitszufriedenheit untersucht [49]. Den eigenen Recherchen zufolge wurden bislang lediglich im skandinavischen Raum zwei Übersichtsarbeiten zum Zusammenhang zwischen Führung und Gesundheit veröffentlicht [33, 49].

Bei den in der vorliegenden Veröffentlichung berücksichtigten Studien wurde wie zuvor beschrieben deutlich, dass diese sehr heterogen hinsichtlich der zugrunde liegenden theoretischen Konzepte, der verwendeten Instrumente und der Studiendesigns waren. Dadurch wurde die Vergleichbarkeit und Aussagekraft der Ergebnisse eingeschränkt [25, 26]. Zudem zeigte sich, dass sich unterschiedliche Forschungstraditionen – die arbeitswissenschaftliche auf der einen, die führungspsychologische auf der anderen Seite – mit diesem Thema auseinandersetzen. Verknüpfungen zwischen diesen beiden Richtungen finden erst seit relativ kurzer Zeit Beachtung [33, 49, 66, 77]. Insgesamt ist daher festzuhalten, dass die im Rahmen dieses Artikels gefundenen Einflüsse zwar erste Hinweise auf Zusammenhänge zwischen Führungsverhalten und Mitarbeitergesundheit geben, die jedoch durch weitere Studien systematisch empirisch bestätigt werden sollten.

Aus den im Rahmen dieser Literaturarbeit gewonnenen Erkenntnissen lassen sich für zukünftige Forschungen folgende Empfehlungen ableiten:

Zunächst bedarf die Untersuchung des Führungsverhaltens einer eindeutigen Operationalisierung, wofür unter anderem die einschlägigen Führungsstilkonzepte „transformationale und transaktionale Führung" sowie „aufgaben- und mitarbeiterorientierte Führung" am ehesten eine empirisch gesicherte Grundlage bieten [25, 26, 85].

Da sich herausgestellt hat, dass bei der Erklärung des Zusammenhangs zwischen Führungsverhalten und Mitarbeitergesundheit auch mediierende oder moderierende Variablen eine Rolle spielen, sollten diese multifaktoriellen Beziehungen zukünftig genauer untersucht werden. Im Zuge dessen sollte ergänzend der Einfluss von Führungsverhalten auf Arbeitsbedingungen in differenzierterer Form berücksichtigt werden. Dabei wäre es sinnvoll, sich an einschlägigen Konzepten der Arbeitswissenschaften wie dem Job-Demand-Control-Modell [28, 29], der Handlungsregulationstheorie [35, 50, 81] oder dem Modell beruflicher Gratifikationskrisen [63] zu orientieren (zusammenfassend: Zapf u. Semmer [86]).

Ein weiterer Bereich, der ebenfalls eingeschlossen werden sollte, sind Persönlichkeitsmerkmale der Beschäftigten, die die Stressentstehung maßgeblich beeinflussen und möglicherweise auch auf das Führungsverhalten reagieren [11]. Ebenso berücksichtigt werden sollte in diesem Zusammenhang auch die Wirkung des Führungsverhaltens auf die Einstellungen, Werte, Kompetenzen und Einflussmöglichkeiten der Mitarbeiter. Felfe u. Schyns [15] zeigten beispielsweise, dass diese Persönlichkeitsmerkmale den

Einfluss von Führung auf die Arbeitsleistung vermitteln. Daher wäre zu klären, inwiefern diese Faktoren auch die Mitarbeitergesundheit beeinflussen.

Wie eingangs erläutert *(Abb. 1)*, ist Führung nicht nur als dyadischer Prozess zu verstehen, sondern auch von bestimmten Rahmenbedingungen abhängig [85]. Deshalb sollte in zukünftigen Untersuchungen ebenso die Bedeutung der Unternehmens*struktur*, z. B. die Branche und Betriebsgröße sowie des *Kontextes*, in dem Führung stattfindet, z. B. Hierarchie, Nähe und Distanz zwischen Führungskraft und Geführten usw., gebührende Berücksichtigung finden.

Bei der Untersuchung gesundheitlicher Effekte sollten unterschiedliche Ebenen, jene des Individuums und jene der Organisation, berücksichtigt werden. Zudem sollten neben Beeinträchtigungen auch positive Gesundheitszustände wie Wohlbefinden einbezogen werden [21].

Die zentrale Herausforderung für die weitere Forschung ist aus Sicht der Autoren die Berücksichtigung der drei Ebenen Führungsverhalten, Arbeitsbedingungen und Gesundheit sowie die Entwicklung einer „Gesundheitsförderlichen Führungstheorie", die für die Praxis nutzbar ist. Denn obwohl das Thema „Führung und Vorgesetzte" immer stärker als gesundheitsrelevanter Faktor in den Fokus der Prävention und der betrieblichen Gesundheitsförderung rückt, wird kritisiert, dass die wissenschaftlich dominierenden Führungstheorien zu undifferenziert und kaum für die Praxis nutzbar sind [9].

Das Ziel zukünftiger Forschung zum Zusammenhang zwischen Führungsverhalten und Gesundheit sollte daher sein, die Erkenntnisse zum mittelbaren und unmittelbaren Einfluss von Führungsverhalten auf die Gesundheit in ein arbeitswissenschaftliches Modell zu integrieren – z. B. durch eine Zuordnung konkreter Verhaltensweisen zu Risikofaktoren und Ressourcen.

## Literatur


[1] Unraveling the Mystery of Health: How People Manage Stress and Stay Well, 1. Jossey-Bass Inc., San Francisco, 1987

[2] Anderzen I, Arnetz BB: The impact of a prospective survey-based workplace intervention program on employee health, biologic stress markers, and organizational productivity. J Occup Environ Med 2005; 47: 671–682

[3] Arnold KA, Turner N, Barling J, Kelloway EK, McKee MC: Transformational leadership and psychological well-being: the mediating role of meaningful work. J Occup Health Psychol 2007; 12: 193–203

[4] Asgari A, Silong AD, Ahmad A, Abu Sama B: The Relationship between Transformational Leadership Behaviors, Organizational Justice, Leader-Member Exchange, Perceived Organizational Support, Trust in Management and Organizational Citizenship Behaviors. European Journal of Social Science 2008; 6: 140–151

[5] Becker P: Prävention und Gesundheitsförderung. In: Schwarzer R (Hrsg.): Gesundheitspsychologie – Ein Lehrbuch. Hogrefe 1997: 517–534

[6] Blegen MA: Nurses' job satisfaction: a meta-analysis of related variables. Nurs Res 1993; 42: 36–41

[7] Bliese PD, Castro CA: Role clarity, work overload and organizational support:

multilevel evidence of the importance of support. Work Stress 2000; 14: 65–73
[8] Bourbonnais R, Jauvin N, Dussault J, Vezina M: Psychosocial work environment, interpersonal violence at work and mental health among correctional officers. Int J Law Psychiatry 2007; 30: 355–368
[9] Brücker H: Aspekte des Führungsverhaltens und gesundheitliches Wohlbefinden im sozialen Dienstleistungsbereich – Ergebnisse empirischer Untersuchungen in Krankenhäusern. In: Badura B, Schröder H, Vetter C (Hrsg.): Fehlzeiten-Report 2008 – Betriebliches Gesundheitsmanagement: Kosten und Nutzen Zahlen, Daten, Analysen aus allen Branchen der Wirtschaft. Springer Medizin Verlag 2009: 43–53
[10] Cohen S, Wills TA: Stress, social support, and the buffering hypothesis. Psychol Bull 1985; 98: 310–357
[11] Dolbier CL, Smith SE, Steinhardt MA: Relationships of protective factors to stress and symptoms of illness. Am J Health Behav 2007; 31: 423–433
[12] Dormann C, Zapf D: Social support, social stressors at work, and depressive symptoms: testing for main and moderating effects with structural equations in a three-wave longitudinal study. J Appl Psychol 1999; 84: 874–884
[13] Duxbury ML, Armstrong GD, Drew DJ, Henly SJ: Head nurse leadership style with staff nurse burnout and job satisfaction in neonatal intensive care units. Nurs Res 1984; 33: 97–101
[14] Felfe J: Transformationale und charismatische Führung – Stand der Forschung und aktuelle Entwicklungen. Zeitschrift für Personalpsychologie 2006; 5: 163–176
[15] Felfe J, Schyns B: Personality and the Perception of Transformational Leadership: The Impact of Extraversion, Neuroticism, Personal Need for Structure, and Occupational Self-Efficacy. Journal of Applied Social Psychology 2006; 36: 708–739
[16] Firth F, Britton P: Burnout, absence and turnover amongst British nursing staff. Journal of Occupational Psychology 1989; 62: 55–59
[17] Gamperiene M, Nygard JF, Sandanger I, Waersted M, Bruusgaard D: The impact of psychosocial and organizational working conditions on the mental health of female cleaning personnel in Norway. J Occup Med Toxicol 2006; 1: 24
[18] Gelsema TT, van der Doef M, Maes S, Janssen M, Akerboom S, Verhoeven C: A longitudinal study of job stress in the nursing profession: causes and consequences. J Nurs Manag 2006; 14: 289–299
[19] Gilbreath B, Benson PG: The contribution of supervisor behaviour to employee psychological well-being. Work Stress 2004; 18: 255–266
[20] Hacker W: Allgemeine Arbeitspsychologie. Psychische Regulation von Wissens-, Denk- und körperlicher Arbeit, Huber, Hogrefe, Bern, 2005
[21] Hart PM, Cooper CL: Occupational stress: toward a more integrated framework. In: Anderson N (Hrsg.): Handbook of industrial, work and organizational psychology. Sage Publications 2001: 93–112
[22] Hersey P, Blanchard KH: The Managent of Organizational Behaviour, 3. Upper Saddle River N.J., Prentice Hall 1977
[23] Hetland H, Sandal GM, Johnsen TB: Burnout in the information technology sector: Does leadership matter? European Journal of Work and Organizational Psychology 2007; 16: 58–75
[24] Hyde M, Jappinen P, Theorell T, Oxenstierna G: Workplace conflict resolution and the health of employees in the Swedish and Finnish units of an industrial company. Soc Sci Med 2006; 63: 2218–2227
[25] Judge TA, Piccolo RF: Transformational and transactional leadership: a meta-analytic test of their relative validity. J Appl Psychol 2004; 89: 755–768
[26] Judge TA, Piccolo RF, Ilies R: The forgotten ones? The validity of consideration and initiating structure in leadership research. J Appl Psychol 2004; 89: 36–51
[27] Kanste O, Kyngas H, Nikkila J: The relationship between multidimensional leadership and burnout among nursing staff. J Nurs Manag 2007; 15: 731–739
[28] Karasek RA: Job Demands, Job Decision Latitude, and Mental Strain: Implications

Job Redesign. Adm Sci Q 1979; 24: 285–308
[29] Karasek RA, Theorell T: Healthy work, stress, productivity, and the reconstruction of working life, Basic Books, New York, 1990
[30] Kemm JR: Towards an epidemiology of positive health. Health Promotion International 1993; 8: 129–134
[31] Kivimaki M, Ferrie JE, Brunner E, Head J, Shipley MJ, Vahtera J, Marmot MG: Justice at work and reduced risk of coronary heart disease among employees: the Whitehall II Study. Arch Intern Med 2005; 165: 2245–2251
[32] Kovner C, Brewer C, Wu YW, Cheng Y, Suzuki M. Factors associated with work satisfaction of registered nurses. J Nurs Scholarsh 2006; 38:71-79
[33] Kuoppala J, Lamminpaa A, Liira J, Vainio H: Leadership, Job Well-Being, and Health Effects: A Systematic Review and a Meta-Analysis. J Occup Environ Med 2008; 50: 904–915
[34] Landeweerd JA, Boumans NP: The effect of work dimensions and need for autonomy on nurses' work satisfaction and health. Journal of occupational and organizational psychology 1994; 67: 207–217
[35] Leitner K: Kriterien und Befunde zu gesundheitsgerechter Arbeit – Was schädigt, was fördert die Gesundheit? In: Oesterreich R, Volpert W (Hrsg.): Psychologie gesundheitsgerechter Arbeitsbedingungen: Konzepte, Ergebnisse und Werkzeuge zur Arbeitsgestaltung. Verlag Hans Huber 1999: 63–139
[36] Liu J, Siu OL, Shi K: Transformational Leadership and Employee Well-Being: The Mediating Role of Trust in the Leader and Self-Efficacy. Appl Psychol 2009; 59: 454–479
[37] Lobban RK, Husted J, Farewells VT: A comparison of the effect of job demand, dicision latitude, role and supervisory style on self-reported job satisfaction. Work Stress 1998; 12: 337–350
[38] Locke EA, Latham GP: Building a practically useful theory of goal setting and task motivation. A 35-year odyssey. Am Psychol 2002; 57: 705–717
[39] Locke EA, Latham GP: New directions in goal setting theory. Current Directions in Psychological Science 2006; 15: 265–268
[40] Malchaire J, Cock N, Vergracht S: Review of the factors associated with musculoskeletal problems in epidemiological studies. Int Arch Occup Environ Health 2001; 74: 79–90
[41] Matyssek AK: Chefsache – gesundes Team, gesunde Bilanz. Ein Leitfaden zur Gesundheitsgerechten Mitarbeiterführung, Universum Verlagsanstalt, Wiesbaden, 2003
[42] Melchior ME, van den Berg AA, Halfens R, Huyer Abu-Saad H, Philipsen H, Gassman P: Burnout and the work environment of nurses in psychiatric long-stay care settings. Soc Psychiatry Psychiatr Epidemiol 1997; 32: 158–164
[43] Moreno-Abril O, Luna-del-Castillo Jde D, Fernandez-Molina C, Jurado D, Gurpegui M, Lardelli-Claret P, Galvez-Vargas R: Factors associated with psychiatric morbidity in Spanish schoolteachers. Occup Med (Lond) 2007; 57: 194–202
[44] Moyle P: Longitudinal influences of managerial support on employee well-being. Work Stress 1998; 12: 29–49
[45] Munir F, Nielsen K, Gomes CI: Transformational leadership and depressive symptoms: a prospective study. J Affect Disord 2010; 120: 235–239
[46] Neuberger O: Führen und Führen lassen – Ansätze, Ergebnisse und Kritik der Führungsforschung, Lucius & Lucius, Stuttgart, 2002
[47] Nielsen K, Randall R, Yarker J, Brenner SO: The effects of transformational leadership on followers' perceived work characteristics and psychological well-being: A longitudinal study. Work Stress 2008; 22: 16–32
[48] Nijhuis FJ, Smulders PG: Die Wirkung von Arbeitsanforderungen und persönlichen Kontrollmöglichkeiten auf Gesundheitsbeschwerden und Fehlzeiten. Zeitschrift für Arbeits- u Organisationspsychologie 1996; 40 (N.F.14): 173–180
[49] National Institute for Working Life and authors: The impact of leadership on the

health of subordinates, Elanders Gotab, Stockholm, 2005
[50] Oesterreich R, Volpert W: Psychologie gesundheitsgerechter Arbeitsbedingungen – Konzepte, Ergebnisse und Werkzeuge zur Arbeitsgestaltung, 1. Verlag Hans Huber, Bern, 1999
[51] Offermann LR, Hellmann PS: Leadership behavior and subordinate stress: A 360° view. J Occup Health Psychol 1996; 1: 382–390
[52] Oxenstierna G, Ferrie J, Hyde M, Westerlund H, Theorell T: Dual source support and control at work in relation to poor health. Scand J Public Health 2005; 33: 455–463
[53] Richter P, Hacker W: Belastung und Beanspruchung. Streß, Ermüdung und Burnout im Arbeitsleben, Asanger, Heidelberg, 1998
[54] Richter P, Hemmann E, Merboth H, Fritz S, Hänsgen C, Rudolf M: Das Erleben von Arbeitsintensität und Tätigkeitsspielraum – Entwicklung und Validierung eines Fragebogens zur orientierenden Analyse (FIT). Zeitschrift für Arbeits- u Organisationspsychologie 2000; 44 (N.F.18): 129–129
[55] Rowold J, Heinitz K: Führungsstile als Stressbarrieren – Zum Zusammenhang zwischen transformationaler, transaktionaler, mitarbeiter- und aufgabenorientierter Führung und Indikatoren von Stress bei Mitarbeitern. Zeitschrift für Personalpsychologie 2008; 7: 129–140
[56] Rowold J, Schlotz W: Transformational and Transactional Leadership and Followers' Chronic Stress. Leadership Review 2009; 9: 35–48
[57] Rugulies R, Bultmann U, Aust B, Burr H: Psychosocial work environment and incidence of severe depressive symptoms: prospective findings from a 5-year follow-up of the Danish work environment cohort study. Am J Epidemiol 2006; 163: 877–887
[58] Schabracq MJ, Winnubst JAM, Cooper CL: The Handbook of Work and Health Psychology, John Wiley, Chichester, 2003
[59] Schmidt KH: Wahrgenommenes Vorgesetztenverhalten, Fehlzeiten und Fluktuation. Zeitschrift für Arbeits- u. Organisationspsychologie 1996; 40: 54–62
[60] Schmidt KH, Wegge J: Neue Entwicklungen in der Fehlzeitenforschung. In: Richter PG, Rau R, Mühlpfordt S (Hrsg.): Arbeit und Gesundheit – zum aktuellen Stand in einem Forschungs- und Praxisfeld. Pabst Scoence Publishers 2007: 277–288
[61] Seltzer J, Numerof RE: Supervisory Leadership and Subordinate Burnout. The Academy of Management Journal 1988; 31: 439–446
[62] Seltzer J, Numerof RE, Bass BM: Transformational Leadership: is it a source of more burnour and stress? Journal of Health and Human Resource Administration 1989; 12: 174–185
[63] Siegrist J: Soziale Krisen und Gesundheit – Eine Theorie der Gesundheitsförderung am Beispiel von Herz-Kreislauf-Risiken im Erwerbsleben, Hogrefe-Verlag, Göttingen, 1996
[64] Sosik JJ, Godshalk VM: Leadership Styles, Mentoring Functions Received, and Job-Related Stress: A Conceptual Model and Preliminary Study. Journal of Organizational Behavior 2000; 21: 365–390
[65] Sparr JL, Sonnentag S: Fairness perceptions of supervisor feedback, LMX, and employee well-being at work. European Journal of Work and Organizational Psychology 2008; 17: 198–225
[66] Stadler P, Spieß E: Führungsverhalten und soziale Unterstützung am Arbeitsplatz. Möglichkeiten und Wege der Beanspruchungsoptimierung. Ergo Med 2002; 2–8
[67] Stansfeld SA, Fuhrer R, Head J, Ferrie J, Shipley M: Work and psychiatric disorder in the Whitehall II Study. J Psychosom Res 1997; 43: 73–81
[68] Stoll A, Richter P, Merkel S, Pfaff H, Badura B: Gesundheitsmanagement und Führung im Krankenhaus mit biopsychosozialen Kennzahlen. Wirtschaftspsychologie 2003; 5: 154–157
[69] Sundin L, Hochwalder J, Bildt C, Lisspers J: The relationship between different work-related sources of social support and burnout among registered and as-

sistant nurses in Sweden: a questionnaire survey. Int J Nurs Stud 2007; 44: 758–769
[70] Tepper BJ: Abusive Supervision in Work Organizations: Review, Synthesis, and Research Agenda. Journal of Management 2007; 33: 261–289
[71] Thomas CH, Lankau MJ: Prevention Burnout: The effects of LMX and mentoring on socialization, role stress, and burnout. Human Ressource Management 2009; 48: 417–432
[72] Tuomi K, Ilmarinen J, Martikainen R, Aalto L, Klockars M: Aging, work, life-style and work ability among Finnish municipal workers in 1981–1992. Scand J Work Environ Health 1997; 23: 58–65
[73] Tuomi K, Ilmarinen J, Seitsamo J, Huuhtanen P, Martikainen R, Nygard CH, Klockars M: Summary of the Finnish research project (1981-1992) to promote the health and work ability of aging workers. Scand J Work Environ Health 1997; 23: 66–71
[74] Udris I, Kraft U, Mussmann C, Rimann M: Arbeiten, gesund sein und gesund bleiben: Theoretische Überlegungen zu einem Ressourcenkonzept. Psychosozial 1992; 15: 9–22
[75] Ulich E: Arbeitspsychologie, Schäffer-Poeschel, Stuttgart, 2001
[76] Vahtera J, Pentiti J, Uutela A: The effect of objective job demands on registered sickness absence spells; do personal, social and job-related resources act as moderators? Work Stress 1996; 10: 286–308
[77] van Dierendonck D, Haynes C, Borrill C, Stride C: Leadership behavior and subordinate well-being. J Occup Health Psychol 2004; 9: 165–175
[78] von Rosenstiel L: Kommunikation und Führung in Arbeitsgruppen. In: Schuler H (Hrsg.): Lehrbuch Organisationspsychologie. Verlag Hans Huber 1995: 321–351
[79] von Rosenstiel L: Führung. In: Schuler H (Hrsg.): Lehrbuch der Personalpsychologie. Hogrefe 2005: 354–384
[80] Wegge J: Emotionen in Organisationen. In: Schuler H (Hrsg.): Organisationspsychologie – Grundlagen der Personalpsychologie. Hogrefe – Verlag für Psychologie 2004: 673–749
[81] Wieland R: Gesundheitsförderliche Arbeitsgestaltung – Ziele, Konzepte und Maßnahmen. Wuppertaler Beiträge zur Arbeits- und Organisationspsychologie 2006; 2–43
[82] Wieland R, Winizuk S, Hammes M: Führung und Arbeitsgestaltung – Warum gute Führung allein nicht gesund macht. Zeitschrift Arbeit 2009; 18: 282–297
[83] Wilde B, Hinrichs S, Bahamondes Pavez C, Schüpbach H: Führungskräfte und ihre Verantwortung für die Gesundheit ihrer Mitarbeiter – Eine empirische Untersuchung zu den Bedingungsfaktoren gesundheitsförderlichen Führens. Wirtschaftspsychologie 2009; 11: 74–98
[84] Wunderer R: Führung und Zusammenarbeit: Eine Unternehmerische Führungslehre, Luchterhand, Köln, 2007
[85] Yukl G: Leadership in Organizations, Pearson, 2006
[86] Zapf D, Semmer NK: Stress und Gesundheit in Organisationen. In: Schuler H (Hrsg.): Enzyklopädie der Psychologie, Themenbereich D. Hogrefe Verlag, 2008: 1007–1112

# Autorenverzeichnis

## Herausgeber:

Prof. Dr. med. Albert Nienhaus, MPH
Universitätsklinikum Eppendorf
Institut für Versorgungsforschung in der Dermatologie und bei Pflegeberufen
Martinistraße 52
20246 Hamburg

## Autoren:

Dr. med. Gudrun Beckmann
Krankenhaus Großhansdorf
Zentrum für Pneumologie und Thoraxchirurgie
Wöhrendamm 80
22927 Großhansdorf

Priv.-Doz. Dr. med. Roland Diel, MPH
Medizinische Hochschule Hannover
Pneumologische Abteilung
Carl-Neuberg-Str. 1
30625 Hannover

Dr. med. Andreas Dittmann
Unfallkasse Nord
Spohrstraße 2
22083 Hamburg

Dr. s.c. agr. Madeleine Dulon, MPH
Berufsgenossenschaft für Gesundheitsdienst und Wohlfahrtspflege
Grundlagen der Prävention und Rehabilitation
Hammer Steindamm 44
22089 Hamburg

Dipl.-Sportw. Silke Gerdes, MPH
Klewergarten 9
30449 Hannover

Dipl.-Psych. Sabine Gregersen
Berufsgenossenschaft für Gesundheitsdienst und Wohlfahrtspflege
Grundlagen der Prävention und Rehabilitation
Hammer Steindamm 44
22089 Hamburg

Prof. Dr. Dr. h.c. mult. David Groneberg
Institut für Arbeitsmedizin
Charité – Universitätsmedizin Berlin
Thielallee 69–73
14195 Berlin

Simone Franz, MPH
Universität Bielefeld
Institut für Pflegewissenschaften
UHG V&-112
Universitätsstr. 25
33615 Bielefeld

Isabell Fincke-Junod
Georg-Herbst-Straße 35
93049 Regensburg

Dipl.-Ing. (FH) Sonja Freitag
Berufsgenossenschaft für Gesundheitsdienst und Wohlfahrtspflege
Grundlagen der Prävention und Rehabilitation
Hammer Steindamm 44
22089 Hamburg

Dr. med. Frank Haamann
Berufsgenossenschaft für Gesundheitsdienst und Wohlfahrtspflege
Grundlagen der Prävention und Rehabilitation
Hammer Steindamm 44
22089 Hamburg

Dipl.-Vw. Tobias Hackmann
Institut für Volkswirtschaftslehre und Finanzwissenschaft
Albert-Ludwigs-Universität Freiburg
79085 Freiburg

Dipl.-Gesundheitsw. Melanie Harling
Universitätsklinikum Eppendorf
Institut für Versorgungsforschung in der Dermatologie und bei Pflegeberufen
Martinistraße 52
20246 Hamburg

Dipl.-Psych. Monika Keller
Universität Hamburg
Fachbereich Psychologie
Von-Melle-Park 5
20146 Hamburg

Dipl.-Verw.-Betriebsw. Björn Kähler
Berufsgenossenschaft für Gesundheitsdienst und Wohlfahrtspflege
Grundlagen der Prävention und Rehabilitation
Hammer Steindamm 44
22089 Hamburg

Dipl.-Soz. Kathrin Kromark
Universitätsklinikum Eppendorf
Institut für Allgemeinmedizin
Martinistraße 52
20246 Hamburg

Saskia Kuhnert, MBA
Berufsgenossenschaft für Gesundheitsdienst und Wohlfahrtspflege (BGW)
Grundlagen der Prävention und Rehabilitation
Hammer Steindamm 44
22089 Hamburg

Dipl.-Psych. Stefanie Mache
Institut für Arbeitsmedizin
Charité – Universitätsmedizin Berlin
Thielallee 69–73
14195 Berlin

Prof. Dr. med. Rolf Merget
Institut für Prävention und Arbeitsmedizin der Deutschen Gesetzlichen Unfallversicherung, Institut der Ruhr-Universität Bochum (IPA)
Bürkle-de-la-Camp Platz 1
44789 Bochum

Dr. Matthias Nübling
Freiburger Forschungsstelle Arbeits- und Sozialmedizin
Bertoldstraße 27
79098 Freiburg

Dipl.-Soz. Claudia Peters
Universitätsklinikum Eppendorf
Institut für Versorgungsforschung in der Dermatologie und bei Pflegeberufen
Martinistraße 52
20246 Hamburg

Prof. Dr. rer. nat. Monika Raulf-Heimsoth
Institut für Prävention und Arbeitsmedizin der Deutschen Gesetzlichen Unfallversicherung, Institut der Ruhr-Universität Bochum (IPA)
Bürkle-de-la-Camp Platz 1
44789 Bochum

Dipl.-Gesundheitsw. Anja Schablon, MPH
Universitätsklinikum Eppendorf
Institut für Versorgungsforschung in der Dermatologie und bei Pflegeberufen
Martinistraße 52
20246 Hamburg

Dr. med. Grita Schedlbauer
Berufsgenossenschaft für Gesundheitsdienst und Wohlfahrtspflege (BGW)
Grundlagen der Prävention und Rehabilitation
Hammer Steindamm 44
22089 Hamburg

Prof. Dr. med. Christoph Skudlik
Universität Osnabrück Dermatologie, Umweltmedizin und Gesundheitstheorie
Sedanstr. 115
49090 Osnabrück

Prof. Dr. Petra Strehmel
Hochschule für Angewandte Wissenschaften Hamburg
Fakultät Soziale Arbeit und Pflege
Saarlandstraße 30
22303 Hamburg

Dr. Ulrike Swida
Behörde für Soziales, Familie, Gesundheit und Verbraucherschutz – BSG
Amt für Arbeitsschutz
Ministerial- und Rechtsangelegenheiten
G 23 / AS 110 – Biologische Arbeitsstoffe, Gentechnik, Arbeitsmedizin
Billstr. 80
20539 Hamburg

Prof. Dr. José Torres Costa
Hospital de Sao Joao
Servico de Saude Ocupacional (2)
Alameda do Professor Hernâni Monteiro.
4202-451 Porto
Portugal

Dr. Vera van Kampen, PhD
Institut für Prävention und Arbeitsmedizin der Deutschen Gesetzlichen Unfallversicherung, Institut der Ruhr-Universität Bochum (IPA)
Bürkle-de-la-Camp Platz 1
44789 Bochum

Med.-Dok. Dana Wendeler
Berufsgenossenschaft für Gesundheitsdienst und Wohlfahrtspflege (BGW)
Grundlagen der Prävention und Rehabilitation
Hammer Steindamm 44
22089 Hamburg

Dipl.-Psych. Annett Zeh
Berufsgenossenschaft für Gesundheitsdienst und Wohlfahrtspflege (BGW)
Grundlagen der Prävention und Rehabilitation
Hammer Steindamm 44
22089 Hamburg

Prof. Dr. phil. Andreas Zimber
SHR Hochschule Heidelberg
Ludwig-Guttman-Straße 6
69123 Heidelberg

# Abkürzungsverzeichnis

| | |
|---|---|
| AF | Arbeitsfähigkeit |
| ArbMedVV | Verordnung zur arbeitsmedizinischen Vorsorge |
| ATL | Aktivitäten des täglichen Lebens |
| AU | Arbeitsunfall |
| BAuA | Bundesanstalt für Arbeitsschutz und Arbeitsmedizin |
| BCG | Bacille Calmette Guerin Impfung |
| BGW | Berufsgenossenschaft für Gesundheitsdienst und Wohlfahrtspflege |
| BiG | Beschäftigte im Gesundheitswesen |
| BK | Berufskrankheit |
| BMG | Bundesministerium für Gesundheit |
| BSP | Pro-Kopf-Einkommen |
| BTK | Bundestierärztekammer |
| CAGE | Cut down, Annoyed, Guilty, Eyeopener |
| CDC | Centers for Disease Control, USA |
| CI | Confidenz Intervall |
| $Chi^2$ | Chi-Quadrat-Test |
| COPALL | Durchschnittswert für verschiedene Berufsgruppen |
| COPD | Chronisch obstruktive Lungenerkrankung |
| COPSOQ | Copenhagen Psychosocial Questionnaire |
| CTG | Cardiotocograph |
| CUELA | Computer unterstützte Erfassung und Langzeitanalyse von Muskel-Skelett-Belastungen |
| DIP | Distales Interphalangealgelenk |
| DIW | Deutsches Institut für Wirtschaftsforschung |
| DLQI | Dermatology Life Quality Index |
| DP | Depersonalisation |
| EE | Emotionale Erschöpfung |
| EDCs | Endocrine Disrupting Chemicals |
| EMG | Elektromyografie |
| FBHI | Fragebogen zur Beanspruchung durch Humandienstleistungen |
| FFAS | Freiburger Forschungsstelle Arbeits- und Sozialmedizin |
| FR | Fecundability Ratio |
| GCPS | Graded Chronic Pain Status |
| GEK | Gmünder Ersatzkasse |
| GHQ | General Health Questionnaire |
| GUS | Staaten der ehemaligen Sowjetunion |
| HAPIEE | Health, Alcohol and Psychosocial factors in Eastern Europe |
| HBV | Hepatitis B-Virus |
| HCV | Hepatitis C-Virus |
| HIV | Human-Immundeficiency-Virus |
| HNO | Hals-, Nasen-, Ohrenarzt |
| HP | Helicobacter pylori |
| HWS | Halswirbelsäule |
| IAB | Institut für Arbeits- und Berufsforschung |
| IARC | International Agency for Research on Cancer |

| | |
|---|---|
| IFA | Institut für Arbeitsschutz der Deutschen Gesetzlichen Unfallversicherung (bis Ende 2009 BGIA) |
| IG | Interventionsgruppe |
| IgA | Immunglobulin A |
| IgE | Immunglobulin E |
| IgG | Immunglobulin G |
| IGRA | Interferon-gamma Release Assay |
| IFN-γ | Interferon-gamma |
| ISTA | Instrument zur stressbezogenen Tätigkeitsanalyse |
| IWAK | Institut für Wirtschaft, Arbeit und Kultur |
| JEM | Job Exposure Matrix |
| KG | Kontrollgruppe |
| LBW | Low Birth Weight |
| LGA | Large for Gestational Age |
| LMX | Leader-Member-Exchange |
| LTBI | Latente Tuberkuloseinfektion |
| LWS | Lendenwirbelsäule |
| M | Mittelwert |
| MBI | Maslach Burnout Indicator |
| MDR | Medikamentenrestistent |
| MiniAQLQ | Mini Asthma Quality of Life Questionnaire |
| MINORS | Methodological Index for Non-Randomized Studies |
| MRSA | Methicillin- oder Multi-restistenter Staphylococcus Aureus |
| NEXT | Nurses early exit |
| NTM | Nicht tuberkulöse mykobakterielle Infektionen |
| O/E | Observed/Expected |
| OECD | Organisation for Economic Cooperation and Development |
| OHSI | Osnabrück-Handekzem-Schwere-Index |
| OP | Operation |
| OR | Odds Ratio |
| ORSA | Oxacillin-restistenter Staphylococcus Aureus |
| OSH | Occupational Safety and Health |
| OWAS | Ovako Working Posture Analysing System |
| QFT-G | Quanti-FERON-Gold |
| QFT-GIT | Quanti-FERON-Gold-In-Tube |
| PCR | Polymerase-Kettenreaktion |
| PFGE | Pulsfeldgelelekrophorese |
| PIP | Proximales Interphalangealgelenk |
| PL | Persönliche Leistungsfähigkeit |
| POF | Premature Ovarian Failure |
| PTSD | Posttraumatic stress disorder |
| RCT | Randomisierte klinische Studie |
| RR | Relatives Risiko |
| SGA | Small for Gestational Age |
| SBG | Sozialgesetzbuch |
| SIMBO | Screening-Instrument zur Erkennung eines Bedarfs an Maßnahmen medizinisch-beruflicher Orientierung |
| SIR | Standardized Incidence Ratio |

| | |
|---|---|
| SMR | Standardized Mortality Ratio |
| SOAS-R | Staff Observation Scale Revised |
| SOC | Sense of Coherence |
| SOEP | Sozio-ökonomische Panels |
| SPSS | Statistical package for the social sciences |
| SPV | Soziale Pflegeversicherung |
| SRR | Summarisches Relatives Risiko |
| StA | Standardabweichung |
| Std. | Stunde |
| TB | Tuberkulose |
| TGA | Thiolglycolsäure |
| THT | Tuberkulin-Hauttest |
| TRGS | Technische Regel für Gefahrstoffe |
| TTP | Time To Pregnancy |
| TU | Tuberkulineinheit |
| UMPC | Ultra Mobile PC |
| UV | Ultraviolett |
| WAI | Work Ability Index |
| WBL | Wohnbereichsleitung |
| WfB | Werkstatt für behinderte Menschen |
| WHO | World Health Organization |
| XDR | Multirestistent |

# Stichwortverzeichnis


**A**

Aggression (29, 243)
Alkoholkonsum (48)
allergische Atemwegserkrankung (29, 36)
allergische obstruktive Atemwegserkrankungen (281)
Altenpflege (113, 129, 149, 161, 180)
- ambulante (113, 180)
- stationäre (113, 149, 180)
Altenpflegekräfte (96)
Anerkennung (334)
Anerkennungskriterien (326)
Arbeitsabläufe (215)
Arbeitsanalyse (200)
Arbeitsanforderungen (115)
arbeitsbedingte Gesundheitsgefahren (9)
Arbeitsbedingungen (113, 115, 206, 302, 390)
Arbeitsbelastung (216)
Arbeitsfähigkeit (233, 240)
- Einschränkung (240)
Arbeitsorganisation (201)
Arbeitspensum (215)
Arbeitsplatzunsicherheit (125)
Arbeitssituation (214, 302)
Arbeitsüberlastung (197)
Arbeitsunfähigkeit (32)
Arbeitsunfälle (9, 13, 35, 31)
Arbeitszeit (114, 197, 201, 214)
Arbeitszufriedenheit (10, 113, 119, 216, 305, 382)
aromatische Amine (259)
Ärzte (69, 214)
Atemwegserkrankung (31, 36)

**B**

Beanspruchung (47, 302)
Belastung (47, 113, 252, 302)
- psychische (302)
Bereitschaftsdienst (114, 197)
Berufsaussteiger (162)
Berufsausstieg (107, 130, 180)
- vorzeitiger (107, 180)
Berufskrankheit (9, 13, 17, 31, 67, 85, 326, 338)
- Verdachtsanzeigen (17)
Berufskrankheiten-Anzeige (14)
Berufskrankheiten-Meldung (34)
Berufskrankheitenrecht (9)
Berufskrankheiten-Verfahren (14)
Berufsrisiko (356)
Berufsverweildauer (96)
Beschäftigte (85)
- Altenpflege (85)
Beschäftigungsdauer (275)
Betriebe (13)
BK 2108 (20, 68, 69)
BK 2109 (69)
BK 3101 (20)
BK 4301 (68)
BK 5101 (20, 85)
Bundes-Gesundheitssurvey (57, 351)
Burnout (10, 71, 129, 198, 302, 381)

**C**

COPSOQ (113, 189)
CUELA (163)

**D**

Deeskalationsmanagement (245)
Demoralisierung (47)
Depersonalisation (153, 306)
Depersonalisierung (203)
Dialyse-Einrichtung (302)

**E**

Echtzeittätigkeitsanalyse (224)
Emotionale Erschöpfung (153)
Entscheidungskriterien (334)
Ereignisse (20)
- unfallauslösend (20)
Exposition (346)
Expositionsdauer (259, 356)
Expositionseinschätzung (294)
Expositionsrisiko (326)

**F**

Fall-Kontroll-Studien (273)
Fehlbildungen (290)
Fremdeinschätzung (208)
Friseur (269)
- männlich (269)
- weiblich (269)
Friseure (25, 258)
Friseurhandwerk (280)
Führungsaufgabe (124)
Führungsverhalten (393)

**G**
Gastroenterologe (338)
Gefährdung (214)
Gesundheitsausgaben (99)
Gesundheitsdienst (326)
Gesundheitsrisiken (31, 32)
Gewalt (29, 243)

**H**
Haarfärbeprodukte (258)
Haarpflegeprodukte (280)
Haftungsübernahme (333)
Handekzeme (85, 93, 190)
Handschuhe (347)
Harnblasenkrebs (258)
Hauterkrankungen (10, 25, 40, 85, 232, 281)
Hautkrankheit (67, 31)
Hautpflegemittel (85)
Hautschutz (182, 192)
Hautschutzseminar (85)
Hebammen (63)
Hepatitis B (67)
Hepatitis C (67)

**I**
Indexpatient (327)
Infektionserkrankung (40)
Infektionskrankheiten (67)
Infektionsrisiko (327, 343)
Interferon-gamma Release Assay (24)
Intervention (155, 251, 323)
Interventionsmaßnahme (91)
Inzidenz (366)

**K**
Kanülen (79)
Klinikärzte (197)
Kliniken (197)
Kohortenstudien (273)
Konflikte (382)
Körperhaltung (160, 176)
– ungünstige (160)
Krankenhaus (69, 78, 326)
Krankenschwester (69, 338)

**L**
Latenzzeit (258)
Latex (26, 40)
Latexallergie (10, 40, 231)
Lebenserwartung (102)
Lebensqualität (233)
Leistungsdruck (216)
Leistungsfähigkeit (378)

**M**
Meldepflicht (65)
Mitarbeitergesundheit (378, 393)
Mobbing (118)
Motivation (380)
MRSA (24, 326)

**N**
Nachsorgestrategie (255)
Nadelstichverletzung (10, 23, 69, 74)
Neigung, sagittale (171)
Neigungsbewegung (169)
NEXT-Studie (124, 189)
Nichtraucher (48)

**O**
obstruktive Atemwegserkrankung (232)

**P**
Personalbedarfsplanung (102)
Pflegeangebot (106)
Pflegeheim (326)
Pflegehelfer (150)
Pflegekraft (160)
Pflegekräfte (243)
Pflegeleistung (98)
Pflegenachfrage (106)
Pflegenotstand (98)
Prävalenz (129, 180, 231, 252, 333, 338, 351, 357, 366)
Prävalenzrate (101)
Prävention (9, 10, 32, 182, 192, 231, 245)
Präventionsmaßnahmen (31, 41, 70, 92, 226)
psychosoziale Belastung (46, 114, 118)

**R**
Raucher (48)
Rehabilitation (192)
Rehabilitationsmaßnahmen (10)
Reihenuntersuchung (360)
Ressourcen (10, 197, 208, 380)
Risikoerhöhung (292)
Risikofaktoren (362, 366, 380)
Rückenbeschwerden (161, 180, 192)

**S**
Schichtdienst (116)
Schutzhandschuhe (70, 85)
Schwangerschaft (41, 280)

Schwangerschaftskomplikationen (11, 41, 280)
Screening (334)
Seitneigung (169)
Selbsteinschätzung (208)
Sensitivitätsanalyse (269)
sichere Produkte (74)
Sicherheitskanülen (39)
Skabies (23)
stationäre Krankenhauspflege (113)
Stichverletzungen (39)
Stress (71, 130, 215, 302)
Stressoren (197, 208, 305, 380)

### T
Tätigkeitsanalyse (214, 218)
TB-Screening (356)
Tierärzte (45)
Tierarzthelferinnen (31)
Transfer von Patienten (161)
Transfervorgänge (168)
- Materialien (168)
- Patienten (168)
Tuberkulin-Hauttest (24, 356, 367)
Tuberkulose (24)
Tuberkuloseinfektion (356)

### U
Umgebungsuntersuchung (360, 367)
Unfall (14)
Unfallversicherungsträger (9)

### V
Versicherte (13)
Versicherungsfälle (13, 65)
- meldepflichtige (13)
- nicht meldepflichtige (13)
Verweildauer (107)
- im Beruf (107)
Vollarbeiter (13)

### W
Wechselwirkung (126)
Wegeunfälle (13, 46)

### Z
Zeitdruck (45, 197)